일본 병원사

NIHON BYOUINSI
by Hajime Fukunaga

이 도서의 국립중앙도서관 출판예정도서목록(CIP)은 서지정보유통지원시스템 홈페이지(http://seoji.nl.go.kr)와 국가자료공동목록시스템(http://www.nl.go.kr/kolisnet)에서 이용하실 수 있습니다(CIP제어번호: CIP2017011904).

일본 병원사

日本病院史

후쿠나가 하지메 지음
신영전·최선우·이준석·다나카 신이치 옮김

한울
아카데미

일러두기

1. 이 책은 일본 PILAR PRESS에서 2014년에 출간한『日本病院史』를 번역한 것이다.
2. 원서에 실린 주석은 미주로, 옮긴이가 적은 주석은 각주로 각각 표기했다.
3. 이 책은 등장하는 서양인의 이름은 확인되는 한에서 해당 원어의 철자를 표기했다.
4. 한센병 표기의 경우는 상황에 따라 '한센병'으로 번역했고, 맥락에 따라서는 원서 표기를 그대로 사용했다.
5. 전염병 표기의 경우는 상황에 따라 '전염'보다 '감염'이 맞는 표현일 때가 있으나, 이 책에서는 번역의 혼돈을 최소화하기 위해 일단 원서의 표현인 '전염병'을 그대로 사용했다.

"바람이 인다. 살아야겠다."

風立ちぬいざいきめやも

폴 발레리 Paul Valéry

차례

옮긴이의 말

책을 읽기 전에

보통 번역서의 역자 서문은 책 뒤에 배치하는 경우가 일반적이다. 하지만 고민 끝에 이 책에서는 맨 앞에 두기로 했다. 몇 가지 이유가 있다.

첫째, 의학 역사에 그다지 관심이 없는 사람이 이 책을 처음부터 읽어나가는 데 고역스러울 수 있다. 역사서의 특징상 고어(古語)가 난무하고, 이를 현재의 역사와 연결시키기도 쉽지 않을 것이기 때문이다. 그런 이들은 이 책 처음의 한두 장 정도를 읽고 멀리 집어던질지도 모른다. 역사 분야의 전문가가 아닌 이들은, 우리가 아는 이야기들이 본격적으로 등장하기 시작하는 7장 '일본 의료 시스템의 구축'부터 읽기를 권한다. 거기에서부터는 병원 경영이나 역사 전문가가 아니더라도 재미있게 읽을 수 있을 것이다. 그렇게 이 책을 끝까지 읽고 난 후에는 아마도 이전 시기의 이야기가 궁금해져, 다시 맨 앞장을 펼쳐들게 될 것이다.

둘째, 한일 관계의 특수성이 존재하는 까닭에 한국과 일본이 서로 연관되어 있는 역사적 사실을 번역할 때 매우 신경이 쓰일 수밖에 없었다. 또한 제

생병원, 제중원, 대구 도진카이 병원 등과 관련한 역사적 기술은 한국 내 학자들 사이에서도 매우 민감한 주제이며 다양한 이견이 존재한다. 역자 마음대로 사실을 바꿀 수도, 표현의 뉘앙스를 조절할 수도 없으니 일단 기본적으로 저자 후쿠나가 선생의 표현을 직역할 수밖에 없었다. 하지만 '일미(日美)조약'을 '미일(美日)조약'으로 바꾸어 번역하는 등 일부 차이가 있는데, 이는 한국 내에서 일반적으로 쓰고 있는 표현에 따른 것이다. 저자가 책의 앞부분에서 밝혔듯이 부적절한 단어를 사용한 경우도 있을 수 있다. 예를 들어 '전염병'은 '감염병'으로 번역하는 것이 맞다. 여성이나 약자(弱者)를 폄하하는 표현도 있는데, 당시 쓰이던 용어를 그대로 쓰는 것이 맥락을 이해하는 데 도움이 될 것 같아 그대로 사용하기도 했다. 또한 '각기 스모(脚氣相撲)'처럼 우리말 방식으로 바꾸어 이해가 편할 때는 '갓게(脚氣, かっけ)'를 '각기'로 번역하고, 어떤 때는 일본어 발음대로 기술하는 등 다소의 편의에 따라 유연하게 번역했다. 독자의 양해를 바란다.

마지막으로 역자 서문을 앞에 배치한 또 한 가지 이유는 한 가지 해명이 필요할 것 같아서다. 후쿠나가 하지메 교수는 경제학자답게 주식을 통한 민간 자본의 투입을 금지하고 있는 현행 일본 제도에 대해 비판하는 등 병원 관련 정책에서도 일관되게 시장의 원리를 관철하는 것이 더 바람직하다고 여기는 것 같다. 또한 한국어판 서문에서 볼 수 있듯이 한국 의료 관광의 활성화, '다빈치'와 같은 고가 장비의 적극적인 활용에 대해 찬사를 보내고 있다. 나를 아시는 분들은 이미 아시겠지만, 나는 "의료는 상품이 아니다"라고 외치는 의료 민영화 반대자 중 한 사람이다. 이런 내가 주도적으로 이 책을 번역하게 된 이유를 밝힐 필요가 있을 것 같다.

저자와 대표 역자인 나와의 정책적 견해 차이가 큼에도 불구하고 이 책을 번역하기로 마음먹은 것은 이러한 견해 차이가 이 책의 가치를 훼손하지는 않을 것이라고 확신했기 때문이다. 그러기에는 책이 주는 유용한 정보가 너무 많다. 또한 책을 번역하면서 후쿠나가 교수의 역사에 대한 열린 시각, 학생들을 향한 애정, 학문적 열정과 성실함, 그런 중에도 언뜻언뜻 비치는 문학청년 같은 낭만적 감성과 건축물에 관한 그의 전문적 견해 등은 책을 읽는 이에게 감동을 주기에 충분하다고 생각했다. 언젠가 의료 서비스를 바라보는 이러한 견해 차이를 주제로, 서로 열띤 논쟁을 벌여볼 기회가 있기를 바란다.

번역 동기

'건강(健康)', '위생(衛生)'이라는 단어는 누가 왜 만들었을까? 한국과 일본은 왜 국영 의료 체계를 갖추지 못했을까? 한국과 일본에서 의원과 병원의 기능 구분이 모호해진 까닭은 무엇일까? 한국은 일제강점기에 일본의 영향을 받아 독일 의학을 받아들였다. 일본은 왜 초기에 받아들였던 난의학(네덜란드 의학)을 버리고 독일 의학, 그것도 '군대식' 의학을 배운 것일까? 서구에서는 유래를 찾아보기 어려운, 1인 개업의 또는 대학 교원으로 시작해 대형 병원과 의과대학을 창설하기까지 하는 한국과 일본의 병원의 역사는 어떻게 시작된 것일까? 한국의 영리·비영리 법인이라는 개념은 언제부터 왜 생겨난 것일까? 일본이나(70%) 한국에서는(90%) 어째서 민간 병상의 비율이 높은 것일까?

30년 동안 보건 의료 정책 분야를 공부해왔지만, 이와 같은 중요한 질문들에 대해 명쾌하게 답하는 이를 만나지 못했다. 이제 이런 질문에 대답해야 할 책임이 있는 나이가 되었음에도 부끄러운 마음으로 고백하건대, 나 역시 그런 질문에 대해 정확한 사실에 근거해 설명하지 못했다. 뒤늦게나마 그동안 학문에서 피웠던 게으름을 반성하고, 한국의 보건 의료 체계와 의료보장 체계의 기원을 추적하다가 이 책을 만났다. 수많은 질문에 갈증을 느끼던 내게 이 책은 사막에서 만난 오아시스 같았다.

한국 '의료법'에서 병원의 기준을 30개 병상 이상(한동안 20개 병상이 기준)

을 보유한 곳으로 잡은 이유는 무엇일까? 한국에는 왜 군의(軍醫)학교가 없을까? 다른 나라와는 달리 일본과 한국 적십자사는 왜 병원을 운영하고 있을까? 일본이나 한국에서는 왜 적십자사 회비를 당연히 내야하는 것처럼 생각할까? 의과대학은 왜 꼭 부속병원을 운영하고 있을까? 왜 '병원 부속 의과대학'은 없을까? 한국에서는 거의 연구가 되지 않은 미군정 시기, 일본에서 이루어진 핵심적인 병원 체계의 개편 내용은 무엇이었을까? 왜 일본은 '보건성'이라 하지 않고 '후생성(厚生省)'이라고 할까? 이와 같은 문제에 대해 내 궁금증에 대한 답뿐만 아니라 미처 모르고 있었던 많은 사실도 알 수 있었다.

이 책을 꼼꼼히 읽어 내려가다 보면, 가끔 우리를 미소 짓게 하는 흥미로운 이야기를 곳곳에서 찾아볼 수 있다. 일본 근대화의 아버지라 할 수 있는 후쿠자와 유키치가 의학 공부를 했음에도 왜 의사가 되지 않았는지, 일본의 문호 나쓰메 소세키가 애인을 만난 병원은 어디인지 등의 이야기가 그것이다. 독자들도 그 숨겨놓은 보물 같은 이야기를 찾아 떠나보기를 바란다.

한국 의료 제도·의료 체계가 일본으로부터 지대한 영향을 받았다고 하더라도 일본 (근대) 의료 제도가 전적으로 한국 의료 제도가 되었다고 보는 것은 적절하지 못하다. 특히 1948년 정부 수립 이후를 대상으로 하면 더욱더 그렇다. 일제강점기조차도 한국과 일본의 사회적·경제적 차이가 존재했고, 문화도 달랐다. 일본 제국의 일본 본토에 대한 정책과 식민지 조선을 대하는 입장도 달랐다. 해방 후 연합국 총사령관이 한국과 일본을 함께 관장하며 유사한 정책을 시행했다고는 하나, 일본은 패전국이었고 한국은 해방된 나라였기에 전적으로 같은 상황에 놓여 있었다고 보기는 어렵다.

하지만 서양의 근대 의료 제도를 수립하는 과정에서 일본의 영향력이 컸던 것은 분명하다. 심지어 해방 후에도 그 영향은 사라지지 않았는데, 이는 무엇보다 한국의 근대적 보건 의료 체계가 구축되는 과정에서 일본의 영향이 지대했던 까닭에 초기 골격이 일본과 유사하게 구축되었고, 이 유사한 골격하에서 다른 나라의 것을 받아들이기보다는 일본식 제도나 사업을 받아들이는 편이 쉬웠기 때문이다. 또한 일본은 한국보다 빠르게 경제성장을 이루어나갔고, 보건 의료 부문에서도 마찬가지였다.

구체적으로 '의료보험법' 제정 당시의 일화만 보더라도, 국민의료보험제도를 서둘러 만들라는 정부의 압박에 관료들은 일본의 의료보험 관련 법령을 번역해 그대로 하다시피 하여 관련법을 만들어야 했다. 오비이락(烏飛梨落)인지는 모르겠으나, 1985년 일본 '보건소법'이 '지역보건법'으로 바뀌었고, 한국도 1995년 '보건소법'을 '지역보건법'으로 바꾸었다. 또한 1999년 일본은 '전염병'이라는 표현을 '감염병'으로 바꾸었는데, 2009년 한국도 종래의 '전염병예방법'을 '감염병의 예방 및 관리에 관한 법'으로 변경했다. 이러한 사례는 헤아릴 수 없이 많다.

그러나 앞서 언급한 것처럼 유사한 틀 위에서 발전해나간 한국과 일본의 보건 의료 체계와 제도가 똑같은 모습으로 성장한 것은 아니다. 예를 들어 일본에서는 공공 병원이 전체 병원에서 차지하는 비율이나 국민적 선호도가 한국보다 훨씬 높다. 무엇이 이러한 차이를 만들어냈을까? 이런 질문에 답해보는 것도 향후 중요한 연구 과제가 될 수 있을 것이다.

이 책의 특징

이 책은 일본에 의학이 전래된 때부터 1980년대 말까지를 중점적으로 다루고 있다. 이른바 '통사(通史)'다. 이는 한 권의 책으로 수세기에 걸친 일본 병원의 역사를 파악할 수 있다는 의미다. 저자가 서문에서 밝힌 것처럼, 일본 병원의 역사는 의료 제도사를 다룬 서적 등에 조금은 등장하지만, 기재 내용은 불충분하다. 독립적인 병원사 서적으로는 스가야 아키라(菅谷章)의 『일본 병원, 그 발자취와 문제점(日本の病院 その歩みと問題點)』[中央公論社(中央新書

六百), 1981)]이 있지만, 스가야 스스로도 "병원사에 관한 자료가 빈약했다"고 적었다. 그런 의미에서 이 책은 현재까지 발행된 책 가운데 가장 풍부한 내용을 담고 있는 '일본 병원사' 책이다.

후쿠나가 교수는 일본의사학회(日本醫史學會) 회원이기는 하지만, 전문적인 역사학자는 아니다. 따라서 전문 역사학자와 같은 글쓰기는 할 수 없었다고 스스로 밝혔다. 그러나 그가 역사학자였다면 일본 병원의 통사를 한 권에 담아낼 엄두를 내지 못했을 것이고, 설령 그런 책을 썼다 하더라도 그 쪽수는 수만 쪽에 달했을 것이다. 더 자세한 이야기를 알고 싶은 이들은 이 책을 안내서로 삼아 더 깊은 역사의 숲으로 들어가면 될 것이다.

후쿠나가 교수의 전공은 경제학, 특히 병원경영학이다. 오랜 실무 경험도 갖추고 있다. 그는 학생들에게 병원 경영을 가르치기 위해서는 씨줄(병원 제도사)과 날줄(비교제도론)과 같은 접근이 필요한데, 전자의 교과서가 없는 것이 못내 마음에 걸렸고, 그것이 이 책을 집필하게 된 동기라고 서문에 밝혔다. 따라서 이 책은 병원을 공부하고 싶은 이들에게 도움을 주는 방식으로 만들어졌다는 장점이 있다. 또한 병원과 관련한 오랜 실무 경험과 경제·경영학의 전문성이 반영되어 매우 현실적이고 구체적인 병원사가 정리되어 있다. 이런 내용은 전문 역사학자가 갖추기 어려운 일이기도 하다. 더욱이 최근 일본 병원 정책의 역사와 현황에 대해 매우 전문적인 정보와 식견을 제공하고 있다. 마지막 장에 있는 (일본) 병원의 미래에 대한 그의 전망은 다른 역사서에서는 결코 얻을 수 없는 귀중한 정보다.

이 책은 과거에 대한 정보만을 제공하지는 않는다. 현재와 미래는 과거의 축적이 만들어내는 것이다. 비록 역사가 똑같이 반복되지는 않는다 하더라도 현재를 이해하고 미래를 전망하는 데 역사만큼 좋은 자료는 없다. 따라서 이 책을 읽어가노라면 한국에도 도입했으면 하는 병원 관련 정책과 제도를 발견할 수도 있다. 예를 들어 불채산 의료(수익을 올리기에 적절하지 않은 의료 서비스)에 대한 평가를 통해 재정을 지원하는 사회의료법인 병원 관련 제도와 같은 것이 그것이다. 또한 한국 보건 의료 체계와 관련한 미래를 구상하는 데에도 많은 영감을 받을 수 있다.

이 책이 한국 독자에게 던지는 질문도 있다. 무엇보다 우리는 언제쯤 이런 '병원사' 책을 가지게 될 것인가를 생각해볼 수 있다. 비록 단편적인 내용을 담은 서적과 논문은 존재하고 있고, 현재 병원의 역사를 발굴하기 위한 노력을 기울이고 있지만 그 속도가 너무 더디다. 한국에서는 아직 수많은 병원의 역사가 발굴되지 않은 채로, 두꺼운 지층 아래에서 햇빛을 볼 날을 기다리며 잠들어 있다. 이 책에 자극을 받아 한국에서도 하루 속히 병원 통사가 나올 수 있기를 바란다.

감사의 말

책의 발간 시점에 제일 먼저 고마움을 표할 사람은 후쿠나가 하지메 교수다. 학생들이 병원 경영을 더 잘 이해할 수 있도록 돕기 위해 6년 동안 자신의 공휴일과 주말을 반납할 만한 열정과 성실함을 보여주었다. 이 책을 꼼꼼히 읽은 독자들은, 그가 교육에 대한 열정을 가진 사람일 뿐만 아니라 따뜻하고 열린 마음의 소유자라는 사실을 알게 될 것이다. 그래서 그에게 제일 먼저 고마운 마음을 전한다. 이 책은 2012년 무렵에서 이야기가 끝난다. 저자가 이야기한 것처럼 뒷이야기들도 계속 들을 수 있기를 바란다.

이 책을 출간해준 일본 PILAR PRESS 출판사와 한국 한울엠플러스 관계자에게도 고맙다는 말을 전한다. 특별히 윤순현 님과 고어(古語)가 난무하는 산만한 번역 원고를 단정하게 빗질한 모습으로 바꾸어낸 이인선 님의 애정 어린 수고에 감사의 마음을 전한다.

무엇보다 고마움을 전하고 싶은 이들은 함께 번역을 진행한 최선우, 이준석 선생이다. 그러지 않아도 눈코 뜰 새 없이 바쁜 이들을 꾀어 번역이라는 고된 짐을 더했다. 다나카 신이치 선생은 내 일본어 선생이기도 하다. 하라는 숙제는 안하고 "선생님 우리 공부 그만하고 맛있는 것이나 함께 먹으면서 이야기나 나누시지요"라고 했던 나는 그리 좋은 학생이 아니었다. 게다가 선생을 졸라 마침내 번역 작업에까지 참여하게 만들었다. 그래도 우리는 좋은 사제지간이 되어 백두산을 두 번이나 함께 올랐다. 다나카 선생이 없었다면 어려운 일본의 옛말이나 발음 등에 이만큼 완성도를 지닌 번역서는 탄생하지 못했을 것이다. 내 모자란 일본어 실력과 바쁜 동료들을 독촉하면서 진행한 번역 작업의 어려움을 적으면 이 책보다 두꺼운 책이 나올 것이다. 그래도 함께 공부하며 번역한 시간을 되돌아보니 행복한 나날이었다.

맺음말

역자 서문을 마무리하기 전에 몇 가지 더하고 싶은 말이 있다. 첫째, 한국어판 『일본 병원사』는 번역 과정에서 발견한 일부 오류나 오자를 저자의 동의를 받아 수정했다. 이는 어떤 의미에서 보면, 한국어판이 더 완성도가 높은 책이라는 것을 의미한다.

또 한 가지, 이 책을 번역하면서 다나카 선생과 나는 이 책에 등장하는 일본 보건 의료 유적지를 직접 가보는 계획을 세웠다. 계획대로 된다면 3~5차례에 걸친 일본 병원 방문기가 탄생할 것이다. 부디 이 기획이 성공하기를 기원해주었으면 한다. 마지막으로 이 책을 번역하면서 만났던 두 사람의 이야기를 더해 역자 서문을 마무리하고자 한다.

한 사람은 닌쇼(忍性, 1217~1303)다. 그는 일본 최초의 병원인 '구와가야(桑谷) 병동'을 만들었을 뿐만 아니라, 사이다이지(西大寺)에 '상시원(常施院)'을 세워 병객(病客)의 간호와 시약을 행하고 시각장애인에게 지팡이를 제공했으며, '히덴인(悲田院)'을 수리해 걸인을 수용했다. 1243년 18간(間) 크기의 건물인 '기타야마 주하치켄토(北山十八間戶)'를 세웠고, 보행이 힘들어 구걸을 갈 수 없는 나병 환자를 업어 나라(奈良)의 시장에 데려다주고 데리고 오는 일을 했다. 또한 자신의 의복을 비인에게 주고 자신은 온수를 넣은 병으로 체온을 유지하는 등 나병 환자에 대한 간호에 헌신했다. 그는 죽은 후 "의학의 왕으로 마치 부처와 같다(良觀上人, 醫王如來)"라는 호칭까지 받았다.

또 한 사람은 일본의 대표적인 서양 의학(난의학)의 아버지이자 공중위생 분야의 창시자이며, '건강(健康)'이라는 단어를 만들어낸 오가타 고안(緒方洪庵)이다. 그는 "의사로서의 삶이란 타인을 위한 것이지 자신을 위한 것이 아님을 명심할 것. 자신의 안위를 생각하지 아니하고 명리를 바라보지 않으며 오직 자신을 버리고 모든 것을 사람을 구하는 것에 다해야 한다. 병자에 대해서는 오직 병자만 보아야 한다. 귀천빈부(貴賤貧富)를 따지지 말아야 한다"라고 제자들을 가르쳤다. 그와 함께 데키테키주쿠(適々塾)에서 서양 의학을 공부했던 이들은 베개를 벤 적이 없었을 만큼 열성적으로 공부했다고 전해진다.

이런 이들에게서 일본의 서양 의학이 출발한 것은 행운이라고 생각한다. 그리고 이런 정신과 마음이 현재 일본 의료 문화의 건강함을 지키는 힘이 되고 있다고 믿는다.

이런 일본 보건 의료사의 건강한 역사, 그리고 일본 병원사의 양지뿐만 아니라 음지에서의 교훈을 돌아보며 많은 영감을 얻게 되기를 소원한다. 특히 이 책은 보건 의료를 공부하는 학생, 활동가, 전문 연구자, 보건 행정 부문에 종사하는 공무원, 보건 의료 부문에 종사하는 역사 전공자, 한일 문화와 제도를 연구하는 역사 전공자, 특별히 병원 종사자들, 병원 경영 전공자들에게 도움을 줄 수 있을 것이다.

이 책이 아픈 이들이 아무 걱정 없이 최상의 치료를 받을 수 있는 보건 의료 체계를 만들어내는 데 이바지하기를 꿈꾸며, 이에 매진하는 이들에게 좋

은 지침서가 되어주기를 바란다. 비록 그 일이 "헤치고 헤치고 들어가도 푸른 산(分け入っても分け入っても青い山)"(山頭火)과 같이 지난한 과정이라 할지라도…….

2017년 5월

심정풍헌(深靜風軒)에서 옮긴이를 대표하여

신영전

한국 독자들에게

한국의 여러분들, 처음 뵙겠습니다.

2014년 1월 일본에서 출판된 『일본 병원사(日本病院史)』가 이번에 한국말로 번역되어 한국에서 출판하게 되었습니다. 요직에 계시고 바쁜 가운데 번역에 시간을 기울이며 애써주신 한양의대 예방의학교실의 신영전 박사님, 부산대학교병원의 최선우 선생님, 경희대학교 치과병원의 이준석 님께 아무리 감사해도 지나치지 않습니다. 정말 고마운 일입니다. 진심으로 감사드립니다. 또 번역과 중개를 맡아주신 다나카 신이치 선생님, 한국에서 출판해주신 한울엠플러스, 기꺼이 번역을 허락해주신 PILAR PRESS의 다카하시 도시히코(高橋敏彦) 사장님께도 진심으로 감사드립니다.

이 책은 일본 병원의 역사를 다루고 있습니다. 10여 년 전, 저는 병원 경영 연구를 시작했습니다. 그런데 일본 최초의 병원은 어떤 병원인지, 일본에는 왜 많은 민간병원이 있는지, 일본적십자사는 왜 병원과 간호학교를 운영하고 있는지 알지 못했습니다. 게다가 메이지 시기 이후 병원 수나 병상의 시계열 추이 등의 병원 통계도 잘 정리되어 있지 않아 아무도 모른 채 오늘에 이르고 있었습니다.

대학에서 병원 경영 수업을 진행하기 위해서는 병원의 역사를 이해해야만 했습니다. 각각의 역사적 사실에 대한 기록과 고증학적 연구 논문은 '의사학'이라는 학술 분야에서, 많지는 않았지만 그나마 찾을 수가 있었습니다. 그것들을 통해 큰 역사의 흐름을 파악하고 기술하는 것은 쉽지 않은 작업이었습니다. 최종적으로는 일본 병원의 역사를 '통사(通史)' 형태로 정리해 소개해보았습니다. 병원사의 첫 등장에 의학계는 놀라운 목소리를 냈고, 호의적인 서평도 많이 받았습니다. 대학이나 국공립 도서관은 이 책을 장서로 지정해주었습니다.

일본은 고대 한국에게서 문화를 배웠습니다. 특히 한반도에서 건너온 사람들이 "태평양에 떠오르는 섬"(일본을 가리키는 말 — 옮긴이)에 농경에 관한 문화를 전해 오늘에 이르고 있습니다. 농업·토목 분야의 경우와 같이 의료 분야에서도 한반도에서 건너온 사람들이 의학이나 약초 지식을 가지고 왔습니다. 『일본 병원사』는 서기 400년쯤에 한국(백제)의 왕인(王仁)이 일본에 와서 의료 문화를 전파한 이야기에서부터 시작합니다. 일본은 의료를 한국이나 중국에서 배웠는데, '병원'이라는 시스템은 아시아에서는 개발되지 않았던 것 같습니다.

일본 에도 시대의 의료 제공 체계 가운데 기본적으로 '병원'이나 '진료소'와 같은 의료 시설은 없었습니다. 즉 외래와 입원이 없었습니다. 의료는 의사가 약상자를 들고 환자의 집에 왕진을 가거나, 환자가 약장수에게 산 약을 복용하는 양상으로 이루어졌습니다. 그런 일본에 메이지유신 이후 서구에서 '병원'이 들어와 전국 방방곡곡으로 퍼져 나갔습니다. 그 역사는 불과 150년밖에 안 됩니다. 『일본 병원사』를 읽으면, 어느 시대의 어느 병원이 경영에 고생하면서 오늘에 이르고 있는지 알 수 있을 거라고 생각합니다.

이 자리를 빌려 한국 병원에 전하고 싶은 말이 있습니다. 제가 처음으로 한국을 찾은 날은 2014년 10월, 불과 몇 년 전이었습니다. 이웃 나라 한국에는 언제든 갈 수 있다고 생각했지만, 기회가 없어 무려 42번째로 방문하게 되었습니다. 같은 이유로 하와이, 미국 서해안, 괌, 호주에도 아직 가보지 못했습니다. 한국에서는 3박 4일 동안 도시에서는 부산, 창원, 서울 세 곳의 병원을, 농촌에서는 경남 창녕군의 고령자 시설을 견학했습니다. 모두 대한민국을 대표하는 훌륭한 병원과 고령자 시설이었습니다.

저는 병원 경영에 관심이 있습니다. 한국 급성기 병원에서 환자의 진료 정보, 실시간 수술실 가동, 빈 병상을 알리는 모니터와 재고(在庫) 자동 발주 관리와 같은 병원 운영 시스템을 견학하고 몹시 감탄했고 놀랐습니다. 한국에서는 자체적으로 원내에서 정보통신기술(ICT)을 개발하고, 그것을 활용해 효율적으로 의료를 제공하고 있었습니다. 이는 일본에는 없는 시스템이며, 미래 병원의 모습이라고 할 수 있습니다. 한국 사람이 '병원 시스템'에 대해 자신감을 가지는 것이 당연하다고 생각했습니다. 귀국 후 한국 병원 견문기를 많이 썼는데, 「일본 병원은 미국에 50년 지연, 한국 급성기 병원은 일본의 20년 앞을 달리고 있다」, 「이웃 나라 한국 병원을 배워라」 등의 글이 그것입니다.

한국은 '의료 관광(medical tourism)'이라는 의료 분야를 발명하고 개발한 나라입니다. 일찍부터 아시아·중동 국가에 의료인을 파견하고, 현지에서 병원을 운영하며 선진 의료를 제공하고 있습니다. 그 경험과 실적을 바탕으로 한국 의료 관광의 개발·발전이 있다고 생각합니다. 불과 몇 년 전까지만 해도 일본의 의료는 쇄국 체제였습니다. 이제야 문호를 열고 서둘러 한국 의료 관광의 노하우를 보면서 흉내 내어 배우려 하고 있습니다.

일본은 한국으로부터 미국산 수술 로봇인 '다빈치'의 편리성과 기술을 배우고 있습니다. 이 한국의 가르침에 일본 병원도 환자도 매우 기뻐하고 있습니다. 감사할 일입니다. 다빈치 수술의 경우를 보니 미국 의료기기 업체가 아닌 한국의 도움을 받는 것이 매우 흥미롭고, 옛날 한반도에서 최신 의료를 전해 받고 배웠던 일이 겹쳐 떠오릅니다. 일본인은 소중한 일을 금방 잊어버리므로 이 일은 한국 의료사에 기록해두십시오. 한국의 원격의료도 세계에서 앞서나가고 있습니다. 한국 병원은 일본의 선생으로 20년 앞을 달리고 있습니다. 앞으로도 지도와 지원을 부탁드립니다.

2016년 8월 13일

후쿠나가 하지메(福永肇)

머리말

병원의 역사를 배우는 중요성

이 책은 일본의 의료사를 '병원'이라는 관점에서 정리한 것으로, 일본 병원이 어떠한 변화를 거쳐왔는지를 설명한다. 부디 이 책이 일본은 어떤 의료와 병원을 목표로 하여 나가야 하는지를 생각하는 이들에게 참고가 되기를 바란다. 일본 의료가 나아가야 할 길에 대해 고민할 때 자신 안에 확실한 좌표를 두기 위해서는 지구의를 앞에 두고 전 지구적으로 생각해야 하는 동시에 역사의 눈으로 커다란 역사적 배경을 이해해두는 것이 중요하다. 즉 좌표의 횡축이 될 나침반의 방위축과, 장축이 될 시계의 시간축이다. 사회과학 방법론을 이용해 사회를 이해하는 경우에 우리는 ① 횡단면 분석(cross-sectional analysis)과 ② 시계열 분석(time-series analysis)이라는 두 가지 분석을 시행한다. 병원 연구의 경우 전자를 세계 각국과 일본의 병원 비교, 후자를 일본 병원사에 대한 고찰로 이해하면 될 것이다. 이것은 동서고금을 막론하고 이루어지는 분석법이다. 이렇게 하면 현재 일본 병원의 모습과 위치가 좌표 위에 보이기 시작한다. 병원 및 의료를 포함하는 사회를 충분히 이해하기 위해서는 시계열 분석을 빼놓을 수 없다.

일본에 최초로 본격적인 서양식 병원이 만들어진 것은 에도 시대 말기인 1861년이며, 이는 일본의 가장 서쪽에 있는 도시에서 일어난 일이다. 일본 병원의 역사는 고작 150년 정도밖에 되지 않는다. 일본인은 병원을 늦게서야 갖췄다. 서구의 병원, 예를 들면 지금도 병원 사업을 이어가고 있는 파리의 시민병원 '오텔 디외(Hôtel-Dieu)'가 개원한 것은 서기 660년•으로, 1350년의 역사를 자랑한다. 서기 660년이면 일본 최초의 병원으로 알려져 있는, 쇼토쿠 태자(聖德太子)가 594년에 건설한 시텐노지(四天王寺)의 '시카인(四箇院)'이 건설된 시기와 그다지 차이가 있는 것은 아니다. 그러나 시카인은 전설이며, 현존하지도 않고 유적조차 없다. 중세 시대에 이미 건설되었던 서구의 병원과 이슬람 국가의 병원과 비교해볼 때 일본 병원의 역사는 대단히 짧다고 할 수 있다.

병원의 기본은 환자를 입원시켜 진료와 치료를 행하는 시설이라는 것이다. 병원은 그 시기의 정치 체계, 경제 환경, 재정 상태, 사회사상, 인구구성, 질병 구조 등과 같은 사회 기반 위에서 존립하고 있다. 이 때문에 병원은 그 시대의 의학 수준과 함께 그 당시의 의료 제도라고 하는 틀과 의료 정책에도 큰 영향을 받는다. 예를 들면 일본에서는 제2차 세계대전에 패전하기 전까지의 부국강병 시기와 복지 원년(1973) 이후의 시기에 사회가 병원에 요구하는 기능이 달랐다. 또한 무의촌(無醫村) 시기의 병원과 병상 규제·감축 시기의 병원은 병원 정책이나 경영의 형태가 달랐다. 향후 고령 사회가 병원에 요구하는 기능과 역할은 지금까지와는 또 다른 것이 될 것이다. 따라서 그 시대의 배경과 의료 정책에 대한 이해 없이는 병원에 대해서 논의할 수 없다.

앞으로의 의료는 의료 수요에 대해 지역 전체 차원에서 대응해나가고자

• 일부 문헌에서는 파리 '오텔 디외'의 개원을 651년으로 기술하기도 한다.

하는 '지역의료 연계 방식'을 지향하고 있다. 한 병원에서 모든 질병을 대상으로 진료하는 것이 아니라 지역의료 연계 안에서 각 병원은 고도 급성기·급성기·아급성기·만성기 등의 질병 단계별로, 또는 기능별로 특화해 진료하는 방향이 제시되고 있다. 또한 의료와 개호(介護) 간의 융합도 검토하고 있다. 병원을 이해하기 위해서는 이와 같은 병원 역사의 흐름을 이해해둘 필요가 있다. 의료 제도와 의료 정책은 시대의 변화에 따라 시행착오를 반복해가며 변혁을 계속해왔다. 진료 보수 점수(診療報酬點數)•는 기본적으로 2년마다 개정되고 있다. 후생노동성이 담당하는 의료 정책에서도 또한 일본 은행의 금융 정책이나 재무성의 재정 정책과 마찬가지로 정책의 기획을 입안할 때 역사를 바탕으로 한 관점과 판단을 채용할 필요가 있을 것이다. 마찬가지로 의료 정책의 효과가 좋지 못했던 과거 사례에 대한 연구와 고증도 필요하다. 개별 병원의 경영에 있어서도 눈앞의 현상에 대한 단기적 대처에만 급급해하지 말고 장기적인 관점을 가지고 병원 역사의 흐름 안에서 사태 인식이나 경영적 판단을 할 수 있도록 유의해야 한다.

의학은 나날이 발전해가며 의료의 현실이나 제도는 시대에 따라 지속해서 변화한다. 사실을 파악하고 이해하기 위해서는 신문 읽듯이 또는 감상적으로 그대로 받아들이는 것이 아니라 조금 더 깊게 그 근본이 되는 근거를 파헤치고 생각할 필요가 있다. 역사를 공부하면 지식이 깊어질 뿐만 아니라 눈높이가 높아지며 시야가 넓어진다. 오늘날 의료 제도와 병원이 존재하는 데는 선배들의 노력과 고뇌가 초석이 되어 있다는 것을 이해하고 문화를 소중히 함으로써, 평화롭고 좋은 사회를 만들어가는 지식층이 될 수 있다.

유감스럽게도 일본 대학 의학부 중에는 '의학사' 강좌를 개설하고 있는 곳이 많지 않은 것으로 알고 있다.[1] 아마도 '병원사' 강좌는 전무할 것이다. 이

• 일본의 의료 수가 책정 체계. 의료 행위에 따라 점수를 부여하며 이를 기초로 해서 수가를 정한다.

른바 인문 계열인 '의료경영학', '의료경제학'을 가르치는 대학이나, 대학원에도 병원 경영사 등의 강좌나 강의는 아직 개설되지 않고 있다.[2] 보건 계통의 학부에서 또한 마찬가지다. 의학·의료의 지식과 기술 습득은 꼭 필요하지만 형이상학적 역사학으로서 의학·의료 본연의 존재 의미에 대해서 생각하는 것 또한 중요하다. 국가의 백년대계를 바라보며 역사학에 관련한 지식·교양을 겸비한 의료인과 병원 경영자의 양성을 추진하고 장래에 그렇게 훈련받은 이들이 의료와 병원에 있어서 활약하기를 바란다.

온고지신(溫故知新)

의료를 생각할 때 왜 병원의 역사를 알 필요가 있을까? 필자의 연구 분야인 경제학을 사례로 들어 생각해보자. 경제학이라는 학문은 연구를 행할 때의 관점으로 '이론', '정책', '역사' 세 가지에 기반을 두는데, 그중에서도 특히 역사를 중요하게 여긴다. 대학 경제학부에서는 일본 경제사, 각국의 경제사(미국 경제사, 영국 경제사 등), 경제학이 역사적으로 어떠한 사고방식을 제공해왔는지를 이해하기 위한 '경제학사(經濟學史)' 또는 '경제학설사(經濟學說史)'를 기본 과목으로 두고 모든 학생이 배운다. 한편 물리학에서는 다양한 자연현상이 아름답고 단순한 수식인 물리법칙에 의해 지배된다고 본다. 경제학은 수식으로 '이론'을 전개하는 물리학을 학문의 스승으로 두어 공경하고, 정교하고 치밀한 수리 모델의 구조를 통해 경제체제를 파악하고 금융 정책이나 재정 정책 등 실제 '정책'에 활용하려 한다. 물리학과의 차이점은 경제학에서는 가설로 제시한 수리 모델의 '재현성(再現性)'을 연구실 실험으로 입증할 수 없다는 점이다. 이 때문에 경제학에서는 현재와 미래를 예측하고 통찰하려 할 때 과거의 경험인 '역사'에 주목하게 된다. 옛사람이 말하기를 '온고지신(溫故知新)'이라 했다. 즉 새로운 비전(知新)을 생각하기 위해서는 과거의 경험을 알아야(溫故) 한다. 경제학의 방법론에서는 현재와 미래가 앞에 있으며, 이를 생각하기 위한 지적 재료로서 역사를 참조한다(역사학의 방법론과 다르다). 따라서 현재와 미래를 생각하기 위해 역사를 배울 필요성이 있다.

구체적으로 보자. 2007년 여름, 미국의 '서브프라임 사태(subprime mortgage crisis)'로 발생한 세계적 불황은 100년에 한 번 있을까 말까 한 경제 위기라고 한다. 그렇다면 이는 1929년의 세계대공황과 비교했을 때 어떤 점에서 같고 어떤 점에서 다른 것일까? 약 80년 전 세계대공황 때 개인이나 각국 정부는 어떠한 판단과 행동을 했는지, 당시 신고전파 경제학에 따른 경제정책은 어떤 점에서 대응하지 못했던 것인지, 어떠한 경제 이론이 생겨나고 어떠한 경제정책이 실시되었는지, 이는 현실 경제에 어떻게 작용했는지, 정책은 성공했는지 아니면 실패했는지를 연구한다(세계대공황의 경우에는 케인스 경제학이 탄생하고 정부에 의한 공공 정책이 등장했다). 금융·재정·고용 면 등에서 과거의 역사를 검증하면서 그때그때 채용할 경제 대책의 내용을 검토한다. 의료의 경우 현상의 진단과 치료에 대한 처방 결정이 이에 해당한다. 이렇듯 이런 판단에는 역사에서 비롯된 지혜가 필요하다.

'경험(evidence)'과 '역사(history)'에 대해 부연하면, 현재 의료에서는 '근거 기반 의학(EBM: Evidence Based Medicine)'이 기초가 되고 있다. 경영에서도 '근거 기반 관리(EBM: Evidence Based Management)'를 주창하고 있으며 '경험'이 중요하다고 생각하고 있다. 개인이나 사회, 국가의 경험을 폭넓게 일반화하면 '역사'가 된다. 병원이나 사회에서 발생하는 여러 현상에 대해서도 역사를 참조하며 사고함으로써 더욱 정확하고 객관적인 판단을 내릴 수 있다. 각각의 경험을 참조하는 것이 아니라 일반화된 역사를 배우는 것이다. 독일제국의 초대 수상 비스마르크는 "어리석은 사람은 경험에서 배우고, 현명한 사람은 역사에서 배운다"[3•]고 단언했다. 병원 경영의 기획 입안과 의료 제도를 설계하는 경우에는 경험에서부터의 판단뿐만 아니라 지금까지의 역사에 입각해 계획을 세울 필요가 있다. 과거의 사례를 참고해 이에 대한 대책을 세우기 위해서다. 역사를 공부하기 위해 사실(史實)을 공부하는 것이 아니라 미래를 생각하기 위해 역사를 알 필요가 있다는 관점이다. 일본 의료를 생각하는 경우에도 과거의 의료 제도의 변천이나 병원 경영의 역사를 판단의 재료 중 하나로 삼는 것이 중요하다 하겠다.

이 책에 대하여

의료 역사를 연구하는 분야로는 의사학, 의학사, 의료사, 질병사, 의료 제도사, 의료 정책사 등의 분야가 있으며, 의사와 의료 관련 인물(醫家, 의사 또는 의료를 가업으로 하는 가계 — 옮긴이)의 전기·사상·기술 연구도 활발하다. 대학 의학부, 의과대학 등에서는 자신의 학교 역사(校史)에 관련한 자료 수집이나 편집이 이루어지고 있다. 그런데 의료 기관인 병원과 진료소의 역사에 관한 서적은 많지 않다. 일본의 병원은 '고이시카와 양생소(小石川養生所)'[1868년 힌뵤인(貧病院)으로 개칭]를 제1호 병원으로 간주한다면, 이로부터 시작되어 그 후로 병원 수는 (제2차 세계대전 패전 직후의 혼란기를 제외하고) 지속적으로 증가했다. 1990년 1만 96곳을 정점으로 그 후에는 감소 기조로 전환되어 현재는 8605곳이 있다(2011년 10월 1일 기준). 그렇다면 적어도 1만여 곳의 개별 병원의 역사가 존재하는 셈이다. 실제로는 1990년의 정점 이전에 소멸한 병원도 있으므로 그 이상의 병원 역사가 있었다고 할 수 있다. 병원이라는 조직은 폐원해버리면 근무하고 있던 종업원은 사방으로 흩어져 버리고 그때까지의 역사 기록은 사라지고 만다. 시간이 지나면 사람들의 기억에서도 지워져 역사에서 사라져버리는 것은 애석한 일이다. 예전에 있었던 병원의 일을 새로이

● 저자는 'evidence'를 경험(經驗)으로 번역했다.

알려고 하는 것은 상당히 어려운 일이다.

일본 병원의 역사는 의료 제도사 등의 서적에 조금은 등장하지만, 기재된 내용은 불충분하다. 독립적인 병원사 서적으로는 스가야 아키라(菅谷章)의 『일본 병원, 그 발자취와 문제점(日本の病院その歩みと問題點)』(中央新書六百, 中央公論社, 1981)이 있으며 이 외에는 찾을 수 없었다.[4] 스가야는 서문에서 "일본의 병원, 특히 병원사에 관한 책은 아마도 이 책이 최초일 것이다"라고 기술했다. 그는 이 책이 자신의 저서인 『일본 의료 제도사(日本醫療制度史)』(原書房, 1976)를 기초로 삼아 병원의 역사를 의료 제도와 연관시켜 쉽게 다시 쓴 책이라고 설명한다(필자는 『일본 의료 제도사』를 입수할 수 없었다). 하지만 스가야 스스로도 "병원사에 관한 자료가 빈약했다"라고 서두에 적었다.

물론 의학·의료에 관해서도 형이상학의 역사는 중요한 분야다. 일본에서도 일본의사학회(日本醫史學會), 의학사연구회 등에서는 의학과 의료의 사실(史實)을 연구·탐구해 진실을 구명하는 연구를 진행하며 학회를 운영하고 있다. 학회지에 실린 논문이나 전문서는 엄격한 학술적, 학파의 해석으로 단련된 것이다. 그러나 필자는 병원의 통사에 대한 서적이 보이지 않는다는 사실을 깨달았다. 서양의 서적 중에서는 병원사와 병원 건축사에 관한 책을 그럭저럭 찾을 수 있었다. 그러나 일본 병원의 역사를 언급한 책은 앞서 기술한 대로 부족했다.

필자가 대학·대학원에서 담당하는 분야는 병원경영학이다. 병원 경영과 관련된 과목을 강의하면서 병원사의 관점이 누락되어 있는 것이 계속 마음에 걸렸다. '이론', '정책'과 함께 '역사'를 주축으로 할 것을 교육받은 경제학도로서 병원사에 대한 이해가 모호한 상황에서는 연구나 강의 내용이 완전할 수 없다고 생각했다.

그래서 스스로 학문의 기반을 다지기 위해, 후학을 위해 일본 병원의 통사를 연구해 모아 정리해보기로 했다. 그 결과 6년간 일요일과 공휴일이 필요했다. 미지의 일을 알고 싶은, 새로운 것을 발견하고 싶은 마음을 지니고 시행한 병원사 연구는 즐거운 일이었다.

역사학의 정공법(正攻法)은 사료가 되는 새로운 문서, 자료, 유물을 발굴하고, 조사와 고증 연구를 함께 병행해 학회에서 연구된 한우충동(汗牛充棟)* 의 전문 문서를 섭렵해 가설이나 자신의 학설을 구축하는 방법일 것이다. 그러나 필자에게는 그러한 조사 연구를 행할 능력도 여력도 없다. 그래서 선학(先學)이나 석학의 서적에서 사실(史實)과 해석을 배워 병원사를 개괄적으로 설명하는 교양서를 집필해나가는 방법을 취했다. 그럼에도 서적과 사료를 입수할 수 없어 고생하는 경우가 많았다. 그러나 병원사를 의식하며 독서·연구하다 보니 의학사나 역사가 아닌 다른 분야의 서적에서도 많은 정보를 입수할 수 있어 기뻤다.

여담이지만, 연구를 진행해가는 과정에서 필자는 세 명의 외국인 의사, 루이스 드알메이다(Luís de Almeida),** 폼페 판 메이르데르보르트(J. L. C. Pompe van Meerdervoort)***, 크로퍼드 샘스(Crawford F. Sams)****에 대해 주목했다. 에도 시대 말기에 활동한 네덜란드인 군의 폼페는 나가사키대학에서는 학교를 일으켜 세운 위인이며, 의학사에서도 유명한 인물이다. 그러나 알메이다와 샘스는 그렇게 주목받지 못했다. 알메이다는 전국 시대에 일본에서 최초로

* 책을 실은 수레를 끄는 소가 땀을 흘리고, 집의 대들보까지 책이 가득 참. 책이 많은 모습을 이르는 말이다.

** 루이스 드알메이다(1525~1597)는 포르투갈 예수회 의사로 일본에 서구 의학을 전했으며, 최초의 병원을 세우고 무료로 환자를 치료했다.

*** 폼페 판 메이르데르보르트(1829~1908)는 네덜란드 의사로 나가사키에서 의학·화학 등을 가르쳤으며, 의학교와 병원을 설립했다.

**** 크로퍼드 샘스(1902~1994)는 미국 군의관으로 제2차 세계대전 직후 연합군총사령부 보건복지국장(Chief of the Public Health and Welfare Section of the General Headquarters, Supreme Command Allied Powers)으로 활동했으며, 전후 일본의 보건복지 부문을 재건하는 책임자로 활동했다.

서양식 병원을 오이타(大分)에 세운 포르투갈인 선교사이며, 샘스는 제2차 세계대전 이후 일본 보건 의료 제도의 기초를 마련한 미국 군의다. 연구를 진행해나가면서 이 세 사람이 일본인보다 일본 의료에 대해 더 많은 사명감과 열정을 가지고 일본인이 생각지도 못한 '병원'이라는 시스템을 이 나라에 도입·설립했다는 것을 확인했다. 돌이켜보면 폼페가 일본에 오기 전 에도 시대의 의료에는 (고이시카와 양생소를 제외하고는) 외래 시스템도 입원 시스템도 없었으며, 의사는 환자의 집으로 왕진을 갔었다. 일본인의 생활에 병원은 없었다. 일본 병원의 역사는 일본인이 스스로 만들어내거나 발전시킨 것이 아니라 이 세 명의 외국인 의사들의 공적이었음을 역사는 말하고 있다(샘스는 선진국의 의료 제도를 일본에 도입했다). 일본 의료 발전에 있어 이들은 위대한 인물로 평가된다. 이 책에서도 이 세 사람이 등장하는데, 부디 주목해주기를 바란다.

이 책은 '일본 병원사'라는 제목대로 해설의 대상을 '병원', 그것도 일본 병원에 초점을 맞춰 집필했다. 의학·의료의 역사를 기본으로 하여 의료 기관의 한 형태인 '병원'을 관찰해나간다면, 병원의 역사를 더욱 잘 이해할 수 있을 것이다. 아니, 의학이나 의료에 한정하지 않고 일본 역사의 커다란 흐름을 이해하면서 그 안에서의 의학이나 의료, 병원을 들여다보는 방법이 더욱 좋을 것이다. 그러나 그 방법을 따르면 서적이 방대해지며 무엇보다도 필자의 능력을 넘어서게 된다. 이 책에서는 일본의 역사, 의학·의료의 역사에서 '병원'만을 선택해 정리했다. 일본사는 물론 의학사, 의료사에 관해서는 양질의 책이 입수 가능하므로 수시로 참고해주시기를 바란다.[5]

'일본 병원사'라는 제목이기는 하지만, 필요에 따라서는 당시의 시대적 배경과 의료 제도와 관련한 분야에 대해서도 설명하려고 노력했다. 특히 메이지 시기 초기에는 병원이 '병원 겸 의학교'로, 나중에는 '의학교 겸 병원'과 같이 병원과 의학교가 표리일체의 형태로 존재했다. 이후 '나가사키 의학교(長

崎醫學校)'가 1874년에 폐지되고, 국립 의학교는 '도쿄 의학교(東京醫學校)' 하나만 남아 중앙집권화와 관료화가 시작되었다. 이 책의 메이지 시기 부분에서도 도쿄대학 의학부에 대한 설명이 한 축을 이루고 있는데, 이는 메이지 시기의 병원을 이해하기 위해 필요하기 때문이다. 일본사, 의료 제도 등의 관점에서 도쿄대학 의학부를 체계적으로 망라해 분석하고 있는 것은 아니라는 것을 유의해주기를 바란다.

헤이세이의 병원사에 대하여

이 책은 일단 쇼와(昭和, 1927~1988)가 끝나는 시점까지를 대상 기간으로 하여, 헤이세이(平成, 1989년~현재)에 대해서는 간략하게 기재하는 데 그쳤다. 쇼와가 끝나는 시점까지는 문건이나 자료를 연구하면서 객관성을 담보한 역사 작성이 가능하리라 생각했다. 역사를 쓰는 일은 현재에 가까울수록 점점 곤란해지는 듯하다. 그 전까지의 시대와는 달리, 헤이세이에 이르면 병원사의 대상으로 삼을 만한 사실과 자료가 방대해진다. 하지만 각각의 사실에 대한 역사적 해석과 평가는 아직 정립되지 않았다. 또한 현재 생존하고 있는 당사자는 물론, 사망한 지 얼마 지나지 않은 사람의 이름을 들며 기재하기에는 친족과 관계자의 영향이 있어 곤란하다. 병원 또한 마찬가지로, 현재 사업을 이어가고 있는 병원이 헤이세이에 시행한 사실에 대해서는 평가를 기재하기가 어렵다. 예를 들면 '그 밖의 병상'에서 '요양 병상'으로의 전환을 선택한 병원의 결정에 대한 평가나, 진료 보수를 '개수제 임금 지급(出來高拂い)'* 방식에서 DPC/PDPS(진료군 분류에 따른 일당 정액 산정 제도)로 전환한 병원에 대한 역사적 평가 등이다. 훼예포폄(毁譽褒貶)**은 피하고자 한다. 또한 헤이세

* 치료한 만큼 치료비를 내는 방식으로 '행위별 수가제(fee for service)'에 해당한다.

이 시기에 들어서면 필자가 연관된 일도 다수 존재하므로 객관성을 담보하기가 어려워진다.

현재는 인터넷이 발달해 사회에서 조직의 정보공개를 추진할 것을 기대하고 있다. 입수 가능한 자료·정보가 압도적으로 증가해 모두 처리할 수 없을 정도로 넘쳐나고 있다. 『후생노동백서(厚生勞働白書)』를 필두로 오늘날의 의료 개혁이나 병원 경영을 해설하는 서적, 자료, 데이터는 큰 어려움 없이 입수할 수 있다. 일본의 모든 의학부 소속 도서관을 찾을 필요도, 시간도 비용도 들일 필요 없이 집에서 인터넷으로 입수할 수 있는 학술적 자료·정보도 많다. 의료와 관련된 방대한 통계자료도 전자 매체로 정리되어 있어 누구든지 언제 어디서나 간단하게 후생노동성 홈페이지에서 정보를 입수할 수 있다. 근래의 알고 싶은 의료 정보와 지식은 이 정보원들에서 입수 가능하다. 이상을 감안하면 헤이세이의 병원사를 적는 것은 커다란 의료 변혁이 진행 중인 현재에는 시기상조라고 생각되어 역사적 평가가 정립될 때까지 기다리는 것이 현명하다 할 수 있겠다.

헤이세이에 들어서면서 의료법 개정이 빈번해지고 병상 구분의 재편, 병원 기능의 분화·특화 등 의료 제도의 커다란 개혁이 끊임없이 이어지고 있다. 병원 개혁의 내용도 다양하고 복잡하며, 변혁의 속도도 빠르다. 의료법에서 '그 밖의 병상'이라고 하는 병상 구분을 예로 들면, 기능에 따라 '요양형 병상군', '특정 기능 병원', '지역의료 지원 병원' 등으로 구분이 세분화되었으며, 이후 '그 밖의 병상'은 '일반 병상'과 '요양 병상'으로 나누어졌고, '요양 병상'은 '의료보험 적용형'과 '개호보험 적용형'으로 나누어졌다. 개개의 요양 병상을 갖춘 병원은 앞으로도 계속 병원 시설로서 조직을 운영할 것인지 아니면 고령자 시설로 이행할 것인지를 검토하고 있다. '일반 병상'에서는 '급성기 병

●● 칭찬하고 비방하는 말과 행동을 이르는 말이다.

상군'(가칭)의 등장에 따른 세분화 등 새로운 발상의 병원 기능 또한 계속 나오고 있다. 역사서에서는 극히 드문 경우이지만, 이들 병원의 최근 동향과 향후의 방향에 대한 개요를 최종장인 12장 말미에 정리했다. 참고가 되었으면 한다. 헤이세이 시기의 병원사를 본격적으로 정리하면 이 책 이상의 쪽수가 족히 필요할 것이다. 헤이세이의 병원사를 적는 것은 다음 기회로 미루었으면 한다.

지면 관계로 의학이나 의료의 배경 등 자세히 언급하지 못한 부분이 다수 있다. 예를 들면 이 책에는 의학사·의료사에서 중요한 항목인 마에노 료타쿠(前野良澤)·스기타 겐파쿠(杉田玄白)의 『해체신서(解体新書, Ontleedkundige Tafelen)』나, 에도 시대 말기의 '후와케(解剖, 해부)',* 메이지 시기의 '각기 스모(脚氣相撲)'에 대한 기술은 많지 않다.** 마찬가지로 한방이나 본초학에 대한 기술도 적다. 더욱 깊은 연구·고찰을 필요로 하는 항목 또한 많을지도 모른다. 필자는 일본의사학회 학회원이지만, 이 책의 내용은 학회 발표 등에서 검증된 것은 아니다. 이 책과는 다른 역사적 해석이나 사관도 존재할 것이다. 깊은 고찰 없는 조사 연구에서 얻은 지식을 마치 아는 체하며 적어 반성할 부분도 많다. 역사적 문서에는 그릇된 사실(史實)을 기재하면 이것이 스스로 걸어 나갈 수 있어 이 점에는 특히 주의를 기울였다. 하지만 여전히 사실에 대한 필자의 오해와 오독이 존재할 수도 있다. 얕은 지식, 공부 부족 등이 이유이기는 하지만, 처음에 기술한 대로 필자가 병원경영학에 관한 연구와 강의를 진행하는 데 있어 '병원'을 역사적으로 이해할 필요성을 느껴 나름대로 병원사를 연구해 정리한 것이 이 책이다. 의학·역사학의 관점에서 비롯된 연구, 의견, 비판을 겸허히 받아 병원사 분야가 이후 더욱 발전해나가기를 기대한다.

* 1867년 일본 최초의 시체 해부가 이루어졌다.

** 1878년 메이지 천황의 지시로 각기병(beriberi disease)에 대해 한방과 양방에서 각각의 치료 방법으로 환자를 치료하도록 하여 동서양 의학이 서로 우열을 경합한 사건을 말한다.

마지막으로 오늘날 어려운 출판 사정에도 이런 수수한 책을 세상에 나올 수 있도록 해준 의학 전문 출판사 주식회사 PILAR PRESS의 다카하시 도시히코 사장님께 대단히 감사하다는 말씀을 전하며, 이 책의 발행 과정에서 시종일관 교정과 그 외 여러 가지 일에서 흔쾌히 협력해주신 에바시 아쓰로(江橋厚郎), 나카무라 사치코(中村幸子), 고야마 요시코(小山佳子), 디자이너 와타나베 다쿠야(渡部拓也) 등 여러분에게 진심으로 감사드린다.

1장

일본 병원의 맹아: 불교병원

1. 나라 시대: 쇼토쿠 태자의 '료뵤인'

고대에서부터 이야기를 시작한다. 일본에서 가장 오래된 역사서인 『고사기(古事記)』에는 오나무지노카미(大穴牟遲神)·오쿠니누시노카미(大國主神)*가 부들(蒲)**의 이삭을 사용해 상어의 공격으로 가죽이 벗겨진 토끼를 치료했다고 적혀 있다. 한방에서는 부들의 꽃가루를 '포황(蒲黃)'이라 하며, 소염 효능이 있다고 본다. 고대에는 약초 등으로 치료한 경험을 의학 지식으로 축적해 나갔을 것이다.

일본은 섬나라이며 동쪽에는 끝없는 태평양이 있다. 일본으로 유입되는 의료 문화는 다른 문화·기술과 마찬가지로 서쪽에 있는 아시아 대륙에서 건너왔다. 의료는 야요이 시대(弥生時代)***, 왜인(倭人)이 중국에 조공을 바치는 과정에서 최초로 전래된 것으로 추정된다. 대륙에서 보면 일본은 동쪽 끝의,

* 『고사기(古事記)』에 등장하는 일본의 신. 스사노(スサノオ)의 자손이다.

** 물가에 자라는 여러해살이풀로 약초로 사용한다.

*** 기원전 300년 무렵부터 기원후 250년 무렵까지의 시기를 말한다.

게다가 바다 건너 있는 섬이었다. 서기 400년쯤에 백제의 왕인(王仁)이 일본에 온 이후 한반도를 통해 조선(삼국)과 지나(支那, 현재의 중국)의 의료 문화가 전파되었다. 414년, 신라(新羅) 의사 김무(金武)가 사절로 일본으로 와서 닌토쿠 천황(仁德天皇)의 황자인 인교 천황(允恭天皇)을 치료하고 귀국했다. 이 일이 천황이 공식적으로 외국 의료를 받은 최초의 기록이다. 유랴쿠 천황(雄略天皇)이 백제에 의사 파견을 요청했고, 459년 고구려 의사 덕래(德來)가 일본으로 와 나니와(難波, 지금의 오사카 시 주변)에서 살다 귀화해 의료를 전수했다. 이후 자손 대대로 의업에 종사해 '나니와의 약사(藥師)'로 칭송받았다. 긴메이 천황(欽明天皇)은 백제에 사람을 파견해 의학·역학(易學)·역학(曆學)을 공부하기 위한 서적이나 약물을 요청했으며, 553년에 각 분야의 박사와 채약사(採藥師)가 일본으로 왔다. 또한 고구려 원정차에 562년 오나라(吳)의 지총(智聰, 知聰)이 의학서와 『명당도(明堂圖)』[침구(鍼灸)의 경로도]* 164권을 일본에 전했다. 608년 이후 오노노 이모코(小野妹子)**와 함께 견수사(遣隋使)로서 처음으로 수나라(隨)로 건너간 에니치(惠日)와 후쿠인(福因) 등의 유학생이 중국 의학을 배워 623년에 귀국했다. 외국에서 의술을 배운 최초의 사례다.

고대에 있어서 이 책이 대상으로 하는 병원사에서 중요한 사항은 불교의 전래다. 538년 백제 왕에게 불상과 경전을 증여받은 것이 불교의 공식적인 전래 역사로 기록되어 있다. 불교의 교의로 '박제자혜(博濟慈惠)'의 정신이 전파되었다. 불교귀의파(佛敎歸依派)인 소가노 이나메(蘇我稻目)·소가노 우마코(蘇我馬子)가 국신수호파(國神守護派)인 모노노베노 오코시(物部尾輿)·모노노베노 모리야(物部守屋)를 타도했고, 이후 불교가 번성했다. 소가(蘇我) 일가가 옹립한 수이코 천황(推古天皇)과 섭정 쇼토쿠 태자(聖德太子)는 아스카데라(飛

* 인체의 경혈을 그림으로 표시한 의료용 인체 해부도. 동인도(銅人圖)라고도 불린다.
** 일본 고대 아스카 시대의 정치가. 7세기 초 쇼토쿠 태자의 지시로 견수사로 파견되었다.

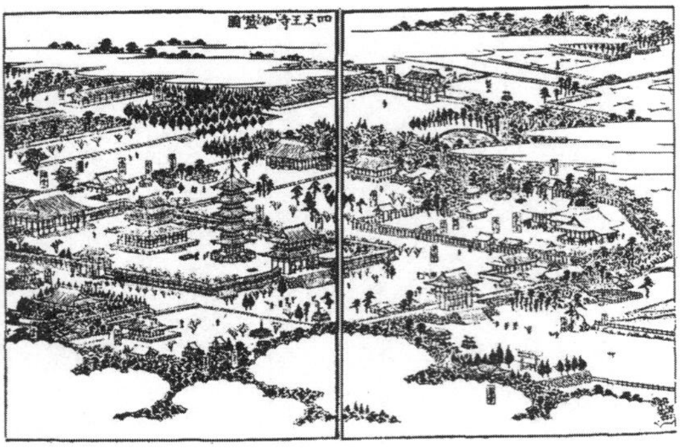

그림 1_ 시텐노지의 시카인(四箇院)

鳥寺), 시텐노지(四天王寺), 호류지(法隆寺)를 건립하고 아스카 시대(飛鳥時代, 592~710)를 열었다.

그중 594년에 쇼토쿠 태자가 나니와에 건립한 시텐노지에는 '교덴인(敬田院)', '료뵤인(療病院)', '히덴인(悲田院)', '세야쿠인(施藥院)'[1]으로 이루어진 '시카인(四箇院)'이 병설되었다고 전해진다. 교덴인은 승려의 숙소이자 설법 도장이다. 다른 세 개의 원(院)에서 질병이나 빈곤자의 구제를 행했던 것 같고, 이 세 개 원이 일본 최초의 공적 구제 시설로 간주된다. 료뵤인은 공중 병원적 성격을 띠고 있었을 것으로 생각되며, 일본 병원의 기원이라고도 해석할 수 있다. 히덴인은 신원을 확인할 수 없는 자를 수용하는 수용소, 세야쿠인은 약초를 재배하고 약을 지어준 시설로 추측된다. 세야쿠인은 쇼토쿠 태자가 그곳에서 『승만경(勝鬘經)』*을 강의해 '쇼만인(勝鬘院, 愛染堂)'이라고도 불렸으며, 가마쿠라 시대(鎌倉時代)에는 5대 집권자인 호조 도키요리(北條時賴)가 사찰에 땅을 시주했다. 현재 오사카 시 덴노지 구(天王寺區)에 있는 '쇼만인 아이젠도(勝鬘院愛染堂)'는 쇼토쿠 태자의 세야쿠인 터로 전해지고 있다. 시텐

* 『승만사자후일승대방편방광경(勝鬘獅子吼一乘大方便方廣經)』. 불교의 대승경전 가운데 여래장(如來藏) 사상을 천명하는 대표적인 경전이다.

노지가 창립된 당시의 모습이 그려진 〈그림 1〉을 보면, 5층 탑과 교덴인이 중심에 위치해 있으며 벽으로 둘러싸인 경내는 매우 넓다. 중앙의 조금 위에 위치하는 벽으로 둘러싸인 넓은 공간 안에 료뵤인과 세야쿠인으로 추정되는 건물이 배치되어 있다.[2]

쇼토쿠 태자는 많은 사원을 건립해 불교를 전파했다. 사원에는 극락왕생을 약속하는 아미타여래상과 함께 수많은 질병의 치료를 기원하는 약사여래(醫王)상이 안치되었다. 약사여래는 주로 약병을 들고 있으며, 이는 심신 모두를 구원해주는 당시 이상적이었던 의료자의 모습이다.

하쿠호 시대(白鳳時代, 645~710) 680년, 덴무 천황(天武天皇)은 각 사원 내부의 병상에 누워 있는 나이가 많거나 병에 걸린 승려, 비구니가 있는 것은 그들 자신과 사원을 위해서도 좋지 않다고 하여, 친족이나 신자의 원조를 받아 이들을 수용하는 사옥(병실)을 사원 부속으로 건설해 그곳에서 요양과 치료를 행하도록 조칙을 내렸다.

몬무 천황(文武天皇) 시기, 702~757년 동안 당나라(唐)의 제도를 모범으로 삼은 다이호 율령(大宝律令)*이 제정되었다. 다이호 율령에는 '의질령(醫疾令)'이 있으며 이것이 일본 의료법령의 효시로 불리고 있다. 또 의료를 관에서 운영하고, 궁중에 내약사(內藥司)**와 약사(32명 전후), 중앙정부에 '전약료(典藥寮)'(136명 전후),*** 지방정부 68개국[당시 지방 단위는 국(國)이었다 — 옮긴이]에 의사 각 한 명, 의생(醫生, 예비 의사. 지금으로 보면 의대생 — 옮긴이) 29명을 배치하도록 했다. 150여 년이 지난 896년에는 궁중 약사와 전약요가 통합되었다. 다이호 율령에서는 의학을 존중해 의서 편찬도 진행되었다. 몬무 천황

* 701년에 제정한 율(律) 6권, 영(令) 11권의 명칭이다(그 후 오랫동안 왕조 시대 제도의 모범이 되었다).

** 천황가(家)의 진료와 약의 처방을 주 업무로 하는 부서다.

*** 궁정 관인(宮廷官人)에게 의료를 행하고 의료 관계자의 양성과 약원(藥園) 등의 관리를 시행한 부서다.

은 본존(本尊)을 약사여래로 모시는 야쿠시지(藥師寺)도 건립했다.

역사학에서는 쇼토쿠 태자의 시카인 개설을 전설로 해석한다.[3] 723년 겐쇼 천황(元正天皇) 시기에 쇼토쿠 태자를 존경하는 황태자비[훗날 고묘 황후(光明皇后)]가 고후쿠지(興福寺) 경내에 세야쿠인과 히덴인을 세웠다. 이것이 기록상 최초의 히덴인이다. 쇼토쿠 태자의 시카인 개설로부터 136년 후의 일이다. 세야쿠인과 히덴인은 국가에서 재정을 지원받아 병자와 고아의 수용, 치료와 시약을 실시했다고 전해진다.

730년 고묘 황태후는 황후 관직에 세야쿠인을 신설했다. 황후의 발원(發願)으로 쇼무 천황(聖武天皇)은 도다이지(東大寺)를 시작으로 여러 지방에 70여 개의 고쿠분지(國分寺)*를 건립하도록 했으며, 고쿠분지에는 세야쿠인과 히덴인을 설치했다. 이를 '지케이 의원(慈惠醫院)'**의 시초로 보는 견해도 있다.[4] 반전수수(班田收綬)***의 시대였으므로 세야쿠인은 간전(개간한 땅 — 옮긴이)으로부터의 수입을 시료(施療)에 사용했을 것으로 추정하고 있다.

감진(鑑眞, 688~763, 중국 당나라의 승려 — 옮긴이)은 754년에 일본으로 왔다. 감진은 약물 감별에 정통해 이를 서생(諸生, 학생 또는 문하생 — 옮긴이)에게 가르쳤다. 나라 시대(奈良時代, 710~794)에는 승의(僧醫, 法藏, 法連, 法榮)와 간호승(看護僧)이 출현했다. 756년에 고묘 황태후는 쇼무 천황의 77일 기일(49제 — 옮긴이)에 천황의 애용품과 중국에서 전래된 약품 60종을 21개의 칠궤(漆櫃)에 넣어서 도다이지에 봉납했다. 이것이 쇼소인(正倉院)****에 보관되어 38종이 현존하고 있다. 788년에는 엔랴쿠지(延曆寺) '이치조시칸인(一乘止

* 741년 쇼무 천황이 불교에 의한 국가 수호를 위해 당시 일본 각지에 세우도록 명한 사원이다.

** 가난한 백성의 질병을 치료하기 위해 설립된 의료원이다.

*** 나라(조정)가 직접 농민과 토지를 통제해 세수를 확보하는 방식. 백성에게 구분전(口分田, 정해진 면적의 토지)을 주고, 죽으면 나라에 귀속시키는 법률이다. 농민에게 조(租)·용(庸)·조(調)를 거두었다.

**** 8세기에 건설된 도다이사의 부속 창고. 가치 있는 수많은 옛 유물이 보관되어 있다 해서 유명하다.

觀院)'에 '지구사다니 료뵤인(千種谷療病院)'이 만들어졌다.

794년에 헤이안(지금의 교토 — 옮긴이) 천도가 이루어지고 헤이안 시대(平安時代, 794~1185)가 시작되었다. 천도 후 교토(京都) 동서 두 군데에 히덴인이 건설되어 버려진 아이(捨兒), 고아, 빈곤한 사람(貧窮者), 노약자를 수용했다. 현재의 교토 부 청사(京都府廳舍) 앞에 있었던 히가시히덴인(東悲田院)은 남북으로 120m, 동서로 150m의 대규모 시설로 상시 500명 정도를 수용했었다.[5]

헤이안 시대에는 견당사(遣唐使)의 귀국으로 당나라 의학이 흥했다. 의료 시설로는 833년에 무사시노쿠니(武藏國)*의 다마 군(多摩郡)과 이루마 군(入間郡)에 히덴인이 생긴다. 835년에는 오노노미네모리(小野岑守)가 다자이후(大宰府)의 '조쿠묘인(續命院)'을 국영화했으며, 837년에는 데와쿠니(出羽國) 모가미 군(最上郡)에 여행자를 치료하기 위한 '제고원(濟苦院)'을 설치했다.** 이것은 히덴인을 본떠 만든 것으로, 기병사(飢病舍)에서 구호(救護)를 했다. 859년에는 후지와라 일족(藤原氏)이 살 집이 없는 사람을 수용하는 시설로 교토 교고쿠(京極)에 위치한 세야쿠인·겐가쿠인(勸學院)***의 부속 시설로 '수신인(崇親院)'과 '엔메이인(延命院)'을 설치했다. 준나 천황(淳和天皇)의 황태후는 버려진 아이와 고아를 수습하고, 사가(嵯峨)의 다이카쿠지(大覺寺)에 '사이치인(濟治院)'을 설치해 승려의 요양소로 사용했으며, '불괴화신원(不壞化身院)'에 나병(癩病) 환자[6]를 수용했다. 또한 다지바나노 나가노리(橘永範)가 사가미노쿠니(相模國)의 아이코(愛甲)에 '규큐인(救急院)'을 세웠다. 견당사는 894년 스가와라노 미치자네(菅原道眞)가 폐지시킨 이후 개인적으로 가는 유학이 되었다.

* '쿠니(國)'는 나라 시대부터 메이지 시기 초기까지 사용되던 행정구역 단위다.

** 율령 제도하에서는 일반 백성에게 조세·노역·병역을 지웠는데, 그 운반과 출두는 모두 자신이 직접 도보나 경작용 말을 이용할 수밖에 없었으며, 식량 조달 또한 스스로 해야 했다. 이러한 상황에서 여행 도중 기근과 질병으로 쓰러지거나 사망하는 사례도 많아 이것이 사회문제가 되었다. 이러한 문제를 해결하기 위해 불교 사원 등을 중심으로 이들을 구제하는 시설이 건설되었다.

*** 후지와라 일족의 학생들을 위한 기숙사다.

헤이안 시대 초기의 의학은 세습된 궁정의(宮廷醫)가 담당했다. 궁정의인 '세야쿠인시(施藥院使)'의 관직은 후지와라 일족이 독점하고 있었으나, 1059년 단바노 마사타다(丹波雅忠)가 취임한 이후로 의학은 단바 일족이 세습했다[헤이안 시대 후기에는 와케 일족(和氣氏)이 추가된다]. 단바노 야스요리(丹波康賴)가 주로 수나라(隋) 소원방(巢元方)의 『제병원후론(諸病源候論)』에 의거해 학설을 세우고, 3년 동안 수나라와 당나라 시대의 방서(方書, 의사의 처방전 — 옮긴이) 80여 가(家)의 논(論)을 인용해 『의심방(醫心方)』 30권을 982년에 편찬했다. 984년에 완성해 엔유 천황(円融天皇)에게 헌상(獻上)했다. 『의심방』은 삼료제방(三療諸方), 본초(本草), 약성(藥性), 침구(鍼灸), 양생(養生), 복석(服石), 방내(房內), 식이(食餌) 등이 적힌 임상의학 전서라 할 수 있는 서적이다. 현존하는 가장 오래된 의학서(국보)이기도 하며, 에도 시대(江戶時代, 1603~1868)까지 일본 의학·의술의 고전으로 읽혔다. 단, 관제의료가 대상으로 하는 환자는 귀족으로, 일반 백성은 의학과 동떨어져 있었다.

헤이안 시대에 작성된 『겐지모노가타리(源氏物語)』•에서는 병자가 병상에서 힘들어하는 장면에서 승려가 가지 기도(加持祈禱)••를 행해 병자에게 들러붙은 악귀를 물리치려 한다. 동시대에 쓰인 『마쿠라노소시(枕草子)』••• 183단에는 "병이란 가슴의 병. 악귀에 의한 것. 나쁜 마음. 마지막에는 왠지 식욕이 없는 기분인 상태"라고 기술되어 있다. 질병은 악귀가 쓰여 생긴 것이라고 믿었다. 헤이안 시대의 '오초모노가타리(王朝物語)'•••• 에서도 질병이란 많은 사람

• 헤이안 시대 중기, 11세기 초에 여류 작가 무라사키 시키부(紫式部)가 풍부한 상상력과 아름다운 문체로 왕조 귀족들의 사랑과 인간관계를 그린 장편 소설이다.

•• 주문을 외며 신불에게 가호를 빌어 재앙을 면하게 하려는 기도다.

••• 일본 수필 문학의 효시로 대표적인 고전문학 작품이다. 11세기 초 세이쇼 나곤(淸少納言)이라는 뇨보(女房: 고위 궁녀로 우리나라의 상궁 정도 된다)가 천황비인 데이시(定子) 후궁에 출사해 경험한 궁중 생활을 바탕으로 썼다.

•••• 문학 양식의 하나로, 헤이안 시대의 궁중을 무대로 삼고 귀족을 중심인물로 한 일련의 작품이다.

이 젊은 나이에 죽는 것으로 기술하고 있다. 헤이안 시대 말기에는 '호겐·헤이지의 난(保元·平治の亂, 1156~1159)'으로 인해 관영 의료 제도는 쇠퇴했다. 히덴인은 헤이안 시대 말기에 쇠퇴해 폐쇄되었으며, 세야쿠인도 용어만이 관직명으로 남았다. 국가가 전란이나 재정적 문제로 피폐해지면 의료 제도는 유지될 수 없다는 것을 역사에서 배울 수 있다.

2. 가마쿠라 시대: 일본 최초의 병원, 닌쇼의 가마쿠라 '구와가야 병동'

가마쿠라 시대(鎌倉時代, 1185~1333)에는 학문 분야에서 승려의 활동이 활발했으며, 병자나 빈곤자를 자선 구제(慈善救濟)하는 움직임이 나타났다. 승려가 의료 구제를 시작한 것이다. 의학적인 면에서도 승려인 가지와라 쇼젠(梶原性全)이 『돈의초(頓醫抄)』라는 의서 전서(醫書全書)를 남겼다. 에이사이(榮西)도 약용으로 사용되는 차의 종자를 수입해 『끽다양생기(喫茶養生記)』를 저술했다. 가마쿠라 막부는 의료를 교토의 의관에게 맡겼다.

헤이안 시대 말기에 쇠퇴한 히덴인과 세야쿠인을 대신할 의료로 가마쿠라 시대에는 승려에 의한 '온실시행(溫室施行)'이 출현했다. 온실시행이란 한증탕 입욕으로 오늘날의 사우나 형식이었을 것으로 추측된다. 불교에서는 입욕 효과를 중시했다. 1142년 젠네(禪慧)는 하리마(播磨)의 고쿠라쿠지(極樂寺)에서 10만여 명에게 시욕(施浴)을 행했으며, 1186년 조겐(重源)은 주고쿠(中國), 시코쿠(四國), 긴키(近畿) 지방에서 온실시행을 행했다. 나라(奈良)의 진언율종(眞言律宗) 총본산인 사이다이지(西大寺)의 에이손(叡尊)은 1241년 이후 죄수, 비인(非人),* 병자, 빈곤자, 나병 환자의 구제에 생을 바쳤다.

에이손의 제자 중 닌쇼(忍性, 자는 良觀)라는 사람이 있었다. '닌쇼쇼닌(忍性

上人)'이라고도 불린다. 닌쇼는 시텐노지에 참배하러 들렀을 때 쇼토쿠 태자의 시카인에 대해 알게 되었고, 그 위업에 깊은 감명을 받았다. 이후 각지에 료뵤인과 히덴인을 개설했다고 한다. 시텐노지 건립 이후 약 650년 뒤의 일이다. 닌쇼는 사이다이지에 '세료인(常施院)'을 세워 병객(病客)의 간호와 시약을 행하고 시각장애인에게 지팡이를 제공했으며, 히덴인을 수리해 걸인을 수용했다. 닌쇼는 1243년에 18간(間) 크기의 건물인 '기타야마 주하치켄토(北山十八間戶)'를 세웠고, 보행이 힘들어 구걸을 하러 갈 수 없는 나병 환자를 업어 나라(奈良)의 시장에 데려다 주고 데리고 오는 일을 했다. 또한 자신의 의복을 비인에게 주고 자신은 온수를 넣은 병으로 체온을 유지하는 등 나병 환자에 대한 간호에 헌신적으로 임했다. 기타야마(北山)란 '나라(奈良)의 북쪽 산(北山)'이라는 의미다. 이 기타야마 주하치켄토는 고후쿠지·도다이지의 관할이었으며, 에도 시대에도 나라부교(奈良奉行)•가 지배해 메이지유신까지 운영되었다.

이 시설은 최고(最古)의 나병 시설 사적(史跡)으로서 현존하고 있다(단, 최초의 건물은 1567년에 전쟁으로 소실되었다).[7] 현존하는 시설은 도다이지가 남쪽으로 보이는 산의 사면에 위치하고 동서 37미터 길이의 나가야(長屋)•• 한 채로 구성되어 있으며, 내부는 18개의 방으로 나뉘어 있다(〈그림 2〉 참조). 각 방의 크기는 동서로 1간(약 182cm), 남북으로 2간(364cm)이다. 1간 크기의 18개 방이 나란히 있는 나가야이기에 '기타야마 주하치켄토'라고 불렸다. 각 방에는 북쪽으로 출입구가 있으며 덧문짝에는 '기타야마 주하치켄토(北山十八間戶)'라

• 불교 용어로 천(天)·용(龍)·야차(夜叉)·건달바(乾闥婆)·아수라(阿修羅)·가루라(迦樓羅)·긴나라(緊那羅)·마후라가(摩睺羅伽)를 일컫는 팔부중(八部衆), 또는 귀신·축생 등을 말한다. 일본 중세 시대의 특정 직업인, 예능인 등을 칭하는 말이며, 점차 피차별민을 통칭하는 용어가 되었다.

• 에도 막부의 관직명으로, 나라(奈良)의 대사원을 감시하고 주변 마을을 지배하고자 했다.

•• 칸을 막아서 여러 가구가 살 수 있도록 길게 만든 집을 뜻한다.

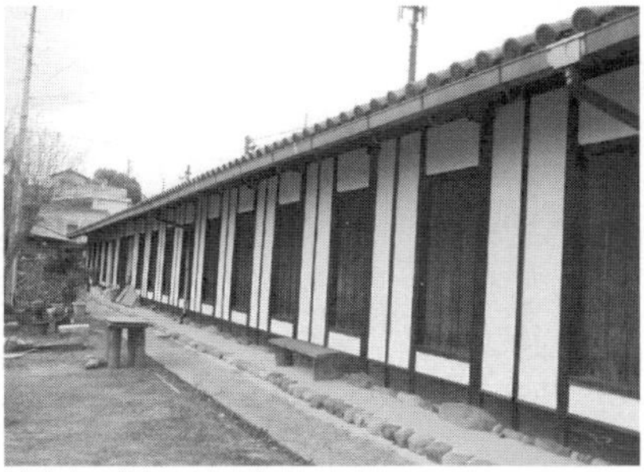
그림 2_ 기타야마 주하치켄토의 남쪽 면

고 새겨져 있다. 나가야의 동쪽 끝에는 동서 2간, 남북 2간의 불당이 마련되어 있으며, 각 방에서 불당의 북쪽으로 나 있는 3자(尺, 약 90cm) 크기의 문을 지나 입실해 예배를 했다. 기타야마 주하치켄토의 수용자는 총 1만 8000명에 달했다고 한다.

닌쇼는 1252년 36세가 되는 해에 나라(奈良)를 떠나 가마쿠라를 경유해 히타치(常陸)로 가서 율학(律學)을 시작했다. 1261년에는 가마쿠라의 '샤카도(釋迦堂)'•에서 기거했으며, 1267년 51세가 되던 해에 구와가야(桑谷)의 고쿠라쿠지로 자리를 옮겼다. 사원 근처에 일본 최초의 병원인 '구와가야 병동(桑谷病舍, 極樂寺病舍)'을 세웠다.[8] 당시에는 경내에 시료원(施療院), 세야쿠인(施藥院), 히덴인(悲田院), 시익원(施益院), 후쿠덴인(福田院), 나병 숙소(癩宿舍), 병마(病馬)용 병동이 있었던 것을 확인할 수 있다. 규모가 거대하며 대병원(大病院)의 형태다. 병동은 1287년, 병마용 병동은 1298년에 건축된 것으로 전해진다. 일반 환자와 나병 환자는 별개의 병동에 수용하도록 했다. 이 구와가야 병동은 호조 도키무네(北條時宗)의 발원으로 만들어졌으며, 그 비용은 도사노쿠니(土佐國) 다이닌소(大忍莊)의 장원(莊園)에서 충당했다. 기록상으로는 20년간 5만 7250명의 환자가 수용되어 시약과 치료를 받았다(그중 1만 470명이 사

• 석가여래상을 본존으로 모시는 법당 혹은 사원을 통칭하는 말이다.

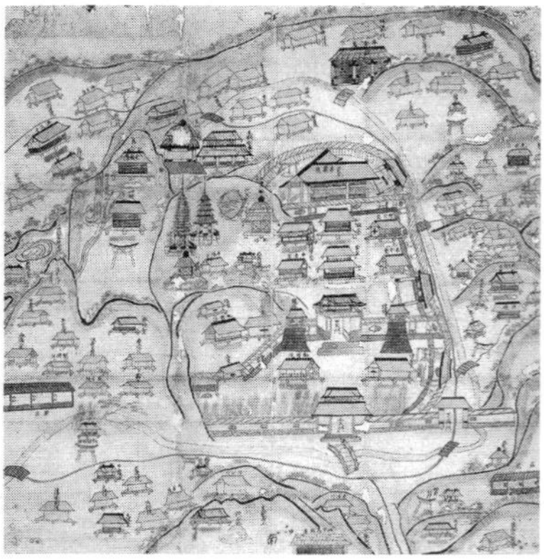

그림 3_ 고쿠라쿠지 총도(고쿠라쿠지 소장)

망했다). 월 평균 240명의 환자가 수용된 것이다.

병자를 일상생활과 주거로부터 격리해 수용하고 치료하는 시설을 '병원'이라 해석한다면, 닌쇼의 구와가야 병동이 일본 최초의 병원이며 또한 대규모 시설이었다(단, 병자에 대한 처치 내용과 치료법, 의사 수는 알지 못한다). 또한 질병에 걸린 소와 말도 보살폈다. 일본 최초의 병원이 종교에 의한 점도 병원사에서는 주목할 만하다. 쇼토쿠 태자의 시텐노지 건립(594년)보다 빠른 프랑스 '오텔 디외(Hôtel-Dieu)'의 역사(리옹에서 542년에 구빈원으로 개설. 파리에서는 660년에 아우구스티노 수도회의 수녀가 개설)에는 미치지 못하지만, 영국에서 가장 오래된 병원인 '성 토머스 병원(St. Thomas' Hospital)'은 12세기에 만들어졌다. 서구에서는 12세기부터 병원 수가 늘었다. 그렇다면 13세기 후반에 지어진 닌쇼의 구와가야 병동은 세계적으로 보아도 손색없이 선진화된 사업이었다고 평가할 수 있다. 단, 오텔 디외와 성 토머스 병원은 현재까지도 병원 사업을 지속하고 있다.

닌쇼는 자선 사업, 구료 사업에 정진했다. 닌쇼는 87세의 나이로 사망했으나 생애에 걸쳐 창설한 가람(伽藍)이 83곳, 공양한 당(堂)이 154곳, 건립한 탑(塔婆)이 20기, '헐벗은 비인(馬衣·帷子の非人)'* 에게 제공한 의복이 3만 3000벌,

제작한 다리가 189개, 도로가 71곳, 우물을 판 곳이 33군데, 살생 금지 장소로 지정한 곳이 63군데이며, 욕실·병실·비인소(非人所)의 시설을 각각 5개씩 만들었다고 전해진다. 닌쇼는 당시 의왕(醫王如來), 즉 살아 있는 부처로 칭송받았다. 원나라(元)의 침입(1274년, 1281년)이 있었던 시기다. 1294년 (닌쇼는) 시텐노지의 별당이 되어 히덴인(悲田院)의 부활에 힘썼다. 1303년 사망 후 '료칸쇼닌(良觀上人, 醫王如來)'의 추호(죽은 후에 내리는 칭호 — 옮긴이)가 내려졌다.

가마쿠라 시대에는 각 사원에 구료 시설이 존재한 것으로 알려져 있으며 현재 파악된 것만 해도 30군데 이상이 있다고 한다. 예를 들면 고쿠라쿠지 외에도 가마쿠라 엔가쿠지(円覺寺)의 '엔주도(延壽堂)', 가마쿠라의 '겐초지(建長寺)', 무사시노쿠니의 가나자와 팔경(金澤八景) 중 하나인 '긴타쿠산(金澤山)', 쇼묘지(稱名寺)의 '무조인(無常院)' 등의 시설이 있었다. 구와가야 병동이 세워진 이후 남북조 시대에는 승려에 의해 히덴인과 료뵤인이 사원에 부설된 형태로 복원되기도 했다. 또한 1342년에 교토의 '히가시히덴인'이 칙지(천황의 지시 — 옮긴이)로 재건되었다(1347년 화재로 소실). 료뵤인은 1367년 의사인 다지마(但馬)의 입도(入道) 도센(道仙)이 교토 다카쿠라(高倉) '히가시도인(東洞院)'에 건설할 수 있도록 막부에 탄원서를 제출해 무로마치 막부 2대 쇼군인 아시카가 요시아키라(足利義詮)가 이를 허가했다.

이상에서 보았듯이, 당시 막부와 마찬가지로 빈곤과 질병에서 민중을 구원하고자 했던 종교(불교)가 있었다. 일본 역사에서는 오랫동안 복지·의료 시설이 종교 시설에 소속된 수용 시설로 존재했다. 국가가 복지를 담당하는 복지국가가 출현한 것은 20세기 후반의 일이다. 일본에서는 의료 시설이 의학이 아닌 종교에 의해 시작되었다 할 수 있다. 오늘날 종교는 일본 의료 제도상에서 의료의 전면에 나서지 못하나, 종교의 '박애자비(博愛慈悲)', '간호지

● 에도 시대 이전에 사형장에서 잡역에 종사하는 등 천민 취급을 받던 사람을 말한다.

고(看護至高)', '봉사(奉仕)' 사상은 의료 제공에 있어 가장 잘 어울리는 것일지도 모른다.

일본에 유교·유학이 전해진 것은 불교가 전래된 것보다 오래전 일이다. 400년쯤에 조선(백제)의 왕인이 일본으로 와 『논어』와 『천자문』(유교와 한자)을 전파했다고 알려져 있다. 마찬가지로 513년에는 백제에서 오경박사(五經博士)가 일본으로 왔다(불교와 관련해서는 538년에 백제의 왕이 불상, 경전을 증여한 것이 최초다). 그러나 그 이후 유교는 불교 세력에 눌려 크게 발전하지 못했다. 유교는 공자를 시조로 하는 사상·신앙 체계로, 오상(五常: 仁·義·礼·智·信)이라고 하는 덕성을 확충해 오륜(五倫: 父子·君臣·夫婦·長幼·朋友)의 관계를 유지하도록 가르치는, 기원전부터 중국에서는 대단한 영향력을 지닌 사상이었다.

가마쿠라 시대에 들어서면서 원나라의 침공을 피해 남송(南宋, 1127~1279)에서 온 지식인이 후에 주자학으로 불리는 최신 유교를 전파했다. 교토고잔(京都五山), 가마쿠라고잔(鎌倉五山)* 등의 선종 사원에서 연구가 이루어졌다. 주자학은 남송의 주희(朱熹, 1130~1200)가 구축한 일대 철학 체계다. 1185년에 송나라에서 대성한 종유성리설(宗儒性理說)이 가마쿠라 시대에 전수되어 보급되었다. 일본이 중세에 들어설 무렵, 중국은 송(960~1271), 원(1271~1368), 명(1368~1644)으로 왕조가 변해갔다. 중국에서는 원나라 시대에 이고(李杲, 東垣), 주진형(朱震亨, 丹溪)이 종유성리설을 이주 의학(李朱醫學)으로 발전시켰다.

무로마치 시대(室町時代, 1336~1573)인 1498년에 명나라에서 귀국한 다시로 산키(田代三喜)가 금원 의학(金元醫學, 李朱醫學)을 들여왔다. 그의 제자 마나세 도산(曲直瀨道三)과 그 후계자인 마나세 겐사쿠(曲直瀨玄朔)가 이주 의학

* 임제종(臨濟宗)의 사원에 등급을 매기는 제도. 즉 막부가 임명한 주지를 순차적으로 상위의 사원으로 승진시킴으로써 사원을 막부의 관리하에 두고 통제하기 위한 조치를 말한다.

을 한방유파(漢方流派)의 하나로 대성시켰다. 도산은 대륙 의학(중국 의학)의 요점에 자신의 치료 경험을 추가한 것을 정리해 『계적집(啓迪集)』을 집필했다. 『계적집』이 나온 이후 에도 시대에 이르는 동안 의료의 정신적 기반은 불교에서 유교로 바뀌었다.[9] 도산은 일본 한방 의학의 선조로 불리며, 마나세 일족은 황실과 막부에서 의가(醫家)의 명문이 되었다. 도산의 제자로 단바 일족(丹波氏) 출신이자, 도요토미 히데요시(豊臣秀吉)의 측근 의사였던 세야쿠인 젠소(施藥院全宗)는 1585년에 히데요시에게 '세야쿠인'을 부활시키도록 했다. 세야쿠인은 고묘 황후가 창설한 후 800년간 쇠퇴해 있었다.

오랜 시간에 걸친 오닌의 난(應仁の亂, 1407~1479)으로 난민이 발생했다. 아시카가 막부(足利幕府, 무로마치 막부와 같음 — 옮긴이)의 지원으로 사원이 구료를 시행했다. 구료를 시행한 주요 사원[10]으로는 아시카가 다카우지(足利尊氏)가 창설한 '덴류지(天龍寺)'(1345년), 아시카가 요시미쓰(足利義滿)가 개설한 '쇼코쿠지(相國寺)'(1382년), '혼노지(本能寺)'(1433년), '고운지(光雲寺)'(1459년), 야마토(大和)의 '고후쿠지(興福寺)'(1471년), '조루리지(淨瑠璃寺)'(1475년), 가와치(河內)의 '간신지(觀心寺)'(1547년), 야마시로(山城)의 '다이고지(醍醐寺)'(1565년)가 있다. 이 시대의 승려는 높은 지위를 차지했으며, 시의(侍醫)가 유행했고,[11] 의학서도 58종에 달했다.

무로마치 시대의 병원 건설 계획으로는 1502년에 "어떤 약방이 료뵤인(療病院)의 건설을 계획하고 있어 가까운 시일 내에 축지(築地)를 시행할 예정"이라는 기록이 있지만, 상세한 것은 밝혀진 바가 없다. 아시카가 시대가 끝난 후 사회는 혼란스러웠으며 기근과 질병이 유행했다.

2장

남만병원과 고이시카와 양생소

1. 무로마치 시대: 일본의 두 번째 병원, 알메이다의 후나이 병원

2장에서는 일본에서 두 번째로 개설된 병원에 대해 자세하게 살펴보자. 무로마치 시대 말기인 1543년, 포르투갈인이 표류하다 다네가시마(種子島)에 도착해 일본에 총포를 전했다. 포르투갈은 마르코 폴로(Marco Polo)[1]가 말한 황금의 나라 'Jipangu(일본)'•를 발견한 것이다.[2] 그로부터 불과 6년 후인 1549년에 예수회(Society of Jesus) 선교사 프란치스코 하비에르(Francisco Xavier)가 일본으로 와 시마즈 영주(島津侯)의 허가를 받아 가고시마(鹿兒島), 히라도(平戶), 야마구치(山口) 등지에서 기독교 포교 활동을 시작했다. 하비에르는 의료에 대한 소양을 갖추고 있어 포교를 하는 와중에 병자의 치료도 행했다고 『일본 서교사(日本西教史)』에 기록되어 있다. 일본인에게 최초로 남만 의술(南蠻醫術)을 접하게 한 사람은 하비에르다. 남만 의술(의학)은 중국이나 조선을 경

• 여러 가지 학설이 있으나 중국어 Cipan(일본)의 포르투갈식 표기라고 한다. 당시 마르코 폴로는 일본을 금과 은이 많은 나라로 소개했다. Jipangu에서 현재의 Japan이 나왔다는 주장도 있다.

유하지 않고 일본으로 직접 전해졌다. 단, 본격적인 남만 의학의 전래는 다음에 소개할 알메이다에 의해 이루어졌다. 여기서 '남만'이란 일본에서는 포르투갈, 스페인 등의 나라를 지칭하는 단어다. 남만의 문화를 '남만 문화', 남만의 의술을 '남만 의술'이라 했다.

루이스 드알메이다(Luís de Almeida, 1525~1583)는 포르투갈의 해외 거점이었던 인도 고아(Goa)에서 8년간 향신료 무역에 종사하며 자산을 축적했다. 그는 포르투갈의 의학교를 졸업해 국왕이 인정하는 외과의사 면허(1546년)를 취득한 의사이기도 했다. 의사였던 알메이다가 왜 본국을 떠나 무역업을 했는지는 알 수 없다. 알메이다는 원래 유대인 신교도였기에 1535년에 가톨릭 국가인 포르투갈에서 시작된 종교재판과 관련되어 있을지도 모른다. 알메이다는 1548년 23세의 나이에 리스본을 떠나 고아에 도착했다. 1552년에 처음으로 일본을 방문하지만, 이때는 향신료 무역이 목적이었다.

알메이다는 그 후 1555년에 다시 일본을 찾았다. 1556년에 예수회 신자가 되어 분고노쿠니(豊後國) 후나이(府內, 현재 오이타 현 오이타 시)에서 수행과 포교 활동을 시작했다. 선교사가 주민에게 의료 서비스를 제공하는 것 또한 포교·입신의 효과적인 방법으로 알려져 있었다. 당시 분고노쿠니에서는 빈곤으로 인한 낙태, 기아(棄兒), 영아 살해가 행해졌다. 해안가의 파도가 들이치는 곳에 신생아를 버려두고 도망가는 엄마의 모습을 알메이다는 보았을 것이다. 그런 참상에 마음 아파한 알메이다는 후나이의 성모교회(聖母敎會) 옆에 사비를 들여 육아원(育兒院)을 건설하고 아이들을 보살피기 시작했다. 알메이다는 암소를 길러 거기서 나오는 우유로 아이들을 돌보았다. 이것이 일본에서 최초로 우유를 마시기 시작한 일로 알려져 있다. 당시 일본은 불교의 가르침에 따라 육식하는 습관은 없었으며, 우유 또한 마시지 않았다.

알메이다는 육아원에서 진료도 했으며 그 소문을 들은 사람들이 진료를 받고자 모여들었다. 영아 구제를 목적으로 설립한 육아원이었으나, 소문이 와

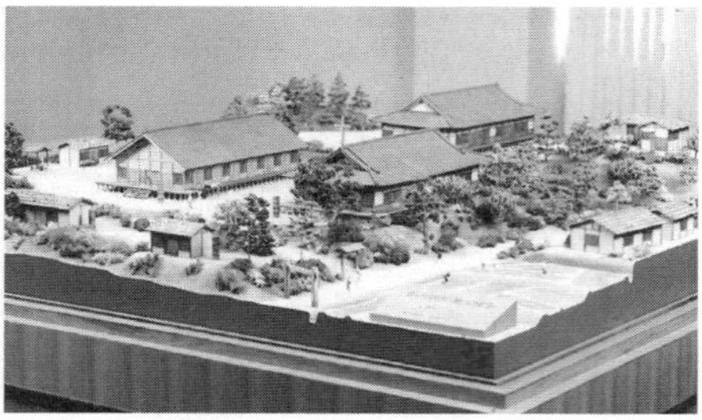

그림 4_ 알메이다의 후나이 병원(오이타 현 의 사회관의 모형)

전되어 사람들은 알메이다에게 진료를 받으러 온 것이다. 알메이다는 이탈리아 르네상스 이전 시대의 인물이다. 이 당시 남만 의학이란 가톨릭 교회가 허용하는 범위 내에 있는 그리 수준이 높지 않은 의학에 불과한 것이었을지도 모른다. 알메이다 자신도 의사 면허를 취득한 이후 10년 동안 의료 활동을 하지 않은 것으로 보인다. 그러나 외과 수술과 서양 약물에 일본인은 신선한 충격을 받았다.

분고노쿠니의 영주 오토모 소린(大友宗麟)에게 병원 개설 허가를 받은 알메이다는 사비를 들여 1557년 1월경 후나이에 병원을 개설했다. 예배당(제우스당)에 인접한 곳에 큰 건물을 세워 병원으로 사용하고, 내부를 부상자 및 경증의 내과 환자를 위한 병동과 나병 환자를 위한 병동으로 나누었다. 알메이다는 초기에는 하루에 두 번 진료를 했다. 진료와 수술에 대해서는 사람들의 불안감을 없애기 위해 모두가 볼 수 있도록 발코니에서 시행했으며, 이는 임상 교육도 되었다. 발코니가 알메이다의 수술실이자 임상 강의의 장이 된 것이다. 1558년부터는 외과를 중심으로 임상의학 교육도 시도했다. 이것이 일본 최초의 서양 의학교다.

당시 일본에는 이 후나이 병원(府内病院)과 같은 자선 시설은 없었으며, 외과적 치료에 대한 지식도 없어 알메이다가 시행한 외과 수술은 획기적인 치료법이었다. 알메이다의 치료로 15~20년 동안 고통받던 병자가 30~40일 만에 회복되었다는 결과도 널리 알려져 빈민층뿐만 아니라 신분이 높은 무사나 승

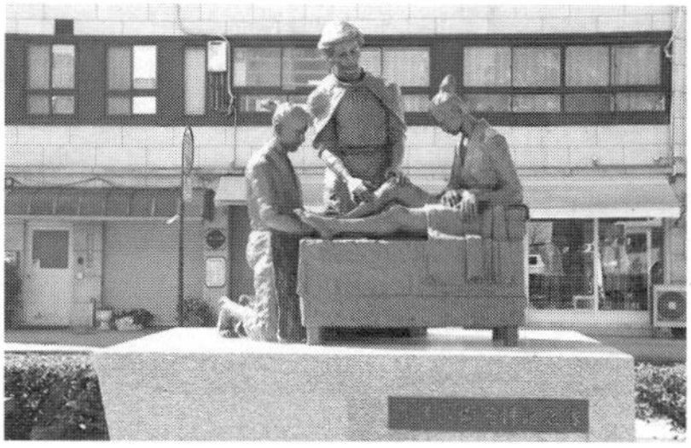

그림 5_ 알메이다(서양 의술 발상기념비). 오이타 시 오테마에 산책공원(大分市大手前遊歩公園)

려도 치료를 위해 내원했다. 알메이다가 외과를, 일본인 신자가 내과(漢方)를 담당했다.[3] 6~7명의 인원이 치료를 담당했으며 아침부터 밤늦게까지 상당히 바빴던 것으로 보인다. 좋은 평가로 병원은 더욱 번창해 개설한 지 2년 반이 지난 후인 1559년 7월에는 내과 병동 8실(16명 수용)을 증축하고 의원의 주택도 부지 안에 세웠다. 큰 병을 완치한 사례는 1559년 여름 동안에만 60명을 넘었다고 기록되어 있다. 1562년 10월에는 입원 환자가 100명 이상 되었던 것으로 보인다. 일본인은 처음으로 보고 들은 서양 의술을 거부하지 않고 저항 없이 받아들인 것으로 보인다.

알메이다는 병자를 수용하는 시설(병원)을 세우고 식사, 숙박, 의료를 무상으로 제공했다. 시료(施療)인 것이다. 임종에 가까워진 경우에는 불안함을 없애고 평안한 죽음을 맞이할 수 있도록 위로하거나 격려하며 영적인 치료(spiritual care)를 행했으며, 사망한 경우에는 정중한 장례를 치르고 원내에 마련된 묘지에 매장했다. 당시 서양에서는 나병을 전염병으로 보고 나병동에 격리했던 반면, 일본에서는 이런 환자가 신사나 불당, 또는 다리 밑에서 비와 이슬을 피해 지냈는데, 이런 풍경을 보고 일본에 온 선교사가 놀랐다고 한다. 후나이 병원은 일본 사람들이 돌보지 않던 빈곤자와 비인(非人) 등으로 불리던 계급에 있는 사람들과 버려진 나병 환자들까지도 환자로 받아들이고 동등하게 치료와 생활을 제공했다. 시료에는 포교하려는 목적도 있었으나, 이러한 행위는 일본인에게는 너무나도 놀라운 일이었던 것으로 보인다. 알메이다에 따르면, 일본인은 "서로가 애정을 가지지 않기 때문에" 병원이 빈민을 치료하고 식사와 주거를 제공하는 모습을 보고 너무나도 놀라 "이러한 일을 하는 사람이 이 세상에 있다는 것이 불가사의하다"고 말했다고 한다.

일본 최초의 서양식 병원인 후나이 병원이 기독교 정신을 지닌 선교사의 몰아자비(沒我慈悲, 자신을 몸을 던져 자비를 베푼다 — 옮긴이)한 마음과 행동으로 설립되어 사회 지도층과 부유층이 아닌 빈곤층을 대상으로 하는 교회의 부속 시설이었던 점은 특이하다. 서양 의술은 총포와 마찬가지로 중국이나 조선을 경유하지 않고 포르투갈의 직접적인 소개로 도입되었다는 점도 주목할 만한 일이라 할 수 있다.

약은 인도와 중국에서 수입하지 않고 후나이 근교의 약초를 채집해 한방식으로 조합하고 처방한 것으로 보인다. 1558년에는 임상 교육도 시작해 일본인은 알메이다의 임상을 통해 서양 의술을 처음으로 배웠다. 이는 필리프 프란츠 폰 지볼트(Philipp Franz Balthasar von Siebold)•가 일본에 오기 270년 전의 일이다. 1560년 예수회는 회사(會士)가 의학을 가르치고 의술을 행하는 것을 금지해 예수회와 알메이다는 병원 운영에서 손을 뗐다. 이후 병원은 일본인 교인들이 운영하는 '조합원상조회(組合員互助會, Misericórdia)'에 의해 운영되었다. 그 후의 후나이 병원에 대해서는 1566년에도 존속했다는 기록은 있으나 잘 알려진 바는 없다. 시마즈(島津)와의 전투로 소실된 것으로 보인다. 후나이 병원은 일본 최초의 서양식 병원 시설이었지만 존속·발전하지 못하고 소멸되었다. 유감스러운 일이다.

그 후 알메이다는 선교 활동에 전념했다. 나가사키에 처음으로 기독교를 전파하고 교회를 건설하고 항구를 열었다. 시마바라(島原), 아마쿠사(天草)에

• 독일의 의사이자 박물학자(1796~1866). 나가사키에 위치한 네덜란드 상관(商館)의 의사로 1823년 일본에 와서 치료와 의술 교육을 담당했다.

서도 포교 활동을 했다. 수도사였던 알메이다는 1579년에 마카오의 성 안토니오 성당(St. Anthony's Church)에 출두해 1580년 1월 1일 사제(padre)가 되었다. 일본으로 귀국한 알메이다 사제는 아마쿠사의 수도원장으로 포교 활동을 계속했다. 1583년 아마쿠사 가와치(河內)에서 58세 9개월의 생을 마감했다. 1580년, 후에 일본 최초의 기리시탄 다이묘(キリシタン大名)•가 되는 오무라 스미타다(大村純忠)는 예수회에 영향력이 있는 포르투갈이 자신의 영토인 요코세우라(橫瀨浦) 항구와 나가사키를 이용할 수 있도록 했다. 또한 알메이다가 사망하기 전 1582년에는 나가사키 항에서 로마교황에게 경의를 표하기 위한 '덴쇼 견구 소년 사절단(天正遣歐少年使節)' 네 명이 출발했다.[4] 이 두 가지 사실에서 알메이다를 포함한 당시 선교사의 포교 활동의 성과를 이해할 수 있다.

2. 아즈치 · 모모야마 시대(1573~1603), 에도 시대 초기: 남만 의학과 홍모 의학의 전래

아즈치 시대(安土時代), 구세력인 천태종(天台宗), 일향종(一向宗) 세력의 저항에 시달렸던 오다 노부나가(織田信長)는 자기에게 순종적이며 포교만을 목적으로 하는 기독교에 대해 관대했고, 지원도 했다. 1576년에는 교토에 천주교 교회인 '난반지(南蠻寺, 永祿寺)'••의 개설을 허가하고 500석의 영지도 하사했다. 그리하여 예수회 선교사 프로이스(Luís Fróis)와 오르간티노(Gnecchi-Soldo Organtino)가 오다 노부나가의 비호와 신자의 협력을 얻어 사정사방(四町四方,

• 전국 시대부터 에도 시대 초기에 걸쳐 기독교를 믿고 세례를 받은 다이묘(영주)를 뜻한다.

•• 전국 시대부터 에도 시대 초기까지 세워진 남만풍(南蠻風)의 교회당의 통칭이다.

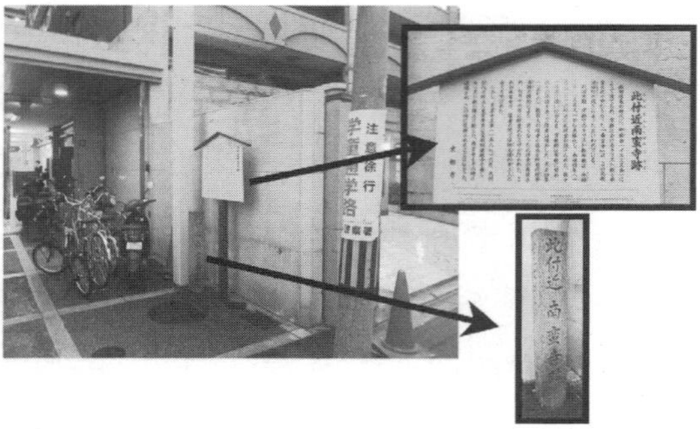

그림 6_ 난반지 터[교토 시 나카교 구 시조타코야쿠시로 무로마치 서쪽 입구(京都市中京區 四條蛸藥師通室町西入ル)]

약 19만 96제곱미터, 5만 7600평 — 옮긴이) 크기의 난반지를 교토 가라스마로(烏丸路)와 호리카와로(堀川路) 사이의 시조타코야쿠시로(四條蛸藥師) 북쪽에 세웠다(〈그림 6〉 참조). 선교사는 300명에 달했다고 한다. 일본에 방문한 선교사 그레고리아(Gregoria)와 루이스(Louis)는 의학에도 조예가 깊어 포교의 한 방법으로 난반지 내에서 병자를 수용하고 치료를 시행했다. 또한 나병 환자도 수용했다. 노부나가는 이 두 사람의 공을 치하해 상을 내렸다. 또 노부나가는 그레고리아와 루이스의 부탁으로 고슈[江州, 오미노쿠니(近江國)] 이부키야마(伊吹山)에 50정사방의 약원(藥園, 약 2970만 2500제곱미터, 900만 평)을 개설했고, 포르투갈에서 3000종의 약초(30종이라는 설도 있다)를 들여왔다고 한다. 이것이 서양 약초원의 효시다.

앞서 서술한 대로 알메이다가 후나이 병원을 운영하던 1560년에 예수회는 회사(會士)가 의학을 가르치고 시술을 행하는 것을 금지해 알메이다는 병원에서 손을 뗐다.

그러나 이후 예수회는 다시 의료 활동을 시행했으며, 1580년경부터 1587년까지는 남만 의술[5]의 전성기였다. 서민들도 의료 혜택을 받을 수 있게 되었다. 이 난반지가 수용한 사람 중에서 남만류 의업(醫業)에 종사하는 사람[승려

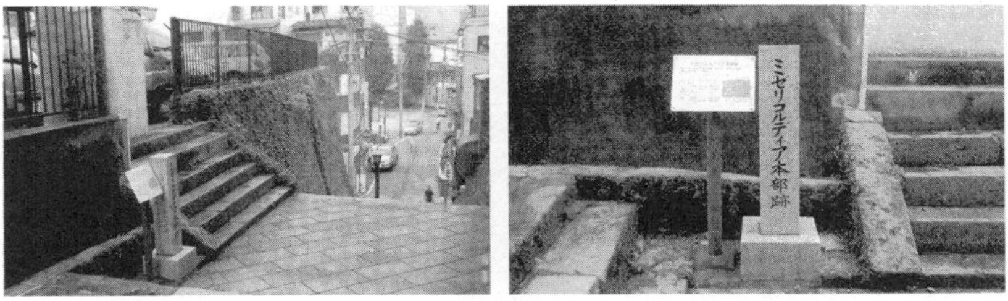

그림 7_ 자비의 집(慈悲屋) 본부 터[나가사키 만자이 정 다이온지 언덕(長崎市萬才町大音寺坂)]

애슌(惠春), 햐쿠쇼 마에고로(百姓前五郎)]이 배출되어 긴기(近畿) 지방에서 남만류 의술을 행했다. 아즈치 시대에는 긴기 지방에 몇몇 기독교의 구료 시설이 설립되었다.

알메이다 등의 선교사는 남만 의술을 시행하며 새롭게 신자가 된 일본인을 위한 봉사의 일환으로 의료 시설을 운영했고, 이는 사회에서 버림받은 빈곤한 사람이나 병자, 나병 환자를 시료 대상으로 하는 구제 의료(救濟醫療)였다. 알메이다가 타계한 1583년 일본인 기독교 신자인 주스티노(ジュスティーノ)와 그의 아내 제스타(ジェスタ), 이 부부가 조합원상조 방식으로 교회에 소속된 사회복지시설인 '자비의 집(慈悲屋, Misericórdia)'을 나가사키에 개설했다.[6] 자비의 집은 병원인 '양생옥(養生屋, オスピタリ)', 남녀 '양로원(養老院)', 우라카미(浦上)의 '나병원(癩病院)', '고아원', '빈민 구제원', '묘지' 등 총 7개의 분원군을 나누어 경영했으며, 그 명성은 국내외로 널리 알려져 동남아시아에서 온 입원 환자도 있었다고 한다. 조합원 당직제로 운영되었으며, 회계, 병원 사무, 간호를 시행했다.

1585년 도요토미 히데요시가 천하통일을 했다. 이후의 기독교 포교 활동에서는 포르투갈 계통인 프란치스코회(Order of Friars Minor)가 로마교황청의 지시를 무시하고 일본에 진출해 예수회를 압박했다. 프란치스코회는 온건하고 순종적이었던 예수회와는 달리 적극적으로 포교 활동을 했다. 이것이 히

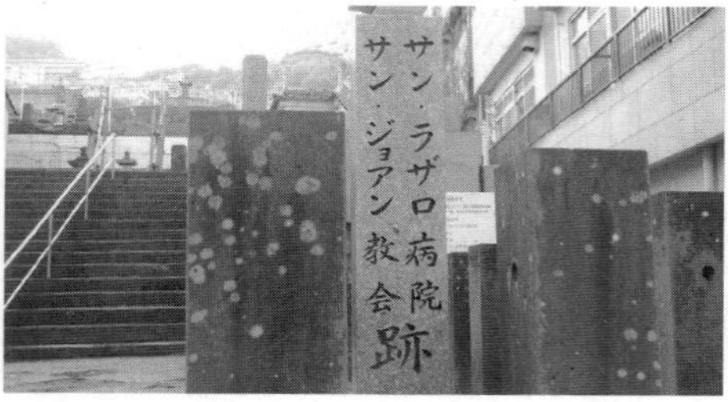

그림 8_ 성 라자로 병원 터[나가사키 시 지쿠고 정(筑後町) 2-10]

데요시의 노여움을 샀다. 히데요시는 1585년부터 난반지를 탄압하기 시작해 1587년에는 '난반지 선교사 추방령'을 선포하고 난반지의 선교사를 체포해 나가사키로 이송, 포르투갈에 강제 송환했다. 1589년에는 난반지를 파괴했다. 승려 애슌 등은 긴기 지방에 몰래 숨어서 남만류 의술을 행했으나, 체포되어 책형(기둥에 묶어 세워 창으로 찔러 죽이던 형벌 — 옮긴이)을 당했다.

사카이(堺) 상인 출신인 교토의 기리시탄 다이묘, 고니시 유키나가(小西行長)는 1585년 사카이에 '나병원'을, 1586년에는 오사카(大阪)[7]에 '성 환병원(聖ファン病院)'과 고아원을 개설했다. 1591년에는 '성 라자로 병원(サン・ラザロ病院, 나병원)'을 나가사키 지쿠고 정(筑後町)에 설립했다. 성 라자로 병원은 포르투갈선의 사령관 로케 데 메로 페레이라(ロケ・デ・メロ・ペレイラ)가 기부해 성 라자로 수도회가 운영했으며, 십자군 시대 양식으로 건설되었다(〈그림 8〉 참조). 우라카미에도 성 라자로 병원을 설립했다. 장소는 산노 신사(山王神社) 주변인 것으로 추측된다. 당시의 나병은 지금의 한센병만을 지칭하는 것이 아니라 좀 더 정의하는 범위가 넓었던 것으로 보인다.

앞서 서술한 바와 같이 1587년 도요토미 히데요시는 포르투갈인의 기독교 포교 활동을 금지했다. 이후 포르투갈을 대신해 스페인 선교사가 활동했다. 1594년 프란치스코회의 바우티스타(Pedro Bautista Blazquez) 사제는 당시 나가사키에서 전성기를 구가하던 포르투갈 계통인 예수회의 가르침과는 다른 스페인 계통의 프란치스코회에서 포교 활동을 했으며, 성 라자로 병원 옆

에 프란치스코회의 교회 '성 조안 바우티스타 교회(サン・ジョアン・バウチスタ教會)'를 건립했다(〈그림 8〉 참조). 1595년 프란치스코회는 교토에 50명을 수용할 수 있는 나병 요양소 '성 안나 병원(聖アンナ病院)'[원장 레오 가라스마(レオ烏丸) 부부]을 설립했다. 또한 80명을 수용하는 '성 요셉 병원(聖ヨゼフ病院)'[원장 바우로 스즈키(バウロ鈴木)]을 개설해 빈곤층과 나병 환자의 구료를 행했던 것으로 보인다. 레오 가라스마와 바우로 스즈키도 1597년 히데요시에 의해 나가사키 니시자카(西坂)의 형장에서 처형된 '일본 26위 성인'• 순교자 중 한 사람이다.

한편 히데요시는 1591년에 이름만 남아 있던 세야쿠인을 부활시켰다. 고묘 황후가 730년에 질병에 고통받는 빈민을 구제하고자 설립한 세야쿠인은 시설 자체는 소멸하고 '세야쿠인시'라는 관직명의 형태로만 남아 있어 단바씨 일족과 와케 일족이 세습하고 있었다. 그러나 당시에는 관직의 승계만 있었을 뿐 시약이라는 실체는 없었다. 히데요시는 궁중 남문 밖에 세야쿠인을 개설하고 단바 젠소(丹波全宗)를 세야쿠인시로 임명해 운영을 맡겼다. 이 세야쿠인을 부활시킨 목적은 히데요시의 인민 정책에 있었다. 당시 서민들에게는 고마운 의료 시설이었을 것으로 추측된다(단, 이 책이 대상으로 하는 병원은 아니다). 히데요시는 1598년에 사망했으며, 이듬해 단바 젠소가 사망했다. 젠소의 아들(양자)인 소하쿠(宗伯)가 호인(法印)••의 칭호를 받고 세야쿠인시로 임명되었다. 이후 세야쿠인을 성(姓)으로 세습하게 되었다.

1603년에 도쿠가와 막부(德川幕府)가 설립되었다. 1603년에는 나가사키 사카야 정(酒屋町)에 '산티아고 병원(Hospital Santiago)'이 개설되었다. 프란치스코회 선교사(會士)이자 의사인 부르기요스(Burguillos)가 에도에서 막부의

• 1597년 일본 나가사키에서 순교한 26명의 로마 가톨릭 성인을 말한다.

•• 중세 이후 의사, 화가, 연술사(連歌師) 등에게 준 칭호다.

허가를 받아 설립한 것이다. 1606년에는 스페인 선교사 무뇨스(Alfonso Muños)가 오사카에 수도원을 증축해 부속병원을 확장했다. 같은 해 선교사 소르테(ソルテ)는 아사쿠사(淺草)에 나병원을 설립했다. 1607년에는 카이오(Caio)가 기독교 계통의 나병원을 오사카에 설립해 환자 약 100명을 수용했다. 1610년에는 히젠(肥前)의 아리마 나오즈미(有馬直純)의 기부로 기독교 계통의 병원을 세웠다. 1612년에는 예수회에서 교토에 나병원을 설립했다. 같은 해 나가사키의 자비의 집에서도 나병 환자에 대한 시료가 이루어졌다.

중앙집권 강화를 위해 도쿠가와 이에야스(德川家康)는 유교(주자학)를 강화하고, 한편으로는 히데요시를 따라 기독교를 탄압했다. 1613년에 '기독교 재금령(キリシタン再禁令)'이 내려져 선교사, 신도 추방이 시작되어 남만 의술은 쇠퇴하기 시작했다. 1614년 '기독교 금령'에 의해 나가사키의 교회와 산티아고 병원, 성 라자로 병원은 파괴되었다. 오사카에 위치한 카이오(Caio)의 나병원도 폐쇄되었다. 나가사키의 자비의 집은 외형만이 남아, 내부는 파괴된 나가사키 11곳 교회의 폐자재 등을 모아놓은 창고가 되었다. 1619년에는 천주교도를 화형에 처했다. 1587년 히데요시의 선교사 추방 이후 역경 속에서도 가까스로 살아남았던 자비의 집 건물도 결국 1620년에 파괴되어 나가사키의 남만계 의료 시설은 모두 사라지게 되었다.

자비의 집에 있던 종은 그 음색이 아름다웠다고 전해지나, 녹여서 자비의 집이 철거된 후 그 자리에 세워진 정토종(淨土宗) 사원 다이온지(大音寺)의 범종으로 만들어졌다. 1964년 '기리시탄 문화연구회(キリシタン文化硏究會)'가 자비의 집 비(碑)를 다이온지 언덕(大音寺坂)에 세웠다(〈그림 7〉 참조). "HOSPITAL SANTIAGO 1612"라고 각인된 무게 180.5Kg의 동종(銅鐘)이 오이타 현 다케다 시립 역사자료관(竹田市立歷史資料館)에 현재 보존되어 있고,[8] 당시 남만계 의료 시설의 유물이라 소개되어 있다.

1614년에 히로시마에 나병원이 개설된 기록이 있다. 1626년에는 나가사

키에서 후미에(踏み繪)[•]가 시행되었으며, 1624년 막부는 쇄국을 실시했다. 1630년에는 양서 수입 금지와 양서 훼손(禁毁)까지 일어나 서양의 기술, 문화의 전래가 중단되었다. 덧붙이면 영국인 윌리엄 하비(William Harvey)가 혈액순환설을 제창한 것이 1628년이고, 하버드대학이 창립된 때가 1638년이다. 이후 300년 동안 도쿠가와 봉건 체제가 계속되었다. 1854년 개국하기까지 230년이 걸렸으며, 그동안의 교역은 나가사키 데지마(出島)에서 중국과 네덜란드를 대상으로 하는 것만으로 한정되었다.

에도 시대 초기에는 도쿠가와 이에야스의 비호와 유학(儒學)의 융성을 배경으로, 이주 의학이 모모야마 시대(桃山時代)부터 이어져 주류를 차지하고 있었다. 17세기 후반부터 유학인 주자학에 대항해 고학(古學)이 대두되고, 이와 함께 의학에서도 고의방(古醫方) 설이 주창되어 이것이 점점 중심이 되어갔다. 이주 의학이 금·원나라의 관념적 의학이었던 것에 반해, 고의방은 같은 한방이었지만 좀 더 오래된 후한(後漢) 장중경(張仲景)의 『상한론(傷寒論)』을 기본으로 했다. 고의방을 주창한 의사로는 나고야 겐이(名古屋玄醫), 고토 곤잔(後藤良山), 야마와키 도요(山脇東洋), 요시마스 도도(良益東洞)가 있으며, 난학(蘭學)에도 영향을 미쳤다. 에도 시대 초기에 의사는 사회적 신분이 낮았고, 스님 옷을 입고 머리를 깎은 모습이었으나, 고의방의 의사는 지위도 확립되어 긴 머리를 늘어뜨린(長髮束垂) 의가풍(醫家風)의 모습으로 바뀌었다. 한방 의학에서는 에도 시대에 약용 인삼의 국산화도 진행되었다.

에도 시대에는 한방이 주류였다. 그러나 한방에는 외과는 없었으며, 쇄국체제 안에서 난학이 학리 기술(學理技術)로 채용되어 외과가 진보했다. 1610년 포르투갈인 크리스토방 페레이라(Cristóvão Ferreira)가 일본에 와서 귀화한 후

• 에도 막부가 당시 금지했던 기독교의 신자를 색출하기 위해 예수 그리스도나 성모 마리아가 그려진 그림, 금속판, 목판 등을 밟게 한 제도를 말한다.

선종(禪宗)으로 개종하고 사와노 주안(澤野忠庵)이라고 이름을 바꾸고 외과를 소개했다. 네덜란드 공사의 독일인 카스파 의사(Caspar Schamber ger)가 1649년에 일본에 도착해 에도에 갔을 때(江戶參府)• 10개월간 에도에 머물며 의학 전수를 행했다. 또한 나가사키 데지마(出島)의 네덜란드 의관이 서양 의술을 전했다.

에도 시대를 무대로 하는 역사 드라마에서 다이묘의 어전의(御典醫), 쇼군(將軍)의 오어전의[奧御典醫, 호인(法印), 호겐의사(法眼醫師) 16명]가 등장했다. 또한 도시에는 의자(醫者, 한방의)가 있었다. 의사가 아닌 '의자'라고 불렸다. 의자는 '약사(藥師)'라고도 불렸으며 청구하는 의료비는 약 조제비였다. 약은 문외불출의 비전(秘傳)도 많았다. 어전의는 기본적으로 세습되었다. 그러나 도시의 의자에 대해서는 양성기관도 없었으며, 자격도 없었다. 국학자(國學者)인 히라타 아쓰타네(平田篤胤)는 『의도대의(醫道大意)』(1811)에서 당시의 의자를 신랄하게 비판했다. 『의도대의』에 따르면 무사나 백성(농민), 정인(町人, 상인), 직인(職人, 장인) 중 변변치 못한 놈이 '의자라도 하지'라고 생각해 의자가 된 것이라고 한다. 의자 다수는 허울만 좋은 "약장수(賣藥師)"이며, 돈만 밝히고, 환자가 다른 의자에게 진료를 받으려 하면 방해하기도 했다고 한다. 당시 의자는 사회적 지위가 낮았다고 한다. 에도 시대 말기에는 에도에 1만 2000~3000명의 많은 의자가 존재했다.

도야마(富山)의 매약상(賣藥商)도 에도 시대부터 시작되었다. 도야마의 약 판매 시스템은 먼저 고객의 집에 약상자를 맡기고, 다음에 방문했을 때 사용한 만큼의 약제비를 청구하고 약의 보충·교체를 시행하는 것이었다. '선용후리(先用後利, 먼저 사용하고 이익은 나중에)'라고 불렸다. 무의촌 지역에서는 집

• 에도 시대, 나가사키의 네덜란드동인도회사의 상관장(商館長)이 에도에 올라가 장군을 알현해 교역에 대한 고마움을 표하고 진상품을 봉납했던 행사를 말한다.

에 상비약을 갖추고 있어 안심이었으며, 현금 수입이 부족한 농촌이나 어촌에서 이 선용후리는 고마운 결제 시스템이었다. 농가에서는 이사기 드물었기 때문에 회수·미수 위험이 적어 이러한 시스템은 제2차 세계대전 이후까지 번창했다.

에도 막부는 의학을 비롯해 서구의 과학·문화를 난학이라 칭하고, 이를 나가사키 항의 데지마에서 흡수했다. 아라이 하쿠세키(新井白石)가 『서양기문(西洋紀聞)』을 저술한 것은 1715년(훗날 개정)으로, 쇄국하에서는 비본(秘本)으로 전해졌다. 에도 시대 중기에는 난학의 도입이 활발해졌으며, 도쿠가와 요시무네(德川吉宗)는 1720년에 기독교 선교와 관련 없는 양서의 수입과 통역사의 난학 학습을 허가했다. 마에노 료타쿠(前野良澤)와 스기타 겐파쿠(杉田玄白)는 독일인 쿨무스(Johann Adam Kulmus)가 1722년에 발행한 『해부도보(Anatomische Tabellen)』의 네덜란드어판 『Ontleedkundige Tafelen』를 『타펠 아나토미아』라고 불렀으며, 일본어로 번역해 1774년에 『해체신서(解体新書)』를 출간했다. 하나오카 세이슈(華岡青洲)가 마취약인 통선산(通仙散)을 사용해 전신마취하에 유방암 적출 수술을 시행한 것이 1804년이고, 지볼트가 일본에 온 것이 1823년이다.

서구 중세 봉건시대에는 영주나 부유층이 병원을 설립했고, 종교의 자선활동에 의해 운영되고 발전되었다. 한편 가마쿠라 구와가야의 '고쿠라쿠지'나 '후나이 병원'과 같은 일본 병원은 종교의 후원으로 시작되었다(후나이 병원은 처음에는 선교사 알메이다의 자비로 운영되었다가 훗날 종교계 조합에 의해 운영되었다). 17세기 중반부터는 각 번(藩)의 번학교(藩校)•에서 의술 교육(한방)이 활발해졌으나 병원 등 환자를 수용하는 시설이 만들어지지는 않았다. 환자를 입원시킨다는 생각이나 발상은 나오지 않았다. 에도 시대에 의사는

• 번에 소속된 사무라이와 구성원의 자제를 교육시키기 위한 학교를 말한다.

사농공상(士農工商)이라는 신분제도의 틀 밖에 존재했다. 도시의 의사는 세습하지도 않았고, 자유롭게 개업할 수 있었다. 그러나 의사의 사회적 지위는 앞서 기술한 바와 같이 높지 않았던 것으로 보인다. 에도 시대에는 후와케나 난학, 앞서 기술한 마에노 료타쿠·스기타 겐파쿠의『해체신서』출간 등 의학사상 흥미로운 역사적 사건이 발생했다. 그러나 봉건시대에서의 막부나 번에 의한 의료 시설의 개설은 1722년에 개설되는 도쿠가와 요시무네의 '고이시카와 양생소'까지 기다려야 했다. 약 150년 동안 일본 국토에 병원과 양생소는 존재하지 않았으며, 병원사에서는 완벽하게 '병원 공백기'였다.

포르투갈 사람, 스페인 사람, 이탈리아 사람 등 남유럽 라틴민족을 '남만인(南蠻人)'이라 불렀으며, 게르만 민족인 빨간 머리와 푸른 눈을 가진 네덜란드 사람은 '홍모인(紅毛人)'이라고 불렀다. 그러므로 남만 의학(南蠻醫學)은 무로마치 시대의 의학이며, 네덜란드 의학(난학)인 홍모 의학(紅毛醫學)은 에도 시대에 나가사키의 데지마를 통해 네덜란드(和蘭, 阿蘭陀)에서 전해진 의학을 뜻한다. 남만 의학, 난학, 홍모 의학은 일컫는 시대가 다르다. 난학이란 네덜란드어·네덜란드어 표기로 된 서적을 공부하는 것을 뜻한다.

3. 에도 시대 중기: 시료원 '고이시카와 양생소'

에도 시대에는 약(한방약)으로 치료를 했다. 의사(한방의), 약행상 등을 통해 의료가 보급되었다. 에도 시대에는 자택 요양 중인 환자를 의사가 왕진하는 방식이 일반적이었으며, 병원 등의 의료 시설에 환자를 입원시켜 의사가 진찰하거나 환자가 의사의 집에 가는 외래 진료의 형태는 거의 없었다. 즉 입원도 외래도 없이 왕진만이 의료를 제공하는 형태였다. 예외적으로 시설에서 치료를 행한 '주조류 산과(中條流産科)'와 빈곤한 환자를 수용해 간호한, 막부

운영의 시료원 '고이시카와 양생소(小石川養生所)'가 있었다. 주조류 산과는 1613년 쓰키노우라[月ノ浦, 현재 이시노마키 시(石巻市)]에서 출항한 하세쿠라 쓰네나가(支倉常長)의 견구 사절에 참가한 주조 다테와키(中條帯刀)가 서구의 산과를 배워 귀국 후 시작한 산과를 뜻한다. 시료원 고이시카와 양생소는 야마모토 슈고로(山本周五郎)의 소설 『붉은 수염 진료담(赤ひげ診療譚)』이나 구로사와 아키라(黑澤明) 감독의 영화 『붉은 수염(赤ひげ)』에서 자주 언급되어 유명하다. '양생소'란 환자를 수용하는 시설을 뜻하며, 지금의 병원에 해당하는 용어다. '담(譚)'이란 이야기를 뜻한다. '붉은 수염'은 주인공 의사의 별명으로, 다음에 기술할 오가와 쇼센(小川笙船)이 모델이다.

무로마치, 에도 시대에는 한방(漢方), 난방(蘭方) 모두에서 약원을 설치했다. 1636년 '고이시카와 어약원(小石川御藥園)'에는 조선에서 건너온 약초가 이식되었다. 또한 막부는 1638년[9]에 북약원(北藥園, 大塚御藥園), 남약원(南藥園, 麻布藥園)을 개설했다. 1640년에는 교토의 다카가미네(鷹ヶ峯)에도 북약원과 남약원을 개설해 본초 연구를 활발하게 했다. 1680년에는 나가사키에 약원을 개설했으며, 나가사키의 니시야마 어약원(西山御藥園)에서는 외국에서 들여온 식물을 이식했다. 1681년 북약원이 있는 장소에 오토와고코쿠지(音羽護國寺)를 건립하기 위해 대부분의 약초를 남약원으로 옮겼으며, 1684년에는 고이시카와 어약원으로 이들을 모두 모았다. 1719년에는 쓰시마 번(對馬藩)이 조선(朝鮮) 인삼 여섯 뿌리를 막부에 바치기도 했는데, 이것이 고이시카와 어약원에서 재배되었을지도 모른다. 1720년 막부는 닛코(日光), 시라네(白根), 하코네(箱根), 후지(富士)에서 약초를 탐색했으며, 에도의 고마바(駒場) 어용저 부지(御用邸)에 어약원을 설치했다. 이듬해 막부는 고이시카와 어약원을 확장해 동서 각종 약초의 재배를 명했다.[10]

에도에는 본초학을 배우는 사람이 늘어났다. 그 이후에도 막부는 1726년 슨푸(駿府)와 구노산(久能山)에, 1729년에는 야마토(大和)에 약원을 개설했다.

또한 각 번에서도 약원을 설치하게 되어 1688년 오와리 번(尾張藩)에서의 개설을 필두로 난부(南部, 1715년), 다카마쓰(高松, 1716년), 구마모토(熊本, 1756년), 하기(萩, 1766년), 사쓰마(薩摩, 1779년)에서 약원을 개설했으며, 그 이후로도 구루메(久留米, 1786년), 후쿠오카(福岡, 1789년), 아키타(秋田, 1818년), 히로시마(廣島, 1818년), 시마바라(島原, 1846년)에 약원이 개설되었다. 개인이 개설하는 경우도 있어, 1722년 약종상(藥種商)인 기리야마 다자에몬(桐山太左衛門)이 시모사노쿠니(下總國) 지바 군(千葉郡)의 고가네하라(小金原)에 약원을 개설했으며, 이어서 이토 이헤이(伊藤伊兵衛)가 스가모(巢鴨)에 약원을 개설했다. 본초학자의 약원으로는 이타자카 보쿠사이(板坂卜齊)의 약원, 지볼트가 1823년에 방문한 오와리(尾張)의 미즈타니 도요부미(水谷豊文)가 개설한 약원, 일본 최초의 이학 박사(理學博士)인 이토 게이스케(伊藤圭介)가 개설한 나고야(名古屋)의 아사히엔(旭園, 1858년)이 유명하다.[11] 이처럼 각지에 약초원이 개설되었는데, 본초학 연구가 활발해진 배경으로는 한방·난방 모두의 의료 보급을 들 수 있다.

1722년 고이시카와의 마을 의사인 오가와 쇼센(小川笙船)이 메야스바코(目安箱)•에 투고한 '시약국(施藥局)' 설립 건의를 8대 장군 도쿠가와 요시무네(德川吉宗)가 받아들였다. 세야쿠인은 고묘 황후가 730년에 개설한 시료 시설이다. 이후 쇠퇴했으나 도요토미 히데요시가 1591년에 재건했다. 이 세야쿠인도 이어받을 인물이 없어 이미 소멸한 상황이었다. 같은 해, 막부 직속인 '고이시카와 어약원'의 부속 건물로서 세야쿠인(施藥院) '고이시카와 양생소(小石川養生所)'가 개설되었다. 관립병원의 시작인 것이다. '양생(養生)'이라는 말은 나가사키의 자비의 집이 운영하는 병원, '양생옥'에서 이미 사용되었다. 약 1000평 정도의 부지였다.

• 에도 시대에 장군이 백성들의 직소(直訴)를 받아들이던 투서함을 말한다.

당초 고이시카와 양생소의 운영비는 마치부교(町奉行)*가 부담했으며, 에도 마치부교인 오오카 에치젠(大岡越前)의 관할하에 요리키(与力, 하급 무사) 2명, 도신(同心) 6명을 배치했고, 하인 8명, 하녀 3명이 간호를 담당했다. 경비는 처음에는 연간 700량(兩)이 들었으며, 하루에 약 2량 정도가 된다.[12] 의사는 상근직·비상근직을 모두 합해 총 8~9명이었으며, 진료 과목은 내과(本道), 외과, 안과의 세 개 과로 구성된 한방 의학이었다. 당초 수용 규모는 남녀 40명으로, 외래 진료도 시행했었다. 개설한 이듬해인 1723년에 하루 평균 입원 환자는 57명, 외래는 314명이 되어 수용 규모를 40명에서 100명으로 확장했다. 이와 병행해 재원 기간에 상한을 두었으며(난치병 환자의 경우 최장 20개월), 외래 진료는 폐지했다. 수용 규모는 1729년에 150명, 1733년에는 170명으로 늘어갔다. 고이시카와 양생소는 빈곤층을 수용해 의사가 의(환자복)·식·주, 약초를 처방한 구빈 시설(救貧施設)이라고도 할 수 있다.

연대마다 차이는 있었지만, 남성 매독 환자가 많았던 것으로 보인다. 초기에 고이시카와 양생소에서는 입소를 희망하는 경우 가주, 친척, 읍장 등이 '마치부교소'에 입소 신청 수속을 하도록 했다(훗날에는 직접 양생소에 신청하는 형식으로 변경되었다). 건물 평면도를 보면, 고이시카와 양생소는 진찰실을 중심으로 병실이 3실(남자 환자실, 여자 환자실, 성별 구분이 없는 환자실 각 1실), 어의사실이 2실, 현관, 부엌, 간호인실, 관리인실, 경비원실이 각 1실씩, 총 11개의 방으로 구성되어 있다(〈그림 9〉 참조).

고이시카와 양생소는 근근이기는 하지만, 에도 시대 말기까지 147년간 운영되었다. 그러나 말년에는 쇠퇴해 입소 희망자도 정원에 미달했다. 시설도 부실하게 운영되어 의사와 관리들의 횡령 등이 만연했으며, 직무 윤리의식이나 근무 태도도 나빠졌던 것으로 보인다. 또한 직원들이 촌지를 받는 일이 습

* 에도 시대의 관직명으로 에도 도시부의 행정·사법을 담당하는 관직을 말한다.

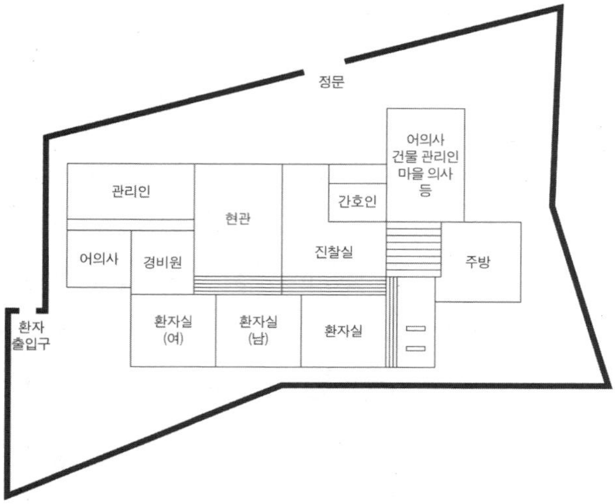

그림 9_ 고이시카와 양생소 평면도[전·교호(傳·享保) 7년경]

관화되어 이를 내지 못하면 학대를 행하기도 했는데, 어느 정도 금전적인 여유가 있어야 입소할 수 있는 시설로 변질되었다고 한다. 그렇게 된 원인으로는 의사에 대한 낮은 보수, 저렴한 약재비(給藥種料), 사람들이 기피하는 직업에 대한 직원 확보의 어려움 등을 꼽고 있다.[13] 1865년에는 마치부교소에서 의학관(醫學館)으로 관할이 바뀌었다. 1868년 신정부는 '빈병원(貧病院, 매독병원)'으로 이름을 바꾸어 운영했으나, 1869년에 폐원했다. 그 터에는 현재 도쿄대학대학원 이학(理學)계 연구과 부설 식물원[고이시카와 식물원(小石川植物園)]에서 약초 연구를 지속하고 있으며, 조금 높은 대지에 위치한 구 양생소의 커다란 우물 터가 사적(史跡)으로 남아 있다.

1897년 고지마치 구(麴町區) 에이라쿠 정(永樂町)에 설립한 내무성 의술 개업 시험장(內務省醫術開業試驗場)*인 '에이라쿠 병원(永樂病院)'이 1908년 메지

* 1875년부터 1916년까지 시행된 의사(개업의) 면허 시험. 시험 내용은 서양 의학이며, 근대 일본 의사의 서양화에 획기적인 역할을 했다.

로다이(目白臺)로 이전하고, 그 이후 1917년 도쿄제국대학(東京帝國大學)으로 이관되어 부속병원 '고이시카와 분원(小石川分院, 東大分院)'이 되었다. 도쿄대 분원(東大分院)은 2001년 4월, 본원과 통합되어 폐원할 때까지 대학병원으로서 진료·연구·교육을 했다. 단, 이는 고이시카와 양생소와는 관련이 없다고 한다.

에도 시대인 1804년, 세계 최초로 하나오카 세이슈가 전신마취하에 유방암 적출 수술을 성공했다. 세이슈는 흰독말풀 등 여섯 종류의 생약을 달여 만든 마취법을 사용했다. 현재 와카야마 현(和歌山縣) 기노카와 시(紀の川市) 나테 정(名手町)에는 세이슈의 자택 겸 병원이자 의학교인 '슌린켄(春林軒, 春林軒塾, 樂水堂)'이 재현되어 있다. 건평 220평으로 문하생은 1033명[오사카 나카노시마(中之島)의 분교, 가스이도(合水堂)의 문하생을 포함하면 2000여 명]으로, 하나오카류(華岡流) 외과가 전수되었다. 단, 슌린켄은 외래와 입원 진료를 할 수 있는 본격적인 병원은 아니었으며, 기본적으로는 의사의 자택이자 교육장이었을 것으로 추정된다.

나가사키의 네덜란드 상관(商館)에 있었던 독일인 의사 지볼트는 에도 시대 말기인 1823년에 일본에 와서 지볼트 사건•으로 추방될 때까지 5년 동안 일본에 체류했다(이후 다시 일본에 온다). 지볼트의 조부와 아버지는 독일 뷔르츠부르크대학 의대 교수로(조부는 외과·산과학, 아버지는 생리학), 지볼트 자신도 그 대학을 졸업했다. 뷔르츠부르크대학은 로만티셰 슈트라세(Romantische Strasse, 로마로 가는 길)의 북쪽 출발점에 위치하고 있으며, 배출된 유명 인물로는 1901년 제1회 노벨물리학상을 수상한 뢴트겐(Wilhelm Konrad Röntgen)이 있다. 지볼트는 일본의 실상(國勢)을 조사하는 임무를 맡고 있었다. 지볼트

• 지볼트가 귀국하기 직전에 일본 지도(외국 유출 불가 물품) 등을 소지한 것이 발각되어 관련된 사람이 처형되고 지볼트 자신은 국외 추방되었다.

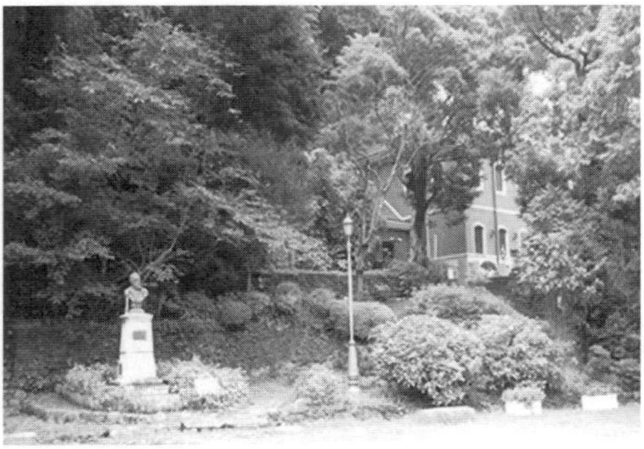

그림 10_ 지볼트의 나루타키주쿠 터. (왼쪽부터) 나루타키주쿠 계단 터, 지볼트 흉상, 지볼트 기념관

는 데지마에서 나와 자유롭게 활동하기 위한 수단으로 '저명한 학자'임을 선전했다.* 노력이 주효해 지볼트는 막부로부터 나가사키에 '나루타키주쿠(鳴瀧塾)'라고 불리는 학사(진료소 겸 사숙)의 운영을 특별히 허가받았다.

나루타키주쿠는 데지마 밖의 나가사키에서도 변두리인 산기슭에 위치했었다(〈그림 10〉 참조). 지볼트는 나루타키주쿠에서의 강의로 의학(외과·산과·안과), 박물학, 민속학, 지리학 등을 일본인에게 소개해 일본의 의학과 과학 발전에 커다란 공헌을 했다. 그가 나루타키주쿠나 마을 환자의 집에서 행한 임상 교육은 일본 최초의 과학적인 임상 서양 의학 교육이었다. 지볼트가 체류한 5년 동안 다수의 난방의(蘭方醫)가 배출되었다. 또한 지볼트가 가져온 의료기기가 비슷하게 만들어져 일본 난방의에게 보급되었다.

선교사 입장에서 의술을 전수한 알메이다와 달리, 265년 후의 지볼트는 과학자로서 일본인에게 의학 교육을 시행했다. 또한 지볼트가 일본에서 낳은 딸인 이나모토 이네(稲本イネ, 朱本イネ)는 일본 최초의 여성 의사로 불린다. 그러나 이 책이 대상으로 하는, 환자를 수용하고 치료하는 시설인 '병원'에 관해서는 애석하게도 지볼트에 대해서는 특별히 언급할 사항이 없다. (고이

* 쇄국정책이 지속되던 때 외국인은 특별한 경우가 아니면 막부의 허가 없이 데지마를 나갈 수 없었다.

시카와 양생소를 제외하고) 일본인은 '병원'이라는 시설이나 환자를 입원·수용시킨다는 사고방식을 알지 못한 채로 에도 시대를 지냈다. 앞서 기술한 대로 외래 시스템도 없었고, 의료는 의사가 약상자와 조제용 수저를 가지고 환자의 집에 왕진해 약을 조합하는 방식으로 이루어졌다.

3장

폼페의 나가사키 양생소

❖❖❖❖❖

1. 본격적인 서양식 병원의 시초, 폼페의 '나가사키 양생소'

1861년 일본에서 처음으로 서양 의학으로 진료하는 본격적인 서양식 병원이 나가사키에 개설되었다. 알메이다의 후나이 병원으로부터는 304년 후의 일이며, 『해체신서』 출간으로부터 87년 후, 지볼트가 일본에 오고 나서 38년 후, 페리의 '구로후네 내항(黑船來航)'* 으로부터 8년 후의 일이다.

이 병원의 설립자는 28세의 폼페(J. I. C. Pompe van Meerdervoort, 朋百)라는 청년으로, 막부가 교관으로 초청한 네덜란드 해군 군의다. 1853년 페리의 내항에 경악한 막부는 나가사키에 해군 전습소(海軍傳習所)를 만들고 네덜란드로부터 교육단을 초청했다. 폼페는 제2차 교육단의 일원으로 막부가 네덜란드에 7만 달러를 주고 발주해 완성한 증기선인 야판호(Japan)를 타고 일본으로 왔다. 야판호는 후에 간린마루(咸臨丸)**가 되었다.

* 1853년 미국 해군인 매슈 캘브레이스 페리(Matthew Calbraith Perry)가 증기 군함(黑船)을 타고 도쿄 만 입구에 위치한 우라가(浦賀)에 와서 에도 막부에 개국을 위한 협상을 요구한 사건을 말한다.

폼페는 1857년 막부의 난학 교습소인 '나가사키부교소 서역소(長崎奉行所西役所)'(데지마) 안에 위치한 해군 전습소 교육장 중 하나인 '의학 전습소(醫學傳習所, 의학교)'에서 체계적인 서구 의학을 처음으로 일본인에게 가르쳤다.[1] 나가사키에서의 의학 전습(醫學傳習)은 막부가 군의를 양성할 목적으로 해군 전습의 일환으로서 도입한 것으로, 폼페는 의학 분야에서는 처음으로 관립 학교에 채용된 외국인 교사가 된 것이다. 관의(官醫)에 의한 '난방 의학 금지령'하에 개설된 막부 설립 의학교이며, 이것 자체로 모순된 일이었다. 막부의 의관인 마쓰모토 료준(松本良順)이 총책임자로 모든 강의에 참석해 책임을 지는 것으로 하고, 번의(藩醫)의 자제를 해군 전습생으로, 정의(町醫)의 자제는 번의의 종자(從者)라는 명목으로 폼페의 수업을 듣도록 했다.

첫 강의에서 폼페는 화학·물리학을 충분히 이해해야 의학의 임상적 치료를 잘할 수 있다고 강조했다. 하지만 강의를 진행하면서 일본인의 화학·물리학에 대한 이해도가 충분치 못하다는 것을 개탄했다. 첫 수강생은 전국 각지에서 모인 14명의 수재들이었다. 폼페는 특히 마쓰모토 료준과 어학에 뛰어난 시바 료카이(司馬凌海)의 재능에 주목했다. 펜실베이니아대학에서 미국 최초의 의학교를 개교한 때가 독립하기 11년 전인 1765년이므로, 일본은 1세기가 늦었다고 할 수 있다.

1844년부터 1869년까지 바타비아(네덜란드 식민지 시대의 자카르타)에 네덜란드 동인도 육군 군의 오토 모니케(Otto Gottlieb Mohnike)가 있었다. 모니케는 1848년에 일본의 네덜란드 상관 의사(商館醫)이자 자연과학 조사관으로 일본에 왔다. 그는 청진기를 가지고 왔으며, 돌연 '파리 병원 의학'이 등장했다. 라에네크(René Laennec)가 파리에서 청진기를 사용하기 시작한 지 32년

●● 에도 막부 말기에 막부가 보유하고 있었던 초기 목조 군함. 1860년 일본인이 조종해 처음으로 태평양을 횡단했다.

이 지난 시점이었다. 19세기 전반 서구에서는 파리의 '병원 의학'이 빛을 발하고 있었다. '병원 의학'이란 그 이전의 '서재(書齋) 의학', '병상(病床) 의학'과 달리 병원을 교육·연구의 중심으로 삼는 프랑스 학파로, 그들은 병원 안에서 의사의 지위를 대학교수 이상으로 중시했다. '병원 의학'은 시간이 지나 '연구실 의학'으로 이행했다. 사가나베시마 번(佐賀鍋島藩)의 의사 나라바야시 소켄(楢林宗建)이 부탁해 모니케가 처음 가지고 온 두묘(痘苗, 생백신)는 과거에 지볼트의 두묘와 마찬가지로 긴 항해로 부패했기 때문에 종두(種痘)에 실패했다. 당시 일본인에게 종두란 첨단 서양 의학, 공중위생 그 자체였다.

1849년 나가사키의 모니케의 의뢰로 바타비아의 보슈(Willem Bosch) 의무국장은 자식에게 우두(牛痘)를 놓아서 활성화된 두가(痘痂)를 취해 자바(Java)에서 나가사키로 건조 우두가(牛痘痂)와 종묘(種苗)를 보냈다. 나라바야시가 세 명의 자식에게 접종해 한 명에게서 효과를 확인(善感), 일본에서 최초로 우두 종두(牛痘種痘)를 성공했다. 당시에는 두가를 보존하는 방법이 없어 접종에 성공한 어린이에게서 채취한 종묘를 다른 어린이에게 접종하는 릴레이 방식을 사용했다. 나베시마(鍋島) 영주의 아이에게 성공적으로 접종된 것을 시작으로, 종묘는 의사에서 다른 의사로 계속 전해졌다. 에치젠후쿠이 번(越前福井藩)의 번주 마쓰다이라 슌가쿠(松平春嶽)에게 전달하기 위해 교토까지 가져온 종묘를 오가타 고안(緒方洪庵)이 부탁해 분묘(分苗)받기도 했다. 이후 불과 1년 동안 종묘는 일본 전역으로 퍼져 나갔다.[2]

보슈(Bosch)는 식민지 토착민에 대한 건강관리는 종주국이 책임져야 한다고 생각했다. 그리고 식민지 원주민을 위한 의료는 원주민 의사가 시행하는 것이 바람직하다고 생각했다. 물고기를 주는 것이 아니라 물고기를 잡는 방법을 가르치는 것의 필요성을 중시한 것이다. 보슈의 제안으로 네덜란드는 1851년 자바에 '원주민 의학교(School voor Inlandsche Geneeskundigen)'를 설립했다.[3] 자바 다음으로 원주민 의사 양성 의학교를 개설할 후보로 꼽힌 곳이 나가사키의 '의학 전습소'였다[폼페의 보고서에서는 '일본 제국 나가사키 의학교(Keizerlijke Japansche Geneeskundige School te Nagasaki)'로 기록되어 있다]. 1857년 처음으로 폼페가 교사로 파견되었다. 그 이후 폼페의 후계자인 바우다윈(Anthonius Franciscus Bauduin)을 비롯해 총 11명의 네덜란드 의사가 일본으로 파견되었다. 보슈의 사상으로 일본에서는 식민지 자바와 같은 의료법을 채용했다. 즉 네덜란드 의사에 의한 의료가 아닌 원주민인 일본인을 의사로 양성해, 일본인 의사가 서양 의학으로 토착민(일본인)의 질병을 치료하는 방법인 것이다. 또한 자바와 나가사키의 의학교는 '위트레흐트(Utrecht) 육군 군의학교'의 영향을 많이 받아 이들을 자매학교라고 말하는 학자도 있다.[4]

의학 전습소의 교사 폼페로부터 시작된 나가사키에서의 의학 교육은 바우다윈(나가사키·오사카·도쿄), 만스벨트(Constant George van Mansvelt, 나가사키·구마모토·교토·오사카), 레이우엔(Leeuwen van Duivenbode W. K. M, 나가사키)에 이르기까지 4대에 걸친 네덜란드 의사에 의해 진행되었다. 네 명 모두 위트레흐트 육군 군의학교 졸업생이었다. 그 외 흐라타마(Koenraad Wolter Gratama, 나가사키·오사카), 마이어르(Mayer, 요코하마), 슬뤼이스(Pieter Jacob Adrian Slüys, 가나자와), 융(Jong, 요코하마), 뵈케마(Tjarko Wiebenge Beukema, 오사카·도쿄·요코하마·나가사키), 라위터르(Ruijter, 오카야마) 또한 위트레흐트 육군 군의학교 졸업생이다. 1871년까지 일본에 온 네덜란드 의사 14명 중 10명이 '위트레흐트 육군 군의학교' 출신이었던 것이다.[5]

서구의 육군 군의학교는 19세기에만 존재한 의사 양성 학교였다. 네덜란드에서는 18세기 말에 레이던(Leiden)에서 개교한 의학교와, 1817년 루뱅(Louvain)에서 개교한 의학교가 1822년에 합병해 위트레흐트로 이전했고, 1868년 암스테르담으로 이전해 1875년에 폐교했다. '위트레흐트의 병원'은 회랑(corridor) 형식으로 병실이 복도를 따라 위치하고 있었기 때문에 나가사키 폼페의 양생소도 회랑 형식의 병동 구조였을 것으로 추측된다(〈그림 12〉 참조).

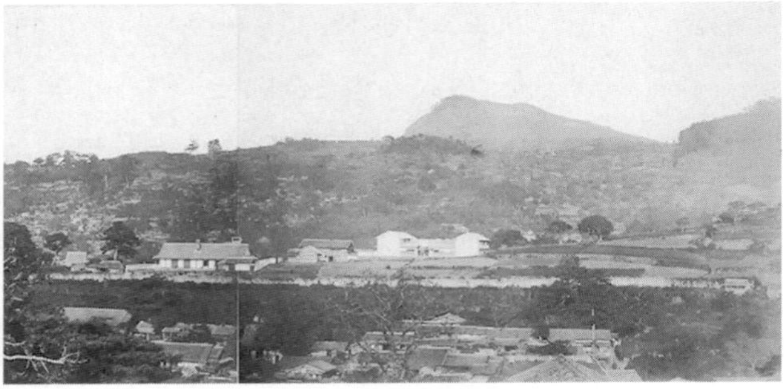

그림 11_ 세이토쿠칸(精得館, 1865년). 왼쪽의 큰 건물이 흐라타마의 '분석궁리소', 그 오른쪽이 '해부실', 가운데 건물이 '의학소', 오른쪽 하얀 건물 2동이 '양생소'다.

군의학교에서는 시간표에 따라 규칙적으로 교육이 이루어진 한편, 형이상학적인 의학 철학, 의학 윤리, 의학사가 교육과정에서 제외되었다는 점이 특징이다. 1871년 프로이센에서 초빙한 '대학동교(大學東校)'*의 의학 교사 뮐러(Benjamin Carl Leopold Müller)는 '프리드리히 빌헬름 육군 군의학교'의 강사였으며, 테오도어 호프만(Theodor Eduard Hoffmann)은 같은 학교 졸업생이었다. 일본은 서양 의학의 형이하학적 측면에서의 기술 습득에 애썼다.

폼페는 서양 의학 교육에 대해서는 임상 교육의 장으로 병원이 필요함을 주창했고, 나가사키부교를 통해 에도 막부에 병원 설립을 요청했으나 좀처럼 받아들여지지 않았다. 1858년 중국에서 출항해 나가사키로 입항한 미국 미시시피호가 콜레라를 나가사키에 옮겨, 이것이 전국적으로 유행했다.[6] 당시 사망자는 30만 명에 달했다고 한다. 이를 계기로 폼페는 ① 위생을 완비하고 간호 체제를 갖춘 일정한 장소에 환자를 수용해 임상 치료를 하는 행위의 합리성, ② 의술에서의 실습 교육의 필요성, ③ 이를 위한 병원의 필요성, ④ 해

* 1869년 메이지 신정부가 도쿄에 설립한 관립 교육기관이자 교육행정 관청인 '대학교(大學校)'의 하부 기관이다. 서양 의학 교육(주로 독일 의학)을 담당했다.

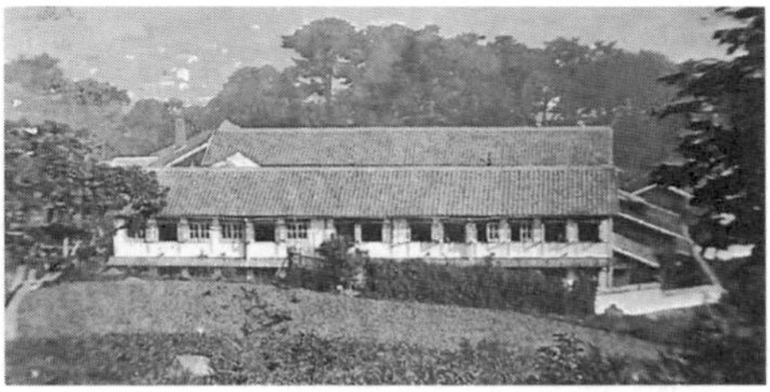

그림 12_ 고시마 양생소

부학 연구에서의 사체 해부의 필요성, ⑤ 도서관, 화학 실험실, 외과 기구실의 필요성, ⑥ 노동 경비 절약 면에서의 이득을 근거로 들어 병원 건립을 서둘러야 한다고 나카사키부교에게 재차 건의했다. 나카사키부교는 고시마고(小島鄕) 언덕의 토지(남북 25간 약 46m, 동서 17간 약 31m)를 후보지로 하여 에도 막부에 복명(復命)했고, 이듬해인 1859년에 폼페의 건의는 허가를 받았다.

1861년 9월 20일 나가사키 고시마 군(小島郡)에 일본 최초의 본격적인 서양식 병원이 '의학 전습소' 소속으로 개원했으며, 다음 날부터 진료가 시작되었다. 한 젊은이의 선경지명, 지혜, 지식, 미개척 국가에 병원과 의학교를 도입하고자 한 열의와 용기에 일본은 대단히 큰 은혜를 입은 것이다. 주변 주민에게 불안감을 주지 않으려고 일부러 '병원'이라는 명칭을 빼고 고이시카와 양생소를 따라 '양생소' 또는 '고시마 양생소'라고 불렀다. 의학 전습소도 데지마에서 양생소 옆으로 이전해 의학소가 되었다.

당시의 사진을 보면, 산 중턱에 위치한 2층짜리 서양식 병동 2동과 관련 건물을 확인할 수 있다(〈그림 11〉 참조). 현재 양생소 유적에는 '나가사키 시립 사코소학교(長崎市立佐古小學校)'가 자리하고 있다.[7] 병원으로 향하는 길의 기점은 산 밑 유곽가인 마루야마(丸山)였다. 해안의 평지에서 산 중턱에 위치한 양생소까지 꽤나 경사가 심한 고개를 올라가야 했다.[8] 당시의 나가사키 사진을 보면 양생소 주변에는 묘지 이외에는 아무것도 없었으며, 두 개의 병동 건물은 하얗고 상당히 거대했다. 설계는 '해군 전습소'의 교관인 판 도로엔

(ファン・トローエン) 해군 중위가 했으며, 건축은 일본의 목수가 맡았다. 병원 건물은 길이 12.5간(약 23m), 폭 4간(약 7m)의 2층짜리 H형 구조의 2개 동이 있었다(〈그림 12〉 참조).

병실은 8개였으며, 다다미 형식이 아닌 침대 형식이었다. 침대, 서양식 환자식(患者食)은 폼페의 강력한 요구로 채용된 것이었다. 8개의 서양식 병실은 각 15개의 침대로 구성되어 병상은 총 120개였다(8×15). 이후 작은 병실 4실에 특별 병상 4개가 추가되어 총 124개가 되었다. 당초 폼페는 병상 200개를 제안했었다. 병실 외로는 격리 환자실, 수술실(4실), 약품·기기·서적 비치실(1실), 욕실, 요리실, 당직실, 운동실(재활 치료실)이 설치되었다. 병원에 인접한 곳에 의학소 건물이 있었으며, 마쓰모토 료준이 학생들을 감독했다.

124개 중 평소 사용된 병상은 70~80개, 평균 입원일은 약 90일이었다. 양생소가 개설된 이후 1년 동안 입원한 환자는 940명으로, 내역을 살펴보면 '완치' 740명, '불완전 완치 퇴원' 94명, '불치' 37명, '치료 중' 46명, '사망' 23명이었다. 환자는 규슈를 중심으로 해서 시코쿠, 주고쿠 지방에서도 내원했다. 상하이에서 진료를 받기 위해 오기도 했다. 입원료는 2멕시코달러(당시 남·북아메리카, 동아시아에서 유통된 무역 은화)였으며, 치료비, 식비, 간호비가 포함되어 있었다. 당시 유럽에서는 의사 왕진료가 한 번에 4~5달러였으므로 이와 비교해 폼페는 비싸지 않다고 생각했다. 양생소는 관립이었으며, 수입은 모두 '나가사키부교소'에 납입되었다.

폼페가 머물렀던 5년 동안 폼페에게 임상과 강의를 통해 의학을 배운 사람은 총 133명으로, 주요 제자로는 마쓰모토 료준, 시바 료카이, 하시모토 셋사이(橋本節齋), 도쓰카 분카이(戸塚文海), 이케다 겐사이(池田謙齋), 사토 다카나카(佐藤尚中),* 사사키 도요(佐々木東洋), 이와사 준(巖佐純), 나가요 센사이(長

* '사토 쇼추'라고도 불리나 이 책에서는 '사토 다카나카'로 통일했다.

與專齋), 하시모토 쓰나쓰네(橋本綱常), 이토 겐파쿠(伊東玄白), 세키 간사이(關寬齋) 등이 있다. 양생소의 입원 환자는 총 1만 4530명에 달했다. 양생소에 내원한 환자는 부유층(구체적으로는 막부의 관리와 그 가족)이었으며, 빈곤층은 내원하지 않았다. 폼페는 "병원이야말로 가난한 사람들을 위해 존재한다"라고 하며 빈곤한 사람들이 희생되지 않도록 주의했다.[9] 폼페는 빈곤층을 위한 치료비 감면 제도를 채용하기도 했다.

폼페 자신은 양생소 개원 1년 후인 1862년 11월에 네덜란드로 돌아갔다. 일본 최초의 유럽 유학생인 막부 파견 제1회 네덜란드 유학생 16명이 1864년 브라우에르스하번(Brouwershaven)항에 도착했다. 이토 겐파쿠(의학), 하야시 겐카이(林研海, 의학), 에노모토 다케아키(榎本武揚, 해군술), 아카마쓰 다이자부로(赤松大三郎, 해군술), 쓰다 신이치로(津田眞一郎, 사회과학), 니시 아마네(西周, 사회과학) 등이었다. 이토와 하야시는 네덜란드에서 폼페에게 서양 물리학(窮理學, physics), 생리학(人身窮理學, Human physics)을 배웠다.

폼페에게는 지볼트나 메이지유신 전후의 영국인 의사 윌리스(William Willis)처럼 일본에 다시 갈 기회는 없었다. 이후 '일본적십자사'가 국제적십자사에 가맹하기 위해 운동을 벌인 제3차 만국적십자총회(1884년)와, 가맹 신청을 한 제4차 만국적십자총회(1887년)에서 네덜란드 대표였던 폼페가 일본을 지원해줌으로써 일본은 염원하던 가맹을 이룰 수 있었다.

폼페의 양생소는 일본인이 처음으로 보고 배운 본격적인 서양식 병원이었으며, 폼페의 양생소 시설 설계, 운영 방식은 그 이후 메이지 초기에 병원의 모델이 되었다. 또한 메이지 이후의 대표적 병원은 양생소의 '의학교와 부속 병원'이라는 형식을 답습하고 있다.[10] 네덜란드의 식민지 의료 정책이 목표로 한 시나리오대로 서양 의학의 보급과 실시가 이루어진 것이다.

나가사키에 폼페의 요양소가 개설된 것은 1861년이었다. 이 무렵 러시아나 프랑스 또한 하코다테(箱館, 函館)에 병원 건설을 계획하고 있었다. 러시아에서는 하코다테의 러시아정교회 사제인 마호프(Ivan Machov, 1859년 일본에 옴)와 니콜라이(Nikolai Kasatkin, 1861년 일본에 옴)가 병원 설립에 나섰다. 프랑스에서는 파리외국선교협회에서 파견된 가톨릭 선교사 카숑(M. Cachon)이 병원을 개설하려 했다. 그 결과 1863년 '러시아 해군병원'이 개설되었다. 폼페의 양생소가 개설된 지 2년 후의 일이다. 하코다테의 러시아 해군병원은 두 번째 본격적인 근대 서양식 병원이라 할 수 있다(알메이다의 후나이 병원을 포함시키면 세 번째 서양식 병원이다). 러시아 해군병원에 대해서는 이 책의 4장 3절, '니지마 조와 하코다테의 러시아 해군병원'에서 자세하게 다뤘다. 카숑은 낙담하고 일시 귀국했다. 카숑은 1864년 이후 프랑스 주일공사 로쉬의 일본어 통역으로 활약했다. 1863년 요코하마에서는 각국 영사단의 관리하에 있는 거류민의 자금 각출로 '요코하마 퍼블릭병원'이 개설되었다. 여러 국가는 요코하마에 해군병원을 개설하기 시작했으며, 1864년 프랑스가 가장 발 빠르게 영사관용으로 확보한 해안로(海岸通り) 9번지에 '프랑스 해군병원'을 건설하기 시작했다. 요코하마에 설립된 다른 나라의 해군병원으로는 82번지에 '네덜란드 해군병원'(1866년), 요코하마 야마테(山手) 115-117번지에 '영국 해군병원'(1867년), 99번지에 '미국 해군병원'(1872년), 요코하마 모토마치(元町)에 '독일 해군병원'(1878년, 〈그림 29〉 참조)이 있다. 네덜란드 해군병원은 폐쇄된 '요코하마 퍼블릭 병원'의 일부를 수용해 1868년에 거류지의 외국인을 대상으로 하는 '야마테 병원(山手病院, Yokohama General Hospital, Yokohama Bluff Hospital)'으로 개편해 각국 상주 의사에 의한 진료를 시행했다. 이것이 일본 종합병원의 시초다. 1937년에 개축했다. 제2차 세계대전 중에는 '요코스카 해군병원 분원(横須賀海軍病院分院)'이 되었으며, 제2차 세계대전 후에는 이전을 반복하다가 현재 '국제친선 종합병원(國際親善總合病院)'으로 이어지고 있다.

2. 폼페의 제자들과 '나가사키 양생소' 그 후

1862년 네덜란드 군의 교습소의 교관인 바우다윈 1등 군의가 폼페의 후임으로 10월 28일에 도착했다. 불과 3일 후인 11월 1일이 폼페가 출국할 날이어서 인수인계가 급히 이루어졌다. 바우다윈은 안과 치료를 전문으로 했으나 의학 교육에도 주력했으며, 그에게 배운 일본인 제자는 1000명에 달했다.[11] 바우다윈은 1864년 나가사키부교에게 건의해 화학·물리 연구를 목적으로 하는 '분석궁리소(分析窮理所)'를 개설했다(〈그림 11〉 참조).

메이지 초기의 의료 행정에서는 마쓰모토 료준,[12] 사토 다카나카, 나가요 센사이[13]를 필두로 하는 폼페와 후임자 바우다윈의 제자들, 관비 유학생이 요직을 맡았다. 제자들은 폼페의 병원에서 배운 기술과 운영 방식을 1868년 이후 개설되는 병원들로 계승해나갔다.

1865년 분석궁리소는 양생소(병원 겸 의학교)와 합병되어 '세이토쿠칸(精得館)'이 되었다. 이듬해인 1866년, 바우다윈은 후임인 만스벨트와 교대했으며, 막부의 의관도 마쓰모토 료준에서 도쓰카 분카이 등으로 교체되었다.

시대는 에도 말기로 들어섰으며, 막부와 삿초(薩長)•의 대립이 눈에 띄게 심해지면서 막부가 설립한 세이토쿠칸에도 그 영향이 미쳤다. 막부는 삿초 출신자의 입학을 불허했다. 그러나 도바·후시미 전투(鳥羽·伏見の戰い, 1868년)•• 에서 막부군이 패퇴하자 나가사키부교와 세이토쿠칸의 의관이 도망가버려 세이토쿠칸의 관리자가 부재하는 사태가 벌어졌다. 남은 학생들은 투표를 통해 나가요 센사이를 세이토쿠칸의 관장으로 선출했다. 나가요와 만스벨트는

• 사쓰마(薩摩)와 조슈 번(長州藩)의 약어. 1866년 양 번(藩)은 동맹을 맺으며 훗날 메이지유신을 추진하는 주축이 된다.

•• 막부가 무너지고 메이지 신정부가 들어서게 되는 계기가 되는 보신 전쟁(戊辰戰爭)의 첫 전투를 말한다.

예과를 부설해 물리, 화학, 기하학 등의 교사로 헤이르츠(Johannes Cornelis Geerts)를 초빙하는 등 세이토쿠칸의 재건에 힘썼다. 나가요는 세이토쿠칸에서 일본 최초로 피하주사를 놓았다.

1868년 세이토쿠칸은 도쿄의 '대병원(大病院)' 개혁과 함께 '나가사키 부 의학교 및 병원(長崎府醫學校竝びに病院)'으로 개명되었으며, 1869년에는 '나가사키 현 병원의학교(長崎縣病院醫學校)'로 다시 바뀌었다. 1870년에는 '대학동교(大學東校)'(현재 문부성의 전신이 되는 관청이자 학교)에 소속되었다. 1871년 문부성이 발족되면서 문부성 소관 '나가사키 현 병원·나가사키 의학교'로 불리게 되었다. 1872년에는 학제 공포(學制公布)*에 따라 '제6대학구 의학교(第六大學區醫學校)'[14]로, 1873년에는 '제5대학구 의학교(第五大學區醫學校)', 1874년에는 '나가사키 의학교'로 계속 명칭이 바뀌었다. 1874년에는 타이완 출병(征臺の役)**으로 번지 사무 도독(蕃地事務都督) 사이고 쓰구미치(西鄕從道) 군(軍)이 나가사키에서 출발했다. 나가사키 의학교는 전시 병원으로 활용되었으며, 병원은 '번지 사무지국 병원(蕃地事務支局病院)'이 되었다.

1874년 '도쿄 의학교'로 의학 교육을 집약하는 중앙집권화가 시행되었다. 당시 문부성 소속 의학교로는 도쿄 의학교와 나가사키 의학교, 두 군데가 있었으며, 1874년 10월 나가사키 의학교는 폐교했다.[15] 학교가 소유하고 있던 기구, 도서, 현금 등은 하세가와 다이(長谷川泰) 교장의 독단으로 전부 도쿄 의학교로 보내졌다.[16] 학생도 도쿄 의학교로 인계되었다. 사실상 도쿄 의학교가 나가사키 의학교를 흡수한 셈이다. 이로써 도쿄 의학교는 문부성이 유

* 메이지 신정부의 교육제도 개혁. 교육을 충실히 함으로써 국민의 지식수준을 높여 국가의 근대화를 이룩하고자 했다. 소학·중학·대학으로 크게 나눠 6세 이상인 전 국민이 소학교 교육을 받도록 의무화했다.

** 1871년 10월 일본 어부들이 폭풍으로 난파되어 타이완에 표착했는데, 타이완 원주민에 의해 54명이 살해되었다. 이 사건으로 타이완으로 일본군이 파병되었다. 메이지 정부 최초의 해외파병이었다.

일하게 관할하는 의학교가 되었다.

나가사키 의학교는 폐쇄되었지만, 병원(번지 사무지국 병원)은 타이완 출병이 끝난 1875년에 나가사키 현으로 이관되어 '나가사키 병원'이 되었다. 병원장인 요시다 겐코(吉田健康)는 나가사키 의학교의 재건을 목표로 삼았으며, 1876년 나가사키 병원 내에 '나가사키 의학교장(長崎醫學敎場)'을 설립했다. 이는 사립학교의 형태였다.

1877년 세이난 전쟁(西南の役)•에서는 육군 측의 허가를 받아, 나가사키 병원은 '번지 사무지국 병사병원(兵員病院)'[세이토군단 병원(征討軍團病院)]이 되어 군병원으로서 부상병을 수용했다. 세이토군단 병원은 4월부터 약 한 달 동안 한 동당 40명을 수용할 수 있는 목조 병사 15동(길이 28간, 폭 3간)을 만들었다. 그러나 병실이 부족해 다이온지, 고운칸(廣運館), 쇼가쿠지(正覺寺)에 가설 병원을 만들어 각각을 '제1분파 병원(第一分派病院)', '제2분파 병원(第二分派病院)', '제3분파 병원(第三分派病院)'으로 하여 부상자를 수용했다. 이후 '제4분파 병원(第四分派病院)'도 만들었다.

이 세이토군단 병원의 제11병사가 '하쿠아이샤(博愛社)'(훗날 일본적십자사)로, 처음으로 관군, 적군 구분 없이 부상자를 구료한 장소다. 세이토군단 병원은 11월에 철수했다. 이 병원은 현재의 JR 우라카미역(浦上驛) 앞에 자리잡고 있었으며, 병원 부지의 북쪽에는 1960년부터 일본적십자사의 '나가사키 원폭병원(長崎原爆病院)'이 위치하고 있다. 또 세이난 전쟁 시기에는 나가사키 오우라(大浦) 외국인 거류지에 해군 임시병원이 설치되어 있었다. 세이난 전쟁은 1877년 9월에 끝났다.

1878년 사립 '나가사키 의학교장'은 현립 '나가사키 의학교(縣立長崎醫學

• 현재의 구마모토·미야자키·오이타·가고시마 현에서 사이고 다카모리(西鄕隆盛)가 맹주로서 주도해 일으켰던 사무라이의 무력 반란을 일컫는다. '사학교 전쟁'이라고도 부른다. 메이지 초기에 발생한 일련의 무사 반란 중 최대 규모였으며, 일본 역사상 마지막 내전이 되었다.

校)'로 바뀌어 나가사키 병원장인 요시다 겐코의 염원이었던 나가사키 의학교의 재건이 이루어졌다. 요시다는 사립 의학교에서 현립 의학교로의 승격에 머물지 않고 1888년에는 관립 '제5 고등중학교 의학부(第五高等中學校醫學部)'로 승격시키고 더불어 의학부를 우라카미로 이전하는 일까지 해냈다.

앞서 서술한 대로 폼페의 의학교는 1874년 도쿄 의학교와의 통폐합에 의한 폐교로 일시적으로 운영이 끊긴 적이 있다. 그러나 폼페의 병원은 소속이나 명칭을 바꾸면서도 존속해, 양생소에서 시작되어 지금의 '나가사키대학병원'에 이르기까지 150여 년 동안을 하나의 계보로 정리할 수 있다.[17] 알메이다의 후나이 병원과 에도 막부의 고이시카와 양생소는 존속하지 못했다. 도쿄대학 의학부의 시작이 되는 '오타마가이케 종두소(お玉ヶ池種痘所)'는 폼페의 양생소가 개설된 이듬해(7개월 후)인 1858년에 개설되었다. 그러므로 현재 나가사키대학 병원이 일본에서 가장 오랜 역사를 지닌 병원이라 할 수 있다. 이 폼페의 양생소의 후속은 90년 후 폼페의 모국, 네덜란드[18]를 포함한 연합군이 나가사키에 투하한 원자폭탄에 의해 괴멸되었다. '나가사키 의과대학'은 폭심지에서 동쪽 700m에 위치하고 있었으며, 수강 중이었던 학생 580명 중 414명이 사망했다.[19] 그야말로 역사는 잔인하다.

에도 시대의 병원 시설로는 지금까지 살펴본 에도의 '고이시카와 양생소'(1722년)와 나가사키의 '고시마 양생소(小島養生所)'(1861년), 하코다테의 '러시아 해군병원(ロシア海軍病院)'(1863년), 요코하마의 '프랑스 해군병원(フランス海軍病院)'(1864년), '영국 해군병원(イギリス海軍病院)'(1867년)과 더불어 연대로는 조금 맞지 않지만, 정신병원의 시초가 된 에치고(越後) 나카칸바라군(中蒲原郡) 우노모리(鵜森)에 위치하는 나가이 지겐(永井慈現)의 '교료인(狂療院, 狂疾療院)'(1796년), 지바·사쿠라(佐倉)의 '준텐도 의원(順天堂醫院)'(1843년), 구리모토 호안(栗本匏庵)·시오다 준안(鹽田順庵)에 의한 '하코다테 의학소(箱館醫學所)'[1861·1869년에 관립 하코다테 병원(官立函館病院)으로 명칭 변경], 요코하

마 거류지에 설치된 빈민 치료를 위한 '시료소(施療所)'(1863년), 에도·시바(芝)의 '해군 양생소(海軍養生所)'(1867년) 등이 있다.

여기서 에도 시대의 의학교를 살펴보자. 702~757년에 공표된 다이호 율령은 의학 교육제도를 제정했다. 그러나 그 이후 체계 있는 의학 교육은 쇠퇴하고 의학 지식·기술은 사제 관계로 계승되었다. 에도 시대 중기에는 서양 의학이 태동했으며, 난학 또는 난학과 한학을 절충한 의학교가 많이 세워지기 시작했다. 에도 시대 중기에는 각 번(藩)이 번교(藩校) 안에 의학교를 설립하기 시작했다. 에도 시대에는 총 276개 번(메이지유신 시점의 번 수) 중 98개 번이 의학 교육의 체계와 의사 제도를 갖추고 있었다고 한다. 주된 의학교를 설립순대로 열거하자면 다음과 같다.

번립(藩立) 의학교의 효시는 번립 구마모토 의학교인 '사이슌칸(再春館)'(1756년)이다. 교토에 위치한 하타 고잔(畑黃山)의 '교토 의학원(京都醫學院)'(1781년), '가고시마 번립 의학교(鹿児島藩立醫學校)'(1781년), 오카 번립(岡藩立)인 분고다케다(豊後竹田)의 '박제관 의학부양수국(博齊館醫學部養壽局)'(1789년), 아키타 번(秋田藩)의 '메이토쿠칸(明德館)'(1789년) 등이 있으며, 다키 겐코(多紀元孝)가 에도 간다(神田) 사쿠마 정(佐久間町)에 개설한 사립 '세이주칸(躋壽館)'(1765년)은 화재로 소실되었지만, 막부는 이를 '의학관(醫學館)'으로 부활시켜 1791년에는 막부 설립 교육기관이 되었다.

번 소속 의학교는 그 이후에도 계속 늘어 도쿠시마 번(德島藩)의 '데라시마 학문소(寺島學問所)'(1791년), 요네자와 번(米澤藩)의 '고세이도(好生堂)'(1792년), 사쿠라 번의 '세이토쿠쇼인(成德書院)'(1792년), 가고시마의 '조시칸나이 의학원(造士館內醫學院)'(1793년), 와카야마 번(和歌山藩)의 '의학관(醫學館)'(1793년), 가나자와 번(金澤藩)의 '메린도(明倫堂)'(1793년), 후쿠오카 번의 '사이신칸(采眞館)', 하기 번(萩藩)의 '메린칸나이 의학부(明倫館內醫學部)', 아이즈 번(會津藩)의 '닛신칸나이 의학부(日新館內醫學部)'가 있다.

19세기에는 후쿠이 번(福井藩)의 '사이세이칸(濟生館)'(1819년), 쓰 번(津藩)의 '유조칸(有造館)'(1820년), 미토 번(水戶藩)의 '고도칸(弘道館)'(1838년), 야마구치 번의 '의학관(醫學館)'(1840년), 모리오카 번(盛岡藩)의 '메이기도(明義堂)'(1842년), 고치 번(高知藩)의 '의학교(醫學校)'(1843년), 후쿠야마 번(福山藩)의 '세이시칸(誠之館)'(1854년) 등이 학교 문을 열었다. 그러나 의학교는 임상 교육용 소속 병원을 갖추고 있지는 않았던 것 같다.

앞서 기술한 '세이주칸'과 더불어 오쓰키 겐타쿠(大槻玄澤)가 에도 교바시(京橋)에 세운 '시란도(芝蘭堂)'(1786년), 오사카 최초의 난학교(蘭學校)인 '시칸도(絲漢堂)'(1795년)는 초기에 지어진 사립 의학교다. 1839년에는 교토 난젠지(南禪寺)에 신구 료테이(新宮涼庭)가 의학교 겸 도서관인 '준세쇼인(順正書院)'을 개교했다. 내·외과 외에도 8개 학과를 만들어 체계적인 의학·유학 교육을 행해 메이지 시기까지 유지되었다.

시간이 흘러 난방의인 오가타 고안(緒方洪庵)과 사토 다이젠(佐藤泰然)은 나가사키에서 요하네스 에드윈 니만(Johannes Erdewin Niemann, 抳縵) 등에게 난방 의학을 배웠다. 고안은 2년, 다이젠은 4년 동안 배웠다. 1838년에 고안은 오사카 가와라야 정(瓦屋町)에서 개업을 했지만, 제자가 늘어 공간이 협소해져 1845년에 오사카 기타하마(北浜)*에 있는 상가를 30년 분납 조건으로 구입해 난학 학당인 '데키테키주쿠(適々塾)'[20]를 개설했다. 다이젠은 에도의 료고쿠 야겐보리(兩國藥硏堀)**에 의업[醫業, 난방 외과(蘭方外科)]과 함께 난학 학당인 '와다주쿠(和田塾)'를 개설했다. 두 곳 모두 네덜란드어를 사용한 서양 의학 교육의 메카였다. 당시 난방 의학을 가르친 곳으로는 데키테키주쿠, 와다주쿠 외에도 에도에는 이토 겐보쿠(伊東玄朴)의 '쇼센도(象先堂)', 쓰보이 신

* 현재 오사카 시 주오 구 기타하마 3가(大阪市中央區北浜三丁目).

** 현재 주오 구 히가시니혼바시 2가(中央區東日本橋二丁目).

도(坪井信道)의 '닛슈도(日習堂)', 도즈카 세카이(戸塚靜海)의 사설 학당(私塾), 교토에는 앞서 기술한 '준세쇼인'이 있다. 이토 겐보쿠, 쓰보이 신도, 도즈카 세카이는 에도의 3대 난방의라 불렸다.

데키테키주쿠에는 자체적인 병원 의료 시설이 없었으나, 오가타 일족은 1869년에 설립한 관립 '나니와 임시병원(浪華仮病院)'(현재 오사카대학 의학부)의 운영에 관여했다. 사토 다이젠은 1843년에 와다주쿠를 에도에서 지바 사쿠라로 이전해 서양 의학교와 병원을 세우고 '준텐도 의원'[21]이라 칭하고 외과의사를 양성하기 시작했다. 이 병원이 일본 최초의 근대 사립병원이다. 지금의 준텐도대학(順天堂大學)으로 이어진다.

4장

에도 시대 말기의 서양 병원

1. 후쿠자와 유키치의 구미 병원 견문

알메이다의 후나이 병원의 선례가 있기는 하지만, 나가사키에 위치한 폼페의 고시마 양생소는 일본인이 처음 겪는 본격적인 '병원(Hospital)', 즉 서양식 병원이었다. 당시 사람들은 외래나 입원과 같은 병원 시스템을 견문하고 체험하며 아마 틀림없이 놀랐을 것이다. 폼페의 의학 전습소와 고시마 양생소는 그 후 일본 의학 교육과 병원 건설의 모델이 되었다. 즉 의학교와 부속 병원이 세트로 구성된 형식이다. 에도 시대에 사람들은 병원이라는 새로운 문명 시설, 시스템을 어떻게 이해하고 일본으로 받아들였을까?

처음 병원을 본 에도 시대 사람들이 느꼈을 신선하고 소박한 놀라움을 이 책에서는 후쿠자와 유키치(福澤諭吉)의 서양 여행(洋行)을 간접 체험하는 것을 통해 이해하고자 한다. 후쿠자와는 에도 시대 말기·메이지 시기 초기 일본의 지식인(intelligentsia)이며, 일본학사원(日本學士院)의 초대 원장이었다. 게이오기주쿠(慶應義塾)의 창설자이기도 하다.

후쿠자와는 오가타 고안의 데키데키주쿠에서 공부했다. 후쿠자와의 서양

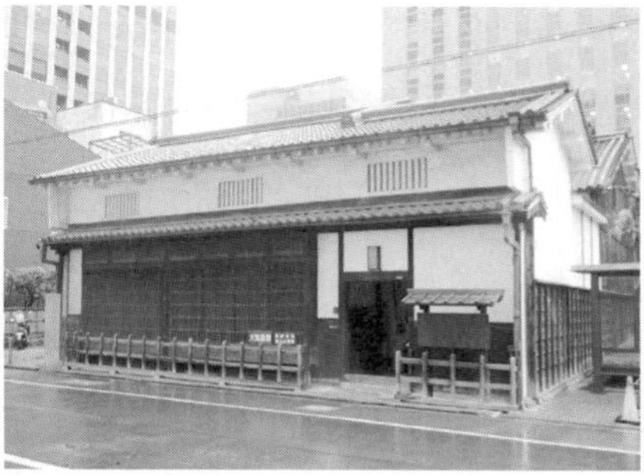

그림 13_ 데키테키주쿠[오가타 고안의 고택과 학당(오사카 시 주오 구 기타하마 3가)

여행을 따라가기에 앞서 에도 시대 말기에 데키테키주쿠가 수행한 역할에 대해 먼저 해설해두고자 한다. 에도 시대 말기·메이지 시기 초기 일본 의학에서는 오가타 고안의 데키테키주쿠 또는 폼페의 의학 전습소(둘 다 거친 사람도 있다) 출신자와 서구 유학파가 리더가 되어 의학 발전과 의료 제도의 정비 구축에 힘썼다. 데키테키주쿠는 오카야마(岡山) 출신 난방 의사 오가타 고안이 개설한 사립 학당으로, '데키주쿠(適塾)', '데키테키사이주쿠(適々齋塾)'로도 불렸다. 고안의 호는 '데키테키사이(適々齋)'였으며, "스스로 마음에 맞는 것을 알맞다고 여긴다"•는 말에서 비롯되었다. 의사, 학자, 교육자로서 마음을 다하는 것이 자신에게 '알맞은 것(適)'이라고 한 고안의 심경을 의미하고 있을 것이다. 고안은 당시 사람들이 가장 무서워했던 천연두[에도 시대·메이지 시기에는 두창(痘瘡), 포창(疱瘡), 완두창(豌豆瘡), 상창(裳瘡)으로도 불렸다]의 예방법인 종두를 본격적으로 전파한 사람이다. 또한 1858년 콜레라[에도·메이지 시기에는 호열자(虎列刺), 고로리(ころり, 箇勞痢, 虎狼狸)라고 불렸다]가 대유행했을 때도 밤을 세워가며 최신 콜레라 치료법이 담긴 『고로리 치준(虎狼痢治準)』을 집필해 무료로 배부했다. 일본 공중위생 분야를 창시한 사람 중 한 명이기도 하다.

• 『장자(莊子)』 대종사(大宗師) 편에 나오는 문장이다. "자신의 마음에 맞는 것을 알맞다고 여겨 구하고, 남의 칭찬이나 꾸짖음에 기뻐하거나 슬퍼하지 않는다(自適其適)." 흔히 '자적'의 모습을 뜻한다.

데키테키주쿠는 오사카 기타하마에 위치하고 있으며, 고안은 29세부터 53세까지 25년 동안 학생을 지도했다. 〈그림 13〉을 보면, 건물 정면의 폭은 6간(약 11m)여 정도로 그다지 넓지 않지만, 안쪽은 22간(40m)으로 내부는 의외로 넓다. 난방 의학의 실시와 교육에서뿐만 아니라, 고안은 어학에도 뛰어나 네덜란드 학문을 통해 의학 이외의 양학(洋學)을 배우고자 하는 사람도 가르쳐, 국가에 유익한 인재를 배출했다. 전국에서 수재들이 모여들어 그 수는 3000명에 이르렀다. 저명한 문하생으로는 후쿠자와 유키치, 하시모토 사나이(橋本左內), 무라타 조로쿠(村田藏六)[훗날 오무라 마스지로(大村益次郎)], 오토리 게이스케(大鳥圭介), 나가요 센사이(長與專齋), 사노 쓰네타미(佐野常民), 오가타 이쿠조(緒方郁藏), 오가타 고레요시(緒方惟準), 하나부사 요시모토(花房義質), 다카마쓰 료운(高松凌雲)이 있다. 문하생 '성명록(姓名錄)'에는 [현재의 도·도·부·현(都道府縣)별로 정리하자면] 아오모리 현(青森縣)과 오키나와 현(沖縄縣)을 제외한 전국 출신의 636명의 이름이 적혀 있다. 앞서 기술한 대로 이러한 배경으로는 총 276개 번(藩) 중 약 98개 번에서 의학 교육제도, 의료 제도를 갖추고 있었던 것을 들 수 있다.

고안은 "의사로서의 삶이란 타인을 위한 것이지 자신을 위한 것이 아님을 명심할 것. 자신의 안위를 생각하지 아니하고 명리를 바라보지 않으며 오직 자신을 버리고 모든 것을 사람을 구하는 것에 다해야 한다. 병자에 대해서는 오직 병자만 봐야 한다. 귀천빈부(貴賤貧富)를 따지지 말아야 한다"라고 제자들을 가르쳤다[『부씨의계지략(扶氏醫戒之略)』].[1] 학풍은 자유롭고 활달했던 것으로 보이며, 학생이었던 후쿠자와 유키치는 (자서전인 — 옮긴이) 『복옹자전(福翁自傳)』에서 데키테키주쿠에서 공부한 생활 풍경을 "학문이나 공부에 있어 당시 세상에서 오가타 숙생(緒方塾生, 데키테키주쿠의 학생 — 옮긴이)에 비견될 자는 없으리라. …… 여태까지 한 번도 베개를 벤 적이 없다. 왜냐하면 공부 시간은 언제가 되든지 상관없어 거의 밤낮을 구별하지 않았으며, 해가

떨어졌다 해서 언제 잘까 생각하지 않고 계속 책을 읽었다. 독서에 지쳐 졸음이 오면 책상에 엎드려 자거나 마루가 높은 부분(床側)을 베개 삼아 누워 잤지 제대로 요를 깔고, 이불을 덮고, 베개를 베고 잔 적은 단 한 번도 없었다"라고 기술하고 있다. 원내에서 한 사람이 차지하는 면적은 다다미 한 개 정도로, 달에 여섯 번 개최된 회독(會讀)*의 성적에 따라 배치가 정해졌다.

데키테키주쿠에 있을 당시 젊은 후쿠자와의 청운의 뜻은 다음과 같은 자랑스러운 말로 요약할 수 있다.[2] "서양의 발전된 책을 읽는 것은 일본 안에 있는 사람은 할 수 없는 일이다. 우리들만이 할 수 있다. …… 조의조식(粗衣粗食)하여 언뜻 보기에는 볼품없는 가난한 서생이지만 지력·사상의 활발함과 고상함에 대해서만은 왕후 귀족도 따라올 수 없다는 자부심이 있다."

후쿠자와는 오가타 고안의 데키테키주쿠에서 3년간 난학을 공부했다. 1856년 당시 원생 80명 중 제9대 학생 대표(塾頭)를 맡기도 한 에도 시대 말기 최고의 양학파 지식인이었다. 데키테키주쿠는 어학 학당이자 난방 의학 학당이기도 했다. 후쿠자와 또한 여러 우수한 의학생과 함께 난학을 배웠기 때문에 난방 의학과 폼페의 병원에 대한 지식은 당연히 갖추고 있었다.[3]

후쿠자와는 구미 여행을 총 3회 경험했다.[4] 병원에 관해서는 『서항기(西航記)』, 『서양사정(西洋事情)』, 『복옹자전』에 기술되어 있다. 기록·기술된 내용은 후쿠자와가 서양의 병원을 견학해 놀라고 관심을 가지게 된 항목이라고 할 수 있다. 데키테키주쿠에서 난방 의학 지망생들과 함께 공부한 후쿠자와로서는 서양 의학과 병원에 많은 관심을 기울였을 것이다. 후쿠자와는 표면적인 병원 견학에 머무르지 않고 아직 일본에는 없던 병원의 사업체, 비용, 건설비, 운영, 경영과 국가의 의료 제도 등에 대해서도 세세하게 견학·고찰해 기록에 남겼다. 형식적으로 한번 훑어보는 견학이 아닌, 병원의 조직 운

* 여러 사람이 모여 책을 읽고 그 내용에 대해 연구하고 토론하는 일을 말한다.

영, 재무, 시스템에 이르기까지 그의 고찰이 폭넓게 이루어지고 있다. 후쿠자와의 안목, 사실에 대한 날카로운 인식에 놀라지 않을 수 없다.

후쿠자와가 처음으로 본 병원은 샌프란시스코 시내에 위치한 '합중국 해원병원(United State Marine Hospital, 合衆國海員病院)'이었다. 첫 도항에서 '간린마루(成臨丸)'가 샌프란시스코에 도착한 후 혹독한 항해로 인해 선원 세 명이 이 병원에 입원했고, 후쿠자와는 병원에 문병을 갔다(두 명은 사망, 한 명은 후일 사망). 처음 본 서양 병원에 어떤 감상을 가졌을까? 7년 후 샌프란시스코에 다시 방문한 후쿠자와는 선원 세 명의 묘지를 방문했다. 같은 선박이라고 해도 신분이 낮은 선원은 빈약한 식사와 열악한 생활환경 속에 거센 파도를 항해해 몸 상태가 나빠졌던 것이다. 후쿠자와는 일본 사회의 신분제도에서 비롯된 청년들의 죽음에 마음 아파했다. 참고로 간린마루에 오른 50명의 뱃사람 중 30명이 시와쿠 사람들(鹽飽衆)이었다. 세토나이카이(瀨戶內海) 비산 세토(備讚瀨戶)에 있는 시와쿠 제도(鹽飽諸島)의 주민들은 해적의 후손인데, 아주 탁월한 선박 조종술로 기타마에선(北前船)을 다루는 항해 전문가들이었다.

이 책에서는 앞서 언급한 세 권 중에서 『서항기』를 살펴본다(『서양사정』은 이 장의 미주 11에서 소개한다). 『서항기』는 1861년 후쿠자와가 막부의 견구사절을 수행해 유럽 국가들을 돌아보았을 때의 일기다. 1861년 12월 영국 군함으로 시나가와(品川)를 출발, 홍콩, 이집트를 경유해 프랑스, 영국, 네덜란드, 프로이센, 러시아, 포르투갈을 방문하고 1862년 11월에 귀국했다. 『서항기』에는 방문한 시설로 병원이나 의학교가 자주 등장하고 있다.

그는 '병원(病院)'이라는 번역어를 사용했다. 다음에서 그중 주된 것만 짚어보자. 당시 일본인이 처음으로 병원을 가까이에서 보게 된 놀라움을 원문을 보면서 이해해보고자 한다.[5] 후쿠자와의 문장이 평이하게 쓰여서 『서양사정』, 『학문의 권유로(學問のすすめ)』, 『문명론의 개략(文明論之概略)』은 베스트셀러가 되었고, 국민의 문명개화·계발에 큰 영향을 미쳤다.[6]

1862년 1월 8일, 홍콩

홍콩에 있다. 상륙해 병원을 방문했다. 이 항구에는 병원 세 곳이 있다(불과 하루를 체류하면서도 홍콩에서 병원을 방문했다. 병원에 갈 필요가 있었는지 모르겠지만, 당시 병원에 대한 그의 관심이 컸음을 알 수 있다. — 지은이)

3월 17일, 파리

아침 10시에 병원을 보았다. 파리 중심(巴理府)에는 크고 작은 병원이 13곳이 있었다. 병원에는 의관(醫官)이 각 8명에서 15명, 가장 큰 병원에는 30명 있었다. 간병인(介抱人)은 남녀 모두가 있었는데, 남자는 남자 환자를 돌보고 여자는 여자 환자를 돌보았다. 환자 50명에 대해 간병인 10명을 두는 것을 원칙으로 했다. 또한 '논'이라 부르는 사람이 있었다(그에 따르면 '논'은 여성 자원봉사자로, 병원 근무일과 근무시간을 매번 스스로 자유롭게 정했고, 봉급은 옷과 식사를 제공받은 것뿐이었다. 근무 기간 중 정조를 지킬 것을 신께 맹세했기 때문에 이들은 남녀 환자를 구별하지 않고 돌보았다 — 지은이).• 13곳의 병원이 여기저기 분포해 있었는데, 모두 왕성(王城) 근방인 데다가 관아가 있어서 관마다 관리인을 두고 전체 병원을 총괄하고 있었다. 도시의 주민이 병원에 가려고 하는 경우, 먼저 그 관아에 가서 관리의 허가를 받아야 한다.

오늘 본 곳은 (파리 중심에 위치한 13곳 병원 중) 제일 큰 병원은 아니었다.[7]

병원 안은 두 부분으로 나뉘어 있었는데, 한쪽에는 남자가 있고, 다른 한쪽에는 여자가 있었다. 각 부분에는 9개의 병실이 있었는데, 한 병실에는 32개의 병상이 있었다(병상 수 합계, 두 부분×9실×32개=576개).

병원 비용의 전부가 정부에서 나오는 것은 아니다. 처음 건축할 때는 도하(都下)에 명령을 내려 집집마다 빈부의 정도에 따라 돈을 내게 하고 그 후 병원을

• 수녀, 수도녀(修道女)를 말하는 것으로 보인다.

수리하거나 또는 병자에게 제공한 옷, 먹을 것, 약품의 비용과 일하는 사람의 월급 등의 비용은 이하의 법에 따라 돈을 받았다.

첫째, (파리 중심) 도하의 부자는 병원에 돈을 기부해야 한다.

둘째, 도하의 연극, 구경거리, 그 외 모든 유락(遊樂)에 의해 이익을 본 자는 이익을 얻은 곳의 돈의 10분의 4를 병원에 납부해야 한다.

셋째, 병원에 들어가 병을 치료하는 경우, 빈자는 전부 병원 치료를 받을 수 있는데, 아직 빈곤이 심하지 않지만 스스로 의사를 초청할 능력이 없는 사람인 경우에도 병원에 들어간다. 이 같은 사람은 하루에 2프랑 혹은 4, 5프랑을 병원에 납부한다.

넷째, 정부에서 전당포(典庫)를 만들고, 도하 사람인 경우, 돈에 쪼들리는 사람은 물건을 맡기고 돈을 빌린다. 이 법률에서는 1년을 기한으로 두고 6%의 이자를 납부하도록 한다. 화물을 맡긴 사람이 기한이 되었는데도 돈을 갚지 못하는 경우, 즉시 그 물건을 경매한다. 예를 들어 경매로 물건이 130프랑에 낙찰되면, 빌린 돈 100프랑과 이자 6프랑을 정부가 갖고, 이것을 뺀 나머지 24프랑 역시 병원에 준다.

이상은 보통 병원에서 시행한 일반적인 방식이다. 이 밖에 해군, 육군병원, 양로원, 양유원(養幼院), 양아원(養啞院, 청각장애인을 위한 학교 — 옮긴이), 양맹원(養盲院, 시각장애인을 위한 학교 — 옮긴이)이 있다. 이들의 비용은 전부 정부가 부담했다. 단 가난하지 않은 언어장애인, 시각장애인 어린이가 원에 들어가 여러 가지 기술을 배우게 하고자 하는 경우에는 그 학비를 낸다.

4월 8일, 런던

킹스칼리지(King's College) 병원에 갔다. 병원의 장비는 파리의 병원과 대동소이했다. 다만 영국에서는 병원 등을 만들 때 정부가 지출하는 비용이 더 적고 대개 국민이 회사를 설립해 병원을 만든다[1862년 이 분큐 사절단(文久使節團)이

유럽을 방문한 것은 덴쇼 사절단(天正使節團, 1582~1590), 게이초 사절단(慶長使節團, 1613~1620)의 방문 이후 250년만이었다. 유럽 언론은 흥미롭게 사절단의 활동을 보도했다. ≪타임스(Times)≫는 1862년 5월 9일 다음과 같이 보도했다. "일본 사절단의 의사 다섯 명이 '킹스칼리지 병원'을 찾았다. …… 주방에서 일행은 처음으로 가스로 요리되는 뼈 있는 고기를 보았다. 수압리프트는 일행의 큰 관심을 끌었던 모양이다. …… 일행의 방문은 전혀 예기치 못한 일이어서 병원 위원 또는 주요 의료책임자 누구도 수행하지 않았으나 방문자는 …… 여기저기 비서의 안내를 받았다." 5월 12일 자 신문에는, "토요일에는 의사 미쓰쿠리(미쓰쿠리 슈헤이, 箕作秋坪)와 의사 마쓰키 고안(松木弘安)이 사절단의 수행원 가운데 한 명인 오타(오타 겐자부로, 太田源三郎)와 함께 '킹스칼리지 병원'을 다시 방문했다"라고 보도했다. — 지은이].[8]

4월 13일, 런던
닥터 장 부르스와 함께 '성 메리 병원(Saint Mary's Hospital)'에 갔다. ……

4월 22일, 런던
닥터 존슨과 '성 조지 병원'에 갔다 돌아오는 길에 함께 양아원, 양전원(養癲院)에 갔다(이후 그가 시찰하고 이해한 농학교 양아원, 양맹원, 정신병원 양전원 제도 등에 대한 긴 기술이 있다 — 지은이).

6월 20일, 위트레흐트
아침 아홉 시부터 마차를 타고 학교 병원 등을 돌아봤다.[9]

6월 29일, 베를린
병원 '코리제(Chorisie)'에 갔다. 베를린 최대 병원으로 정부가 세웠다. 병상

1500개, 의사 50명, 1년 경비는 20만 탈러[thaler(ターレル), 달러의 옛 표현 — 옮긴이]였다.

6월 30일, 베를린
양아원에 갔다. 제도는 영국, 네덜란드와 같았다. ……

8월 10일, 페테르부르크
의학교에 갔다. 학생은 700명이었다. 학교 옆에 병사들의 병원이 있었다. 병상은 2000개가 마련되어 있었다. 이 병원은 주로 군인을 위해 건설한 것이지만, 일반인도 병원에서 치료받을 수 있다. 비용은 전부 정부가 부담한다. 부자는 치료비를 내는 경우도 가끔 있다.

이상은 『서항기』에서 병원에 관한 부분을 발췌한 것이다. 『복옹자전』에는 "어디를 가도 환영받고 …… 병원에 가면 해부도 보여주고 외과 수술도 보여주었다"라고 기술되어 있다. 단 후쿠자와의 신분은 바이신(陪臣, 가신의 신하 — 옮긴이)으로 그는 자유롭게 견학하지는 못했으며, 막부의 감시관이 동행해 행동하기가 불편했던 것으로 보인다.

후쿠자와는 병원, 양아원, 양맹원, 양로원, 양유원, 양전원 이외에도 철도, 증기선, 증기차, 호텔, 약원(동식물 박물원), 전람장(산업제품 전시장), 그리니치 천문대, 학교, 은행, 교회, 감옥, 해군국, 터널, 대교, 무기고, 각 공장, 장서고(도서관), 제철소, 펜 제조 공장, 의사당, 화폐국, 식물원, 박물관, 포대, 가스국, 그 외 많은 근대 시설을 시찰하고 각각의 제도, 시스템, 운영, 경영 등에 대한 날카로운 고찰 또한 기록했다.

후쿠자와는 『서항기』의 여행기를 『서양사정』에 다시 정리했다. 『서양사정』에는 병원, 빈원(貧院), 아원(啞院), 맹원(盲院), 전원(癲院), 치아원(痴兒院,

지적장애인을 위한 학교 ― 옮긴이)에 대해서는 각각 별도의 항목으로 나누어 처음 보고 들은 이들 시설의 상황이나 국가의 제도에 대해 서술했다.[10] 이 장의 미주 11에 『서양사정』에 등장하는 병원에 대한 부분을 소개해두었다.[11] 『서양사정』은 베스트셀러가 되었다. 1866년부터 1870년에 걸쳐 분책 형식으로 순차적으로 발행되었다. 당시 사람들은 『서양사정』을 읽고 신선한 충격을 받았으며, 후쿠자와가 소개한 글을 토대로 열심히 새로운 문화를 이해하고 흡수하려 했을 것이다. 그러나 후쿠자와가 기록한 프랑스 시민계급(부르주아 ― 옮긴이)의 출자로 만든 병원 같은 경우, 시민계급이 존재하지 않던 메이지 초기 일본 사회에서는 채용되지 않았다. 일본에서는 『서양사정』을 읽은 지식인 계층의 무사가 번립(藩立) 형태로 서구적 병원을 설립해나갔다.

2. 동양 의학의 '의학관'과 서양 의학의 '의학소'

에도 시대에는 동양 의학(漢方)이 관학이었으며, 에도 시대 말기 의학의 중심은 쇼군의 주치의인 다키(多紀) 일가가 장악하고 있었다. 한방(漢方)은 약물요법과 침구 의학의 두 갈래로 나뉘어 있었다. 1765년 다키 모토타카(多紀元孝)는 1500평 토지를 막부에게 빌려 간다사쿠마 정(神田佐久間町)에 일본 최초의 사립 의학교 '세이주칸(躋壽館)'을 열고 서고, 약원을 부설해 한방의를 양성했다. 1791년 막부는 세이주칸을 인수·증축해 관립 '의학관(醫學館)'이라 하고, 다키씨(多紀氏)를 세습 관장에 임명했다. 이후 에도 시대 말기까지 약 80년간 의학관은 한방 의학의 중추 시설로서 존재했다.

다키씨 학문은 일본과 중국 고서를 검증하는 문헌 중심의 학문으로, 고증파(考証派) 또는 절충 학파(折衷學派)로 불린다. 고증파는 당시 일본 한방의 주류였다. 다키씨의 교전(敎典)은 일본에서 가장 오래된(984년 편집) 본초 전서

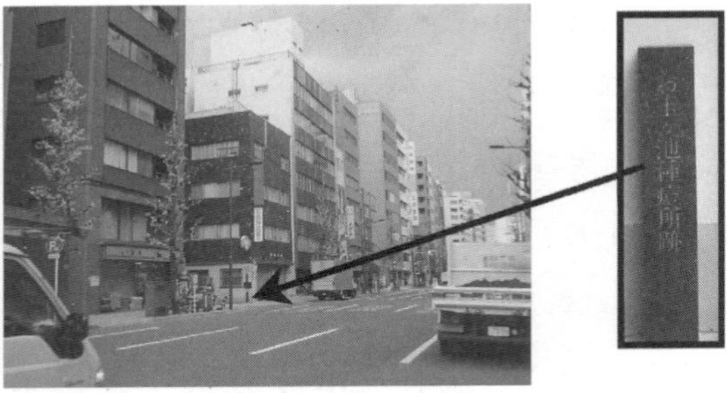

그림 14_ 오타마가이케 종두소 터(도쿄대학 의학부 발상지, 지요다 구 이와모토 정 2-7-11)

로 전 30권의 『의심방(醫心方)』이다. 『의심방』은 다키 일가의 비법이었다(국보로 현존하며 도쿄국립박물관 소장이다). 다키씨는 이 『의심방』을 편집한 단바노 야스요리의 후손이다. 제8대 쇼군 요시무네(吉宗)의 신임을 얻어 오쿠시(奧醫師, 쇼군 주치의에 해당 — 옮긴이)가 되어 모토타카(元孝) 때 성을 '가네야스(金保)'에서 '다키'로 바꾸었다.

또한 에도 시대에 '한방'이란 말은 없었고, 네덜란드 의학은 난방 의학이라고 불렀다. 메이지 시기가 되자 주류였던 서구 의학이 서양 의학이라 불렸고, 반대로 기존의 의학은 한방 의학이라 불렸다. '난방(蘭方)'과 비교해 '한방(漢方)'은 중국에서 전래된 의학을 뜻한다.

에도 시대 후기 의료 제도상에서 황한 의학(皇漢醫學)과 난방 의학 사이에 갈등이 있었다. 황한 의학이란 한방 의학을 핵심으로 하지만 일본화된 의료로 '의학관'을 중심으로 하는 의학이다. 1842년 출판물 검열 허가제가 채택되었다. 번역서는 천문방(天文方)에서 검열 및 출판 허가를 받아야 했다. 1849년 막부 의사의 분야 중 외과, 안과를 제외한 분야에 난방의(蘭方醫) 금지령이 내려졌다. 같은 해 모든 의학서는 의학관의 허가를 받아야 했고, 결국 이 의학 간의 대립에서는 황한 의학이 승리했다.

그러나 종두법 보급 등 시대적 흐름에 저항하기가 어려웠고, 1858년 난방의 금지령이 해제되어 난방 의학은 해금되었다. 1857년 일본에 온 군의 폼페는 앞서 기술한 대로 막부에 건의해 병원의 건설과 연구 시설의 설치를 강력히 요구했다. 1858년에는 콜레라가 창궐해 일본인들은 폼페의 콜레라 방역 지식의 중요성을 인식했다. 1860년에는 '의학 전습소'가, 1861년에는 막부 설립 병원 고시마 양생소의 개설이 허용되었다. 일본은 서양 의학의 시대를 맞았다.

1796년 영국 외과 의사 에드워드 제너(Edward Jenner)가 천연두를 예방하기 위한 종두법을 발견했다.[12] 제너의 발견으로부터 반세기 후 1849년, 일본은 네덜란드령 바타비아에서 수입한 두가(痘痂, 두창 딱지 — 옮긴이)를 사용하는 우두 접종에 성공했고, 이는 곧 규슈에서부터 시작되어 전국으로 퍼졌다.

난방의 사이의 정보교환으로 반년도 채 되지 않아 종두가 보급되었다. 하지만 에도에서는 막부 의사 양성기관 '의학관'이 종두에 반대했기 때문에 종두가 늦게 채용되었다. 1857년 의학관의 총재 다키 겐켄(多紀元堅)이 사망하자 의학관은 막부에 대한 발언력이 약해졌다. 이를 기회로 에도의 난방의 이토 겐보쿠 등은 난방의에게 호의적이었던 간조부교(勘定奉行) 가와지 도시아키라(川路聖謨)의 이름으로, 제두소(除痘所) 설립을 허가해 줄 것을 막부에 정식으로 출원했다. 결국 1858년 허가가 났다. 사설 '종두소'가 이토 겐보쿠 등 82명의 난방의들이 낸 약 580냥의 출자금으로 간다 오타마가이케[13] 마쓰에정(神田お玉ヶ池松江町)에 위치한 가와지 도시아키라의 부지(下屋敷敷地) 내에 개설되었다. 1849년 개설된 교토, 오사카, 후쿠이(福井)의 '제두관(除痘館)'과 비교하면 9년이나 늦은 개설이다. 역사가 가르치는 사실(史實)은 의학이라는 과학 세계에서도 이치만으로 세상은 돌아가지 않는다는 것이다.

종두소에서는 나흘마다 종두를 놓았다. 그 외의 날에는 난학 의술을 공부하는 모임이 열렸다.[14] 종두소가 개설된 지 두 달 후 막부는 난방의 금지령을 해제하고 서양 의학을 따르는 막의(幕醫)를 허가했다. 이토 겐보쿠 등 여섯 명의 난방의가 쇼군 이에사다(家定)의 오쿠시로 등용되었다. 이는 막부 최초

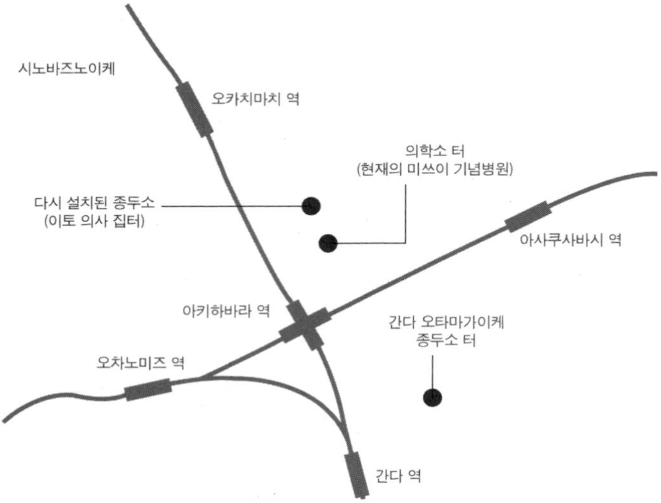

그림 15_ 에도 시대 말기 에도에서의 서양 의학의 태동[도쿄대학 '건강과 의학박물관(健康と醫學博物館)'의 패널]

로 서양 의사를 공식 채용한 것이었다. '오타마가이케 종두소'는 반년 후의 어느 날 새벽, 간다 아이오이 정(神田相生町)에서 시작된 화재로 불타버렸다. 종두소 동지인 미야케 곤사이(三宅艮齋)의 지인으로 조시(銚子)에서 간장 제조업을 하는 하마구치 기헤이(濱口儀兵衛家, 현재 야마사 간장 주식회사)의 제7대 당주, 하마구치 고료(濱口梧陵)가 있었다. 하마구치가 기부한 300냥과 난방의들의 성금으로 이듬해 근처 시타야오카치 정(下谷御徒町) 이즈미바시로[和泉橋通り, 현재 간다이즈미 정(神田和泉町)]의 옛 도도 이즈미노카미(藤堂和泉守)• 저택 북쪽(당시 이토 겐보쿠의 집 일부)에 종두소가 재건되었다. 이 종두소가 '도쿄대학 의학부'의 원천이 되었다. 하마구치 고료의 전기에 따르면 도서, 기계류를 구입하는 데 추가로 400냥의 기부가 이루어졌다. 오늘날 도쿄대학이 존재하게 된 것은 하마구치 덕분이며, 도쿄대학에 있어서는 크게 고마워

• 도도(藤堂): 쓰 번의 번주 일족의 성(氏), 이즈미노카미(和泉守): 일종의 관직명.

해야 할 은인이지만, 왠지 이상하게도 항간에는 잘 알려지지 않았다.

종두소는 1860년에 관영화되어 이듬해 '서양 의학소'로 개칭, 종두·교육·해부의 의과 3과 교육 체제를 갖췄다. 오쓰키 슌사이(大槻俊齋)가 초대 소장(頭取)에 임명되었다. 폼페의 제자인 오쓰키는 폼페식 교육제도를 채용했다. 오쓰키는 1862년 타계하고, 오가타 고안이 오쿠시 겸 2대 소장이 되어 오사카로부터 상경했다. 1863년 '서양 의학소'는 '의학소'로 개칭되어[15] 의과 7과가 되었다. 이는 막부가 서양 의학을 의학의 본류로 인정하고 '의학소'가 한방의 '의학관'과 동등한 지위로 승격한 것을 의미한다. 의학사에서는 탈아입구(脫亞入歐)•의 해가 되었다고 할 수 있다. 에도 시대 말기 막부가 동양 의학의 '의학관'과 서양 의학의 '의학소'[16] 둘 모두를 의학 연구 시설로 공인하고 직할한 사실에는 각별히 유의할 필요가 있다. 그 후 메이지 이후의 정부는 의학을 서양 의학으로만 제한했다. 전통 의학을 버린 것은 아시아 국가에서는 드문 예다. 막부 직할의 난학 의학 연구·교육 시설은 나가사키(양생소), 에도(의학소) 두 곳에 있었다.

의학소의 초대 소장(서양 의학소부터 따지면 2대 소장)인 오가타 고안은 이사인 이토 겐보쿠와 협력해 교육이 충실히 이루어지도록 힘썼다. 그러나 고안은 그해(1863년) 병사했고, 마쓰모토 료준이 고안의 후임 소장으로 임명되었다. 교수 5명, 조교 4명, 학생 약 60명 규모였다.

또한 선진 서구 문명을 동경하고 있던 니지마 조[新島襄, 도시샤(同志社) 창립자]는 1864년 에도 시대 말기의 '의학소'에 대해서 통원 중이던 하코다테의 '러시아 해군병원'과 비교해 "서양 의학을 대표하는 우리의 '의학소' 병원 직원은 병원 식사로 돈을 벌며, 근무하는 의사는 약으로 돈을 벌고 있다. 청소

• 일본의 대표적인 개화기 사상가 후쿠자와 유키치의 주된 주장으로, 앞으로 일본은 "아시아를 벗어나 서구 사회를 지향해야 한다"라고 했다.

도 제대로 안 되어 있고, 좀처럼 옷도 갈아입지 않는다"라고 엄한 평가를 내렸다. 니지마는 의학소의 속사정이나 상태도 알고 있었던 모양이다.

1865년 의학소는 네덜란드 학칙에 준해 학칙을 개정해 7과(내과·외과·이화학·해부학·생리학·병리학·약제학)를 두는 근대적 의학 교육을 시작했다.

난학의 진출에 대항한 '의학관'은 교토 궁정 귀족에 비밀리에 전해 내려오던 원전판 『의심방』을 막부가 간행하게 하고 그 이론을 보강하려 했다. 에도 시대 말기의 한의사는 시대의 흐름에 뒤처진 의사로서가 아니라 한의사로서의 공부와 노력에 대해 높은 평가를 받았다.[17] 예를 들어 71살에 의학관 의관이 된 오노 란잔(小野蘭山)은 일본 본초학을 집대성했으며, 후년에 식물학자 마키노 도미타로(牧野富太郎)가 출현하는 등 이들은 메이지 이후 식물학, 생물학 발전의 밑거름이 되었다. 그래서 '약(藥)'이라는 한자에는 '즐거울 낙(樂)' 자에 풀을 의미하는 초(草) 두변을 쓴다. 풀로 안락해진다는 뜻이다. 그러나 천연두 치료나 동양 의학에는 없는 외과 수술 등이 서양 의학의 유용성을 증명하기 시작했다. 청진기나 체온계[18]도 진료에 등장했다. 에도 시대에 본초학의 고증을 주로 했던, 과학적 근거가 희박했던 동양 의학은 에도 말기에 그 기세를 잃어갔다.

서양 의학소가 개설(1861년)되기 이전, 1859년에 미국 장로교의 선교사 겸 의사인 헵번(James Curtis Hepburn)이 가나가와(神奈川)에 시료소를 개설했다.[19] 그해 미국인 의사 시먼스(Duane B. Simmons)가 선교사로 일본을 방문했으나, 의료로 하는 일을 바꿔 월급 320엔이라는 고액의 보수를 받으며 요코하마 (현립) '주젠의원(十全醫院)'에 근무했다. 1864년에는 '사립 오노자혜원(私立小野慈惠院)'이 가나자와에 개설되었다.

메이지유신 후의 혼란기에 막부 시설인 서양 의학을 따르는 의학소는 1868년 7월에 일단 문을 닫았다. 막부는 의학소의 병원을 건설하고 있었지만 신정부에 들어서는 건설이 중단되었다. 1868년 신정부는 조직 '3직 7과

(三職七科)'를 정했고, 의학소는 7과 중 하나인 '해륙군무과(海陸軍務科)'의 본부진장부(本部鎮將府) 소관으로 계승되었다. '의학소'에서 '의학교'로 개칭되었으며, 메이지 정부가 시타야의 도도 저택 터[현재 미쓰이 기념병원(三井記念病院)의 부지]에 개설한 '대병원(大病院)' 시설 중 하나가 되었다. 의학소의 종두 시설은 대병원 부속의 '종두관(種痘館)'이 되었고, 9월부터 종두 접종을 실시했다.

동양 의학을 따르는 의학관은 1868년 7월 폐지되어 약 100년간의 역사에 막을 내렸다. 막부의 고이시카와 양생소는 6월에 '빈병원'으로 개칭되었는데, 8월 신정부에 접수되어 대병원의 소관이 되었다. 막부 관할 의학관의 '약원'[고이시카와(小石川), 메구로(目黑)]과 막부의 '약원'[하쿠산(白山), 구단(九段), 반 정(番町), 고마바(駒場)]도 접수되어 신정부의 대병원 관할하에 놓였다.

이처럼 메이지 정부는 막부의 의료 시설을 대병원으로 정리·집약했다. 대병원은 의학교 겸 병원으로, 의학교, 병원, 종두관, 약원에 새로이 바이도쿠인(黴毒院)을 더해 다섯 개 부문을 갖추었다. 7월 '에도를 도쿄로 칭하는 것에 관한 조서'라는 메이지 천황의 조칙에 따라 에도는 도쿄로 개칭되었다. 아이즈와카마쓰 성(會津若松城) 공방전이 한창이던 9월에 게이오(慶應)에서 메이지(明治)[20]로 원호가 바뀌었다. 동시에 일세일원제(一世一元の制)•가 시행되었다. 동북 지역에 있는 여러 번을 위압하기 위해 천황은 도쿄로 가서 에도 성으로 들어왔다. 역대 천황 중 최초로 간토 지방으로 간 것이다. 에도 성은 도쿄 성이 되었으며, 천황이 도쿄에 갔을 때 황제의 거처가 되었다. 1869년 3월 천황은 이세(伊勢)신궁 참배 후 도쿄 성에 들어가, 신정부의 여러 관청도 함께 도쿄로 옮겨갔고 조금씩 교토에서 도쿄로의 천도가 이루어졌다. 도쿄가 실질적인 수도가 되면서 시대는 문명개화로 나아갔다.

• 한 군주가 재위 기간 중에 하나의 원호(또는 연호)만을 사용하는 것을 말한다.

1869년 요코하마의 '임시 군사병원(仮軍事病院)'이 이전해 시타야 도도 집터에 있던 대병원과 합병해 '의학교 겸 병원'이 되었다. 그 후 의학교 겸 병원은 대학동교, 동교, 제1학구 의학교(第一學區醫學校), 도쿄 의학교로 기구의 개혁과 개칭을 거듭하면서 발전했다. 도쿄대학 의학부의 역사는 기구 개혁에 따라 명칭이 계속 복잡해졌다. 명칭의 변천을 미주에 시간순으로 정리했다.[21]

나가사키 양생소는 세이토쿠칸으로 개칭했지만, 1868년 10월 다시 '나가사키 부 의학교 및 병원(長崎府醫學校竝びに病院)'으로 개칭했다. 그 후 1869년 '나가사키 현 병원의학교'로 개칭, 1870년 '대학동교'(문부성의 전신)의 관할하에 놓였고, 1871년 출범한 문부성의 소관으로 관할 관청이 바뀌었다.

3. 니지마 조와 하코다테의 '러시아 해군병원'

1853년 미국 해군 페리(Matthew Calbraith Perry) 준장은 통상을 요구하기 위해 기함 미시시피호 외 3척을 이끌고 우라가(浦賀)에 입항했다. 에도 막부는 다음 해 1854년 '미·일 화친조약'을 체결하고 시모다(下田)·하코다테를 개항해 약 200년에 걸친 쇄국정책은 끝이 났다. 1854년 '영·일 약정(日英約定, 영·일 화친조약)'을 체결함에 따라 나가사키·하코다테를, 1855년 '러·일 통호조약(러·일 화친조약)' 체결에 따라 시모다를, 1857년 '러·일 수호통상조약(日露修好通商條約)'에 따라 나가사키·하코다테[22]를 개항했다. 식민정책 시대에 항해는 긴 여행으로, 기항지에서 식료품과 음료수를 보급해야 했고 승무원을 치료하는 설비나 위안소, 매독 검사가 필요했다. 이렇게 개국 초부터 의료가 관계되어 있었다. 1858년 해리스(Townsend Harris) 주일 총영사는 강경한 태도로 조약 개정을 촉구했고, '미·일 수호통상조약'이 체결되어 막부는 시모다·하코다테에 더해 가나가와, 나가사키, 니가타(新潟), 효고(兵庫), 에도, 오

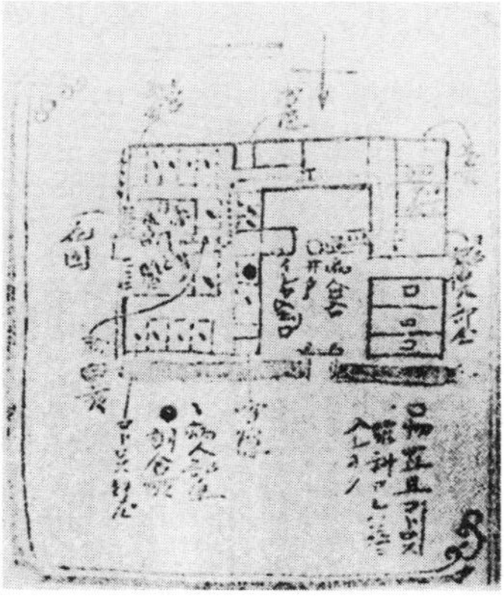

그림 16_ 러시아 해군병원의 평면도

사카를 개항·개시(開市)했다.

나가사키에서 폼페가 양생소를 개설한 것은 1861년이었다. 비슷한 무렵 러시아와 프랑스도 하코다테에 병원 건립을 계획했고, 러시아는 1858년 하코다테의 가메다 만넨바시(龜田萬年橋) 근처에 러시아 군함의 부상당한 선원의 요양을 목적으로 하는 '러시아 병원'을 개설했다. 그러나 이 병원은 2년 후 1861년 화재로 소실되었다. 이 기록대로라면(『하코다테 시사(函館市史)』 12장 1절 1) 러시아 병원은 폼페의 나가사키 양생소보다 3년 앞선 것이 되고, 알메이다의 후나이 병원에 이어 일본에서 두 번째 서양식 병원인 셈이다.

1863년 마호프 신부의 후임인 니콜라이 카사토킨(Saint Nicholas, Ivan Dimitrovich Kasatkin) 수도 사제에 의해 러시아 해군병원이 하코다테 영사관이 위치한 동쪽 근처 땅 1200평 부지에 건설되었다. 니콜라이 사제는 도쿄 오차노미즈(御茶の水)의 '도쿄 하리스토스 부활대성당[東京ハリストス復活大聖堂(ニコライ堂)]'의 건축자이기도 하다. 하리스토스(Knristos)은 그리스도의 슬라브어 발음이다. 이 병원의 목적은 영사관부(領事館付)의 의관과 군함의 선의가 진찰을 하도록 하는 것이었다. 당시 하코다테에는 러시아, 영국, 프랑스, 미국이 영사관을 개설하고 일본의 정세를 살피고 있었다. 러시아는 영사관, 러시

아정교회, 병원 이 세 가지를 식민정책의 도구로 삼았다. 이 러시아 해군병원은 하코다테 주민에게 개방되었고 주민 의료에 공헌했지만, 3년 후 1866년 화재로 소실되어 폐쇄되었다.

미국으로의 밀항을 목적으로 하코다테에 온 니지마 조[23]는 눈을 치료하기 위해 1864년에 러시아 해군병원을 다녔다. 니지마는 당시 병원의 상황과 평면도(〈그림 16〉)를 『하코다테 기행(函楯紀行)』[24]에 남겼다. 이 니지마의 기록을 토대로 하면 러시아 해군병원의 모습은 다음과 같다.

병원은 정방형의 건물로 병실은 전체 14실이다. 4~7인실이 12개, 러시아인 사관용 병실 하나, 선원용 병실 하나였다. 규모는 상당히 컸다. 안뜰에는 화원이 있어 환자가 산책할 수 있었다. 화장실도 건물 내에 두 개가 있었고, 사용인을 위한 방도 있었다.

병실에는 (다다미에 이불이 아닌) 침대와 테이블이 놓여 있었다. 시트는 매일 갈았으며, 환자복은 대여해주었다. 환자의 병세에 따른 식사가 세 번 나오는데 쇠고기와 계란, 돼지기름 등을 재료로 사용했다. 의사는 병실을 회진한 후 진찰실에서 외래 진료를 했다. 치료비는 러시아 황제 알렉산드르 2세(Aleksandr II)가 전액 부담하고 환자는 돈을 내지 않았다. 당시 일본의 의사와 달리, 치료에 빈부에 따른 차별은 없었고 비싼 약도 무료로 주었다. 평판이 좋았고 외래 50~60명으로 매우 혼잡했다. 질병별로 치료 지침을 갖추고 있었고 투약은 오후 2~4시에 하는 것이 규칙으로 되어 있었다. 간호사에 관한 기록은 없다.[25]

니지마 조의 기록에서 나타난 러시아 해군병원의 모습은 오늘 읽어도 시스템 측면 등의 모든 면에서 조금도 낡아 보이지 않는다. 에도 시대 말기 하코다테에서 러시아 해군병원은 선진적이고 훌륭한 병원이었다고 평가할 수 있을 것이다.

5장

메이지유신과 병원 개설

1. 보신 전쟁과 군진병원

에도 시대 말기 구미를 3회 방문한 후쿠자와 유키치는 1866년에 저서 『서양사정』에서 병원, 구빈원 등의 사회 시설은 문명국의 요건 중 하나라고 썼다. 1865년 후쿠자와는 게이오기주쿠를 설립했다. 당시 대부분의 일본인은 '병원'이라는 것을 본 적도 없었다. 병원은 일본 가장 서쪽 끝의 항구, 나가사키에만 있었다. 하지만 문명개화의 조류를 타고 병원은 메이지유신 직후 문자 그대로 우후죽순처럼 설립되기 시작했다.

신정부는 국가의 방침으로서 서양 의학을 채용했다. 1868년 2월 덴야쿠인(典藥允)* 다카시나 지구젠노스케(高階筑前介)가 서양 의학의 채용과 의학소·의병원·덴쿄인(瘋狂院)의 설립을 제안하는 「건백서(建白書)」를 제출했다. 이 건의가 기초가 되어 다음 달 3월에 서양 의학을 그 전과 같이 의술로 부분 채용하는 것이 아니라 의료로 전면 채용하는 '서양 의술 허가의 포고'("포고 1868년

* 메이지 정부에서 의약을 다루던 직무를 말한다.

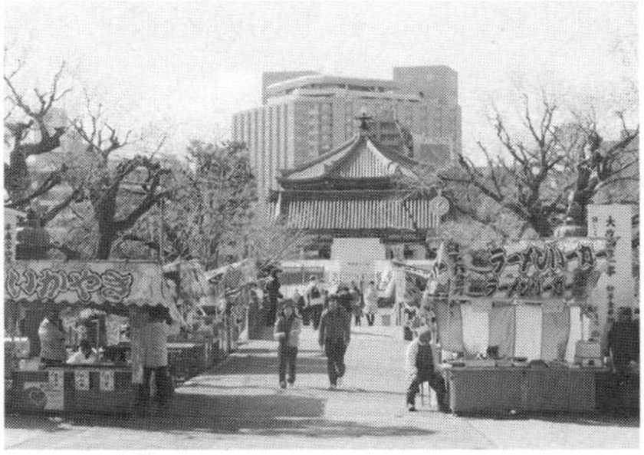

그림 17_ 도쿄대학 의학부 부속병원. 앞의 건물은 시노바즈노이케 벤텐도(不忍池弁天堂), 뒤의 건물은 도쿄대 병원

3월 7일. 서양 의술 같은 것은 지금까지 금지했지만 이제부터는 좋은 것이 있으면 채용해도 좋다고 말씀하셨다")가 나왔다.

과학과 마찬가지로 의학과 의료 제도, 의료 시설, 의료 종사자의 정비·발전은 그 시대에 일어난 전쟁의 지대한 영향을 받는다. 일본에서도 메이지유신 이후부터 제2차 세계대전 후 처리에 이르기까지 전쟁과 군사는 의료에 크게 영향을 미쳤다. 메이지유신 이후의 병원도 당초에는 내란에 대응하는 군사 시설로서 시작되었다. 이는 질병의 치료·간호를 목적으로 하는 병원이 아닌 총상에 대한 응급 외과적 처치를 하는 군진병원(軍陣病院)이었다. 에도 시대 말기 1868년 무진년 1월부터 이듬해 5월까지 도바·후시미 전투, 우에노 전쟁(上野の戰い), 아이즈 성 전쟁, 하코다테·고료카쿠 전쟁(箱館·五稜郭戰) 등 일련의 전쟁과[이를 보신 전쟁(戊辰戰爭)이라고 한다], 1877년 세이난 전쟁에서는 전장의 야전병원, 후방의 후방병원 모두에서 많은 군진병원이 개설되었다. 이 병원에서는 오가타 고안, 폼페에게 배운 서양 의사가 적과 아군으로 나뉘어 치료를 했다. 총상에 대응하는 구급 현장에서는 한방의가 도움이 되지 않는 것이 명확해졌다. 군사병원에서는 의사가 부족해 현지의 번의와 마을 의사를 모아 서양 의사가 속성으로 실기 교육을 했다. 또 번사(藩士, 번에 소속된 무사 — 옮긴이)의 아내, 딸이나 주변의 주민이 간호와 잡역을 맡았다.

전쟁으로 인한 응급 의료의 필요성에 따라 서양 의학에 대한 인식이 하코다테(보신 전쟁)에서 가고시마(세이난 전쟁)에 이르기까지 불과 10년 사이에 일본 전 영토에 보급되었다. 에도에 '오타마가이케 종두소'라는 서양식 의료 기관이 개설되기까지 남만 의술, 홍모 의학, 난방 의학을 거쳐 몇백 년의 세월이 걸렸던 것을 되돌아본다면, 이 짧은 시간은 병원사에서 놀랄 만한 사실이다.

1866년 조슈 번(長州藩)은 각 군 대관에게 전시 병원의 설치를 명령했다. 1868년 신정부는 보신 전쟁의 내전 부상병 수용을 목적으로 하는 임시병원으로 교토 '쇼코쿠지 양원원(相國寺養源院)'에 '군무관 치료소[軍務官治療所, 병부성 치료소(兵部省治療所)[1]]'를, 오사카에 '고신페이 병원(御親兵病院)'을 개설했다. 이것이 야전병원의 시작이다. 삿초도히(薩長土肥, 메이지유신 때 유력했던 네 개 번 — 옮긴이)는 메이지유신까지 존왕양이(尊王攘夷)를 주장했다. 존왕양이란 '조정을 존중하고(尊王) 이민족을 물리친다(攘夷)'는 국내 정치 질서와 대외 의식에 관한 에도 시대 말기의 정치사상이다. 그 중심이었던 사쓰마 번이 스스로 천황의 궁궐이 있는 교토(존왕의 중심지)에 외국인(夷) 영국 공사관 부의관 윌리스(William Willis)를 불러 부상병의 치료를 의뢰할 정도로 시대가 변화한 모습을 보였다. 윌리스는 에든버러대학을 졸업한 후 런던의 '미들섹스 병원(Middlesex Hospital)'에서 외과의·내과의로 1년 반을 근무, 그 후 영국 외무성의 재외 근무 의관에 지원해 1861년 25살의 나이로 일본에 왔다. 윌리스는 군무관 치료소에서 외과 치료를 했고, 일본인은 서양 의학의 유용성을 인식하게 되었다.

같은 해 4월 요코하마 노게야마(野毛山)의 한문 학교 '쇼분칸(脩文館)'[현재 오이마쓰(老松)중학교 자리]에 임시 군진병원이 개설되었다. '(임시)요코하마 군진병원', '요코하마 병원', '덴초(天朝) 병원', '요코하마 군인병원(Yokohama Military Hospital)'이라고도 불렸다. 일본 최초의 본격적인 근대 병원이었다. 2층 건물이며 2층이 병동이었다. 당시 사진을 보면 2층은 8개 병실로 구성되어 있던 것으로 보인다. '병원'이라는 용어가 공적으로 사용된 것은 이 관군의 치료 시설이 처음인 것으로 알려져 있다.[2] 군진병원이 에도가 아니라 요코하마에 개설된 것은 파크스(Harry Smith Parkes) 공사의 아들이 질병으로 요양 중이어서 요코하마를 떠날 수 없는 윌리스의 사정을 고려했기 때문이다. 원장은 윌리스가 맡고 영국 의사 시달(J. B. Siddall)이 근무했다. 1868년 에도 성 총공격을 하기 위해 관군이 시바아카바네바시(芝赤羽根橋)의 아리마 저택[有馬邸, 현재 사이세이카이 중앙병원(濟生會中央病院) 자리]에 '임시 군진병원'을 설치해 부상병을 수용했다.

우에노 전쟁과 이어진 보소(房總)에서의 소탕전에서 발생한 중환자들은 요코하마의 임시 군진병원에 이송되었다. 개설 5개월째에 입원 환자 207명으로 한계에 이르러 개설 7개월 후 쇼분칸에서 가까운 '무사 집안 건물(太田陣屋內傳習用長屋)'로 이전했다. 이 요코하마 임시 군진병원에서는 일본 최초의 여성 간호직(介抱女) 11명이 시험적으로 등용되었다. 7월 에도가 도쿄로 개칭되었고, 9월 게이오에서 메이지로 연호가 바뀌었다.

에도에서는 간다 미사키구치(神田三崎口)에 '군진병원'이 개설되어 폼페의 제자 세키 간사이가 치료를 맡았다. 에도 성에 무혈입성했으나 아이즈 번주 마쓰다이라 가타모리(松平容保)가 아이즈와카마쓰로 돌아와 전투를 피할 수 없게 되어 에도에서 에치고(越後), 오우(奧羽)로 전선이 이동했다.

오우 정벌에서 부상한 신정부군 병사는 히라카타(平潟, 현재 이바라키 현)의 '지후쿠인 가이도쿠지(地福院海德寺)'에 설치된 '오우 출장 병원(奧羽出張病院)'에 수용되었다. 병원장으로 세키 간사이가 취임했다. 오우 출장 병원의 인근 주민, 번 병사 중 장티푸스 환자가 발생해 산 위의 염불당에 '열병원(熱病院)'이 설치되어 환자를 격리 치료했다. 전선은 북상했으나 오우 출장 병원은 히라카타에 남아 '헤이겐지(平源寺)'로 이전했다. 데키테키주쿠 출신으로 의학 지식이 있었던 오무라 마스지로는 이 세키 간사이의 병원을 '대병원(大病院)'이라고 불렀다. 간사이는 적·아군 가리지 않고 부상병을 치료했다.

오우 정벌에 나선 신정부군의 본거지는 시라카와(白河)로, 시라카와 혼마치(白河本町)에 자리한 숙소에 총독 직속 군사병원이 설치되었다. 의사는 폼페의 제자이자 사쿠라 준텐도(佐倉順天堂)의 관계자 사토 다카나카와 그의 양자 사토 스스무(佐藤進)였다. 히라카타 '오우 출장 병원'과 시라카와 '군사병원'의 중환자는 배로 에도의 '임시 군진병원'으로 이송되었다. 후쿠이 번의 하시모토 형제[쓰나코레(綱維)와 쓰나쓰네(綱常)는 폼페의 제자다]는 '이동병원(動病院, 전선의 구호소)', '고정병원(不動病院, 후방의 전선병원)'을 세워 야전병원의 원안을 생각해냈다. '요코하마 군진병원'에서는 영국인 의사 윌리스가 치료를 담당했다.

이렇게 윌리스를 제외하고는 막부군의 의사 마쓰모토 료준, 다카마쓰 료운을 포함해 폼페의 제자들이 소속 번에 따라 적·아군으로 나뉘어 각 진영에서 군의로 일했다. 그곳은 폼페의 제자들이 처음으로 활약해 높은 평가를 얻은 장소이기도 했다. 참으로 역사란 잔인하다. 한편 대부분의 번의와 마을 의사인 한방 의사는 총상 치료를 할 수 없었기에 정부의 한방의에 대한 신뢰가 떨어져 권위가 실추되었다.

2. 에이주 병원(衛戍病院) · 해군병원

여기서 메이지 초기 군대 병원의 역사에 대해 설명하겠다. 군대 병원은 군사 목적의 병원이었으며, 군대의 위생·질병을 다루는 군의의 육성은 일본에서도 일반적인 의사와는 별도로 이루어졌다.

1868년 신정부는 3직 7과의 조직을 정했고, '해·육군무과'가 군사를 담당했다. 본부는 '진쇼후(鎭將府)'라고 불렸으며 '의학소'와 '오사카 부 대병원(大阪府大病院)'을 관할했다. 보신 전쟁이 한창이던 1868년 12월 오사카 우에혼 정

(上本町) 다이후쿠지(大福寺)에 군사병원인 '나니와 임시병원(浪華仮病院)'이 개설되어 도바·후시미 전투에서 부상한 병사들을 치료했다. 보신 전쟁이 끝난 후 정부는 서남 무사의 움직임에 대비해 오사카를 육군의 중심지로 삼았다. 그 후 정치기구의 변혁이 계속되어 1869년 병부성이 개설되었다.

1870년 오사카 성내에 '군사병원'을 개설해 바우다윈을 고문으로 두었다. 병원 내에 '육군 군의학교'를 세웠다. 육군 병원기(陸軍病院旗)도 정했다. 1871년 5월 '대학동교'가 전의(典醫)*와 군의의 일원화를 건의했으나 채용되지 않아 이후 군의는 별도의 유파로 발전해갔다. 7월에는 군의 의무·위생을 통괄하는 부문의 '군의료(軍醫寮)'가 병부성에 설치되어 1873년 마쓰모토 준(松本順, 마쓰모토 료준이 보신 전쟁 후에 개명)이 초대 육군 군의 총감에 취임했다. '군의료'는 육군 주도로 육해군의 의료 업무를 관할했다.

1872년 병제 개혁으로 병부성이 폐지되고 육군성, 해군성이 설치되었다. 육군성이 '군의료'를, 해군성은 '해군병원'(관청 부서명)을 총괄했다. 즉 1872년 이후 육해군은 각각 다른 조직으로 의료 업무와 의사 양성·위생을 담당했다.

먼저 육군의 경우를 설명한다. 육군에서는 1872년 '군의료 학사(軍醫寮學舍)'가 설립되었다. 1873년 3월 군의료 학사는 '육군 군의학교(陸軍軍醫學校)'로 개칭되었고 학생 30명을 모집했다. 교사로는 네덜란드인 의사 뵈케마(Tjarko Wiebenga Beukema)가 초빙되었다. 이후 육군은 독일 의학을 따랐다. 5월 '군의료'는 폐지되고 '육군 본병원(陸軍本病院)'[육군 군의료 본병원(陸軍軍醫寮本病院, 관청 부서명]이 설치되었다. 평상시 육군의 의료 조직으로서 도쿄 '육군 본병원'과 전국의 진다이(鎭臺)** 배치에 맞춰 '진다이 병원(鎭臺病院)'[훗날 에이주 병원(衛戍病院)]을 정비했다. '진다이'란 육군 부대 소재지를 의미하

* 메이지 시기 초기 궁내의 성에 근무하던 의사를 말한다.
** 메이지 시기 초기, 해당 지방을 지키기 위해 두었던 주둔군을 말한다.

는 단어로 '에이주(衛戍, 위수)'의 '衛', '戍' 모두 '지키다'라는 의미의 한자다. '에이주 병원'이란 진다이에 있으면서 육군 관련 환자를 수용하며, 위생 재료의 보관·공급과 군 위생부의 하사관 이하의 교육을 담당하는 병원이었다. 훗날 에이주 병원을 육군병원으로 개칭한 병원도 많다. 메이지 시기 초기 일본은 병원의 개설·정비를 서둘렀는데, 시설 설비 능력이 있는 육군도 순차적으로 병원 정비를 진행했다.

1873년 마쓰모토 준이 초대 육군 군의 총감에 취임했다. 1875년에는 '육군 군의 조례(陸軍軍醫條例)', '징병 의관 복무 규칙(徵兵醫官服務規則)'이 제정되었다. 일반 의학교가 충실해짐에 따라 육군은 '육군 군의학교'를 폐지했다. 육군은 군의를 지원하는 학생의 의학 교육을 '도쿄 의학교'에 위탁했다.

다음으로 해군을 설명한다. 해군은 1870년 '요코하마 군진병원'의 환자를 받아들여 시바 다카나와(芝高輪) 고텐야마(御殿山)에 병부성 관할의 '해군병원'(관청 부서명)을 개설해 의료, 해군의 의료 업무, 위생행정을 맡겼다. 또 1871년 즈음에는 '요코하마 해군병원(橫浜海軍病院)'도 설치했다. 1871년 영국 포함(砲艦, 연안 경비를 맡은 군함 — 옮긴이)의 군의장 휠러(Wheeler)가 군함 정박 중에 요코하마 해군병원에서 진료 및 문관 군의(文官軍醫)의 교육을 시행했다. 전술한 대로 1872년 병부성이 폐지되어 이후에는 해군성이 해군병원을 관할했다. 해군은 새로이 '해군 군의료'를 설치하고 '해군 군의료국방(海軍軍醫寮局方)'을 제정했다.

1873년 문관 군의가 폐지되어 해군 군의는 무관이 되었다. 군진의학과 군의를 본격적으로 양성할 목적으로 병원 내에 새로이 '해군병원학사'(훗날 해군 군의학교)가 설치되었고, 런던 성 토머스 병원에서 영국인 의사 윌리엄 앤더슨(William Anderson)을 초빙했다. '의학교 부속병원'이 아닌 '병원 부속 의학교'라는 사고방식은 임상을 중시하는 영국식이다. 해군은 직접 군의를 양성했다.

1873년 다카나와 니시다이 정(高輪西臺町)의 구 구마모토 번 호소카와(細

川) 저택 내 부지에 해군성을 신축 이전하며 해군 군의료, 해군병원, 해군병원학사도 같이 이전했다. 1875년에는 해군병원학사를 '해군 군의료 학사'로 개칭해 군의 양성기관을 충실히 하려고 했다. 1876년 해군 군의료는 폐지되어 해군 '의무국'이 되었다. 해군 의무국에는 해군병원에서 이름을 바꾼 '해군 본병원(海軍本病院)'과 해군 군의료 학사에서 이름을 바꾼 '군의 학사'(군의 양성기관)가 소속되었다. 1883년 다카키 가네히로(高木兼寛)가 해군 의국장에 취임해 9년에 걸쳐 해군의 의료 업무·위생을 영국식으로 개혁했다. 그 후 조직 개혁에 따라 학교명이 바뀌며 1897년 '해군 군의학교'가 되고, 1908년에는 쓰키지[築地, 현재 국립 암센터(國立がんセンター) 부지 내]로 이전해 제2차 세계대전에 패전하기까지 존속했다.

3. 의학교(東大)의 구축

1868년 요코하마 '임시 군진병원'은 7개월 후 폐지되어, 조직은 같은 해 7월 간다이즈미 정에 있는 구(舊) 쓰 번의 도도 이즈미노카미의 집터를 접수·이전해 대병원[3]이 되었다. 대표는 오가타 고레요시다.[4] 대병원은 7월에 부근의 시타야오카치 정에 위치한 구 막부의 의학소(의학교로 개칭)를, 8월에는 약원[薬園, 고이시카와 양생소, 하쿠산(白山), 구단(九段), 반 정(番町), 고마바(駒場)]을 부속으로 삼았다. 즉 대병원은 '의학교 겸 병원'으로 의학교, 병원, 종두관, 약원, 신설한 매독원[5]을 포함한 5국의 조직 구성이 되었다. 이렇게 에도 시대에 에도에 있었던 의료 관계 시설 모두 대병원(현재 도쿄대학교 의학부)으로 집약되었다. 에도 시대, 에도 이외의 의사 양성 시설로 나가사키의 고시마 양생소가 있었으나 1874년에 폐교 형식으로 정리되었고(이 책 3장의 미주 15 참조), 학생·설비는 도쿄에 흡수되어 중앙집권이 확립되었다.

9월에는 원호가 게이오에서 메이지로 바뀌었다. 10월 대병원은 도쿄 부 관할이 되어 '도쿄 부 대병원(東京府大病院)'[6]이 되었다. 대병원의 관할은 에도 진다이 부(江戶鎭臺府)에서 도쿄 부, 진쇼 부(鎭將府), 도쿄 부, 군무국으로 어지럽게 이관을 거쳐 12월에 쇼헤이코(昌平黌)의 관할이 되었다. 대병원뿐만 아니라 에도 시대 말, 메이지 초기에는 조직의 사업자나 담당이 단기간에 빠르게 변화해갔다. 요코하마 '임시 군사병원'에서 발전한 '대병원'의 환자는 대부분 구 삿초 번사(薩長藩士, 사쓰마 번과 조슈 번에 소속된 무사 — 옮긴이)인 전상자였다. 윌리스[7]는 에치고 근방의 전선에 치료를 하러 가 후임으로 영국인 의사 시달이 대병원의 진료를 보았다. 시달은 유럽식으로 병원을 운영하며 간호부 도입, 서양 약제 채용, 환자의 영양 지도 등 병원 개혁에 애썼다. 하지만 다이묘(大名)*의 저택을 병원으로 바꾸어 사용하기에는 시설 설비 면에서 충분치 못해 환자의 오물 처리와 배수에 많은 문제가 있었다.

윌리스는 전년도부터 호쿠에쓰(北越) 보신 전쟁, 아이즈 보신 전쟁에 참여하고 있었으나, 1869년 도쿄로 돌아와 대병원의 원장 겸 의학 교사로 취임했다. 윌리스가 보신 전쟁에서 정부군 부상병을 헌신적으로 치료한 것에 대한 정부의 보답이었다. 시달은 요코하마의 영국 공사관으로 돌아왔고 의료는 윌리스에게 일임되었다. 간호직의 경우 전술한 대로 요코하마의 임시 군진병원 시대에 50살 이상의 나이든 여성 11명을 시험적으로 고용했으나 이 대병원에서 일본 최초의 간호부 채용이 시작되어 환자 한 명마다 간호 부인이 배치되었다. 채용 규정은 '40세 이상의 여성'으로 정해졌다. — 단, 간호 교육은 1885년 개교한 유시 공립 도쿄병원(有志共立東京病院)의 간호부 교육소[현재의 지케이 간호전문학교(慈惠看護專門學校)]가 지어지며 시작되었다 — 윌리스는 내과, 외과, 약

* 에도 시대 '다이묘'는 주로 막부로부터 만석(萬石) 이상의 쌀을 생산하는 정도의 영토를 녹봉으로 부여받은 번주를 칭한다(시대에 따라 정의에 차이가 있다).

물학을 가르쳤다.[8] 정부는 의학을 충실히 할 필요성을 통감해 의학 개혁에 착수했다. 전술한 대로 시타야오카치 정에 있는 '의학소'는 구 쓰 번의 도도(藤堂) 저택으로 옮기고, '대병원'과 합병해 도쿄 부 관할인 '의학교 겸 병원'이 되었다. 1869년 윌리스(영국인 의사)는 '의학교 겸 병원'의 원장이 되었다. 이즈음부터 일본에서 네덜란드 의학이 쇠퇴하기 시작했다(단, '나가사키 의학교는 1873년, 오사카 의학교에서는 1881년까지 네덜란드식 의학을 채용했다). 폼페의 후임자 바우다윈이 에도에 막부 설립 '해군병원'과 '의학교' 개설을 위해 유럽 출장을 하여 조달한 철제 병상이 '대병원'에 배치되었다.[9]

1868년 메이지 정부는 막부의 교육기관으로 유학·국학을 담당하던 '쇼헤이코(昌平黌)'[쇼헤이자카 학문소(昌平坂學問所)]를 '쇼헤이 학교(昌平學校)'로, 난방 의학을 담당하던 '의학소'를 '의학교(의학교 겸 병원)'로, 양학을 담당하던 '가이세이쇼(開成所)'를 '가이세이 학교(開成學校)'로 이름을 새로 바꾸고, 이 세 곳을 '대학교(大學校)'로 칭했다. 1869년 '쇼헤이 학교'는 교육행정 관청인 '대학(大學)'(관청 부서명)이 되었다. '대학'은 현재 문부과학성에 해당하며, 이 자체가 교육기관인 동시에 국가의 의학 교육을 담당했다. '대학'은 '개성학교'와 '의학교 겸 병원'을 관할로 하여 전자를 '대학남교(南校)', 후자를 '대학동교(大學東校)'로 했다. '대학'의 의관 중 가장 지위가 높은 '대박사(大博士)'에는 사쿠라 준텐도의 사토 다카나카(佐藤尙中)[10]가 취임했다. '대학동교'라는 이름은 오차노미즈에 있는 '대학' 자리[현재 유시마성당(湯島聖堂)]에서 봤을 때 '의학교 겸 병원'이 동쪽에 위치하는 시타야오카치(下谷御徒町) 정에 있었기 때문이다.[11] 1871년 '대학동교'를 '동교'로 개칭했다. 정부는 영국인 윌리스를 '대학동교'에 초빙해 '동교' 외과 교수, '대병원' 원장, 대학별당(大學別當, 현재 문부과학 대신에 해당)에 임명했다.

이 시기 메이지 정부는 굳게 신뢰하고 있던 윌리스와의 관계로 인해 영국 의학을 일본 의학의 주류로 지정하려고 생각하고 있었다. 하지만 사쿠라 준텐도와 나가사키 세이토쿠칸 출신의 의학교 도리시라베 고요가카리(取調御用掛)* 였던 학교 담당 사가라 지안(相良知安)(사가 번)과 병원 담당의 이와사 준(巖佐純)(후쿠이 번) 두 명이 반대해 결국에는 독일 의학을 채용했다. 사가라와 이와사가 약관 34세로 신정부의 의료 담당자가 된 것은 사가 번(佐賀藩, 肥前藩) 번주와 후쿠이 번주(福井藩主)의 역량과 선구적인 서양 의학(종두) 도입이라는 큰 실적이 있었기 때문이라고 추측된다. 사가 번은 삿초도히 중 하나인 히젠(肥前)이며, 번주 나베시마 간소(鍋島閑叟, 直正)는 이토 겐보쿠에게 배운 우두를 자녀 세 명에게 접종했다. 에치젠쿠니 후쿠이 번의 번주 마쓰다이라 슌가쿠(松平春嶽, 慶永)는 신정부의 리더이기도 했다. 슌가쿠는 오가타 고안에게 종두주(種痘株)를 나눠주었다.

1869년 사가라(相良)[12]의 독일 의학 수입 건의서에 "네덜란드는 프랑스 쪽에 가까우나 일본의 재정은 프랑스의 사치를 따라갈 수 없어 독일이 좋다. 요즘 네덜란드의 국세는 약하고, 독일·프랑스의 책을 읽고 번역하고 있는 상황이다. 영국은 일본을 깔보고, 미국은 새로운 국가여서 의료가 별로 없다. 독일은 국가 체제가 일본과 닮았고, 또 아시아에 친숙하지 않다. 도입하려는 의료는 지금과는 다른 것이다(醫は意で, 異である). 굳이 새롭게 다른 것을 도입할 것이라면 독일 의학을 채용하자"라고 말하고 있다. 어떤 나라의 의학을 도입할 것인가에 대한 근거로, 독일이 도상국 단계인 점과 아시아에 식민정책을 전개하고 있지 않다는 것이 채용 포인트가 되었다. 의학적 견지에서 객관적이고 주도적으로 검토한 결과, 독일 의학이 평가를 받아 채용된 것은 아닌 것으로 보인다. 당시 독일은 분열 상태로 아직 국가의 형태가 아니었고, 독일 의사도 일본에 온 적이 없었다.[13] 관점에 따라서는 상당히 견식이 없는 난폭한 선택이라고도 할 수 있다. "醫は意で, 異である"만으로는 국가의 토대와

* '의학교' 정비·행정 담당자를 말한다.

축을 형성하는 데 무리가 있다.

사가라는 '개성학교' 교감인 무국적자인 버베크(Verbeck)[14]를 회의에 참석시켜 독일 의학의 우수성을 정부에 알렸다. 단, 사가라, 이와사 모두 사쿠라 준텐도의 사토 다카나카와 함께 세이토쿠칸의 바우다윈에게 네덜란드 의학을 배웠다. 이와사는 폼페의 제자이기도 했으며 독일 의학이 우수하다는 것을 알고 있었다. 사가라와 이와사는 앞서 이야기 한 대로 대학 대박사(大博士)에 은사인 사토 다카나카(사쿠라 번)를 취임시켰다. 이는 메이지 시기 초기의 번벌 정치 시대에 이례적인 인사였다고 할 수 있다. 이후 '대학동교'와 '동교'의 교장은 사토 다카나카, 하세가와 다이, 사가라 지안으로 사쿠라 준텐도 출신의 학벌 독점이 계속되었다.

메이지 시기 초기 일본은 평균수명이 짧기도 했지만, 정부는 나라의 백년지계를 막번 봉건제도(幕藩封建体制)에 물들지 않은 젊은 사람들에게 맡겼다. 어떤 나라의 의학을 모범으로 삼을 것인가에 대해서도 34살의 사가라와 이와사에게 맡겼다. 무슨 이유에서인지 메이지 정부가 모방하려는 국가는 예를 들면, 독일 또는 영국 중(일본과의 2국 간 연계) 1개국을 선택하는 방식만을 취했다. 어떻게 하든 위험이 남았다. 하지만 독일 의학을 채용한 것은 결과적으로 일본에게는 행운이었다. 일본은 운이 좋았다. 서양의 변방국이었던 독일은 프로이센이 세워지고 제국을 형성했다. 그 후의 의학은 코흐(Robert Koch)와 에를리히(Paul Ehrlich) 등의 세균학을 축으로 눈부신 발전을 했다.

독일 의학의 채용은 윌리스가 주도하던 영국 의학의 배제를 의미했다. 보신 전쟁에서 정부군 부상병의 외과 치료를 진행하고, 총탄이 관통한 사이고 다카모리(西鄕隆盛)의 친동생, 쓰구미치(從道)의 목숨을 구한 윌리스에 대한 정부 고관의 신뢰는 높았다. 사가라는 구 도사(土佐藩) 번주 야마우치 요도(山內容堂, 大學別當)와 격론을 벌였다. 결국 사이고 다카모리가 윌리스에게 예를 다해 '가고시마 의학교(鹿兒島醫學校)'의 교사로 초빙한다. 훗날 가고시마 의

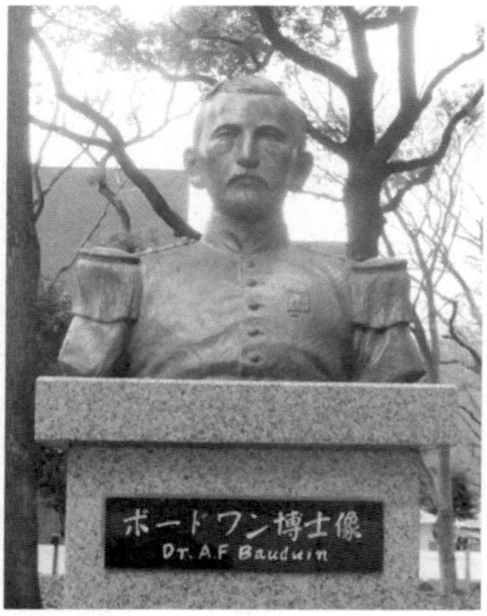

그림 18_ 바우다윈 박사상

학교에서 다카키 가네히로가 배출되었다.

1869년 '대학동교'는 독일 의학의 채용을 결정했다. 하지만 독일 의사는 에도 시대 말기에 일본에 없었고 독일 의학을 가르칠 교관도 없었다. 당연한 일이었다. 결국 독일에서 초빙 외국인을 데려오라는 결론이 났다. 프로이센에서 교사를 3년간 고용하는 계약을 독일 북부 연방 폰 브란트(Maximilian August Scipio von Brandt) 공사와 체결했다.

1870년, 사가라 지안이 이즈미바시로의 구 도도 저택에 있는 '대학동교'를 우에노(上野)의 산으로 이전하는 계획을 내놓았다. 구 도도 저택 주변은 민가가 밀집해 의학교와 병원의 토지로는 부적절하다는 판단에서였다. 독일에서 교사가 일본으로 오는 것이 프로이센·프랑스 전쟁의 영향으로 늦어지자 '대학동교' 학생들은 불만을 품고 불평하기 시작했다. 이 사태를 수습하기 위해 정부는 독일에서 온 교사가 취임하기 전까지 네덜란드 귀국을 앞둔 바우다윈에게 간청해 2개월간 '대학동교'에서 강의해줄 것을 요청했다.

바우다윈은 폼페의 후임으로 나가사키에서 4년간 교육을 한 후 에도에서의 막부 군의학교 설립을 목적으로 일본인 유학생을 데리고 일시 귀국해 병상 침대 등을 조달해왔다. 하지만 유신으로 막부가 없어져 꿈을 실현할 수 없었다. 바우다윈에게 있어 귀국 직전의 이 단기 강의는 오랜 세월의 숙원이 실현된 것이었다.

강의를 위해 오사카에서 도쿄로 온 바우다윈은 사가라 지안의 주장으로 정해진 우에노 일대의 '대학동교' 예정지를 시찰했다. 이 부지는 천태종의 도에잔 엔돈인 간에이지(東叡山円頓院寛永寺) 지역 안이며, 간에이지는 시바의 조조지(増上寺)와 함께 도쿠가와 일족(德川家)의 보다이지(菩提寺)•였다. 보신전쟁에서 쇼기타이(彰義隊, 창의대)••의 거점이었기 때문에 전쟁 중에 많은 건물이 화재로 소실되어 황폐화되어 있었다. 그 간에이지의 부지에 '의학교'와 병원 건설로 정비하려는 계획이 진행되고 있었다. 우에노의 토지에서 도쿠가와 일족의 묘소를 이전한다는 정치상의 과제도 있었다.

바우다윈은 '의학교'와 병원을 위하는 것일지라도 수목이 가득하고 한적한 우에노를 공원으로 그대로 남겨놓을 것을 정부에 요청했다. 일본인은 (외국 경험이 있는 자를 제외하고) '공원'이라는 시설을 알지 못했다. 이미 설계와 측량을 마치고 말뚝도 박아 건설 착공 단계였으나 정부는 바우다윈의 의견을 받아들여 수일 만에 방침을 전환했다. 사가라 지안도 은사의 의견을 받아들여 '대학동교'의 예정지는 정부용 땅으로 구매해 가지고 있던 혼고(本郷)의 구 가가번(加賀) 마에다(前田) 저택지로 변경되었다. 바우다윈의 서구 시민으로서의 양식 덕분에 우에노의 숲은 살아남았다. 사가라 지안은 시노바즈노이케(不忍池)에 다리를 놓아 정비했다. 그 결과, 우에노는 아사쿠사, 시바, 후카가와(深川), 아스카야마(飛鳥山)와 함께 1873년에 일본 최초의 공원으로 지정되었다. 바우다윈에 대한 감사의 뜻으로 그의 흉상이 우에노 공원에 세워져 있다(〈그림 18〉 참조).[15]

• 선조 대대의 위패를 모신 절을 말한다.

•• 1868년 에도 막부가 쇼군(征夷大將軍)의 경호를 위해 만든 부대다.

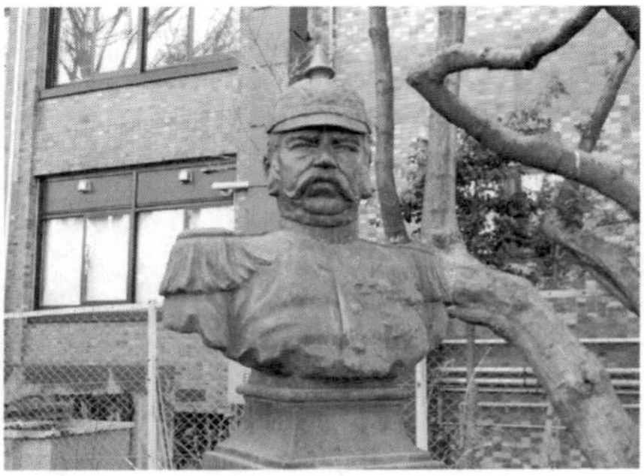

그림 19_ '도쿄대(東大) 병원' 전면 현관 대각선 건너편에 있는 캠퍼스의 작은 언덕에서 도쿄대 병원을 응시하고 있는 뮐러 박사상. 뮐러 사망 후 4년이 지난 3주기 행사 때(1895년) 일본 의학·약학의 은인으로 동상을 세웠다. 제2차 세계대전 이후 도난당했으나 1975년에 복원되었다.

1871년 양력 9월 폐번치현(廢藩置縣)• 으로 '대학'이 폐지되고 문부성이 신설되었다. 일단 폐교된 '대학동교'는 10월 문부성 소관하에 새로운 체제로 재개해 '동교'로 개칭되었다.

1871년 8월에 프로이센으로부터 의학 교사, 육군 군의정 레오폴드 뮐러(Benjamin Karl Leopold Müller) 소좌(소령에 해당 – 옮긴이)와 해군 군의 테오도어 호프만(Theodor Eduard Hoffmann) 소위가 미국을 경유하는 기선 '아메리카호'를 타고 아내와 함께 요코하마로 입국해 신체제 '동교'에 자리 잡았다. 프로이센이 파견한 것은 대학 교원이 아니라 군의학교의 교원이었다. 뮐러는 전문인 외과와 해부학·생리학을, 호프만은 내과에 더해 병리학을 담당했다.

그들은 의학 교육뿐만 아니라 의학 교육제도의 정비도 담당했다. 본대학(University of Bonn)과 베를린대학(medizinisch-chirurgischen Friedrich Wilhelms-Institut)에서 의학을 배운 뮐러는 프로이센의 육군 군의학교 '프리드리히 빌헬름 인스티튜드(medizinisch-chirurgischen Friedrich Wilhelms-Institut)'의 강사

• 1871년 메이지 정부가 전국의 봉토(封土)를 폐지하고 현(縣)을 설치한 행정적 개혁을 말한다. 이로부터 중앙집권제가 확립되었다.

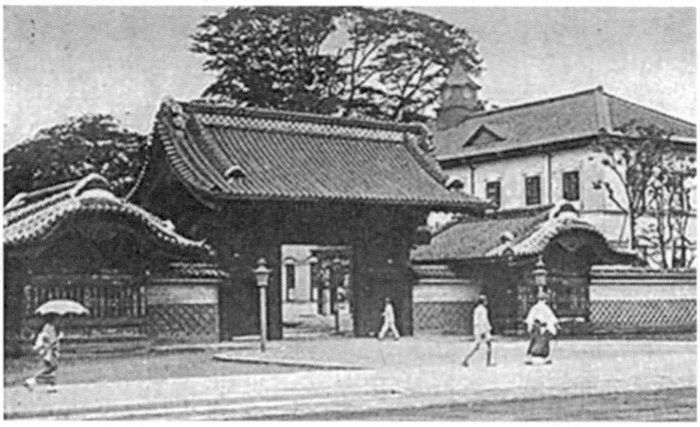

그림 20_ 도쿄 '아카몬(赤門, 붉은 문)'과 '도쿄 의학교'(시계탑이 있는 교사). 1876년 도쿄 의학교가 혼고로 이전해 시계탑을 가진 본관이 현재 '도쿄대 병원'이 있는 곳에 건설되었다. 이 본관은 1911년에 두 개로 나뉘어 하나가 아카몬에 있던 병원과 위치를 바꾸어 아카몬 옆에 이전해 세웠다(사료편찬실의 자료 사용). 간다니시키초(히도쓰바시)로 이전해 1928년까지 학사회관으로 사용되었다. 아카몬 건물은 1969년에 도쿄대 부속 '고이시카와 식물원' 안으로 다시 옮겨 건축되어 지금은 종합연구박물관 '고이시카와 분관'에 이르고 있다(〈그림 21〉 참조).

이며, 호프만도 같은 학교 출신자였기 때문에 엄격한 프로이센식 군대교육이 실시되었다. '동교'의 학칙을 정비해 신입생은 14살 이상 19세 이하로, 예과 2년 본과 5년의 7년제, 입학은 9월, 1년은 전기·후기의 2학기제로 했다. 그 후 80여 년간의 일본 의학과 의학 교육은 제2차 세계대전 이후 GHQ(연합군 최고사령부)에 의해 미국식 의학 교육 스타일로 변경되기 전까지 관학으로는 '도쿄제국대학'을 경유한 독일 의학과 독일 의학 교육 방식이 답습되었다.[16]

뮐러와 호프만에 이어 각 강좌의 담당 교수가 독일 대학에서 와서 일본에 취임했다. 1872년에 니에베르스(Niewerth, 제약학), 1873년에 도니츠(Friedrich Karl Wilhelm Dönitz, 해부학), 코히스 박사(Cochius, 이화학), 힐겐도프 박사(Friedrich Franz Martin Hilgendorf, 박물학), 푼크 박사(Funk, 독일어), 홀츠(Viktor Holtz, 예과)가 일본으로 왔다. 뮐러와 호프만은 독일 의학을 이식하고 임기가 다해 3년 후인 1874년에 자기 나라로 돌아갔다.

신정부에게는 학제·징병제·토지세법 개정이 '근대화 3대 개혁'이었다. 국가의 나아갈 방향은 부국강병으로 정해졌다. '강병(군사력 강화)'을 위해서는

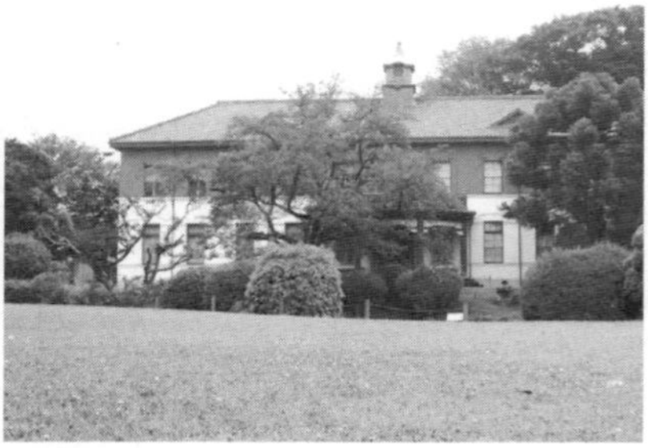

그림 21_ '구(舊) 도쿄 의학교' 본관(현재 도쿄대학 종합연구박물관 고이시카와 분관)

'부국(경제 발전)'이 필요했다. 제2차 세계대전이 끝나기 전까지의 제국주의 시대에는 수년마다 일어나는 식민지 쟁탈 전쟁에 이기는 것이 모든 국가에 있어 국가를 존속시키는 제1의 사명이었다. 1872년에 문부성은 프랑스를 모델로 '학제(學制)'를 정했다. 학구제(學區制)를 채용하고 전국을 8대학구(이듬해 7대학구로 변경)로 구분해 각 학구에 대학교, 중학교, 소학교를 설립하는 계획을 입안했다. 이것은 전 국민을 교육시키고, 실력에 따라 입신양명이 가능함을 표명하는 것이었다. '학제'를 공포한 1872년은 국민의 절반이 아직 학교를 다니지 않고 있던 시대였다.

'학제'에 의해 '동교'는 '제1대학구 의학교(第一大學區醫學校)'로 개칭되었다. 그 후 '도쿄 의학교'(1874년)로 개칭이 이어졌다. 당시의 시타야오카치 정은 저지대로 습도가 높아 병원 부지로는 적절하지 못했다. '도쿄 의학교'는 1874년에 혼고의 구 가가 번 마에다 저택 터로 이전이 결정되어 1876년 학교와 병원이 완성되었다. 도쿄 의학교는 1877년 간다 히토쓰바시(神田一ツ橋)의 '도쿄 개성학교(東京開成學校)'와 합병해 '도쿄대학'(오늘날 도쿄대학과 같은 이름이지만 제국대학 이전 시기의 학교)이 설립되었고 도쿄 의학교는 '도쿄대학 의학부'가 되었다. 메이지 시기 나라가 빠르게 자리 잡아갔고 제도와 명칭도 단시간에 빠르게 변화했다. 1878년, 이전에 '대병원'이 있었던 간다이즈미 정에 도쿄대학 의학부 부속 의원이 개설되었다. 1882년 도쿄대학은 혼고를 '제1

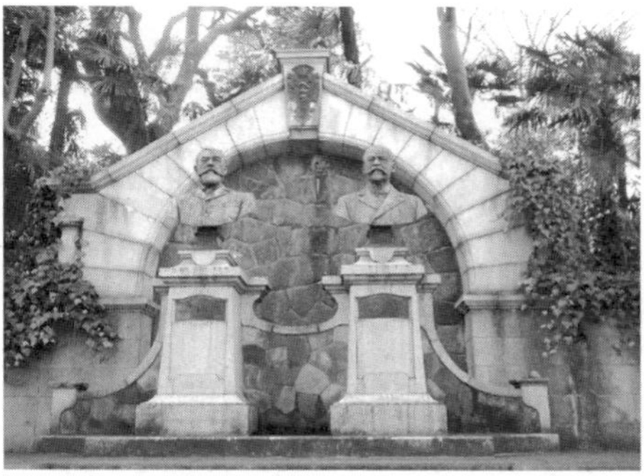

그림 22_ 벨츠(왼쪽)와 스크리바(오른쪽)의 흉상: '도쿄대 병원' 전면 현관 앞에 있는 언덕 왼쪽 뒤에 있는 나무는 '히포크라테스 나무'인데, 1955년 게이요 대학을 졸업한 산부인과 의사 시노다 히데오(篠田秀男) 박사가 그리스 코스 섬에서 원목의 종자 다섯 개를 일본에 가지고 와 꺾꽂이한 나무의 자손 중 하나다. 1971년 오가타 도미오(緒方富雄) 명예교수가 시노다 박사에게 간절히 요청해 받은 나무를 키워, 1970년에 의학도서관 앞에 심은 코스 섬 나무와 함께 대학교에 기증했다. 시노다가 가져온 묘목은 일본 각지로 나누어줬다. 히포크라테스가 플라타너스 아래에서 의사로 일하면서 의학을 가르쳤다는 구전이 있기 때문에 의학의 상징으로 삼았다. 그 흉상 옆에 미즈하라 슈오시(水原秋櫻子)의 "흉상을 적시는 일본의 꽃비"라는 하이쿠 한 구절이 새겨져 있다.

의원(第一醫院)', 간다이즈미 정을 '제2 의원(第二醫院)'[17]으로 했다.

'도쿄대학'은 1886년에 '제국대학(제국대학 의과대학)', 1897년에 '도쿄제국대학'이 되었고, 제2차 세계대전 후에는 '도쿄대학'으로 개칭이 이어졌다. 이 '도쿄제국대학 의학부'는 1899년에 '교토제국대학'에 의학부가 개설될 때까지 일본 의학의 중심으로 자리를 잡았다.

'도쿄대 병원'의 현관 앞에 있는 언덕에는 내과학의 벨츠 명예교수(Erwin von Bälz, 1876~1902년에 재직)와 외과학의 스크리바 명예교수(Julius Karl Scriba, 1881~1902년에 재직) 두 명의 흉상이 놓여 병원을 지켜보고 있다(〈그림 22〉 참조). 벨츠[18]는 내과에 더해 병리, 부인과, 산과, 정신과, 이비인후과를 담당했고, 스크리바[19]는 외과에 더해 부인과, 산과, 안과, 이비인후과의 수술을 맡았다. 벨츠가 일본 내과학의 토대를 구축하고 스크리바가 일본 외과학의 토대를 구축했다. 독일에서 이들은 군의가 아니고 대학교수의 조수였으므로 임상 교원에 적합했다. 벨츠는 26년간, 스크리바는 20년간 긴 세월에 걸쳐 '도쿄대학'의 교단에서 강의했다.

1893년 당시 유일하게 관립 의과대학이었던 제국대학의 의과대학은 전 강좌가 일본인 교수로 바뀌었고 외국인 교사는 없어졌다. 이 해에 일본 의학 교육이 자립했다. 1872년, '동교'가 입학생을 받아들인 지 20년 후였다. 단, 교수 23명 전원이 독일 유학 경험자였고 그 후에도 강좌 담당 교수는 독일과 구미 유학 경험이 조건이었다. 마지막 외국인 교사는 벨츠와 스크리바였다. 스크리바는 흉상의 비 제막식(1907년) 2년 전에 가마쿠라에서 병사했다. 이토 히로부미(伊藤博文) 전 총리대신의 요청으로 1908년 다시 일본에 온 벨츠는 자신의 흉상을 보았다.[20] 이 두 개의 흉상은 제2차 세계대전 당시 금속 공출을 피해[21] 지금도 '도쿄대학 병원' 정면의 현관을 지켜보고 있다.

윌리엄 윌리스는 가고시마의 의학교로 전직했다. 윌리엄이 가고시마에서 일본 의료에 공헌한 점은 문하생 중에서 다카키 가네히로를 찾아낸 것이다. 다카키의 이름은 '다카키(タカキ)'이며 '다카기(タカギ)'가 아니다. 1875년 영어로 의학을 배운 다카키는 런던 '성 토머스 병원'에서 유학했다. 귀국 후 일본 의학이 도쿄대학·육군을 필두로 하여 독일 의학 일색으로, 학리제일(學理第一)·연구 우선(研究優先)이 되어가는 것을 우려해 해군 군의 총감이 되어 임상을 제일로 여기는 영국 의학과 환자 중심의 의료를 널리 보급시켰다. 다카키의 말 중에는 "병을 보지 말고 환자를 보라"라는 말이 있다. 독일류의 세균 병리학 의학과는 달리 영국류인 임상의학을 존중했다.

다카키는 불하(拂下)•받은 아타고 야마시타(愛宕山下)의 '도쿄 부립병원(東京府立病院)'을 개수해 '유지 공립 도쿄병원(有志共立東京病院)'을 옮겨왔다. 1887년

• 국가나 공공단체에서 행정 목적으로 사용이 끝났거나 불필요하게 되어 국민에게 토지나 건물 등의 재산을 팔아넘기는 일을 말한다.

총재로 추대되어 쇼켄 황태후(昭憲皇太后)로부터 '지케이(慈惠)'라는 이름을 받아 '도쿄 지케이카이 의원(東京慈惠會醫院)'으로 개칭해 원장에 취임했다. 현재 '도쿄 지케이카이 의과대학 부속병원(東京慈惠會醫科大學附屬病院)'이다. 1888년 일본 최초의 박사 명칭이 문학·법학·공학·의학 각 분야에서 각각 네 명에게 수여되었다. 다카키는 의학박사를 수여받은 네 명 중 한 명이기도 했다.[22] 미국 미네소타 주 로체스터에 가서 저명한 의사인 메이요 형제(William J. Mayo·Chorls H. Mayo)를 방문한 일본인 의사는 다카키와 하타 사하치로(秦佐八郎) 두 명뿐이다.

일본은 메이지 이전까지는 네덜란드, 메이지유신 이후에는 독일, 제2차 세계대전 이후에는 미국의 구미 의학을 모범으로 삼아 배웠다. 하지만 일본은 의학의 중심인 프랑스 의학과는 별로 인연이 없었다. 고료카쿠 에노모토군(五稜郭榎本軍)의 하코다테 병원장인 다카마쓰 료운이 파리 오텔 디외에 단기간 유학했다. 일본이 독일 의학을 채용한 후인 19세기 후반 파리는 세계 의학의 최첨단이 되어갔다('파리 병원 의학'이라고 한다). 대표적인 의학자로 파스퇴르(Louis Pasteur)가 있다. 일본 병원사의 관점에서 '폐병원(廢兵院)'은 프랑스에서 배운 것이었다. '폐병(廢兵)'이란 '상이군인(傷痍軍人)'을 말한다. 러일전쟁의 부상병에 대한 대응으로 원로 야마가타 아리토모(山縣有朋)는 1906년 프랑스 '폐병원'을 모델로 삼아 '폐병원법'을 공포했다. 1907년 '도쿄 예비병원(東京予備病院)' 시부야 분원 내에 '폐병원'을 설치했고, 다음 해 스가모(巢鴨)의 시시도(宍戶) 자작(子爵) 저택 터(1만 90평)로 이전했다. 미쓰이 가(三井家)가 토지를 구입해 육군성에 기부했다. 파리의 유명한 나폴레옹 묘는 1674년 루이 14세가 만든 부상병 입원 시설(Hôtel des Invalides)인 교회당이었다. '폐병원'은 1934년에 '상병원(傷兵院)'으로 개칭되었다. 1936년에 하코네로 이전하고 '군사보호원(軍事保護院)'으로 개칭, 1950년에 '국립 하코네 요양소(國立箱根療養所)'가 되었다. 현재는 '독립행정법인 국립병원기구 하코네 병원(獨立

行政法人國立病院機構箱根病院)'이다. 그 후 '폐병원'은 전국 각지에 개설되었다.

일본에서는 메이지 시기 이후 현재에 이르기까지 대학 의학부를 국가 의료의 중심으로 하는 의료 정책을 채택했다. 본래 대학 의학부는 의사 양성 교육이 제1의 임무다. 하지만 일본에서는 모든 의학부에 시설 기준으로 부속병원을 갖게 했다. 게다가 의학부와 부속병원은 교육뿐만 아니라 의학의 기초 연구와 임상 연구를 하는 것도 임무가 되었다. 일본은 대학 의학부에 사람·물건·돈·정보라는 의료 자원을 집중시켰다. 이것은 당시 독일의 의료 제도에서 배운 것이었다. 외국의 모든 대학 의학부와 메디컬 스쿨이 스스로 부속병원을 가지고 의학 교육에 더해 의학 연구까지 시행하고 있지는 않다. 미국 하버드대학의 의학교에도, 시카고대학의 의학교에도 부속병원이 없고, 지역 교육병원에서 임상 교육과 연구를 하고 있다. 외국에서 보자면 일본의 의료·의학에서의 대학 의학부 중심주의는 특징이라 할 수 있다.

6장

메이지 시기의 병원

메이지유신까지 의료는 의사가 환자 집으로 왕진을 가는 형식으로 이루어졌다. 외래도 입원도 없었다. 왕진용 약상자나 왕진용 약장(往診用百味簞笥)이라고 하는 휴대용 약상자[1]를 들고 환자의 집에 왕진을 가고 그 자리에서 약을 배합하고 조제했다. 약봉지를 펼쳐놓고 저울(壓尺)로 잰 후 약숟가락[2]으로 양을 재고 나누었다. 환자를 수용해 치료하는 병원은 에도의 고이시카와 양생소, 나가사키의 고시마 양생소 외에는 없었다. 에도 시대 말기 고이시카와 양생소의 운영은 엉망이었으며 나가사키는 일본 가장 서쪽 끝에 있었다. 대부분의 일본인은 환자를 수용하는 시설(병원)을 본 적도 없었으며, 사회에 그런 시설이 필요하다는 생각조차 하지 않았다. 그런데 메이지유신 이후 불과 수년 사이에 온 나라가 앞다퉈 서양식 병원을 설치하고 급히 진찰·병실 설비를 정비하고 의사, 조리사(賄夫), 사무원을 고용해 병원 시스템을 만들어 운영했다. 아무리 문명개화라는 폭풍 한가운데 있었다 해도 '병원'을 알자마자 폭발적으로 병원이 개설되기 시작한 것은 놀라지 않을 수 없는 사실(史實)이다.

일본은 메이지유신 전후에 열강의 책략을 잘 피할 수 있었다. 지배당하지 않고 자발적·적극적으로 구미의 과학·기술을 도입하면서 제국주의 체제하에서 지배 측의 끝자락에서부터 위로 올라가기 시작했다. 병원 운영에 대해서도 외국에서 초빙해온 의사에게 배우거나 구미 시찰, 의학 유학에서 얻은 지식을 바탕으로 시행착오를 반복하며 독자적으로 서양식 병원의 설비와 운영에 관한 것을 체득해나갔다.

19세기에서 20세기 전반에 이르기까지 아시아 각국은 구미 또는 일본의 식민지가 되었다. 식민지는 열대지방에 위치한 경우가 많아 이주민에 대한 열대 의학과 병사에 대한 군의학을 제공하는 것이 통치국의 지상 과제가 되었다. 통치국은 식민지정책의 일환으로 급히 서양 의학과 서양식 병원을 식민지에 들였다. 식민지 시대 통치국은 국가의 위신을 걸고 수준 높은 의료를 현지에 보일 필요가 있었다. 일본의 경우 보호국화한 조선에 '대한의원(大韓醫院)'을 개설했다. 타이완 총독부는 '타이베이 의원(臺北醫院)'을, 만철(滿鐵)* 은 선로 각지에 의원을 개설해나갔다. 중국, 한국에서 '의원'은 일본의 '병원'에 해당한다. 당시는 흑사병(페스트)[3] 등의 감염병이 전 세계에서 맹위를 떨치는 시대이기도 했다. 일본인, 현지인 모두 우선 안심하고 일상생활을 할 수 있도록 해야 했다.

다른 아시아 각국과 20세기 개발도상국과는 달리, 일본에는 개국 직후부터 지금까지 외국에 말미암은 대규모 병원 시설이 들어오지 않았다[1900년 세이루카 병원(聖路加病院)이 개설되는 등 다소 예외가 있다]. 외국 병원의 형태는 개항지에서 선원을 대상으로 하는 '해군병원'이나 선교사에 의한 '단체병원'이었다. 외국이 설립·운영한 의학교도 없었다. 일본은 제국주의 시대의 패자로서 외국에 기대지 않고 독자적으로 병원과 병원 시스템을 구축해나갔다. 한편 이런 배타성으로 일본의 병원은 시야가 좁고 국제성이 결여된 성격을

* 남만주철도주식회사(南滿洲鐵道株式會社)의 약칭. 러일전쟁으로 획득한 동청철도(東清鐵道) 지선을 바탕으로 1906년 설립된 국책회사다.

띠게 되었다. 이는 다른 아시아 국가와 비교할 때 메이지 시기 이후 일본 병원사에서 볼 수 있는 큰 특징이라 할 수 있다.

여기에서부터는 1868년 이후의 병원을 개설된 연도별로 살펴본다. 메이지 시기 각지에서 군사병원부터 개설되기 시작했다. 1868년 교토 고쇼(御所) 북쪽에 위치한 '쇼코쿠지 요겐인(相國寺養源院)'에 '군무관 치료소(軍務官治療所, 御所病院)'가 설립되었다. 메이지 시기에 들어선 이후 개설된 첫 번째 병원이다. 메이지유신 시기 신정부는 직속 군대를 갖추고 있지 않았다. 판적봉환(版籍奉還)* 전까지는 삿초도(薩·長·土)가 번 단위의 주요 군비 체제였다. 사쓰마 번의 무사(藩士) 오야마 이와오(大山巖)는 도바·후시미 전투에서 영국 공사 파크스에게 관군 부상병의 치료를 요청해 공사관의 의사 윌리스가 군무관 치료소에 파견되었다. 이를 계기로 유신 이후 윌리스, 파크스가 의료에서 활약하기 시작했다.

에도 시대 말기 일본은 276개의 번으로 나뉜 나라였으며, 각 번은 정치·경제·문화를 담당했다. 50개 주로 이루어진 미국과 비슷했다. 이러한 상황 속에서 정치로는 에도, 경제로는 오사카, 문화로는 교토가 중심이 되었으며, 세 도는 각각의 역할을 수행했다. 새로운 국가의 수도를 정하는 데도 '수도는 교토'라고 국한하지 않았다. 교토에는 고쇼 안에 황학(皇學)을 기본으로 하는 고등 교육 시설을 설립하려는 움직임이 있었다. 오쿠보 도시미치(大久保利通)는 고쇼의 인습을 탈피하기 위해 1868년 1월 오사카 천도를 건의했다. 그러나 조정 귀족(公家) 등의 반대가 거세 부결되었다.

오쿠보는 오사카 천도 대신 '5개조의 서문(五箇條の御誓文)'** 을 공표한 후

* 일본의 각 영주들이 그들의 영지와 인민을 조정에 반환한 일을 뜻한다. 봉건제가 무너지고 중앙 집권을 이룬 첫 단계 조처였다.

** 1868년 4월 메이지 천황이 천지신명에게 서약하는 형식으로 귀족들에게 전달한 메이지 정부의 기본 방침이다.

메이지 천황의 오사카 어행(御幸)을 실현시켰다. 오사카는 겨우 평화를 되찾아갔다. 천황은 3월 하순 이래로 40여 일 정도 미도스지(御堂筋) 혼간지(本願寺)의 쓰무라 별원(津村別院, 北御堂)에 머물렀다. 천황은 오사카에 머물면서 병원의 필요성을 느껴 불우한 백성에 대한 시료를 목적으로 하는 공립병원의 설치를 위해 오사카 재판소에 '천황의 분부서(御沙汰書)'•를 내렸다.

이를 받은 메이지 신정부는 병원 건설을 결정하는 통지와 설립 계획을 제출할 것을 오사카 부에 명했다. 오사카 부 지사는 고토 쇼지로(後藤象二郎)였다. 이 해 1868년 10월, 도쿄 부에도 같은 내용의 '천황의 분부서'가 내려왔다.

오사카에는 유신 후 관립(지금의 국립) 학교를 설립하는 움직임이 있었다. 오사카 부는 '천황의 분부서'에 따른 공립병원 설립을 기회 삼아 종합대학을 설립할 계획을 세워 공시했다. 이 계획에는 공립병원 외에도 난의학, 화학, 영어, 불어, 법률, 수학 등과 관련한 여러 학교를 설립하려는 구상이 있었다. 에도 시대 말기 견구사(遣歐使)가 구미에서 본 대학교(university)를 모델로 삼은 것으로 보인다. 한편 1866년 바우다윈이 에도에 '세이미쿄쿠(舍密局)'[4]를 개설할 것을 제안한 것에 대해, 정부는 오사카에서 실시할 것을 결정했다. '세이미(舍密)'란 '화학(chemie)'을 네덜란드어로 음역해 치환한 글자다.

1868년 무렵 정부는 에도, 오사카를 동격으로 보려 하고 있었다. 에도(東京府)는 아직 수도가 아니었으며, 오사카 부의 종합대학 설립 구상은 현실감 있는 계획이었다. 1868년 에도에 '의학소'(의학), '가이세이쇼(開成所)'(의학 이외)밖에 없던 시점에서 나온 구상으로,[5] 오사카 부가 구상한 일본 최초의 종합대학 설립 계획이었다.

7월 에도가 도쿄로 개명된 것에 이어 9월에는 게이오에서 메이지로 연호

• 大阪御一新之折柄, 鰥寡孤獨貧困者, 自然療養不行届, 天年之壽ヲ保コト能ハスシテ, 空ク致落命候者有之候テハ可憫 事ト, 深ク御垂憐被爲 遊, 厚キ御仁惠之思食ヲ以テ, 今度於浪華, 病院御取建ニ相成, 窮民ニシテ疾病療養, 不行届之者共 御救助被爲 在旨 被 仰出候事 閏四月.

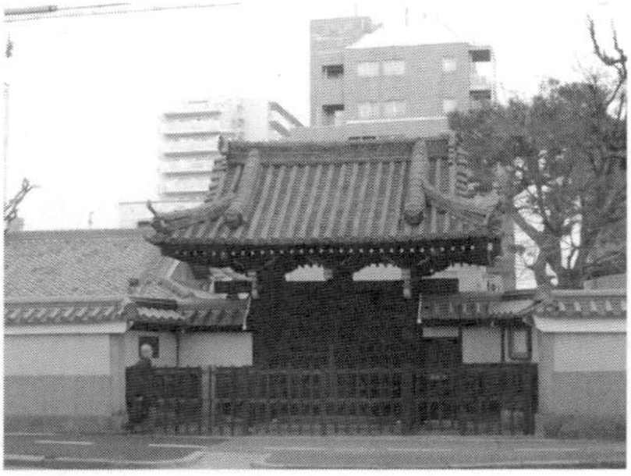

그림 23_ 나니와 임시병원 터 다이후쿠지(오사카대학 의학부 발상지)

가 바뀌었고, 그 직후 천황이 도쿄로 이동했다. 종합대학은 1869년 개학할 예정이었고, 1868년 10월 학생 모집도 내놓았다. 이듬해 관청들이 조금씩 도쿄로 이동하기 시작하면서 자발적으로 도쿄 천도가 이루어졌다. 그러는 동안 오사카 부의 종합대학 개설 계획은 재정난 등 문제로 흐지부지되었다.[6] 천황이 명령한 병원 개설 계획은 '오사카 부 종합대학 계획 설치 구상(大阪府總合大學計畫設置構想)' 안에 있었다. 하지만 병원 계획은 사라지지 않고 오사카에 개설된 소규모 '군사 임시병원(軍事仮病院)'이 공립병원으로 변화해가는 역사를 걸었다.

보신 전쟁이란 1868년 도바·후시미 전투에서 시작되어 우에노 숲(上野の森), 도호쿠의 여러 전쟁(東北の諸戰), 아이즈와카마쓰 성 함락을 거쳐 1869년 하코다테·고료카쿠 전쟁에 이르기까지 일련의 내전을 일컫는다. 정부는 도바·후시미 전투에서 관군 부상병을 치료하고 입원시킬 목적으로 교토 쇼코쿠지 양원원에 군무관 치료소를 개설했다. 이 군무관 치료소가 메이지 시기 첫 번째로 설립된 병원이다. 앞서 기술한 대로 이곳에서는 윌리스가 전상자를 진찰·치료했다.

오사카에서도 전상병을 구할 필요가 있어 수용 치료를 시작했다. 오사카 부는 1868년 12월 오사카 부 니시나리 군(西成郡) 데라마치(郡寺町)[현재 오사카 시 덴노지 구 우에혼마치 4가(大阪市天王寺區上本町四丁目)]에 위치한 다이후쿠지의 객전(客殿)과 주지의 집(庫裡)을 차용해 소규모로 '군사 임시병원'을 개설했다. 원장은 오가타 이쿠조(오가타 고안의 의형제)가 맡았으며, 오가타 셋사이[緒方拙齋, 고안의 양자], 오노 겐민(小野元眠) 등이 근무를 하고 감리로는 이와사 준이 부임했다. 또한 세이미쿄쿠 네덜란드인 교사 흐라타마도 치료에 참가했다. 당시 오사카는 육군의 중심지였으며, 이 병원은 '오사카 부 병국(大阪府兵局)'이 관할했다.

군사 임시병원은 개설 3개월 뒤 1869년 2월, 오사카 부 병국의 관할에서 벗어나 천황 명령으로 '나니와 임시병원'이 되었다. 대상 환자는 병사에서 "가난해 질병 요양을 할 수 없는 사람"으로 바뀌었다. 나니와 임시병원은 병원 겸 의학교로 발족되었다. 원장으로는 도쿄 의학교 교장, 오가타 고레요시[7]가 부임했다. 고레요시는 병원 개설 지도자로 나가사키에 있는 은사, 네덜란드 군의 바우다윈을 초빙하기로 결정했다. 당시 바우다윈은 상하이에서 돌아와 오사카에 있었다. 막부가 고용한 외국인이지만 신정부와의 고용 계약은 없었다. 바우다윈은 고레요시의 부탁을 승낙해 교사 겸 의사로 근무했다. 그때까지 군사 임시병원에서 환자를 치료하던 흐라타마는 바우다윈에게 중환자에 관한 업무를 인수인계했다. 흐라타마, 바우다윈 모두 '위트레흐트 육군 군의학교' 출신이다. 병원에는 원장, 교수 이외에 의원 6명, 약국원 3명, 통역 1명, 직원이 근무했다.

의학교 학생은 40명으로 시간표는 다음과 같다. 아침 6~8시 오가타 고레요시 강의, 8~10시 바우다윈 강의, 10~12시 입원 환자 진찰, 13~17시 외래 환자 진찰, 18~20시 오가타 고레요시 강의, 20시 이후 예습·자습. 또 연구소로 세이미쿄쿠가 생겨 흐라타마가 서구식 이화학을 강의했다.

나니와 임시병원의 '임시(仮)'는 종합대학 설립 전 임시 시설로서 병원이라는 의미였다. 오사카대학 의학부학우회는 1868년 다이후쿠지에서 의학부가 시작되었다고 한다. 나가사키대학의 시작을 1857년 폼페의 의학 전습소 개설로, 도쿄대학 의학부의 시작을 1858년 오타마가이케 종두소의 개설로 둔다면, 오사카대학 의학부의 기원인 나니와 임시병원의 개설은 1859년으로, 약 10년 정도 늦다(〈그림 23〉 참조).

그런데 오가타 고안의 데키테키주쿠는 1838년에 개설되었다. 데키테키주쿠는 어학교이자 의학교이기도 했다. 고안은 베를린대학교의 후펠란트(Hufeland)가 자신의 치료 경험을 토대로 만든 의학서 『의학 핸드북(Enchiridion medicum)』 제2판을 네덜란드 하허만(H. H. Hageman Jr.)이 번역한 것을 중역해 『부씨경험유훈(扶氏經驗遺訓)』* 전 30권을 발간하는 등 다수의 저작물을 소유하고 있다. 고안은 난방의이기도 해 진찰과 처방을 하기도 했다. 당시 오사카에서 개업의 서열로 제일 지위가 높고 대관(大關)이었으며 평판 또한 좋았다. 예방접종(종두), 콜레라 치료법 책자 배포 등 오늘날의 공중위생 활동도 했다.

오사카대학은 "데키주쿠의 계보는 직접적으로 현재의 오사카대학 의학부와 관련되어 있다"라고 기술했다[適塾記念會會長·大阪大學總長 金森順次郎, 『緒方洪庵と適塾』(適塾記念會, 1980), p.3]. 만약 데키테키주쿠를 오사카대학 의학부의 원류라고 한다면, 오사카대학은 이미 1838년부터 의학 교육을 시작한 셈이다. 폼페의 의학 전습소, 오타마가이케 종두소보다도 약 20년 앞서 개설된 것이다. 서쪽 나가사키나 동쪽 에도와는 달리 데키테키주쿠는 당시 경제 중심 도시인 오사카, 그것도 한가운데 위치한 기타하마에 있었다. 오사카대학 의학부의 시작, 나니와 임시병원의 초대 원장 오가타 고레요시는 데키테키주쿠 출신이었다. 오사카대학은 그 탄생과 관련해 너무 겸손한 것인지도 모른다. 1855년 후쿠자와 유키치(게이오기주쿠 설립자)가 데키테키주쿠에 입문했으며, 1862년 오가타 고안이 서양 의학소(도쿄대학 의학부의 원류)의 대표가

* 베를린 대학 후펠란트 교수의 내과 교과서 『의학 핸드북』 제2판 네덜란드 번역본을 오가타 고안이 다시 일본어로 번역한 책이다. 1857년 출판되었으며 전체 30권으로 이루어져 있다.

되었다. 데키테키주쿠는 학문·의학·기술 등의 분야에서 우수한 인재를 많이 배출해, 그 범위가 굉장히 넓어 오사카대학과 같은 특정 대학의 원류라고 한정해 부르기에는 어려움이 있는 듯하다.[8]

오카타 고안이 막부에 추대되어 에도의 서양 의학소에 취임한 이후 오사카에 있는 고안의 옛 저택에는 양자 오가타 셋사이가 거주했으며, 데키테키주쿠는 1886년쯤까지 이어져 셋사이와 오카타 고레요시 등이 강의했다.* 그러나 차츰 1869년 개설된 '임시병원 겸 의학교'로 발전적으로 소멸해갔다. 고안과 관련된 서적·사료는 문하생들이 수집·정리해 1959년 '고안 문고(洪庵文庫)'를 설립했다. 사료 대부분은 오가타가(家)가 도쿄대학에 기부했다.

고안의 옛 집은 메이지 시기 중반까지 셋사이가 자택으로 사용했으며, 이곳에서 의료도 행했다. 그 이후 오가타 슈지로(緒方收二郎, 고안의 6남)가 거주하다가 1925년 '가요도 병원(華陽堂病院)'에 빌려주었다. 1941년 문부성이 이곳을 사적으로 지정하자 오가타 게이지로(緒方銈次郎)는 슈지로와 상의한 후 가요도 병원으로부터 건물을 돌려받았다. 고레요시가 오사카대학 의학부의 전신, 나니와 임시병원의 원장을 맡았던 것도 있고 하여 1942년 오사카제국대학에 데키테키주쿠 건물을 기부했다. 데키테키주쿠 건물은 영구 보전하기로 했다. 이곳은 대공습의 화마를 피해갔으며 1964년 중요 문화재로 지정되었다.

나니와 임시병원은 설립 5개월 후 스즈키 정(鈴木町)에 위치한 대관 집 터[代官屋敷跡, 현재 호엔자카 정(法円坂町)에 있는 오사카 의료센터 부지]로 신축 이전하며 그 사명을 마쳤다. 새로운 병원은 '오사카 부 의학교병원(大阪府醫學校病院)'으로 군사병원에서 부민(府民)을 대상으로 하는 병원이 되었다. 그 이후

* 고레요시는 육군의 의무·위생을 총괄하는 군 의료 근무를 하는 와중에 1872년부터 1878년, 도쿄 스루가다이(駿河臺)에 위치한 자택 내에 사설 학원인 데키테키주쿠를 개설해 의학을 가르쳤다. 오사카에 살던 1878~1880년에는 오사카 데키테키주쿠에서 강의했다. — 지은이

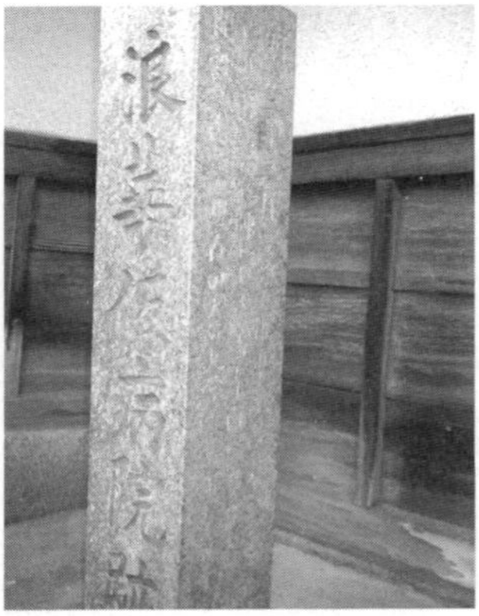

그림 24_ 나니와 임시병원 터에 있는 석비(다이후쿠지 문)

병원만으로는 의학 교육을 감당하기 어려워지자 오사카 부 의학교병원 부지 동쪽에 교사를 증축했다. 이 의학교는 1870년 2월 오사카 부에서 정부 관청 '대학(大學)'(이듬해 문부성이 되었다)으로 이관되었고, 직원은 정부 요원으로 교체되었다. 바우다윈은 1870년 6월 임기가 만료되었으나 후임인 엘메린스(Christian Jacob Ermerins)가 취임하기 전까지 고용이 지속되어 환자를 진료했다. 오사카 부 의학교병원은 1872년 '학제'에 따라 '제4대학구 오사카 의학교'[9]로 지정되었다. 그러나 겨우 1개월 후인 10월 폐교되었으며 병원 또한 폐지되었다.

이듬해 1873년 2월 유지들이 재건을 도모해 '오사카 부 병원'을 설립했다. 니시혼간지(西本願寺) 기타미도(北御堂) 쓰무라 별원(津村別院)을 본거지로 삼고 교수국(教授局)을 부설했으며, 의학 교육과 치료를 시작했다. 원장은 다카하시 마사즈미(高橋正純), 교사 겸 의사는 엘메린스였으며 의사, 교수가 배정되었다. 개업의와 그 자식들을 대상으로 학생을 모집했다. 병원에는 48개 병실이 있었으며 총 수용 인원은 150명이었다. 수술실·약국·의국을 갖추고 있었다. 이 오사카 부 병원이 오늘날 '오사카대학 의학부 부속병원(大阪大學醫學部附屬病院)'[10]으로 이어진다.

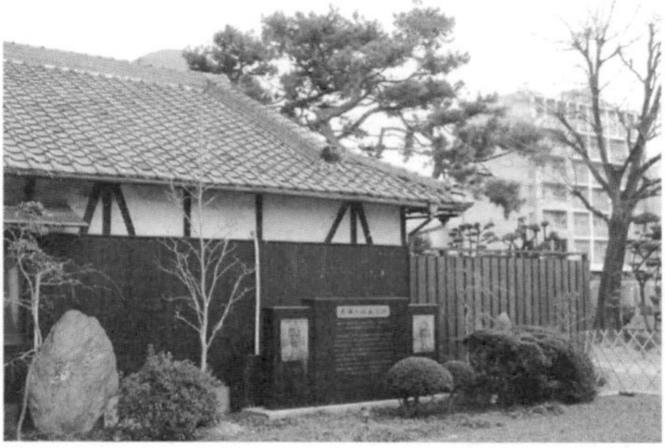

그림 25_ 오사카 가병원(假病院) 터 기념비(다이후쿠지 경내)

1870년 2월 육군 최초의 병원 '오사카 군사병원(大阪軍事病院)'이 개설되었다. 바우다윈의 지도하에 세운 본격적인 병원이었다. 병원사의 관점으로 보면 서양의의 건축 지도로 병원을 세웠다는 점에 주목할 만하다. 앞서 기술했지만 바우다윈은 막부로부터 에도의 '해군병원' 개설을 의뢰받아 네덜란드 정부에 병원 일체를 주문했으며 자신도 영국에서 의료기기, 의학서, 약품, 병원 설계도를 구입했다. 그 설계도를 참고했을지도 모른다. 아무튼 바우다윈은 군사병원에 대한 청사진과 강한 의지가 있었다. 당시 육군병원의 사진을 보면 정면 현관에 커다란 2층 발코니가 있는 기와집이며 양쪽으로 단층 기와집 병동이 이어져 있는 위풍당당한 모습이다. 일본 최초의 육군병원이었다. 메이지 시기 초기 일본 병원은 육군병원을 시작으로 각지 주둔지에 정비되었다. 이 오사카 군사병원이 이후 육군병원 건설의 모델 — 이 책에서는 이후 1878년에 개설되어 박물관 메이지무라(明治村)에 지금도 남아 있는 '나고야 에이주병원(名古屋衛戌病院)'을 소개했다(〈그림 28〉 참조) — 이 되었다. 병원 내에는 육군 군의학교가 설립되었다. 이 때문에 군의 교육에서는 오사카 군사병원을 그 시초로 한다.

1871년 육군은 도쿄 병부성(兵部省)에 '군의료'(군의 책임자는 마쓰모토 준)를 만들어 육해군의 의사 및 위생을 관할하게 했다. 1872년 군사 제도 개혁

이후 육군성(陸軍省)은 '군의료 학사(軍醫療學舍)'(1871년 '육군 군의학교'로 개칭되었다)를, 해군성(海軍省)은 '해군병원'을 개설했다.

에히메 현(愛媛縣)의 오즈 시립박물관(大洲市立博物館)에는 1869년 다이후쿠지의 '나니와 임시병원·의학교', 1870년 스즈키 정의 대관 집터에 건설된 '오사카 의학교·병원', 1873년 니시혼간지 기타미도에 부설된 '오사카 부 병원 내 교수국(大阪府病院內敎授局)'의 단체 기념사진이 보존되어 있다. 어떤 사진에도 100~200명 정도의 많은 사람들이 찍혀 있다. 앞선 두 사진에는 외국인을 제외한 모두가 상투를 틀고(丁髷) 전통 옷 하오리하카마(羽織袴)를 입은 모습으로 한 손에는 칼자루를 들고 있다. 하지만 마지막 사진에서는 하오리하카마는 입고 있지만 모두 개화 머리(散切り頭, 짧은 머리 — 옮긴이)를 하고 칼을 지니지 않고 있다. "개화 머리를 두드리면 문명개화의 소리가 들린다"라는 말도 있던 것처럼 이들의 단체 사진을 보면 불과 수년 만에 급속하게 문명개화가 진전된 모습을 확인할 수 있다. '단발 탈도령(斷髮脫刀令)'이 내려진 것은 1871년의 일이다. 1873년에는 천황도 머리를 잘랐다고 한다.

1962년 오사카 시에서는 다이후쿠지 문 왼쪽에 "나니와 임시병원 터(浪華仮病院跡)"라고 적힌 석주를 세웠다. 또한 1972년 '오사카 덴노지 로터리클럽'에 의해 바우다윈, 오가타 고레요시의 음각화가 좌우에 있고 "오사카의 임시병원 터(大坂の仮病院跡)"라고 새겨진 비석이 경내에 건립되었다. 비석의 제자(題字)는 '사단법인 오사카대학 의학부학우회' 이사장 기무라 도쿠조(木村得三)가 휘호(揮毫)한 것이다. 비석에는 "다이후쿠지에는 메이지 원년 말부터 메이지 2년 가을까지 오사카의 임시병원이 있었다. 오사카대학의 의학 교육은 여기에서 시작되었다"라고 쓰여 있다.

공립으로는 1869년 '공립 고베병원(公立神戶病院)'[현재 고베대학 의학부 부속병원(神戶大學醫學部附屬病院)], '관립 삿포로 병원(官立札幌病院)'[현재 삿포로 시립 삿포로 병원(札幌市立札幌病院)]'이 개설되었다. 고베병원은 입원료(약값, 식대 포함)를 상등·중등·하등 3등급으로 나누었다. 초대 병원장은 미국인 의사 베더(A. M. Vedder)였다.

개국 후 많은 나라에서 서양 의학 지식이 들어오자 난학은 자연스럽게 퇴색되어갔다. 막부는 에도 시대 말기에 프랑스를 모델로 삼은 서양식 육군을 만들었다. 1870년 메이지 정부는 오무라 마스지로의 주창으로 육군은 프랑스 군사 제도를, 해군은 영국 군사 제도를 따르기로 했다.* 당초에는 프랑스 의학을 채용하기로 했다. 그러나 윌리스 옹립파였던 사쓰마 출신이 많은 해군은 영국 의학을 추천해 이를 강행했다.[11]

메이지유신 당시 도쿄 야마시타몬(山下門) 내 '군부대 임시병원(兵隊仮病院)'에 본부를 두고 있던 '병부장 군무관 대기소(兵部場軍務官詰所)'는 1870년 독립해, 도쿄 시바타카나와 고텐야마(芝高輪御殿山)의 구 구마모토 번 나카야시키(熊本藩中屋敷) 터에 병부성 관할인 '해군병원'과 '해군 의학부'를 창설했다. 고텐야마는 해군의 정박지였던 시나가와 앞바다(品川沖)의 후배지(後背地)에 해당하는 곳이다.

보신 전쟁을 경험한 후 각 번은 병원과 서양 의학에 대한 인식을 새롭게 고치고, 수많은 번은 의학 교육의 내용을 서양 의학으로 바꾸는 동시에 '번립 의학교(藩立醫學校)'를 토대로 해서 병원을 개설했다. 에도 시대에는 에도에 막부, 쇼군이 있었다. 그러나 정치체제는 합번 체제(合藩体制)로 지금의 아랍에미리트 또는 미국과 비슷하다고도 할 수 있다. 즉 번마다 독자적인 정치·경제·문화를 담당하며 보존했다. 교육에서 또한 각 번은 우수한 번교(藩校)를 운영하고 있었기 때문에 에도 시대 일본에는 전국에 뛰어난 인재가 퍼져 있었다. 276개 번(메이지유신 직전의 번 수) 중 98개 번에는 의학교와 의사와

* 그러나 프로이센·프랑스 전쟁(1870~1871)에서 프랑스가 독일에 패퇴하자 가쓰라 다로(桂太郎)는 독일식 육군 군사 제도를 채용했다.

관련한 제도(醫事制度)가 있었다고 한다.

1869년 판적봉환이 시행되어 각 번령(藩領)은 조정으로 봉환(奉還)되었으며, 번주는 번지사(藩知事)로 임명되었다. 번사(藩士)는 사족(士族)이 되어 사무라이 계급은 붕괴했다. 그때까지는 '번'이라는 세계였으나, 메이지유신에 따라 '일본국(日本の國)'이라는 새로운 개념이 생겨 사람들은 '국민'이 되었다.

메이지 정부 초기의 중심은 삿초도히 출신자였다. 정치·군사는 삿초가 담당했다. 삿초 청년들은 정치가나 관료, 사관이 되었다. 미쓰비시(三菱)에서 활약할 수도 있었다. 선택지는 많았다. 당연한 일이지만 국민 대다수는 삿초 출신이 아니었다. 보신 전쟁에서 막부 측에 섰던 사바쿠파(佐幕派), 눈부신 성과를 내지 못한 번 출신 젊은이들은 직업도, 돈도, 입신양명을 위한 인맥 또한 없는 사태에 빠졌다.

하지만 이들에게 다행이었던 것은 에도 시대가 신분 세습 사회였던 것에 반해 메이지 시기에는 개인의 노력으로 신분을 올릴 수 있는 사회시스템이 채용된 점이었다. 메이지 정부는 학비가 저렴한 관립 학교를 세우고, 국민에게 학문을 제공했다. 유신 후 일본인 중에는 향상심이 넘치는 사람들이 많았다. 개인의 입신양명과 나라의 발전을 동일시했다. "입신하면 나라가 서는" 시대였다(후쿠자와 유키치). 삿초 출신이 아닌 청년들은 공부를 해서 학문으로 출세하려 했다. 학문으로 "노력하면 누구나 대신이, 박사가 되는"(司馬遼太郎,『坂の上の雲』) 시대였다. 삿초가 아닌 번의 의학교에서 서양 의학을 공부한 의학생들은 의료 분야의 기술 관료(技術官僚, 醫官)를 목표로 입신출세의 활로와 꿈을 찾고 의학 습득에 전력을 다해 노력했다. 메이지 정부의 의료 지도자 중에는 삿초 이외의 번 출신자가 많았으며, 이들은 번에서 지위가 높지 않았다.

메이지 시기 초반, 어떤 번에서도 이후 1871년에 실시될 폐번치현은 상상도 못하고 있었다. 각 번은 유신 후에도 번의 인재 양성에 힘썼다. 번의 학교

(藩醫學校)가 있던 곳에서는 서양 의학 교육과 치료가 시작되었다. 마찬가지로 병원에 대해서도 각 번은 시대에 뒤처지지 않기 위해 앞다퉈 병원을 설립해나갔다. 병원사 관점에서 보면, 메이지유신 이후 번 단위로 급속히 병원이 정비된 특징을 확인할 수 있다. 이상하게도 일본에서는 메이지 시기부터 중앙정부에 의해 병원이 정비된 것이 아니라 각 지역의 재량에 따라 처음에는 번이, 그다음으로는 민간병원이 병원 정비를 담당했다. 자유재량과 함께 경영 책임과 재무 부담 또한 지역이나 민간에 맡겼다. 국민에게는 거주지 선택의 자유는 있었지만, 어느 지역 주민이 되느냐에 따라 의료의 질과 양은 크게 차이가 났다. 이 시기 번립병원이 개설된 내용은 다음과 같다.

1867년 구로다 번립 산세이칸 부속병원(黑田藩立贊生館附屬病院, 현재 규슈대학 병원), 1869년 스루가 번립 슨푸병원[駿河藩立駿府病院, 현재 시즈오카 시립병원(靜岡市立病院)], 시마즈 번립 아카쿠라 병원[島津藩立赤倉病院, 현재 가고시마대학 병원(鹿兒島大學病院)][12], 사가 번립 고세이칸 부속병원(佐賀藩立好生館附屬病院, 현재 현립 고세이칸 병원(縣立好生館病院)], 고치 번 규코 병원(高知藩吸江病院), 야마구치 번 의원·병원(山口藩醫院·病院), 마쓰에 번 의학교 겸 부속병원(松江藩醫學校兼附屬病院), 후쿠야마 번 병원 겸 의학교(福山藩病院兼醫學校), 1870년 후쿠이 번립 사키가케 병원(福井藩立魁病院), 오카야마 번립 의학관 부속 대병원[岡山藩立醫學館附屬大病院, 현재 오카야마대학 병원(岡山大學病院)], 나고야 번립 시료병원(名古屋藩立施療病院), 구마모토 번립 의학 강습소·환자 진료소[熊本藩立醫學講習所·患者診療所, 현재 구마모토대학 의학부 부속병원(熊本大學醫學部附屬病院)], 가가 번립 의학관[加賀藩立醫學館, 현재 가나자와대학 부속병원(金澤大學附屬病院)], 1871년 마쓰모토 번립 임시병원(松本藩立仮病院), 오와리 번립 시약병원(尾張藩立施藥病院), 오카 번립 의학교 겸 병원(岡藩立醫學校兼病院).

또한 이 시기 번립 이외의 병원으로는 앞서 기술한 1868년 군무관 치료소

(軍務官治療所, 御所病院), 오사카의 군사 임시병원(軍事仮病院), 1869년 (나니와) 임시병원, 고베병원(현재 고베대학 의학부 부속병원), 누마즈 군학교 병원(沼津兵學校病院), 하코다테 병원, 관립 삿포로 병원, 고스게 현(小菅縣)의 빈병원(貧病院)이 있다. 1870년 독지가의 기부로 니가타에 공립병원[共立病院, [현재 니가타대학 의치학종합병원(新潟大學醫齒學總合病院)], 비사몬지마 임시병원(毘沙門島仮病院), 고후(甲府)에 임시병원(仮病院), 가케가와 병원(掛川病院), 도쿄 와세다에 사립 난주의원(私立蘭疇醫院), 도쿄 다카나와(高輪)에 병부성 관할 해군병원[13] 등이 개설되었다.

앞서 기술한 번립병원의 소재지를 보면 원래 재정이 풍족하고 번벌 정치(藩閥政治)에 따른 정부의 원조도 기대할 수 있는 서일본의 번이 많다. 보신전쟁에서 사바쿠파에 속했던 번이 많던 동일본에는 지역 유지에 의한 출자와 기부로 개설된 공립 방식(共立方式)이나 회사 설립 방식(會社立方式)에 따른 민간병원이 많다. 번의 재정력, 정부와의 친밀도가 병원 정비에 영향을 미쳤음을 알 수 있다. 지역 민간 출자라 해도 경제력이 취약한 지역이 많아 자금 조달에는 어려움이 있었다. 재벌 기업이 기업 중심 도시(企業城下町)에 기업 설립 병원(企業立病院)을 개원하는 경우도 있었다. 그러나 대다수의 민간병원은 의사 개인에 의한 설비투자로 개설되었다. 단 병원을 개원할 수 있는 의사는 일반적인 동네 의사가 아니라 멀리 있는 환자도 끌어올 수 있으며, 진료비도 비싼 고명한 명의였다.[14] 의료법인제도는 약 80년이 지난 1950년까지 없었다. 공립병원이라 부르는 병원은 유지 공동(有志共同)을, 의병원(義病院)이라 부르는 병원은 사립병원을 뜻했다. 참고로 민간병원이나 사립 의학교의 시작은 동일본에 있다. 또한 정부(대학동교)는 독일 의학을 채용했으나, 각 번과 지역에서는 영국, 미국, 네덜란드, 프랑스, 오스트리아의 의사를 초빙했다.

1871년 7월 폐번치현으로 번립병원의 사업체인 번이 소멸했다. 수많은 번립병원은 시설 운영비를 잃고 폐쇄되었으며 일부는 사립병원으로 존속했다.

메이지 정부는 합번 체제에서 도쿄를 중심으로 하는 중앙집권 체제로 전환되었다. 정부는 경찰·군대를 정비하는 한편, 학교·병원을 설립하는 강경하고 유연한 양면의 정책을 구사했다. 병원의 경우 부·현 행정(府縣行政)이 시작되자 폐지되었던 병원의 소생 활동이 반강제적으로 시행되어 근대적인 공립병원이 신설되어갔다. 병원은 관립 의학교 또는 부·현립의 형태를 띠었다. 관립(官立)은 국립(國立)을 뜻한다.[15] 부·현립 병원의 경우에도 의학교를 병설하는 경우가 많았다.

현립(縣立)이라 해도 현에는 자금이 없었다. 지금과 같은 국고보조는 없었고, 병원 설비투자 목적으로 채권을 발행해 돈을 빌리는 자금 조달의 수단 또한 없었다. 현지사(縣知事) 등은 지역의 지주나 자산가에게 반강제적으로 기부를 받아 병원 설립 자금을 조달했다. 또한 공립병원은 개설된 후에도 병원 운영이 어려워 민간 독지가의 자금 협력이 필요했다. '회사병원(會社病院)'이라고 하는 병원도 재벌이 세운 병원이 아니었다. 재정 면에서 공립병원 설립을 기대하기 어려웠기 때문에 지역민이 설립 자금과 운영자금을 모았다. 도산 시에는 출자금 제한이라는 유한책임을 지는 주식 방식으로 설립한 병원이었다.

판적봉환으로 번주가 없어져 서구의 병원에서 볼 수 있는 후원자와 같은 영주의 존재가 사라져버렸다. 또한 기독교 교회와 같은 종교 단체에서 병원을 지원하는 경우도 없었다. 불교 사원은 유신 후 폐불훼석(廢仏毀釋)•으로 병원은커녕 사원 자체가 존속 위기에 처했다.[16] 유교와 신도에는 재무 기반이 없었다. 공립병원과 병설 의학교를 신설하는 풍조는 1887년까지 계속되었으나 거기에서 끝났다. 재정 재건을 배경으로 하는 1887년 '칙령 제48호

• 1868년 새롭게 성립된 메이지 정권(일본제국)이 신도(神道)를 국교로 삼아 불교 세력을 약화시키고자 승려의 특권을 없애고 불교 사원이나 관련 시설을 훼손한 사건 또는 관련된 정책을 말한다.

(勅令第四十八号)'에 따라 1888년부터 부·현립 의학교와 공립병원에 지방세를 투입할 수 없게 되었다. 이에 따라 부·현립 의학교, 병원이 운영을 지속하기 어려워져 대부분 폐지되거나 병원만 남거나 민간으로 넘어갔다.

메이지 시기 이후 근대의 병원은 폼페의 나가사키 양생소를 모델로 삼고 있다. 즉 주로 의학교가 병설하는 형태로 병원이 설립되었다. 병설 병원의 주요 목적은 의사 양성을 위해 임상 교육 시설을 만드는 것이지 사회적 목적이 아니었다. 당시 병원은 기능 면에서는 서양의 것을 따랐지만, 건물이나 시설 면에서는 양식과 일식이 혼재되어 있었다. 외국인이 설계한 근대적 병원에는 실내에도 책상이나 의자가 있었다. 그러나 대다수의 일반 병원은 메이지유신 이후 폐불훼석으로 폐쇄된 절을 사용한 정도의 환자 수용 시설이었다.[17]

1872년 시나가와 역과 요코하마 역 사이에 35분이 소요되는 철도가 개통되었다. 문명개화의 진전으로 사회생활이 급속도로 서양화되었다. 폐번치현 이후 개설된 주요 병원은 다음과 같다.

1871년 시라카와 현립 임시병원(白河縣立仮病院),[18] 센다이의 도호쿠 진다이 치료소[東北鎮臺治療所, 현재 국립병원기구 센다이 의료센터(國立病院機構仙臺醫療センター], 오사카 주라쿠 정(聚樂町)의 빈원분국(貧院分局), 지쿠마 현립 이이다병원(筑摩縣立飯田病院), 육군군의료 본병원(陸軍軍醫寮本病院, 1873년 육군 본병원), 요코하마 임시병원(横浜仮病院).

요코하마 임시병원의 약력은 다음과 같다. 의사 하야시 유테키[早矢仕有的, 마루젠(丸善)·하야시라이스(ハヤシライス) 창시자]는 1867년 게이오기주쿠(慶應義塾)에 들어가 후쿠자와 유키치에게 난학, 영어를 배웠다. 1868년 '요코하마 매독병원(横浜黴毒病院)'의 의사가 되었고, 1869년 요코하마에서 의학서, 수입 양서를 다루는 서점(丸屋商社)을 개업했다. 1870년에 진료소 '세이세이샤(靜々舍)'를, 1871년에는 세이세이샤의 조제 약국 '마루야 약점(丸屋藥店)'을 개업했다(의약분업의 효시). 이 하야시가 1870년 요코하마 벤텐도리(弁天通)에

개설한 것이 요코하마 임시병원이다. 그러나 개업 후 얼마 지나지 않아 주변에서 발생한 화재로 전소했다. 이듬해 1871년 '요코하마 중병원(横浜中病院)'으로 재건해 시몬즈(晒門士)를 초빙했다. 1872년에는 자리를 이전해 '요코하마 공립병원'이 되었다. 요코하마 공립병원(훗날 주젠의원)[19]은 요코하마에 거주하는 민간인 20여 명의 독지(篤志) 6600엔으로 건설된 최초의 서양식 병원이다. 1872년 9월부터 1년 동안 이 요코하마 공립병원의 월 평균 외래 환자 수는 256명, 입원 환자 수는 26명이었다.

1872년 많은 병원이 개설되었다. '아키타 현립 의학교 부속병원'(같은 해 민간병원으로 전환),[20] 센다이 '사립 공립사 병원(私立共立社病院)'[현재 도호쿠대학병원(東北大學病院)], 나가노(長野)의 개업의가 개설한 '의학연구소 부속병원'(현재 나가노 적십자병원), 교토 '쇼고인(聖護院)', 묘호지(妙法寺)의 '요병원', '교토 부립 임시요병원'(현재 교토 부립 의과대학 부속병원), '교토 시 요병원', '도쿄 시립 양육의원(東京市立養育醫院)' 등이 개설되었다. 10월에는 도쿄 니혼바시에 준텐도의 사토 다카나카가 '하쿠아이사 의원(博愛舍醫院)'[이듬해 준텐도 의원(順天堂醫院)[21]으로 개칭]을 개설했다. 사립병원이 본격적으로 생기기 시작했다. 1872년 요코하마 야마테 야토자카(山手谷戶坂) 위에 미국이 '미국 해군병원'을 개설했다. 이 병원이 간토대지진으로 붕괴되기 전까지 미국 선박 승무원, 열대병 환자가 치료와 요양에 이용했다.

1873년 아오모리 현 쓰가루 군(津輕郡) 기즈쿠리 촌(木造村)에 '회사병원(會社病院)', 도쿄 시타야야마모토 정(下谷山本町)에 '준텐도 의원'(병실 50실), '관립 오사카 의학교·병원'(현재 오사카대학 의학부 부속병원), '현립 나고야 의학 강습소·병원'(현재 나고야대학 의학부 부속병원),[22] '현립 후쿠오카 병원·의학소'(현재 규슈대학 의학부), '사립 니가타 병원'(현재 니가타대학 의치학 종합병원),[23] '나가오카 회사병원(長岡會社病院)'[현재 나가오카 적십자병원(長岡赤十字病院)], '사립 텐도병원', 오사카 니시 구(西區) 우메혼 정(梅本町)에 '아메리카 전도회사

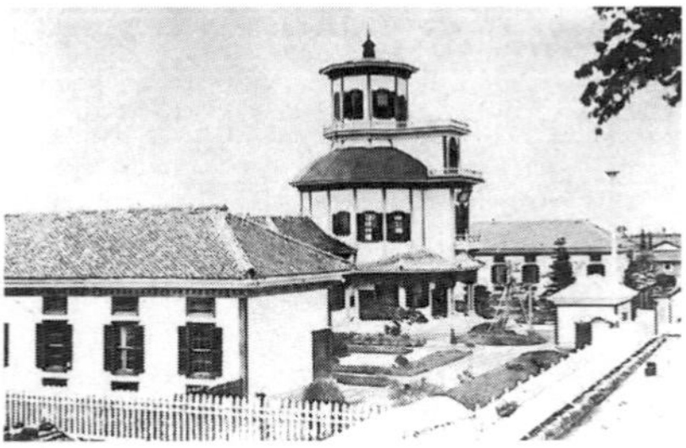

그림 26_ 야마가타 제생관

시료원(アメリカ傳道會社施療院)'(현재 성 바르나바 병원)이 설립되었다.

1874년 '야마구치 현립 가호병원(山口縣立華浦病院)'(자금 부족으로 1877년 폐업), 지바에 '공립병원'(현재 지바대학 의학부 부속병원)[24]이 개설되었다. 사립 텐도병원은 '야마카타 현 공립병원'[현재 야마가타 시립병원 제생관(山形市立病院濟生館)][25]으로 개편되었다. 아사쿠사 구라마에(藏前)에 한방 전문 '조슌병원(如春病院)'[26]이 개설되었으며, '나가사키 의학교·병원'이 전년도 폐교된 후 병원 부문을 분리·재건해 '나가사키 병원'(현재 나가사키대학 의학부 부속병원)이 되었다. 효고·나가사키에 '매독병원'이 생겼고, 교토에 위치한 '연구회 임시병원'이 데라 정 히로코지(廣小路)로 이전해 병원, 학교를 개설했다. 이에 더해 '현립 하마마쓰 병원(縣立浜松病院)', '나니와 시료원(浪花施療院)', '도쿄 부립병원',[27] '도쿄 부립 스가모 병원(東京府立巢鴨病院)'[도립 마쓰자와 병원(都立松澤病院)의 전신]이 개설되었다. 1872년 개설된 요코하마 공립병원은 1873년 노게야마의 슈분칸(脩文館) 터로 이전해 안팎으로 아름다운 근대 병원이 되었으며, 1874년부터 현립으로 이관되어 '주젠 의원'으로 개칭되었다. 주젠(十全)이란 "충분(十分)하고 만전(萬全)하다"라는 뜻이다. 병원의 전권은 시먼스 의사에게 일임되었다. 현재의 '요코하마시립대학 부속 종합의료센터(橫浜市立大學附屬市民總合醫療センター)'의 전신이다.

1875년 준텐도 의원(당초 126명 수용)이 지바 사쿠라에서 혼고 유시마에 구입한 3000평 대지로 이전했다.[28] 일본 최초의 민간 나병(한센병) 전문병원 '기하이 병원(起癈病院)'이 도쿄에 개원했다. 기하이 병원이 수용한 환자는 1878년 140명, 1880년 337명, 1881년 378명이다. 지방 부유층인 한센병 환자를 중심으로 하고, 행려 환자, '도쿄 시 양육원(東京市養育院)'에서 전원된 빈곤층, 행려병자(行旅病者) 한센병 환자를 수용했다. 1881년 한센병이 퍼진 하와이 국왕 칼라카우아(David Kalakaua)가 기하이 병원을 방문하기도 했다. 일본에서 최초로 외국 원수가 방문한 것이었다.

1876년 우라와(浦和)에 '사이타마 현 의학교 부속병원',[29] 마쓰에에 '공립병원'(현재 마쓰에 적십자병원), '현립 가나자와 병원 도야마(富山) 분원'이 개설되었다. 도쿄의 사립 사이세이학사(私立濟生學舍)의 부속으로 '소몬병원(蘇門病院)'이 개설되었다. 1876년 시작된 사이세이학사는 메이지 시기 가장 큰 의학교로 많은 의사를 배출했으나, 1903년 급작스레 폐교했다. 1875년부터 1876년 무렵 후쿠이 출신 야마모토 고스케(山本洪輔)가 오사카에 정신병원 '가이슌 병원(回春病院)'[30]을 개설했다. 오사카에서 사립병원 제1호라 불린다.

메이지 신정부는 1877년 세이난 전쟁[31]을 맞았다. 존황양이(尊皇攘夷)•를 명분으로 막부를 타도했는데, 신정부는 외국을 배척하고 국내로 들어오지 못하도록 하는 양이 방침을 흐지부지하게 했을 뿐 아니라 도리어 서양 문명을 적극 도입하기 시작했다. 1871년 폐번치현으로 번을 없애고 무사(武士) 신분도 폐지했다. 질록처분(秩祿處分)••으로 무사가 녹봉을 지급받는 제도도 폐지했다. 무사와 그의 가족은 수입이 극감해 식사도 못하는 곤궁에 처했다. 보신전쟁에서 정부군이던 번마저 가난해 생활이 어려워지자 불만이 커져만 갔다. 도막(倒幕)을 주도한 자와 신 국가 건설을 주도한 자는 동일 인물이 아니었다. 질록처분이 시행되어 사족(士族)의 생활은 벼랑 끝으로 내몰렸다. 1876년

• 천황을 존경하고 외세를 물리친다는 사상이다.

•• 메이지 정부가 1876년에 녹봉 급여 정책을 폐지한 것을 말한다.

구마모토에서 '게이신도의 난(敬神党の亂, 神風連の亂)', 후쿠오카에서 '아키쓰키의 난(秋月の亂)', 야마구치에서 '하기의 난(萩の亂)'이 일어났다.

그리하여 1877년, 판적봉환, 폐번치현에 대한 불평불만을 원인으로 '세이난 전쟁'이 발발했다. 징병제도에서 비롯된 정부군 6만 명과 사이고군(西鄕軍) 4만 명 간 장렬한 전투가 6개월간 지속되었다. 정부 육군의 '군단병원(軍團病院)' 본거지가 후쿠오카에 마련되었고, 규슈 각지에 분원으로 '군단 제2병원'(후쿠오카), '구루메 군단병원(久留米軍團病院)', '야쓰시로 군단 지병원(八代軍團支病院)', '구마모토 군단병원', '가고시마 임시병원', '나가사키 군단병원', '해군 임시병원'(오우라)이 설치되었다. 전선에서는 여단별로 '다이호 다이쇼(大包帶所)', '쇼호다이쇼(小包帶所)'가 사원에 설치되었다. '호다이쇼(包帶所)'란 전선에서 후송된 부상병을 응급치료하는 시설로, 독일의 것을 따라한 시설이다. 격전지였던 구마모토 성 다바루자카(田原坂)에 가까운 교쿠토 정(玉東町)의 도쿠조지(德成寺), 쇼넨지(正念寺)에는 "관군 병원 터(官軍病院阯)"라고 쓰인 비석이 있다.

사쓰마 측에도 군단병원이 있었으나 사적으로 남아 있지는 않다.[32] 정부군은 보신 전쟁 때 야전병원에서 치료 체제를 시행하고 전상자·의약품을 배송한 경험이 있어 조직적인 의료를 펼쳤다. 한편 불평사족(不平士族, 메이지 신정부에 반발한 무사 계급 — 옮긴이)의 혼성부대 사이고군의 의료는 조직적이지 못했다. 메이지유신 이후 군 의료 제도를 정비해 군의를 양성하고, 징병제, 근대식 무장을 시행한 정부군이 승리했다.

1877년 원로원의 사노 쓰네타미(佐野常民) 의원이 적십자병원의 기초가 되는 하쿠아이샤를 창설하고 후방병원이던 '나가사키 군단병원' 제11병사에서 구호를 담당했다. 전선에서 전상병이 데지마에 있던 나가사키 군단병원으로 이송되었다. 또한 구마모토에서는 전쟁으로 감염병이 유행해 다시로 분기(田代文基)가 임시병원을 기타오카(北岡)에 설치해 구료를 시작했다. 거기에 진

표 1 | 메이지 시기 병원 수의 추이

연도		총수	관립			사립
		병원 수	총수	국립	공립	병원 수
양력	메이지력		병원 수	병원 수	병원 수	
1874	7	52	23			29
1875	8	63	41	N. A.	N. A.	22
1876	9	97	65			32
1877	10	159	124	12	112	35
1878	11	235	175	29	146	60
1879	12	309	219	42	177	90
1880	13	363	241	28	213	122
1881	14	510	335	29	306	175
1882	15	625	330			296
1883	16					
1884	17					
1885	18	N. A.	N. A.			N. A.
1886	19					
1887	20			N. A.	N. A.	
1888	21	564	225			339
1889	22	573	222			351
1890	23	577	214			363
1891	24	579	197			382
1892	25	576	198			378
1893	26	579	198	2	196	382
1894	27	597	189	2	187	408
1895	28	589	174	2	172	415
1896	29	592	166	2	164	426
1897	30	624	159	3	156	465
1898	31	754	136	3	233	518
1899	32	793	234	3	231	559
1900	33	866	253	5	248	613
1901	34	842	248	4	244	594
1902	35	746	155	4	151	591
1903	36	786	156	4	152	630
1904	37	780	154	4	150	626
1905	38	744	104	5	99	637
1906	39	777	117	5	112	660
1907	40	807	106	5	101	691
1908	41	742	101	5	96	741
1909	42	890	97	5	92	793
1910	43	2475	N. A.	N. A.	N. A.	N. A.
1911	44	2521				
1912	45	2656	1755	N. A.	N. A.	809

주: 각 연도의 내역에 나와 있는 합이 반드시 모든 병원의 수와 일치하지는 않는다.
자료: 후생성 의무국, 『의제 80년사』(1955), pp.818~819.

종관장 오타니 교쇼(眞宗管長大谷教正)가 1만 8000엔을 기부했으며, 현의 지원도 받아 병원을 신설했다.

〈표 1〉을 보면 1874년 52곳이었던 국내 병원이 불과 3년 후 1877년, 그 세 배인 159곳이 되었다. 병원은 모든 부·현에 설립되었으며 이에 따라 병원장이 부족하기도 했다. 메이지 시기 초기 근대화는 급격한 속도로 진행되었다. 예를 들어 1872년 정부가 전국 마을에 소학교의 개설을 지시해, 이후 수 년 만에 2만 6000여 곳의 학교가 건설된 시대였다. 후생성 의무국이 출간한 『의제 80년사(醫制八十年史)』에는 "1877년경 병원이 없는 부·현(府縣)은 거의 없었다. 1877년 6월 조사에 따르면 관립 7곳, 공립 64곳, 사립 35곳, 총계 106곳"이라고 기술되어 있다.[33] 현립병원(縣立病院)이라는 명칭 때문에 지역에서 설립비용과 같은 재정적 면을 전적으로 책임지는 것으로 이해할 수도 있다. 하지만 메이지 시기 초기 특히 재정 기반이 약했던 현에서는 지역에서 각출한 돈을 바탕으로 하고, 지역 개업의나 유력자 등에게 정재(淨財, 일종의 기부금 — 옮긴이)를 받아 겨우 병원을 설립할 수 있던 경우가 많았던 것이 현실이었다.

시대를 조금 거슬러 올라가보자. 1871년부터 이와쿠라 도모미 구미 시찰단(巖倉具視米歐視察團)에 참가해 구미의 의사 제도를 조사한 나가요 센사이가 1873년 귀국했다. 나가요는 동교의 후속인 제1대학구 의학교의 개혁을 진행해 1874년 학교의 이름을 '도쿄 의학교'로 바꾸고 교장이 되었다. 1874년 10월 나가사키 의학교를 폐교시키고 도쿄 의학교로 의학 교육의 일원화·중앙화를 추진했다. 이때부터 의료 실권은 사쿠라 준텐도계에서 조슈계로 옮겨갔다. 단 나가요는 히젠 국(肥前國) 오무라 번 출신이다.

1875년 도쿄 의학교는 1870년 대학동교에서 채용한 전원 기숙형 독일어 강의 과정과 별도로 일본어 강의·통학제 과정을 개설했고, 이후 이 과정을 수료한 졸업생을 10회 배출했다.[34] 도쿄 의학교의 일본어 강의·통학제 과정을 모델로 삼아 각 부·현은 공립 의학교를 설립하기 시작했다.[35] 이들 의학교에는 부속병원[36]이 부설되었기 때문에 의학교 겸 병원이 각 지역 부·현에 설립되었다.[37] 의학교 겸 병원의 교장·병원장 자리에는 도쿄 의학교 졸업생(1876년 이후) 또는 도쿄대학 의학부 졸업생(1879년 이후)이 졸업하자마자 취임했다.[38] 일본의 의학교·병원은 이 정도 수준에서 시작되었다.

1877년 도쿄 의학교는 도쿄 개성교(東京開成校)와 합병해 의학·법학·이학·문학 학부가 있는 도쿄대학이 되었다. 의학부는 의학과와 제약 학과로 구성되었으며, 수련 기간 5년, 교원 34명(그중 외국인은 11명), 위원 22명, 학생 총수 1040명이었다. 부속병원 기록에는 1년간 외래 4290명, 입원 환자 836명으로 되어 있다. 이 도쿄대학에 의학·의료의 중앙집권 체제를 두었다. 이러한 관학(官學) 지배 방침이 오늘날까지 일본 의학·의료에 영향을 미치고 있다.

1881년 병원 수는 510곳에 달했다. 국립 29곳, 공립 306곳, 사립 175곳이었다. 메이지 시기 초기 관립병원을 주로 하여 병원이 정비되었다. 다만 당시의 병원 이미지는 오늘날의 이미지와는 달랐다. 예를 들어 1882년 7월부터 1년간 병원 수 통계는 600여 곳으로, 병원당 의사 수 10명 이상인 곳이 6%,* 5~9명인 곳이 17%, 1~4명인 곳이 67%였다(그중 한 명뿐이었던 곳은 18%). 당시 병상 수에 따른 진료소, 병원의 구분은 아직 이루어지지 않았다. 아마 병실은 다다미가 깔린 큰 방으로, 침대 병상이 아닌 바닥에 이불을 깔아 사용한 곳이 대부분이었을 것이다.

1877년 세이난 전쟁 종결 이후 전후 인플레이션이 재정을 강타해왔기 때문에 1881년 마쓰카타 마사요시(松方正義)의 디플레이션 정책이 발동했다. 1882년 일본 은행 설립에 따라 태환제도(兌換制度)의 확보와 폐제 통일(幣制統

* 가장 의사가 많았던 병원은 '공립 오카야마 병원'으로 의사 29명이 있었으며, 두 번째로는 '공립 야마나시 병원(公立山梨病院)'으로 의사 18명이 있었다. — 지은이

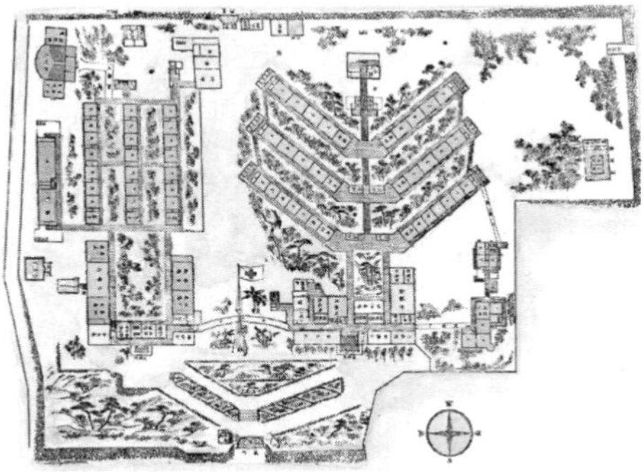

그림 27_ 아이치 공립 의학교(왼쪽)와 파빌리온 형식의 공립병원(오른쪽)

一)이 이루어졌고, 인플레이션은 종식되고 통화는 안정되었다. 그러나 정부의 재정 상태는 몹시 나빠져 지방재정의 위기를 피하기 위해 재정 부담이 가중되는 부·현립 의학교를 전면적으로 폐지하는 방침을 취했다. 1887년 9월 "부·현립 의학교의 비용은 1888년 이후부터 지방세로 내어줄 수 없다"라는 '칙령 제48호'가 나왔다. 이것이 병원의 역사를 바꾸었다.

지금까지 살펴본 바와 같이, 메이지 시기 초기 공립병원 대다수는 의학교를 함께 운영하고 있었다. 오늘날의 '의학부 부속병원'이라고 하기보다는 '병원 부속 의학교'로 보이는 형태였다. 하지만 '칙령 제48호'로 1888년 이후로는 부·현립 의학교를 공금으로 운영하기가 불가능해졌다. 부·현립 의학교(전문학교)와 병설 병원 대다수는 폐지되거나 민간에 매각되었다. 이는 일본 병원사에 있어 커다란 터닝 포인트가 되었다. 즉 1887년 '칙령 제48호' 이후 일본 정부는 병원 시설을 관립(국공립) 병원이 아니라 사립병원을 주체로 정비하는, 세계에서도 드문 의료 정책을 채용한 것이다. 일본 병원사에 1887년의 '칙령 제48호'는 중요한 대목이다.

1886년 23곳이었던 공립 의학교는 1887년 18곳, 1888년 3곳으로 감소했다. 1756년 '번립 구마모토 의학교 사이슌칸'으로 설립된 이후 130년의 역사를 자랑하던 가장 오래된 '구마모토 공립 의학교'도 폐지되었다. 이 시기 부·

현립 의학교가 남은 지역은 독립 경영을 하는 특허 의학교(特許醫學校)로 존속할 수 있던 교토, 오사카, 나고야 세 곳에 그쳤다. 1887년경 아이치 의학교(愛知醫學校)에 든 비용은 연간 약 3만 엔이었으나, 그중 지방세에 의한 보조금은 1만 3000엔 또는 1만 6000엔 미만이었다. 그 보조금이 '칙령 제48호'로 1888년 이후 폐지된 것이다.

1888년 이후 관공립 의학교는 관립(국립) '도쿄제국대학 의과대학', 제1부터 제5까지의 '관립 고등중학교 의학부' 다섯 곳(미야기·지바·오카야마·가나자와·나가사키), 앞서 기술한 교토·오사카·나고야의 공립 의학교 세 곳을 더해 9교본제(九校体制)하에 놓였다. 각 대학 구내 고등중학교 의학부의 경비는 정부가 아니라 해당 학구에서 부담했다.

문부성이 발행한 『학제 80년사(學制八十年史)』에는 "1887년의 '칙령 제48호'는 공립학교를 금지해 관립 의학교의 발전을 도모하는 것이었다"라고 기록되어 있다.[39] 정부는 "부·현립 의학교를 폐지하고 관립 의학교를 완비해 이를 대체했다"라고 설명했다. 그러나 1872년 이후 각 부·현이 앞다퉈 설립한 사실에 대해 『학제 80년사』가 언급한 "재정 면에서 학교를 유지하기가 어렵고 설비도 불완전해 의학 교육의 발전을 저해한다"는 설명에는 의문이 남는다. 실제로 1888년 이후 관립 의학교의 재정은 앞서 기술한 대로 해당 학구에서 책임졌다.

메이지유신 직후, 보신 전쟁에서의 경험으로 병원이 존재하지 않던 국에 서양 의학을 따르는 병원이 급히 만들어졌다. 평상시와 달리 전시에는 부상자가 많이 발생해 병원이 필요했다. 다음으로 세이난 전쟁으로 전후 부채가 증가해 병원 운영난에 시달린 현은 의학교, 병원을 폐지했다. 보신 전쟁, 세이난 전쟁은 전쟁이 병원을 둘러싼 환경을 크게 바꾼 병원사 사례였다.

당시 사립 의학교는 도쿄의 사이세이학사, 세이이카이 강습소(成醫會講習所), 도아 의학교(東亞醫學校), 구마모토의 슌우코(春雨黌)로 총 네 개 학교였다. 거기다가 앞서 언급한 관공립 의학교 9곳을 더하면 총 13곳의 학교가 의학교였다. 이는 1886년 당시 총 34곳에서 격감한 것이다. 거기다가 정규 의학교는 대학동교뿐이었다. '칙령 제48호'로 1888년 '구마모토 현립 의학교'가 폐지되었다. 이때 병원은 독립되었지만 1889년 폐지되어, 여기에서 나온 기기들을 대여받아 '사립 구마모토 병원(春雨黌)'이 발족되었다. 졸업과 동시에 의사 면허를 받는 도쿄대학(1886년부터는 제국대학) 학생 이외에는 의학교, 의학숙에서 배워 의술 개업 시험을 치르는 학습 방식을 취했기에 의학교 수의 격감은 대단히 큰 영향을 미쳤다.

현재 국공립대학 의학부 중에는 1888년을 전후해 일단 폐교되었다가 존속한 병설 병원을 기반으로 오늘날까지 학교 역사를 지속해온 예가 많다.

메이지 시기 초기 관공립 병원을 중심으로 병원이 정비되었다. 관립이 현재의 '국립병원'이고 공립이 '지자체 병원'에 해당한다. 의학교도 마찬가지로 관공립이 중심이 되었다. 관존민비(官尊民卑)의 시대였다. 세이난 전쟁 종결 이후 메이지 10년대(1877~1887)를 기점으로 관립병원 수는 감소했다. 관립병원은 의학 교육·연구를 하는 대학병원, 군사병원, 전염병 병원, 정신병원 등의 특별한 목적을 가진 병원으로 한정되었고, 일반 질병은 민간 사립병원이 담당했다. 사립병원 수는 자유 개업의 제도(自由開業醫制度)하에 증가해갔다. 이런 현상은 외국에 비해 일본 병원사에서만 두드러지게 나타나는 특징이라 할 수 있다.

〈표 1〉에서는 마쓰카타의 디플레이션 정책 기간에 병원 수 통계의 결락이 보여(1883~1887) 당시 사회의 혼란한 상황을 미루어 짐작할 수 있다. 〈표 1〉을 보면, 1882년 병원 수는 관립 330곳, 사립 296곳으로 관립병원이 더 많았다. 그러나 통계자료가 있는 1888년에는 관립 225곳, 사립 339곳으로 병원 수가 역전되었다. 그것도 관립병원 105곳이 감소하고 사립병원은 43곳이 증가한 결과다.

당시 병원에는 인원 기준이나 구조 설비 등 시설 기준이 없었으며, 각 부·현에서 독자적으로 인허가의 기준을 정했다. 1891년 4월 도쿄 부의 알림으로 '사립병원 및 산원 설립 규칙(私立病院竝ニ産院設立規則)'이 시행되어 "환자 또는 산모를 10명 이상 입원시킬 수 있는 시설"이 '병원' 또는 '산원(産院)'이 되고, 이에 해당하지 않는 곳은 '진료소(診療所)'가 되었다. 이것이 시설 기준의 시작이다. 참고로 당시 사립병원은 대부분 규모가 작았다.

다이쇼 시기에 들어서면 일단 관립병원 수가 사립보다 많아지지만, 쇼와 시기에 들어서면 다시 사립병원 수가 많아진다. 현재는 사립의 일부인 의료법인 설립과 개인 설립만으로도 전체 병원 수의 70%를 차지하고 있다.[40]

이상에서 본 것과 같이 1877년 세이난 전쟁에 이은 1887년 '칙령 제48호'를 전환점으로 하여 일본 병원사에서는 민간병원·진료소가 의료 제공의 중추를 담당했다. 병원이라고 하면 공적병원이 대부분인 세계에서 일본은 민간병원이, 그것도 개인이 개업한 진료소에서 발전된 소규모 병원이 병원 의료의 중심을 이루고 있는 독특한 의료 제공 체제를 지닌 나라가 되었다. 서구의 병원이 가난한 사람들을 위한 시료에 기반을 두고 있는 것에 비해, 일본 병원은 병원 경영이라고 하는 개업의의 경영적 관점에 기반에 두고 발전해나갔다.

메이지 시기의 병원과 개업의와의 관계를 살펴보자. 메이지유신 직후 건설된 관공립 병원은 임시적인 군진병원이거나 시료를 목적으로 하는 병원이며, 일반 병원은 아니었다. 그러나 원장으로 우수한 의사가 배속되어 평판이 좋아지자 부유층이 차차 관공립 병원의 주요 환자가 되어갔다. 관공립 병원은 부속 의학교에서 학습을 위해 환자를 수용했기 때문에 시료환자의 (진료) 요청은 학습용 환자의 수를 채우는 셈이었다.

사립병원은 명의가 있는 병원으로 치료비가 비쌌다. 하지만 관공립 병원에 입원하는 것이 꼭 저렴한 것은 아니었다. 병원비는 현금으로 바로 지불해야 했는데, 애초에 메이지 시기의 서민은 돈을 넉넉히 가지고 있지 않았다.

메이지 시기 일반 시민이나 빈곤층에 대한 의료 제공은 약행상(藥行商)이나 마을 개업의가 담당했다. 약행상이 두고 가는 오키쿠스리(置き藥, 配置藥)•는 선사용 후 결제하는 방식이었다. 개업의에게 지불하는 방식은 '본쿠레 결제(盆暮れ決濟)'••로, 외상이나 현금으로 대체할 수 있는 채소 등 현물 지불도 허용되었다. 서민에게는 병원의 존재가 머나먼 곳에 있었다.[41]

여기서 주목할 만한 점은 관공립 병원이 부유층을 대상으로 하는 의료 제공을 병원 방침으로 인식하고 있었다는 점이다. 당시 내무성위생국(衛生局)은 "일본 병원은 서양 국가와 그 실상이 아주 달라 오로지 중등(中等) 이상의 시민만을 대상으로 의료를 담당하는 곳이 되었다", "(병원은) 더불어 그 지방 위생 사무와 의학 교육의 책임을 부담하게 되었다. 그래서 빈곤한 환자를 치료하는 것이 어려워 할 수가 없다"라고 기술되어 있다[내무성위생국, 「제1·제2 보고」(1876)].

메이지 시기 사립병원은 (의사들이) 동교나 도쿄 의학부를 졸업한 후 관공립 병원에서 근무한 후 개업하거나 서양 유학을 마치고 돌아와 개인 병원을 여는 형태로 개설되었다. 이처럼 사립병원이지만 명의(名醫)가 세운 개인 병원이라는 특징이 현저하고 현재의 민간병원과는 그 양상이 달랐다. 또한 명의가 경영하는 사립병원은 원래 있던 (한방에서의) 개업과도 완전히 다른 세계였다.

도쿄의 주요 사립병원으로는 준텐도 의원(원장 사토 스스무), 교운도(杏雲堂, 사사키 도요), 고쿠세이도(告成堂, 이와사 준),[42] 이노우에 병원[井上病院, 이노우에 다쓰야(井上達也)], 네기시 의원[根岸醫院, 하마노 준(浜野潤)], 산류도[山龍堂, 가시무라 기요노리(樫村淸德)], 아사쿠사 병원[淺草病院, 구마사카 료헤이(熊坂良平)], 소몬병원[하세가와 준지로(長谷川順次郎)], 고세이도 병원[好生堂病院, 니

• 미리 갖다 놓고 사용한 분량만큼의 대금을 차후 수금하러 온다는 약속하에 행상인이 두고 가는 약을 뜻한다.

•• 8월 또는 연말에 대금을 나누어 결제하는 방식이다.

노미야 세이이치로(二宮誠一郎)], 이시코시 병원[石越病院, 야시마 규센(八島九泉)], 슈사이 병원[衆濟病院, 아라이 사쿠(荒井作)] 등이 있다. 특정 명의가 있는 사립병원은 세간의 신뢰가 높았으며 부유층을 대상으로 치료했다. 사이세이학사의 부속병원 소몬병원을 제외하면 명의가 있는 사립병원의 치료비는 상당히 비쌌다. 준텐도 의원·교운도·고쿠세이도 세 개 사립병원은 '3당(三堂)'이라 불리며 특히 그 평판이 높았다. 원장 또한 쟁쟁한 인물인 편이었다. 가와카미 다케시(川上武)는 저서에서 (준텐도·교운도의 역사를 해설한 후) "국가권력을 배경으로 한 의료 기관만이 발전하고 있는 일본 의료계의 독특한 존재"라고 기술했다.[43] 또한 지방에도 사립병원은 설립되었으나 의료 경영상의 어려움 때문에 폐원된 곳이 많았다.

메이지 시기 초기 대학동교와 동교를 졸업한 의사의 급여는 매우 높았다. 이들은 졸업 후 바로 지방의 병원장이나 의학교 교장으로 부임했다. 1877년 무렵 병원이 존재하지 않는 부·현은 거의 없어져 위생국에 원장의 선택·초빙을 요구하는 부·현이 속출했다. 원장의 표준 급여는 월 200엔이었다. 1879년 '현립 미야기 병원 겸 의학교'의 경우 원장의 급여가 250엔, 부원장 80엔, 3등 원의(三等院醫)는 20엔으로, 인건비 비율은 80%였다. 〈표 2〉를 예로 들면, 양심적이던 소몬병원의 입원비(1일 30전)를 표준 의료비로 치면 원장의 표준 월급 200엔은 소몬병원 입원비의 666배에 달하는 것이다. 동교, 도쿄 의학부, 도쿄대학 등에서 독일 의사에게 (의학을) 배웠다고는 하지만 개국한 지 얼마 지나지 않은 동양 국가의 의학, 의학 교육 수준이 높아봤자 얼마나 높았겠는가? 의사는 치료에 대한 자신의 지식, 기술의 객관적 수준을 물론 이해하고 있었을 것이다. 갓 학교를 졸업한 이 20대 초반 의사들의 뻔뻔함에 통탄을 금할 수 없다.

〈표 2〉에는 1877년부터 1887년 후반 도쿄에 있던 저명한 병원과 그 치료비를 제시했다. 이때쯤이면 병원과 진료과 수도 늘어나고 입원비에 관해서도

표 2 | 1880년(메이지 10년)대 후반의 주요 병원

병원명	원장	위치	진료과	병실 수
n.a.	櫻井郁二郎	日本橋區	내과·산부인과	
告成堂病院	巖佐純	日本橋區	내과·외과	
有志共立育成病院	福島	日本橋區		14간(상급 6, 하급 8)
溫知病院	淺田宗伯	日本橋區		
脚氣官許病院		京橋區		
栗林脚氣病院		京橋區		
木村脚氣專門病院		京橋區		
石越病院	八島九泉	京橋區	내과·외과	
山龍堂病院	樫村清德	神田區	내과·외과	28실, 별실 4
杏雲堂病院	佐々木東洋	神田區	내과·외과	51
井上病院	井上達也	神田區	안과	25간(내·상급 3)
神保院	鈴木萬次郎	神田區	각기병, 결핵, 안과, 기타	11간
痛毒痔疾病院	吉田宗全	神田區		
起癈病院	後藤昌文	神田區		
淺草病院	熊坂良平	淺草區	내과·외과, 그 외 일반	
好生堂病院	二宮誠一郎	淺草區	내과·외과 일반, 부인과	
順天堂病院	佐藤進	本郷區		84간(내·상급 50간), 별도로 신축 19간
蘇門病院	長谷川順二郎	本郷區	내과·외과	병실 15
瘋癲病院	加藤昭業	本郷區	정신 질환, 간질(瘋癲), 화병(癇癪) 전문	85(상급 31실, 하급 54실)
鶯溪病院	高松凌雲	本郷區	내과·외과, 부인과, 소아과	
根岸病院	浜野鼎	本郷區		37(상급 10, 하급 27)
東京慈惠病院	戶塚文海(부원장 다카키 가네히로)	麴町區	내과·외과	
外浦病院	外浦文德	麴町區	내과·외과 일반(주로 위장질환 환자)	
赤坂病院	北島剛三	麴町區	안과 전문	
外朗病院	村上貞正	麴町區	내과·외과, 전광(癲狂) 환자	
遠田脚氣病院	遠田息注	麴町區		
小松川	奈良林元春	東京府下		
名倉接骨院		東京府下		

주: 〈오사카〉 緖方病院(緖方洪庵 이후), 回春病院(山本洪輔, 1875~1879년경 설립), 立賣堀の眼科病院(白井俊造, 1880년 개설), 高麗町の病院(吉田顯三) 〈교토〉 東山病院(竹內友仙)

정원(병상 수)	입원료 [단위: 센(錢)]	비고(단위: 센)
	1엔, 70	1887년 병원 개설. 간호부 비는 별도.
	개인실 70, 65, 2인실 55, 잡거(雜居) 35	1890년 개업. 보조부: 25, 20, 15. 이와사 준(전 국내청시의)이 내과, 독일에서 유학한 아들이 외과
20	사원 10, 사원 외 20(약값 제외)	다카키 가네히로가 매주 1회 무보수로 회진
		개인(한방의)가 개설
100(내과 50)		
	개인실 1엔, 2인실 80, 2인 이상 병실 60	간호부는 몇 명이었으나, 간병인은 15. 원장 왕진은 교토 부(東京府)는 5엔 이상, 부 외(府外) 30엔~100엔
	개인실(벽돌) 60, 개인실(목조) 55	간병인 20, 간호인 18
55	20	침상료 7(개인방으로 사용시 15), 목욕(湯油) 2, 침구 2. 진찰 시간 6~12시, 15~17시. 시간 외 진찰료 5엔, 재진 1엔
14	50, 30	간호부 15
50	50, 30	
		1890년 즈음 개설
18	55, 45, 35	개인 간호부 고용 13. 공적(公的) 병실은 약값 반값
	1엔, 75, 50	잡비는 없음
	개인실(6疊一間) 60(二間는 25 추가), 2인실(8疊) 2인 50, 廣間雜居 40, 전용 별실(10疊) 1엔	외과 수술과 전기소작 약 3~5엔, 간병인 20, 하녀 12. 외래 약가=내복약 8, 외용 일체 5, 안약 일체 5, 창약 1貝 2, 頓服 일체 3. 진찰비는 임의
50	30	사이세이학사의 부속병원
	60, 50	간호인이 있음. 간병인을 필요로 하는 경우에는 18, 15
24	40(약가, 식대 그 외 일체 포함), 방을 전용으로 사용하는 경우 50~60	1878년 개설. 간호부는 있으나 전용으로 사용시 15
40	55, 28	간호부 비 등은 별도 징수
	70	약가 3전(錢) 2리(厘) 빈곤한 환자를 진찰하기 위한 시료병원. 병원의 유지·관리는 황실 자금 등과 뜻있는 사람들의 기부금으로 충당
	50, 30	시료는 1개월에 100인 한정
10	50, 25	
30	전광 환자(50, 30), 내외과(60, 40)	
없음	40	한방의 도다 쇼안이 설립
20	1개월에 13엔, 10엔, 8엔	

주: 〈나고야〉 好生館病院(横井信之), 森漢方外科醫院 〈기타〉 須磨病院(鶴澤平三郎, 明治22年開設), 佐倉順天堂(佐藤舜海), 回春病院(福島縣郡山), 南病院(南二郎,福島市), 山形濟生館病院(武田恒), 十全病院(廣瀨佐太郎,横浜).

자료: 鈴木要吾, 「過渡期に於ける著名開業醫とその分布ー開業醫生活六十年瞥見史」, 『東京醫事新誌』[東京醫事新誌局, 昭和十四年(青柳精一, 『近代醫療のあけぼの』(思文閣出版, 2011), 第3章 第7節, pp.354~368]을 필자가 편집해 일람표를 만듦. 개업의(開業醫)는 제외하고 병원만 기록.

명확해진다. 예를 들면 입원비에 1·2·3등급(또는 상·중·하급) 순위가 붙은 것도 주목할 만하다. 또한 병실의 단위가 ‘실(室)’이 아니라 ‘간(間)’으로 된 것도 있다. 일본식 다다미방으로 추측할 수 있다. 대학병원(大學病院)도 1890년에 상급 1엔 50전, 중급 1엔, 하급 40전이었으며, 적십자병원도 중급 75전으로 민간병원에 비해서도 결코 저렴하다고 할 수 없다. 진찰비에 대한 기술은 적고, 준텐도 의원은 ‘임의(隨意)’라고 기술되어 있다. 이것이 당시의 실태였을 것이다. 산류도에는 원장 왕진이 명시되어 있는데, 교통이 불편했다고는 하지만 왕진비가 몹시 비쌌다는 것은 특기할 만하다. 참고로 당시 약값 하루치는 서민에게 고가였던 쌀 한 되(10합, 약 1.8ℓ)에 달하는 가격이었다고 한다. 〈표 2〉 도쿄 지케이병원에는 “약가 1일 3전(錢) 2리(厘)”로 적혀 있다.

다음에는 세이난 전쟁이 끝난 후 주요 병원의 개설을 시간순으로 나열했다. 1878년 도쿄 시타야에 위치한 오우케이 의원(鶯溪醫院, 병상 24개), 도쿄 교바시에 위치한 한방병원 하쿠사이 병원(博濟病院),[44] 도쿄 공립병원,[45] 가고시마의 히가시혼간지(東本願寺)가 운영하는 병원, 도쿄대학 의학부 부속병원,[46] 육군의 나고야 진다이 병원(名古屋鎭臺病院)[47]. 나고야 진다이 병원 건물은 일부가 아이치 현(愛知縣) 이누야마 시(犬山市)에 위치해 있는 박물관 메이지무라(明治村)에 보존되어 있어, 병동과 병실 내부를 관람할 수 있다(〈그림 28〉 참조). 요코하마 모토 정(元町)에는 ‘독일 해군병원’이 개설되었다(〈그림 29〉 참조). 독일 해군, 독일 상선의 승무원을 대상으로 운영되었다. 독일은 중국 산둥반도에 위치한 칭다오(青島)에도 해군병원을 개설했다. 요코하마 독일 해군병원의 환자는 점점 줄어들어 1911년 말 폐쇄되었다. 개원 중 입원 실적은 3300여 명이다.

1878년 간다진보초(神田神保町) 2번지의 영어 학교였던 자리에 ‘관립 각기병원(官立脚氣病院)’•이 개설되었다. 이 병원은 이듬해 혼고야요이 정(本鄕弥生町)으로 신축 이전했다. 내무성은 치료 실적이 있는 한방의이자 이전에 막

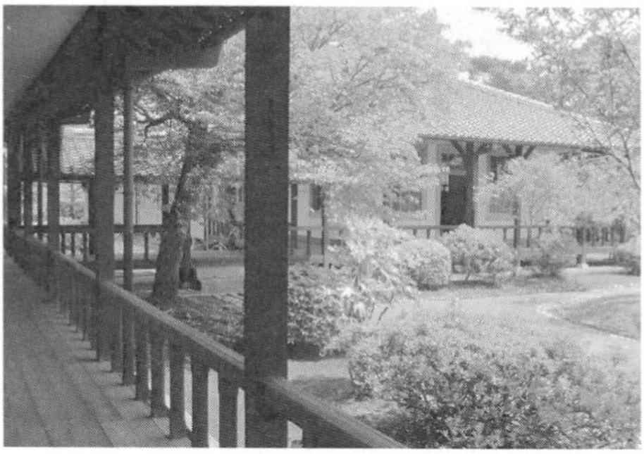

그림 28_ 나고야 에이주(진다이) 병원 병실 건물(박물관 메이지무라에서 촬영)

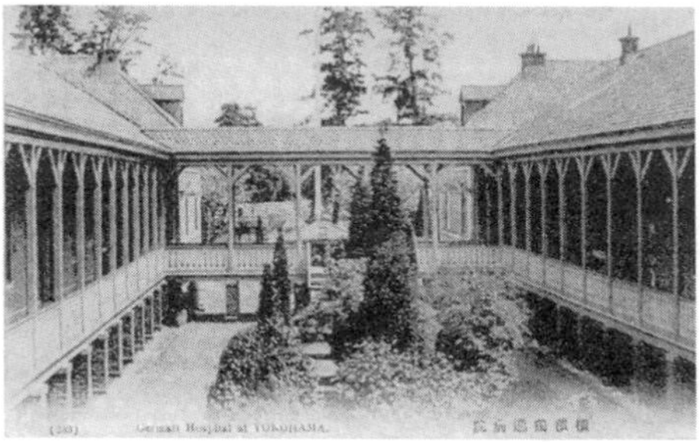

그림 29_ 독일 해군병원

부 오쿠이시였던 도다 조안(遠田澄庵), 서양의 사사키 도요 등을 관립 각기병원에 함께 근무하도록 명하고, 한방과 양방의 치료 성적을 비교하고자 했다. 이를 보통 '각기 스모'라고 부른다. 관립 각기병원은 1882년 폐원했다. 도다는 '도다 각기병원'을, 사사키 도요는 스루가다이(駿河臺)에 '교운도 병원(杏雲堂醫院)'을 개설해 각자 계속해서 각기병 환자를 치료했다.

1879년 우에노 공원에 '도쿄 부 (임시) 덴쿄인(癲狂院)'(훗날 마쓰자와 병원)이 개설되었다. 혼조(本所), 고마고메(駒込), 오쿠보(大久保)에는 '콜레라 피병원(虎列刺避病院)'•이 설립되어 감염병 환자를 격리하는 병원이 탄생했다. 나

• 각기병(脚氣病, beriberi)은 비타민 B1(티아민) 부족으로 발생하는 비타민 결핍증으로, 19세기 이전 쌀을 주식으로 하던 동아시아 지역에서 발생했다. 기근 지역에서도 흔히 나타났다. 주요 증상은 무기력증, 수전증, 부종, 신경염 등이다.

고야에는 '하쿠아이 병원(博愛病院)'이 개설되었다. 이 병원은 서양의에 맞서는 한방의 약 200명이 허가를 받고 개설한 병원이나, 세월의 흐름에 따라가지 못하고 얼마 지나지 않아 쇠퇴했다.

1880년 '요코스카 해군병원'이 개원했다. 1881년 스루가다이에 안과 전문 '이노우에 의원(井上醫院)'[48]이 개원했다. 1882년 오차노미즈(お茶の水)에 '교운도 의원'[49]이 51개 병실을 갖춰 개원했다(약 20실, 2층 구조였다는 기록도 있다). 시가(滋賀)에 '사립 나가하마(長浜) 병원', 도쿄 니혼바시에 '도쿄 부립 피병원'•, 아자부(麻布)에 빈곤자를 시료하기 위한 '유시 공립 도쿄병원'[현재 도쿄 지케이카이(慈惠會) 의과대학 부속병원][50]이 개설되었다.

1883년 오사카 덴노지에 '성 바르나바 병원'이 개설되었다. 1873년부터 '미국 전도회사 시료원(米國傳道會社施療院)'에서 시료하던 미국 성공회 파견 의사 헨리 레이닝(Henry Laning)이 1883년 목조 2층 구조로 신축했으며, 그는 원장으로 취임했다.• 나고야에서도 1887년 번의(藩醫) 나카지마 산파쿠(中島三伯)의 집터에서 시작되었던 '시주쿠 엘피 고세이샤(私塾エルピー好生舍)'가 1883년에 사립병원 '고세이칸(好生館) 병원'을 개설했다. 고세이칸 병원은 공립병원인 아이치 병원[51]과 대등할 정도로 근대적인 병원이었지만, 제2차 세계대전 중 소실되었다. 그 터에는 현재 호텔 '웨스틴 나고야 성(The Westin Nagoya Castle)'이 자리 잡고 있다.

앞서 기술한 폐원 중이던 한방병원(1878년 개설)이 1885년 니혼바시에서 '하쿠사이 병원'으로 재개원했다. 1886년 이이다바시(飯田橋)에 '하쿠아이샤 병원'(현재 일본적십자 의료센터), '교토 도시샤 병원'이 설립되었다. 1887년 교토에 '사립 히가시야마(東山) 병원', '교토 공립 게이아이(惠愛) 병원'이 설립되

• 콜레라 환자를 격리한 병원을 말한다.

• 제2차 세계대전 중 '오사카 다이도아 병원(大阪大東亞病院)'으로 개명했다. — 지은이

었다. 도쿄 부는 '덴쿄인'(이후 스가모 병원)에서의 진료를 1918년까지 의과대학에 위탁했다. 유시 공립병원은 도쿄 지케이카이 의원으로 개편되었다. 이해에 '칙령 제48호'가 발령되어 공립 의학교에 지방세로 지원되던 보조금은 1888년부터 없어졌다.

1888년 고등중학교(제1 지바, 제2 센다이, 제3 오카야마, 제4 가나자와, 제5 나가사키) 다섯 곳에 의학부를 설치하고 부속병원을 병설했다(고등중학교 의학부는 1894년 고등학교 의학부로 개명되었다). 1889년 새너토리엄(Sanatorium, 결핵 요양소) '사립 스마우라(須磨浦) 요병원'이 고베에 개설되었다.[52] 시즈오카 현 후지오카 촌(富士岡村) 고야마(神山)에 한센병원 '고야마 후쿠세이(復生) 병원'이 개설되었다[원장은 프랑스인 신부 제르맹 레제 테스트뷔드(Germain Léger Testevuide)]. 1891년 다카키 가네히로가 시바, 아타고 정(愛宕町)에 '도쿄 병원'을 개설했다. 또한 최초의 사립 산과병원이 개설되었다. 1893년 결핵 전문병원 '쓰쿠시가오카 양생원(土筆ヶ岡養生園)'이 개설되었다. 이 병원은 후쿠자와 유키치가 기타사토 시바사부로(北里柴三郎)를 위해 준비한 것인데, 일본식 2층 건물로 다다미가 깔린 방에 침대를 두었다(1931년 '기타사토 연구소'의 일반 병원에 합병되었다).

메이지 시기 초기의 식산흥업 정책*이 주효해 일본은 근대 자본주의국가를 향해 경제 발전을 위한 이륙을 시작했다. 앞서 살펴본 것과 같이 병원에도 자본이 투입되어 민간병원을 중심으로 정비·확장이 이루어졌다.

* 메이지 정부가 서양 제국에 맞서 산업·자본주의를 양성하고 국가 근대화를 추진한 여러 정책을 말한다.

7장

일본 의료 시스템의 구축

1. 이와쿠라 사절단: 서양 병원 시찰

1871년 이와쿠라 도모미를 대사, 기도 다카요시(木戶孝允)·오쿠보 도시미치·이토 히로부미·야마구치 나오요시(山口尙芳)를 부사로 삼아 구미 사절단 총 46명을 구성해 미국과 유럽 12개국을 1년 10개월에 걸쳐 시찰하게 했다. 첫 번째 목적은 에도 막부가 1858년 해리스(Townsend Harris)와 맺은 '미·일 수호통상조약' 등 불평등 항목[1]을 수정하기 위한 교섭이었다. 두 번째 목적은 미국, 유럽의 현장을 직접 보고 근대 일본이 문명화와 부국강병을 위해 어떤 나라를 모델로 삼아 배울 것인지 지침을 얻기 위해서다. 방문한 나라는 미국, 영국, 프랑스, 벨기에, 네덜란드, 독일, 러시아, 덴마크, 스웨덴, 이탈리아, 오스트리아, 스위스였다. 화족(華族)•, 유학생 59명이 사절단에 동행했다. 유학생 중 나카에 조민(中江兆民)·단 다쿠마(團琢磨)·쓰다 우메코(津田梅子) 등 이후 근대 일본의 정치·경제·문화의 중심이 된 사람들이 배출되었다.[2]

• 작위를 가진 사람과 그 가족을 일컫는다. 메이지 초에 생겨 제2차 세계대전 이후 폐지되었다.

후쿠자와 유키치는 1861년 '막부 견구 사절단'에 동행해 유럽에서의 견문을 한데 모아 『서항기』, 『서양사정』에 유럽의 병원을 소개했다는 것을 4장에서 밝혔다. 『서양사정』은 1866년부터 1870년 사이에 분책 형식으로 순차적으로 발행되었다. 물론 이와쿠라 사절단의 멤버는 당시의 베스트셀러 『서양사정』을 행간까지 꼼꼼히 읽었을 것이다. 하지만 그 책은 후쿠자와 개인의 견해에 따르는 견문기다. 이와쿠라 사절단을 보낸 것은 새로운 국가의 명운을 건 정부의 대사업으로, 10년 전 유럽을 견문한 후쿠자와와는 입장이 달랐다.

신흥국의 자부와 패기를 가지고 출발한 이와쿠라 사절단이었지만, 처음 도착한 샌프란시스코에서 곧 일본의 가난과 비참함을 알게 되었다. 첫 번째 목적인 불평등조약의 개정은 외교가 미숙한 사절단에게는 어려운 과제였기에 성과를 올리지 못했다. 사절단 중에는 이와쿠라 도모미만 상투를 틀어 올리고 있었는데, 그는 결국 여행 도중 시카고에서 생각을 바꿔 이발소에 갔다. 사절단은 두 번째 목적인 구미 각국의 제도·시설 시찰에 착수했다. 조약 개정·교섭이라는 중압에서 해방된 시찰단은 미국에서 유럽으로 무대를 옮겨, 유럽 각국의 제도·문화 시찰에 열중하며 그 놀라움을 생생하고 꼼꼼하게 기록해 『특명 전권대사 미구 회람 실기(特命全權大使米歐回覽實記)』로 남겼다.

메이지 시기 초기 근대 일본의 방침을 정하는 국가 지도자들이 실제 구미의 병원 시설을 현지에서 시찰한 것은 일본 병원사에서 주목할 만한 역사적 사건이다. 일본인 대부분은 아직 병원이라는 것을 보지도, 듣지도 못했던 시대였다. 그 후 메이지 시기 일본 병원 발전에 있어 이런 지도자들이 병원 현장·현실·현물에 대한 기초 지식을 갖추고 병원의 정의를 이해하고 있었다는 사실에는 큰 의미가 있다.

메이지 신정부에게 매우 중요한 의료 과제는 의학 교육을 개혁하는 일이었다. 이 사절단에서 나가요 센사이가 의학 교육의 조사를 담당했다. 나가요는 오가타 고안의 문하생으로 데키테키주쿠* 학생 대표였다. 데키주쿠에서 공부한 후 나가사키에 가서 폼페, 바우다윈, 만스벨트에게 난방 의학을 배웠다. 보신 전쟁• 발발 이후 양생소 대표가 도망가는 바람에 나가요가 학생 대표가 되었다. 세이토쿠칸(1865년 양생소가 개칭)은 '나가사키 부 의학교'를 거쳐 1869년 '나가사키 현 의학교'가 되었다. 1871년 새롭게 설립된 문부성의 소관이 된 나가사키 현 의학교 교장을 지낸 후 나가요는 상경했지만, 도쿄에서 원하는 지위를 얻지 못했다. 나가요는 사절단이 결성된다는 소식을 듣자마자 발 빠르게 행동해 나가사키 의학교의 조슈 파벌(長州閥) 인맥을 활용하고 스스로를 사절 단원에 추천하는 운동을 벌여 단원 자리를 확보했다.

나가요는 조약 개정 문제 때문에 미국에 머물고 있던 시찰단에서 나와 워싱턴에서 영국·파리를 경유해 당초의 목적지 베를린에 도착했다. 당시는 독일이 프로이센·프랑스 전쟁에서 승리해 독일제국으로 통일된 지 2년이 지난 후였다. 황제 빌헬름 1세와 재상 비스마르크 아래에서, 독일 국민의 자신감과 기세가 넘치고 있었다. 데키주쿠, 나가사키 양생소에서 배워 나가사키 의학교 교장을 지낸 경력이 있던 나가요는 미국, 영국에서와는 달리 독일 베를린에서 통역을 통하는 일 없이 독자적인 판단으로 조사할 수 있었다. 베를린에서 6개월 정도 공부한 무렵, 나가요는 자주 듣던 'die Gesundheitspflege(위생·보건)'이라는 단어에 중요한 의미가 있다는 것을 알았다. 미국, 영국에서도 'sanitary(건강)',•• 'health(건강)'라는 단어를 들어봤다. 나가요는 조사를 진행하면서, 일본 사람으로는 처음으로 구미에는 일반 국민의 건강 보호를

• 난학자이자 의사 오가타 고안이 오사카에 세운 사설 교육기관(私塾)이다. 공식적으로 '데키테키사이주쿠(適々齋塾)' 또는 '데키주쿠(適塾)'라고도 한다. 에도 막부 말기부터 메이지유신에 걸쳐 많은 인재를 배출했으며, 현재 오사카대학 의학부의 전신으로 여겨진다.

• 도쿠가와 막부 세력과 교토 어소(京都御所, 일본의 황궁)에 정치권력의 반환을 요구하는 세력 간 발생한 내전이다(1868~1869). 결국 반막부 세력의 승리로 끝났고, 일본 전체에 걸쳐 메이지유신의 완료로 이어졌다.

•• 당시 영국에서 'sanitary'는 '건강'이라는 의미로 사용되기도 했다.

담당하는 행정조직이 있다는 것을 알게 되었다.

나가요는 '위생'이 국가 의학 관련 사업으로 중요하다는 것을 알게 되어 조사 대상을 의학 교육에서 위생에 관한 사항으로 바꾸었다. 당시 프로이센은 프로이센·프랑스 전쟁에 승리해 국가 체제를 제국 규모로 재구축하고 있어 혼란스러웠다. 나가요는 베를린에서 언어에 자신이 있는 네덜란드로 이동해 지방행정, 경찰 조직과 관련한 내용을 포함해 위생행정을 파악하는 데 주력했다. 그리고 1873년 사절단과 함께 귀국했다(나가요의 성과는 2절 '의제' 시행에서 설명한다). 결과적으로 일본은 국가 보건 의료 제도의 설계 모두를 나가요 한 명에게 맡긴 셈이다. 메이지는 그런 시대였다.

사절단 본진의 단원도 구미의 병원과 복지시설을 시찰해 요양 환경, 서구의 약자 보호 사상을 접했다. 『특명 전권대사 미구 회람 실기』[3]에는 '그리니치(綠威) 해군병원', 스톡홀름 인근 병원의 풍경, 로마 군 병원 목욕탕에 관한 에칭화가 있는데, 돔이 있는 4~5층 형태의 병원 건물 그림이 인쇄되어 있다. 사절단은 일본의 성(城)과 같은 구미 열강의 대규모 병원을 시찰하면서 마음 속 깊이 경탄했을 것이다. 4장에서 다룬 후쿠자와 유키치의 『서항기』에 기록된 병원에 관한 설명은 병원 내 모습부터 사람·물건·돈에 이르기까지 매우 상세하다. 하지만 『특명 전권대사 미구 회람 실기』에는 예를 들어 베를린의 대병원에 관한 기록을 보면, 주방의 냄비 종류, 세탁실·병동의 공기 청정 순환 시스템에 관한 기술뿐이다. 사절단의 병원 건물·기능·의료에 대한 흥미, 관심도는 높다고 할 수 없어 아쉽다. 심지어 병원명에 대한 기록도 없다.

『특명 전권대사 미구 회람 실기』에 등장하는 병원과 관련된 부분의 요점을 기록순으로 소개한다. 1871년부터 1873년까지 일본 지식인이 구미 병원의 어떤 점에 착안해 시찰·파악했는지 이해했으면 한다. 일본에 막 '병원'이라는 것이 나타나기 시작한 시기였다. 번립병원이 설립되었지만 그것은 폐불훼석에 따라 문을 닫은 절을 활용한, 다다미에 이불을 깐 정도의 시설이었다.

『특명 전권대사 미구 회람 실기』에는 여러 견학 사항 중 다수의 요점을 과감히 취사선택한 것이 기록되어 있다. 구메 구니타케(久米邦武) 편집, 태정관 기록 담당(太政官記錄掛)으로 되어 있는데, 문서를 읽어보면 집필 담당자가 상당한 견식을 갖춘 인물이라는 것을 알 수 있다. 원문은 한자, 가타카나로 표기되어 있다.

① 미국 로스앤젤레스 근교 스톤턴(Staunton)의 텐쿄인*

스톤턴은 로스앤젤레스에서 148km 떨어진 평야에 있는 큰 마을로 텐쿄인(정신병원)이 있다. 사절단 일행은 기차 정차 시간을 이용해 이 병원을 보기로 했다. 큰 건물이었고, 남녀 환자 1500명을 수용하고 있었다. 병세의 경중에 따라 병실이 나뉘었다. 중병 환자는 폐쇄 병실에서 손발에 철제 족쇄가 채워진 채 있었다. 변기를 더럽히는 환자도 있었다. 모든 환자에 간병하는 남녀가 배치되어 있었다. 최근에는 철제 족쇄를 가죽제로 바꾸려는 논의도 있는 듯하지만 정신 질환자가 격정으로 폭동을 일으키면 제지하기가 어렵다. 특히 여성에게 그런 예가 많다.

② 미국 수도 워싱턴의 텐쿄인: 제1권 252~253쪽

텐쿄인은 유스친프랑치 강(노스 강)에 면한 언덕 위에 있어 광대한 부지에 수목이 무성하다. 원내에는 정원을 만들어두었다. 중앙에 아름다운 고층 병원 건물이 배치되어 있다. 정면 우측이 남성용, 좌측이 여성용 병동이다. 원내에는 그림 액자가 걸려 있고 꽃꽂이가 줄을 이루고 있다. 실내 공기는 맑고 시원했다. 창틀은 철제로 된 튼튼한 것이었다. 병원 부지 내에 세탁소가 있어 10여

* 『특명 전권대사 미구 회람 실기 제1권』(岩波文庫), 151쪽. 단 원문을 이 책의 지은이(후쿠나가)가 현대어로 옮겨 적당히 요약 또는 편집·보충·추가했다. 이하의 인용에서도 동일하다.

명의 여성이 일하고 있다. 세탁 기계가 갖춰져 있어 의복이나 수건을 세탁하고 있었다. 또 부지 내에는 제재소(製材所)도 있어 (목재를 때서 만든) 증기로 터빈 축을 돌렸다. 축에는 풍차가 붙어 있다. 이것으로 병원 뒤에 있는 숲의 청정한 공기를 배관으로 들여와, 그 후 지하 터널을 통과하는 동안 공기가 냉각되어 병동 내에 냉기를 보내고 있었다. 이 냉방 시스템을 보고 사절단 일행은 크게 감명받았다. 아마 처음 본 냉방장치였을 것이다. 5월의 워싱턴은 덥다고 매일같이 기록했다.

③ 뉴욕의 헤키지인(躄兒院): 제1권 346쪽

'헤키(躄)'란 "앉은 채로 걷는 걸음"이라는 뜻의 한자다. 사절단이 뉴욕에서 방문한 곳은 수족을 마음대로 쓸 수 없는 영아를 입원시켜 치료하는 병원이었다. 입원 환자는 남녀 134명이었다. 어떤 소아는 발뒤꿈치 경축으로 발뒤꿈치가 땅에 붙지 않아 근육을 이완시키는 치료를 하고 있었다. 또 어떤 여아는 11년간 보행을 할 수 없었으나 입원 15개월 차에 보행을 시도했다. 부모가 아이를 병원에 데려오면 안차(安車, 휠체어)로 이동시켜, 증기가 동력인 엘리베이터를 사용해 위층 병실로 옮기는 것에 시찰단은 놀랐다. 또 병원의 침대 스프링에 관심을 보여 침대 구조에 대한 기록을 남겼다. "강철 망을 묶어 그물로 하여 최근 서양에서는 그것에 강철제의 스프링을 배치한다. 그 위에 이불을 깔면 푹신푹신하게 몸을 받아준다"라고 쓰여 있다. 또 이 병원에서는 입원한 아이를 위해 스프링을 조정하고 있었다.

④ 런던의 해군병원: 제2권 376~377쪽

시찰단은 하천 증기선을 타고 런던 템스 강 하류 그리니치에 위치한 해군병원을 방문했다. 원래 왕궁이던 곳으로 토지·건물은 왕실로부터 대여받았다. 윌리엄 3세(William III)·메리 황후(Mary II) 시대에 왕궁을 해군병원으로 만들었

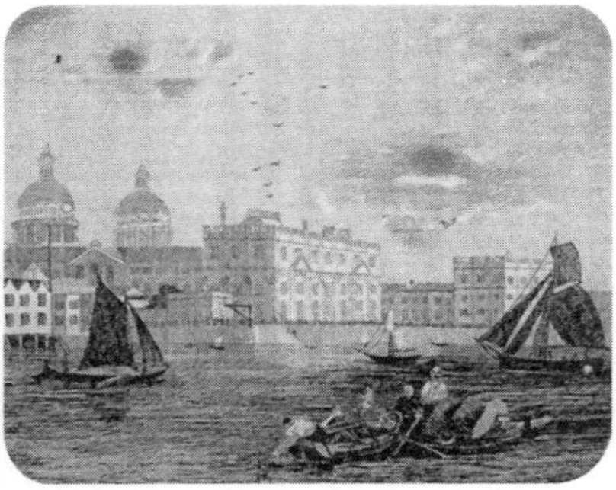

그림 30_ 그리니치의 영국 해군병원

다. 유명한 병원이었고 건물은 모두 하얀 돌로 건축되어 있었으며 거대했다. 원내에는 전쟁에 승리하는 그림이 걸려 있고 전리품이 전시되어 있었다(〈그림 30〉 참조).[4]

⑤ 파리의 군 병원: 제3권 118쪽

프랑스 군대를 시찰한 날 파리 동쪽 교외에 있는 뱅센(Vincennes) 성에서 1만 2000명이 주둔한 주둔지를 견학했다. 돌아오는 길에 파리 시 경계 부근에 있는 군 병원을 견학했다. 5층 건물은 크고 넓은 구조로, 가로세로 100m 정도의 넓은 중정을 둘러싸도록 가로세로 각 60간(110m)의 길이로 세워져 있었다. 입원 환자는 몇 개 병실에 나뉘어 있었고 병실 1개, 병상 40개로 병원 전체에 입원한 환자는 200명이었다. 모든 병실에 그리스도의 책형 그림이 걸려 있었다. 약제실, 부엌, 세탁소, 욕실 모두 매우 컸다. 간호 부인(이른바 '논'이라 불리는 사람)이 간호하고 있었다. 남자 간병인도 있었다.

⑥ 베를린 대병원: 제3권 321~323쪽

대병원은 베를린 중심 지구에 있지만, 주위에 넓은 정원이 조성되어 있어 시가지 소음으로부터 떨어져 있다. 1770년 개설되어 병실 수 700개, 병상 수 2000개, 시찰 시 입원 환자는 1600명이었다. 벽돌로 지은 4층 건물로, 벽은 흰

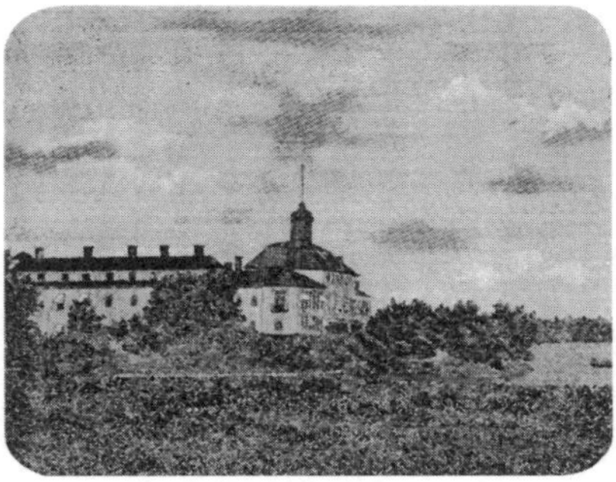

그림 31_ 스톡홀름 근교에 위치한 병원

색으로 칠해져 흰 돌로 만들어진 것 같이 되어 있다. 이 병원의 연간 경비는 40만 달러로, 정부 부담 8만 달러 이외에는 병원의 운영 이익으로 사용되어 환자의 부담은 없다고 기록되어 있다. 이런 사회복지 형태의 대병원을 보고 사절단은 어떤 감상을 가졌을까? 입원 환자에 대한 종교적 제한은 없었다. 간병인의 급여는 연 80달러였다. 의복과 리넨 세탁실 11곳이 있다. 주방에는 6개의 거대한 가마솥이 있는데, 큰 가마는 직경 7척(약 2m), 작은 가마도 약 6척(약 1.8m)이나 되어 1500명분의 스프와 요리를 조리한다고 기록했다. 서양인은 주식이 빵으로, 주방은 뜨거운 음식과 스프를 조리할 뿐이어서 간소하다고 평가했다.

주방에서 발생하는 연기는 지하 갱도를 지나 800m 앞에 있는 굴뚝을 통해 밖으로 배출되는 시스템으로 되어 있다. 이 병원은 적극적으로 대기요법을 하는 곳으로, 새 병동은 지붕으로부터 들어온 신선한 공기가 순환되는 미국식 병동 건축 양식을 채용하고 있었다. 병을 치유하고 건강을 회복하기 위해서는 공기의 효과가 가장 중요하고, 약의 효과는 그에 미치지 못한다. 또 탄산가스가 인체에 해를 끼친다는 설명을 들었다. 이런 관점에 따라 이 병원은 최신 공조 기술을 채용한 병원이었다. 시찰단은 대기요법과 그 효과에 대해서 들은 강의 내용을 견문기에 매우 길게 기록했다.

⑦ 베를린 신병원(新病院): 제3권 324쪽

신병원은 현 황후가 세운 병원이며, 황후 지시에 따라 접대 담당자가 사절단을 안내했다. 1867년 개설된 곳으로, 부지는 광대하고 나무는 숲을 이루고 있었다. 하지만 건물은 거대하지 않았다. 병실의 인테리어는 미국식으로 모두 85개 병상이 있었고, 시찰 시에는 60명이 입원해 있었다. 입원 비용은 월 1000달러로 입원 환자는 모두 부유한 사람이었고, 환자 접대는 매우 정중히 이루어졌다. 대부분 베를린 시의 기부로 운영되고 있었다. 병원 내에는 예배당, 병으로 죽은 이들을 기리는 장소(영안실), 주방에서 창고에 이르기까지 깨끗하게 청소되어 있었고, 접시 등도 잘 정돈되어 있었다. 세탁실에서는 대여섯 명의 여공이 세탁하고 있었는데, 세탁 기계 없이 손으로 빨래를 하고 있었다. 이들 다수는 귀족과 재산가의 미망인으로, 사회봉사를 위해 병원에 들어와 일하고 있다고 했다. 이날 사절단을 안내해준 40살이 갓 넘은 용모 단정한 부인도 귀족의 미망인이라고 했다. 황후는 월 3~4회 병문안을 와서 환자와 대화를 나누었다. 이날도 시찰단이 오기 전 병원에 다녀갔다고 했다. 눈보라가 치고 있어 정원은 보지 못했다. 시찰단 일동은 서명하고 병원을 떠났다.

⑧ 스톡홀름 근교의 병원: 제4권 183쪽

사절단이 육로로 스톡홀름에 들어가기 전에 병원 건물을 보았다. 『특명 전권대사 미구 회람 실기』에 "여기서 병원을 지나쳐 군 학교에 도착했다"라고만 기술되어 있으나 병원 건물의 모습이 에칭화로 남아 있다(〈그림 31〉 참조). 유신 직후의 일본 병원은 폐쇄된 절을 활용하는 정도였다는 것에 비해 당당한 모습이었다.

⑨ 로마 군 병원: 제4권 308, 312쪽

로마 군 병원에는 병실 70실, 병상 350개가 있다. 시찰 시 입원 환자는 150명

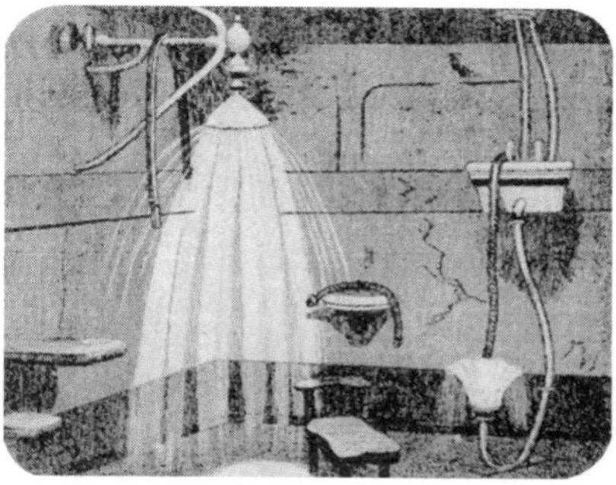

그림 32_ 로마 군 병원 욕실

이었다. 의사는 11명이 배치되어 있었고 간병인 '논'이 있었다. 시찰단은 이 병원에서 욕실에 주목했다. 흔한 욕실도 많았지만 간유료(灌湯療) 치료용 욕실이 하나 있었는데, 그 장치에 놀라 다른 나라의 병원에는 이런 것이 없었다고 기록했다. 에칭화도 첨부되어 있다(〈그림 32〉 참조). 이 특수 목욕탕에는 (욕조는 없고) 중앙에 의자가 있어 환자는 그곳에 걸터앉는다. 호스가 있고 그 끝에는 연꽃 같은 구멍이 있어 따뜻한 물을 분사한다. 또 다른 호스를 사용하면 주위 몇 개의 관에서 종횡으로 물이 나와 각각 어깨, 귀, 눈을 씻어준다고 설명하고 있다. 또 사절단은 이 군 병원의 시찰에 앞서 '카라칼라 욕장(Terme di Caracalla)'을 견학해 이날은 로마 목욕탕에 매우 감탄하고 재미있어 했던 것 같다.

⑩ 상트페테르부르크의 의학교 부속병원: 제4권 101~102쪽

의학교의 학생은 2100명으로 연간 350만 루블의 비용이 들었다. 시찰단은 의학교 부속의 해부실을 견학했다. 해부실은 40년 전 건물을 4년 전에 증축한 웅장한 규모의 건물이었다. 전신 해부만 해도 연간 600~700구의 사체에 시행했다. 병리를 위해 부분 해부한 경우는 셀 수 없을 정도로 많았다. 사체는 모두 병사한 사람의 것으로 처형자의 사체는 없었다. 정부가 하는 구제 시료를 받다가 병사한 가난한 사람들은 해부를 받을 의무가 있었다. 해부 후에는 사

체를 완전히 봉합해 정부가 장례를 치러주었다. 해부실에는 석회로 건조시킨 사체, 가축의 해부 표본 등이 엄청 많았다. 해골 등도 상당히 많았다. 여러 방에 가득해 복도까지 쌓여 있어 1만여 개 정도 되었다.

시찰단이 방문했을 때는 전신 해부 중인 사체가 5~6구, 부분 해부 중인 사체가 6구였다. 학생 중 몽골인과 만주인이 있어 놀랐고, 여학생도 있다는 사실에 경악했다. 당시 여성이 대학에 입학할 수 있는 유럽 국가는 러시아와 스위스뿐이었다.[5] 해부학 교실에서 매우 젊고 우아한 여성이 알코올에 적신 내장 표본을 스케치해 교과서와 비교하고, 절단된 팔을 손에 들고 조사하고 있는 모습에 사절단은 놀랐다.

부속병원에는 입원 환자 80명이 있었다. 이 병원은 학생 임상 교육 병원으로 교수가 치료하는 동안 학생에게 환자의 모습을 보여 치료 검토를 하는 시설이었다. 대병원은 별도로 있다고 했다. 사절단은 4일 전에 이마 피부를 떼어내 코에서 모자란 부분을 보충했다는 소년 환자가 병상에 누워 있는 것을 보았다. 러시아 의술이 진보해 있다는 것은 유럽에서도 유명하다고 기록되어 있다.

이상이 이와쿠라 사절단의 『특명 전권대사 미구 회람 실기』에 있는 병원 견학 내용이다. 병원의 병실과 병상 수가 기술되어 있다. 하지만 치료나 의학·질병에 대한 기술은 없다. 병원명도 기록되어 있지 않다. 의사에 관한 기술도 없다. 의료 책임자인 의사와 사절단 사이에 당연히 면담이 있었을 것이다. 사절단은 어떤 설명을 들었을까? 병원 기능에 관한 정보도 적다. 하지만 당시의 일본인에게 너무 많은 것을 기대하는 것은 무리일지도 모른다. 단원 대다수는 병원이라는 시설을 보는 경험 자체가 처음이었을 것이다. 후쿠자와 유키치의 『서항기』와 『서양사정』에 나온 병원이 도항하기 이전에 단원들이 가지고 있었던 병원에 관한 거의 모든 지식이었을 것이라고 추측된다. 그런 점에서 병원 시스템과 운영·사람·물건·돈에 관해 통찰할 수 있었던 후쿠자와는 매우 뛰어난 견식을 지닌 인물이었다고 할 수 있다.

한편 이들은 간호부의 원형이라고 할 수 있는 병원 내의 간호인 '논'과 세탁부의 존재를 신기해하며 기록하고 있다. 후쿠자와의 책에서 살펴 예비지식이 있었던 '논'을 병원 내에서 발견하고, "이른바 '논'이라는 자"라고 하며 보유한 지식을 자랑스럽게 기술했다. 애당초 사절 단원들은 여성이 병원에서 일하고 있는 것 자체를 기이하게 여겼던 것 같다. 사절단은 최초 방문지였던 샌프란시스코에서 남성이 여성에게 자리를 양보하고, 남편이 아내에게 손을 내밀어 잡고 도움을 주는 모습을 보고 반발해 혐오감을 숨기지 않았을 정도의 민도(民度) 수준을 가지고 있었다.

『특명 전권대사 미구 회람 실기』에는 의사와 치료에 관한 보고가 없는 한편, 안내받은 병원 내에서 견학한 시설·설비에 대해 경탄해 많은 면수를 할애해 소개했다. 앞서 다룬 철제 창문틀, 증기 동력 엘리베이터, 공조·냉방·배연 설비, 세탁 기계, 욕조·샤워 설비, 스프링 침대 등의 병원 설비와 비품들이 그것이다.

2. '의제' 시행

메이지 시기 초기에는 관청인 '대학동교'가 의학 교육과 의료 행정을 관할했다. 1871년 문부성이 발족해 개칭된 '동교'를 관할했다. 1872년 문부성 내에 의무과가 설치되었고, 다음 해 의무국으로 승격되었으며, 1875년에는 위생국으로 개칭되어 의사 위생행정은 '동교'로부터 독립되었다.

메이지 정부의 의료 제도는 1874년 문부성 교부(交付)의 '의제(醫制)'로 대변된다. '의제'는 오늘의 (의료 제공 체제를 규정하는) '의료법'과 (의료 전문직의 직무·자격을 정하는) '의사법', '치과의사법', '약제사법', '보건사·조산사·간호사법' 등을 합친 성격을 가지고 국가 의료 시스템의 골격을 규정한 법률이다. '의제'는 1942년 시행된 '국민의료법'으로 바뀌기까지 68년간 의료 관계 법률의 주축이었다. '국민의료법' 다음의 법률이 1948년 시행된 '의료법', '의사법' 등이다.

'의제'를 고안하고 검토한 사람은 나가요 센사이였다. 나가요는 필요에 따른 의료 시스템을 구상해 '의제'라는 법률 형태로 만들었다. 오가타 고안의 데키테키주쿠에서 나가요는 후쿠자와 유키치 다음으로 제10대 학생 대표를 맡았다. 나가요는 나가사키에서 폼페, 바우다윈, 만스벨트에게 서양 의학을 배워 나가사키 의학교 교장을 지내고 이와쿠라 사절단에서는 앞서 살펴본 바와 같이 의료 제도, 위생행정의 시찰·조사를 담당했다. 메이지 시기 초기 엘리트 의사였던 것이다. 전술한 대로 나가요는 구미에서 의술과는 별도로 위생행정이라는 행정 분야가 확립되어 있어 국민의 건강·복지에 기여하고 있음을 견문하고 귀국했다.

나가요는 초대 문부성 의무국장에 취임해 일본 위생의 기초를 쌓았다. '위생(衛生)'이라는 단어도 나가요가 장자의 『경상초편(庚桑楚篇)』에서 인용한 것이다. '衛'란 '지키다'라는 뜻으로 방위라는 단어에 사용되고 있다. 따라서 위생이란 '생명을 지키다'라는 의미다. 1874년 '의제' 전 76조를 제정했다. '의제'는 전국을 통일하는 동시에 시행한 것이 아니라 조건이 갖춰진 부·현, 항목별로 순차적으로 시행되었다. 최초 시행지는 도쿄, 오사카, 교토 3부였다. '의제'의 목적은 확고한 위생행정의 기초를 만드는 것으로 모두 76조로 구성되어 있다. 위생행정 기구·서양 의학 교육의 확립, 의사 개업 면허 제도의 수립, 근대적 약국 제도의 수립과 의약분업이 규정되었다. 메이지유신 이후 의료 제도에 대해 모색을 계속해온 일본은 '의제' 제정 이후 자립의 길을 향해 갔다.

메이지 시기 초기의 인구피라미드는 높이가 낮고(평균여명이 짧고), 밑변이

긴(출생률이 높은) 이등변삼각형 모형이었을 것으로 추측된다. 삼각형이므로 남자, 여자, 유아, 청년, 중년, 노인 어떤 연령층도 모두 같은 비율(삼각형 빗변의 내각이 동일)로 사망했다는 것을 알 수 있다. 메이지 시기는 다산·다사의 인구구성 형태인 평균여명이 짧은 시기였다. 따라서 당시의 국책 부국강병·식산흥업을 추진하는 데는 인적자원인 병사, 공장노동자, 농민에 대한 위생이 필요했다. 또 많은 사망자를 내는 전염병(감염병)에 대해 노동력을 확보하고 사회불안을 방지한다는 관점에서도 전염병 대책이 필요했다. 이렇게 의료·위생의 근대화는 새로운 정부의 중요한 정책 중 하나가 되었다. 에도 시대 의료 제공 체제에는 구 '번'마다 차이가 있었다. 메이지 정부는 중앙집권 지배 체제를 펼쳐 도쿄부터 개혁하기 시작했다. '의제' 제정은 중앙에서부터 근대화를 진행하는 것이었다. 각 분야의 정비 상황에 따라 실제 행정상의 운영은 순차적으로 관료에게 맡겨졌다.

의사 개업 면허 제도는 최종적으로 1906년 제정된 '의사법', '치과의사법'에 따라 의과대학 또는 의학전문학교 졸업자로만 대상이 국한되었고, 내·외과 등의 전문 과목을 2년 이상 수업한 자가 얻을 수 있었다. 이 시점에서 일본의 공적 의료 제도는 한방 의학과 결별했다.[6] 단 '의제' 37조에서는 경과조치로 개업 중인 의사(한방의)를 대상으로 얼마 동안 가면허를 공포하는 것을 인정했다.

1874년 제정된 '의제'에 따라 병원 개설은 허가제가 되었다. 병원 개설 허가제는 1876년의 '공립·사립병원 설립 신청 및 원서 서식'에 의해 구체화되었다. 지방 위생행정의 정비에 따라 1887년 공립·사립병원 설립 신청 및 원서 서식은 폐지되었고, 병원 설립을 허가하는 권한은 문부성에서 각 부·현으로 이양되어 오늘에 이르고 있다.

'의제' 자체에는 병원의 병상 수에 관한 규정은 없다. 당시에는 부·현마다 병원의 정의가 달랐다. 1891년 도쿄 부의 '사립병원 및 산원 설립 규칙'에서는 병원을 10인 이상이 입원하는 시설로 규정해, 병원이라고 일컫기 위해서는 허가, 개원 전 건물 검사가 필요했다.

1933년 쇼와 시기 '내무성령 제30호 진료소 단속 규제'에서는 "진료소는 의업을 하는 장소이며, 환자 10명 이상의 수용 시설을 갖춘 곳을 병원으로 한다"라고 정의했다. 병원은 진료소의 한 형태로(병원⊂진료소), 진료소에 포함되어 있었다. 1942년 제정된 '국민의료법 시행규칙 제39조'에서는 "진료소는 …… 병원이 아닌 것"으로 정의해 병원은 진료소의 일부라는 분류가 바뀌었다(병원≠진료소). 단 '환자 10명 이상'이 병원이라는 것은 변하지 않았다. 1948년 '의료법'에서 병원의 정의는 '20명 이상을 수용하는 시설'로 바뀌었다. 이 책에서도 1891년 이후의 '병원'에 대해서는 (도쿄 부 규칙에 따라) 환자 10명 이상, 1948년 '의료법' 제정 이후로는 20명 이상의 환자를 수용하는 시설을 가리키고 있다. 일본에서는 병상 한 개에서 자는 환자는 한 명이다. 아시아에서는 오늘날에도 한 개의 입원 병상에 1~3명이 자면서 의료 자원을 서로 나누어 쓰는 경우도 있다.

구미에서는 진료소(클리닉), 병원은 기본적으로 각각 기능이 다른 의료 기관이다. 일본과 같이 10개나 20개로 보유 중인 병상 수로 선을 긋고 구분하는 개념이 아니다. 나라에 따라 다소 차이가 있으나, 기본은 환자에 대한 진료·판단은 진료소의 종합의(홈닥터)·전문의가 담당하는 형태다. 병원은 외래 기능을 갖지 않는다. 병원이란 종합의·전문의의 지시에 따라 환자가 입원해 치료, 수술을 하는 의료 전문 시설이다. 미국에서는 환자가 입원한 후에도 주치의는 최초의 종합의나 전문의로, 주치의가 병원에 가서 입원 중인 환자를 회진하며 필요에 따라 병원 스태프에게 처치를 지시한다. 주치의가 전문의인 경우에는 주치의가 수술실과 스태프를 이용해 수술을 집도한다. 전문의는 병원 근무의보다 경험 연수, 의료 기술, 지위, 수입도 훨씬 많거나 높다. 미국에서 병원이란 근무의(레지던트·마취의·병리의), 간호사 등의 스태프, 의료 시설, 설비를 갖추어 주치의의 환자 치료를 지원하는 조직이라고도 할 수 있다.

레지던트는 전문의를 목표로 한다. 프랑스의 사립병원, 미국 병원의 입원 환자는 주치의에게는 진료비를, 병원에는 병원비를 구별해 지불한다. 굳이 병상 수로 구분하면 한국에서는 30개 이상을 보유한 곳을 병원이라고 하고, 미국은 주에 따라 정의가 다르나 다섯 개 이상을 보유한 곳을 병원이라 한다.

병원 관련 통계치에 따라 시계열분석과 횡단적 분석을 할 때는 ① 일본에서는 병원을 정의하는 데 1891년 이전·이후(환자 10명 이상), 1948년 이후(20명 이상) 사이에 비연속성이 있다는 점, 게다가 후자의 경우 이행 시 경과조치(이행 조절 기간)가 5년간이었다는 점, ② 해외 병원의 정의와 기능은 나라마다 다양하다는 점, 이 두 가지에 대해서는 충분한 주의를 기울일 필요가 있다.

한편 일본에서는 진료소, 병원의 기능이 명확하지 않다. 앞서 설명한 바와 같이 1874년의 '의제'에는 병원 병상 수에 관한 규정이 없다. 하지만 '의제' 다음의 법제에서는 진료소, 병원을 구미와 같이 의료 기능에 따라 구분하는 것이 아니라 입원용 병상 수라는 설비 기준에 따라 선을 긋고 있다. 그러므로 외래 부분을 갖춘 병원이나 입원 병상을 보유하는 유상 진료소라는, 구미에서 보면 기이한 하이브리드형 의료 기관이 일본에 존재하는 것이다. 일본의 병원은 지역 종합의·전문의가 입원 환자를 데리고 오는 것이 아니라 그 병원 1층에 있는 외래 부분이 입원이 필요한 환자를 찾아내 병원 상층부에 있는 입원 병동으로 환자를 올리는(toss up) 흐름이었다. 이 '의제'로 시작된 진료소와 병원 간 제도 설계의 실패는 그 후에도 정비되지 않고 현재에 이르고 있다. 오늘날에도 일본에는 외래 부분이 있어 병원은 외래로 바쁘고, 한편으로 병동 간호사와 야근 인력을 확보하는 데 고심하고 있다. 현재 일본에는 병원 근무 의사(봉직의 — 옮긴이)가 다수 있다.

병상 수는 '10개 이상'으로 낮은 수준에서 정해져, 병원은 병원 본래의 기능인 입원 치료에 특정되지 못하고 병원 경영상의 이유도 있어 외래 환자를 진료하고 있다. 또 제2차 세계대전 패전까지 병상 100개 이상을 보유한 병원은 의학교 부속병원과 에이주(육군) 병원, 해군병원을 제외하고는 많지 않았다. 제2차 세계대전에 패전하기 이전 병상 수의 최고점은 1941년 19만 9831개였으나, 같은 해 병원 수 4858곳으로 나눈 평균 보유 병상 수는 41개였다. 제2차 세계대전 이전 의료 제공에서 병원이 차지하는 비중은 적었고, 일반 의료의 대부분은 진료소가 담당하고 있었다. 1941년 진료소 수는 3만 6177곳이다. 또 10개 미만 병상을 보유한 유상 진료소의 비율도 제2차 세계대전 이전 쇼와 시기에는 진료소 수의 30~45% 정도로 높았다. 1942년 '국민의료법' 시행규칙 제39조에서도 '10명 이상이 입원하는 시설'이 병원이라는 기준은 변하지 않았다. 이런 점들이 원인이 되어 현재까지도 병원·진료소의 기능 구분이 명료하지 않다는 점, 병원·진료소는 영업 면에서 경합적인 점, 병원 대부분은 민간 사립으로 소규모인 점[7] 등과 같은 일본 병원의 특징이 되었다.

수용 환자가 '10명 이상'에서 '20명 이상'으로 규정된 것은 1948년 제정된 '의료법'부터다. 의료법으로 의료 시설의 인원, 구조 설비의 최저 기준이 정해진 것은 GHQ의 의료 담당 샘스 준장이 인적·물적 양면에서 의료의 질이 형편없었던 당시 영세 규모의 병원을 혐오했기 때문이라고 한다.

일본은 메이지 시기 초기부터 개업의를 의료 제공 제도의 근간으로 두었다. 개업 면허를 지닌 의사는 전국 어디에서든 자유롭게 진료소를 개설할 수 있었다. 병원 개설은 (1985년 지역의료 계획 도입까지) 허가제였지만, 개업 허가는 비교적 쉽게 얻을 수 있었다. '민간 개업의 중심', '자유 개업제'는 일본 의료 제공 체제의 큰 특징이다. 개업의 자유에 따라 개업의는 자기 책임, 자기 이익에 따라 의료를 제공했다.

한편 민간 개업의 중심, 자유 개업제는 공적 의료 시설에 따른 의료 제공의 특징과는 반대인 셈이다. 서구의 병원 대다수는 공립 시설이며, 민간병원은 많지 않다고 해도 전문병원이 주이다. 폐번치현 이후 메이지 정부는 독일 의료 제도를 모델로 삼아 당초에는 공립병원의 정비를 중심으로 진행했다.

세이난 전쟁 이후 마쓰카타의 디플레이션 정책에 따라 1887년 '칙령 제48호'가 제정되었고, 부·현립 의학교로의 지방세 사용이 금지되었다. 그 이후 일본 병원 정비의 방향은 의학교 병설 공립병원에서 민간병원으로 크게 전환되었다. 이후 개인 개업의 중 성공해 재력을 얻은 사람이 병상이 있는 병원을 개설해, 점차 병상 수와 표방 과목을 늘려나갔다. 개업의가 개인 진료소에서 시작해 종합병원에 이르는 것과 같은 발전 과정은 메이지 시기 이후, 쇼와 말기까지 일반적이었다. 전후 개업의 또는 대학 교원으로 시작해 1대에 의과대학을 창설한 예도 세 건이나 있다. 개인 진료소가 병원이 되어가는 것은 일본에서 특별한 일은 아니었지만, 외국에서 보면 매우 독특한 의료 제공 체제이자 역사라고 할 수 있다. 병원을 세워 운영하는 사업자의 업종은 (전후의 주식회사를 제외하고는) 따지지 않았다. 그 결과 일본에서는 관(국립)·공립부터 기업·종교·학교·개인·단체·조합 등에 이르기까지 다양한 사업주가 혼재되어 병원을 운영하게 되었다.[8] 통일된 회계기준도 없다. 일본에서도 병원 외에는 이러한 업종을 찾아볼 수 없다.

1874년 제정된 '의제'에 앞서 1872년 '학제'가 제정되었다. '학제', '의제'에 따라 서양 의학을 의학 교육의 기반으로 하고, 이에 기초한 의사 개업 면허 제도가 도입되었다. 관립(국공립) 병원은 의학교 부속병원에 한정한다고 규정한 내용도 있다. 우수한 의사는 관립병원(관립 의학교 부속병원)에 근무하고 있었다. 관립병원의 환자는 의료비 전액을 자기 부담으로 지불할 수 있는 부유층(귀족·자본가·지주)이거나 난치병이 있는 실습용 환자[9]라는, 수입·자산 면에서 양극단에 있는 계층이었다. 중간층인 일반인은 우란분(盂蘭盆)• 때와 연말, 연 2회 지불하는 결제 방식을 희망했는데, 병원은 바로 결제·납부해야 하기 때문에 진입 장벽이 높았다. 일반 환자는 개업의에게 진료받는 환경이

• 음력 7월 보름을 중심으로 조상에게 제사를 지내는 명절 시기를 일컫는다.

형성되었다. '보통 환자는 개업의에게, 치료가 어려운 환자는 국공립 대학병원에서 치료받는다. 민간 개업의보다 국립대학 병원의 근무의가 우수하다'라는 관존민비 사상은 일본 의료 풍토에 뿌리 깊게 남아 있었다. 오늘날에도 가벼운 환자는 개업의가 보고, 대학병원에서는 중증의 응급 환자를 본다는 생각이 일본 의료계에 뿌리 깊게 남아 있다. 앞서 기술한 대로 미국에서는 치료가 어려운 병은 클리닉의 전문의가 본다.

제2차 세계대전 이전의 관립병원은 의학교, 대도시의 병원을 제외하면 대부분 다음 장에서 다루는 성병·감염병(전염병)·결핵·정신병에 특화한 병원이었다는 것도 특징이다. 1881년 병원 총수 510곳 중 135곳이(26%) 매독병원이었다. 정부는 일반 질병을 대상으로 하는 의료 기관의 정비를 민간병원·진료소에 맡겼고, 공적 의료는 의학교 부속병원과 특정 질병을 다루는 전문병원 역할을 수행하는 데 집중시켰다.

민간병원의 개설·증축, 관립병원의 공사 수주 등에는 자유경쟁이 아닌 관할 관청의 인가를 받는 방식이 채택되었다. 즉 정부나 지방자치체의 허가가 없으면 병원을 개설할 수 없었다. 이를 '사전적 규제(事前的規制)'라고 한다. 행정적으로는 병원 사업자 신청을 심사하면 되고 적은 인원으로 대응할 수 있다. 하지만 민간병원 사업자 쪽은 방대한 서류를 작성해야 한다. 또 허가 기준은 애매하고 의료 질서를 지킨다는 명분이 정책 수단으로 사용되었다.[10] 이렇듯 일본은 구미와는 다르게 정부가 사람, 물건, 자금을 사용하지 않고 민간을 관할·지도하는 방식으로 병원을 정비했다. 그 결과 국가 의료 시설의 중심이 공영병원인 많은 나라들의 입장에서 보면, 일본은 독특한 의료 제공 체제를 형성해왔다고 할 수 있다.

'의제'와 관계가 있는 의사 개업 시험, 민간병원·의학교를 살펴보면 다음과 같다. 메이지 정부는 서양의를 늘리고 한방의를 줄일 목적으로 1876년부터 '의사 개업 시험법'을 제정하고, 1879년 '의사 시험 규칙', 1883년 '의술 개업 시험 규칙'을 차례로 내놓았다. 1875년 전국의 의사는 2만 3284명으로, 구체적으로는 시험 면허 의사(試驗免許醫) 25명, 한방의 1만 4807명, 서양의 5097명, 한양의(漢洋醫) 2524명, 화의(和醫) 25명, 화한(和漢) 33명, 화양의(和洋醫) 12명, 화한 양의(和漢洋醫) 17명, 분류 미상 744명이었다.[11] 그중 초빙한 외국인은 144명이었다. 1879년 등록된 의학교는 48곳이었다. 48곳 중 교원이 한 명밖에 없는 의학교는 15곳, 외국인 교사가 있는 의학교는 여섯 곳으로 기록되어 있다.[12]

1879년 '의사 시험 규칙'에 따르면, 관립대학(도쿄대학 의학부만), 구미 의과대학 졸업자는 시험을 치르지 않아도 개업 인가를 받았다. 당시 의학교는 병원의 부속으로 병설되는 형태가 일반적이었다. 즉 병원 부속 의학교였다(1874년 8월 '의제' 이후 관공립 병원은 의학교에 속하는 것으로 규정되었다. 즉 관공립의 경우 의학교 부속병원으로 변경되었다. 하지만 큰 의미나 차이는 없다). 서양의 수를 늘리고 싶어도 관공립 의학교만으로는 서양의를 충분히 배치하기가 어려웠다. 따라서 사립 의학교에서 서양의를 양성해야 했다.

이 의사 개업 시험을 노리는 학생을 상대로 사립 의학교가 융성했고, 또 신설되었다. 사립 의학교 수가 늘자 임상 교육의 장소이기도 한 사립병원이 늘어났다. 예를 들어 준텐도 의원, 세이이카이 강습소·유지 공립 도쿄병원, 사이세이학사·소몬병원 등이 유명했다. 특히 사이세이학사는 의사 개업 시험에 특화된 입시 학원(豫備校)으로 1만 명 정도의 의사 면허 취득자를 배출해 서양의를 늘리는 데 공헌했다(7장 4절 참조).

3. 질병과 병원의 변천: 매독, 콜레라, 결핵, 정신 질환

병원은 2011년 10월 1일 기준으로, 현재 8605곳이 있다. '의료법'에는 일

표 3 | 병원 수(종류별)

연도	총수	본병원	지병원	정신병원 (癲狂病院)	매독병원	각기병원	한센병원 (癩病院, 起廢)
1874	52	··	··	··	··	··	··
1875	63	59	··	··	3	··	··
1876	97	89	··	··	7	··	··
1877	159	146	··	··	12	··	··
1878	235	124	63	1	40	··	4
1879	309	165	71	3	61	··	6
1880	363	234	55	3	57	3	6
1881	510	281	73	5	135	4	5
1882	626	402	64	6	130	5	5

연도	빈민병원	종두병원	안과병원	산과병원	정형병원	외과병원	해원(解院)
1874	··	··	··	··	··	··	··
1875	··	··	··	··	··	··	1
1876	1	··	··	··	··	··	··
1877	1	··	··	··	··	··	··
1878	1	2	··	··	··	··	··
1879	1	2	··	··	··	··	··
1880	1	1	3	··	··	··	··
1881	1	1	5	··	··	··	··
1882	1	1	9	1	1	1	··

자료 : 厚生省醫務局, 『醫制八十年史』(財團法人印刷局朝陽會, 1955), pp.820~821.

반·요양·정신·감염증·결핵 다섯 가지로 병상이 구분되어 있다. 기능에 따라 병원을 고도 급성기·일반 급성기·아급성기·회복기·만성기 등으로 분류하는 경우도 있다. 그 외 사업자나 구급 체제, 지역의료 연계 시점에서의 필요에 따라 그때그때 목적별로 병원을 구분했다. 이상은 정태에 따른 분류다. 메이지 시기 이후의 병원을 동태에 따라 파악하면, 병원은 질병·인구 구조 또는 공중위생, 부국강병 등의 정치적 요구에 따라 시대별로 특징과 변천을 달리한다. 다음에서는 그 시대의 특징적 질병을 중심으로 병원사를 그려본다.

1875년 병원은 총 63곳이었다. 종류별로 본병원(本病院) 59곳, 매독병원 3곳,

기타 병원 1곳이다. 병원 총수는 1882년에 약 10배인 626곳으로 증가해 종류별로는 본병원 402곳, 지병원(支病院) 64곳, 매독병원 130곳, 안과병원 9곳, 덴쿄(정신) 병원 6곳, 한센병원과 각기병원이 각 5곳, 빈민·종두·산과·접골·외과 병원 각 한 곳으로 기록되어 있다(〈표 3〉 참조).[13] 매독·덴쿄·한센·각기·빈민·종두 병원 등의 병원명이 당시의 의료 수요를 반영하고 있다.

메이지 시기 의료 행정의 중심은 매독·콜레라·결핵·천연두와 같은 전염병 대책이었다(1999년부터는 감염병으로 명칭이 바뀌었다). 매독·콜레라·결핵은 세균 감염증, 천연두는 바이러스 질환이다.[14] 18세기 세계 모든 나라의 공중위생 상황은 좋지 못했다. 메이지 정부는 전염병 대책을 펼치기에 급급해 일반 국민, 특히 빈곤층에 의료를 제공할 여유가 없었다. 쇄국으로부터의 해방은 전염병에 대한 개국(開國)을 의미하는 것이기도 했다.

1) 매독

15세기 말 매독은 서구인에 의해 아메리카 대륙에서 서구로 반입되었고, 그곳에서 다시 아시아로 옮겨졌다. 일본에는 16세기 초 해적(倭寇, 왜구)으로부터 전해진 것으로 여겨진다. 당시의 병명 도우소(唐瘡)는 '외국에서 온 피부병'이라는 의미다. 에도 시대 매독 연구가 진행되어 서구의 수은계 연고, 한방의 수은 해독제가 치료에 사용되었다. 예를 들어 고이시카와 요양소의 입원 환자 상당수는 매독 환자였을 것이다.

에도 시대 말기 일본에 진출한 외국 여러 나라는 수병(水兵)의 위생 대책으로 일본에 매독 검사 실시를 요청했다. 일본은 개국 후 형편이 닿는 대로 빠르게 개항지에 매독병원을 개설했다. 전쟁(내전)과 함께 매독 환자에 대한 대응도 원인으로 크게 작용해 서양식 병원이 빠르게 보급되었다.

폼페는 에도 막부에 매독 예방책을 세울 것을 권고했으나 시행되지 않았다. 1860년 러시아 군함 보스사지니카호가 수리를 목적으로 나가사키에 입항했다. 비리레프(Birileff) 함장의 요구로 폼페의 요양소, 나가사키항을 낀 건너편 강가의 이나사[稲佐, 현재 나가사키 시 아케보노 정(曙町) 고신지(悟眞寺) 부근]에 위안소 '러시아 마타로스 휴식소'가 세워졌다. 러시아는 건설 비용 금 100냥을 내놓았다. 이곳에서 일하는 여성(遊女, 유녀)을 대상으로 일본 최초의 매독 검사(検黴)가 이루어졌다. 일본 측에서는 '음문 검사(陰門改め)'라 하여 저항도 있었으나 러시아는 강력히 요구하며 밀어붙였다. 러시아 해군은 군함 수리 중에 환락가에서 노는 수병이 매독에 감염될까 두려워했다. 이렇게 매독 검사라는 근대의 의학도 나가사키에서 발생했다.

메이지 시기 이전의 매독병원은 하코다테의 러시아 해군병원(1863년 설립), 요코하마의 프랑스 해군병원(1864년)·영국 해군병원(1867년)이었다. 1867년 해군 군의 뉴턴(George Bruce Newton)의 의견에 따라 영국 공사 파크스가 메이지 정부를 설득했다. 요코하마 요시하라 정(吉原町)에 영국군의 보건을 목적으로 매독병원(요코하마 영국 해군병원, The Lock Hospital)을 개설해 이듬해부터 유녀의 매독 검사를 시행했다.[15] '매(黴)'는 곰팡이 같은 궤양이 천천히 피부를 침범해가기 때문에 사용된 단어로, 매독은 '黴毒'이라고도 쓴다. 그 후 미국 해군병원(1872년), 독일 해군병원(1878년)이 요코하마에 개설되었다(〈그림 29〉 참조).

1869년 고스게 현(현재 도쿄 도의 일부)에 병원을 개설되었는데, 환자 대부분이 매독 환자였다. 매독 검사 시설은 제도화되어 1870년 관립으로는 고베·나가사키에 '매독병원', 교토에 '교토 부립 매독 요양소'가 설립되었고, 사립으로는 교토 기온(祇園)에 '요양관'(현재 '교토 부립 헤이안 병원')이 설립되었다. 1871년에는 '오사카 부립 매독병원'이 개설되었다. 그 후 각지의 유곽 주변에 유곽이 있는 지명을 딴 '구바이인(驅黴院)'이라는 매독병원이 개설되었다. 1870년 세 곳에 불과했던 매독병원 수가 그 후 증가해, 1882년 130곳이 되어 병원 총수 625곳 중 20.8%를 차지했다. 메이지 시기 초기 성병이 만연하고 있는 상황을 엿볼 수 있다. 당시 병원의 중심 과제는 서양 의료의 수은제, 요오드칼륨을 이용한 매독 치료였다는 것을 알 수 있다.

1905년 유럽에서 매독의 병원균이 발견되었다. 1910년 에를리히(Paul Ehrlich)·하타 사하치로(秦佐八郞) 의해 매독에 탁월한 효과가 있는 '606호(살바르산)'가 만들어졌다. 매독병원은 1910년 '쇼기(娼妓, 창기) 병원'으로 개칭되어 1910년 158곳이던 병원 수는 다이쇼·쇼와 시기에 완만히 감소하는 모습을 보였다. 병원 수는 태평양전쟁 중 급격히 감소해 1945년에는 11곳이 남았다. 그 후 1947년부터 점차 416곳, 483곳, 647곳으로 늘었고, 1946년 GHQ의 요청으로 공창제도(유곽·창기 대상)가 폐지되어 쇼기 병원이라는 구분은 1949년 병원 수 647곳을 마지막으로 소멸되었다.

2) 콜레라

콜레라는 인도의 한정된 지역에서 발병한 질병이었으나 18세기 인도에 진출한 서양인이 전 세계로 퍼뜨리고 말았다. 메이지 시기에는 콜레라가 맹위를 떨쳐 위생행정도 콜레라 방역 대책을 중심으로 전개되었다. 콜레라는 호열자(虎烈剌)[16]를 문자화한 것이다. 콜레라의 감염 속도가 하루에 천 리를 달리는 호랑이의 이미지와 연결되어 범 호(虎) 자를 사용했고, 호랑이 그림이 그려졌다. 눈에 보이지 않는 대상에 대한 두려움으로 상상의 괴수 '고로리(虎狼狸)'로도 치환해 사용하기도 했다. 머리는 늑대, 몸통은 호랑이, 꼬리는 너구리인 마물(魔物)의 목판화가 있다(〈그림 33〉 참조).

에도 시대 일본에 처음으로 콜레라가 발생했을 때(1858년) 폼페가 마쓰모토 료준에게 가르친 키니네·아편을 이용한 처방이나, 독일인 의사 후펠란트가 자신의 치료 경험을 적은 책의 네덜란드어 번역본을 오가타 고안이 중역

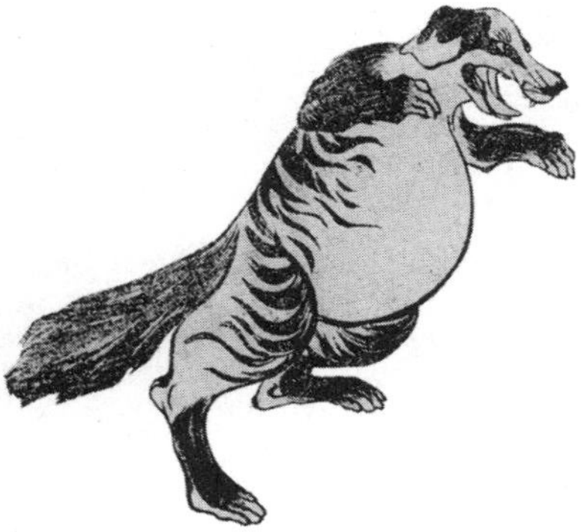

그림 33_ 고로리(머리는 늑대, 몸은 호랑이, 꼬리는 너구리)

한『부씨경험유훈』내에 쓰인 치료법 외에는 대처 방법이 없었다.

메이지 시기 콜레라 감염으로 사망한 사람은 청일·러일전쟁의 전사자 수를 넘는 37만 명이나 되었다. 1879년 콜레라가 크게 유행할 때 정부는 유행지로부터 출발한 배가 요코하마에 입항하기 전에 요코스카(橫須賀) 나가우라(長浦)항에 멈추게 하는 등 조치를 취하려 했지만, 영국이 강경하게 검역을 반대해 전국적인 유행을 막을 수 없었다. 1899년 일본은 염원하던 치외법권 폐지에 성공해 해항 검역을 할 수 있게 되어 개항지에 검역소를 세웠다[노구치 히데요(野口英世)는 1899년 요코하마 해항 검역소에서 근무했다].

콜레라 감염자는 경찰에 의해 전염병원 '피병원(避病院)'에 강제로 격리되었다. 도쿄 부는 1879년 고마고메에, 1882년 니혼바시에 피병원을 개설했고, 오사카 시는 1887년에 피병원을 개설했다. 그 후에도 피병원 수는 급속히 증가해 1913년 1572곳(병상 2만 6557개)을 정점으로 했다. 당시 병원 총수 2662곳(병상 3만 7861개)의 약 60%가 피병원이었다. 본디 피병원은 콜레라 유행이 수습되면 허물어 환자의 배설물이나 의류 등과 함께 소각 처리하는 조악한 가건물이었다. 피병원이 새롭게 건설된 장소는 시가지 외각의 공유지, 강가 모래밭, 묘지, 화장터 근처, 입장상 건설을 반대하기 어려운 사원의 경내였다.[17]

당시 위생행정은 행정경찰이 수행해 피병원으로의 환자 수용·격리 등은 고압적인 단속의 성격을 띠고 있었다. 피병원은 면회를 금지했기 때문에 피병원 입원은 환자에게 죽음을 의미했다. 가족은 환자가 피병원에 수용되면 곧 방치되고, 다음에는 유골로 대면하게 된다고 생각해 환자를 넘기는 것을 꺼렸다. 당시 콜레라에 대한 공포와 불안은 경찰과의 마찰로 이어져 폭동으로까지 발전하기도 했다. 면회 사절 사건을 미리 방지하는 것은 '행정경찰', 사건 발생 후 대응하는 것은 '사법경찰'의 소관으로 어느 것이나 경찰의 직무였다. 방역 체제를 충실히 하고 국민의 위생 지식이 향상됨에 따라 콜레라 대유행은 1916년을 마지막으로 끝이 났다. '전염병예방법'은 1919년에 제정되었다. 위생행정이 단속 중심에서 모자위생 등의 보건 행정으로 변화한 시기는 쇼와 시기가 되고 나서다.

3) 결핵

개국 직후 매독, 콜레라와 같은 전염병 대책을 세우는 것이 우선적 과제로 떠올랐다. 메이지 시기 부국강병·식산흥업 정책은 공장노동자와 농민에게 가혹한 노동과 비위생적인 주거 환경을 강요했다. 군대에서도 마찬가지였다. 많은 젊은이들이 비위생적인 환경에서 공동생활을 해 결핵이 만연했다. 결핵에 걸려 해고된 여공[18]의 귀향 등으로 결핵이 공장 밖으로 확산되었고, 머지않아 결핵은 국민병이 되었다. 1882년 독일 의사 코흐가 결핵균을 발견했다. 하지만 항결핵제는 아직 발견되지 않았고, 결핵은 곧 죽음의 병이었다.

1880년대 후반 결핵은 중요 질병으로 부상했다. 최초의 결핵병원은 1887년 나가요 센사이가 가마쿠라 유이가하마(鎌倉由比ヶ浜)에 설립한, 병실 30실을 갖춘 '가이힌인(海浜院)'이다. 입원비가 너무 비싸 2년 만에 폐원되었다. 1889년 '사립 스마우라 요병원'이 병상 수 44개를 갖춰 개원했다(〈주 149〉 참조). 새너

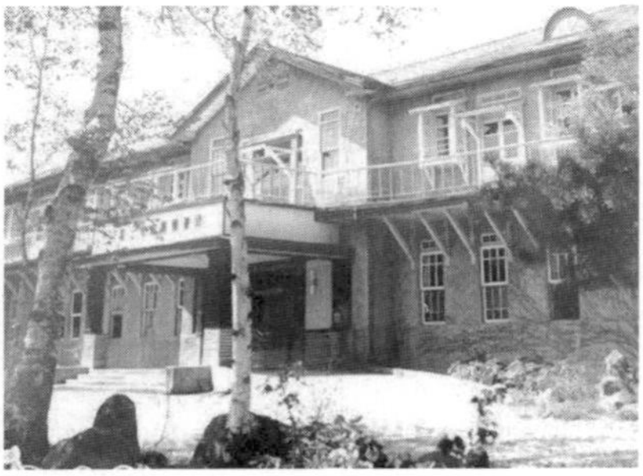

그림 34_ 구 후지미 고원 닛코 요양소[富士見高原日光療養所, 호리 다쓰오의 『바람이 분다』의 무대가 된 병원]

토리엄 요법은 신선한 공기를 마시며 영양가 있는 식사를 하고 안정을 취하는 결핵 요법이다. 독일, 스위스, 미국 등에 더해 일본에도 세토나이카이, 쇼난 지방(湘南地方)에 새너토리엄이 생겼다. 만주에도 1932년 다롄(大連) 교외에 프랑스식 '남만주 보양원'이 개설되었다. 토마스 만(Paul Thomas Mann)의 『마의 산(魔の山)』(1924), 호리 다쓰오(堀辰夫)의 『바람이 분다(風立ちぬ)』(1936~1937) 등은 새너토리엄을 무대로 한 소설이며, 병원 내의 모습을 자세히 그렸다. 당시 결핵 요법은 새너토리엄 요양밖에 없었다. 새너토리엄 수는 증가했지만, 입원비가 매우 비싸 치료비가 많이 들었기 때문에 일반적인 요양 시설이 되지는 못했다.[19] 1944년 미국의 왁스먼(Selman Abraham Waksman)이 곰팡이로 만든 스트렙토마이신에 의해 약으로도 결핵을 치료할 수 있게 되었다.

20세기에 들어 결핵 대책이 의료 정책의 주를 이루었다. 메이지 시기 후반 '대일본위생회'가 결핵 문제를 국민에게 환기시켰다. 이 운동으로 1913년 '결핵예방협회'가 설립되어 이듬해 폐결핵 요양소 설치에 대한 국고보조금 제도가 정비되었다. 내무 대신은 1915년 도쿄·오사카·고베 시에, 1917년 교토·요코하마·나고야 시에 폐결핵 요양소 설치를 명했다. 1917년 오사카 시립 '도네야마(刀根山) 요양소', 1920년 도쿄 나카노(中野) 에고타(江古田)에 '도쿄 시립 결핵 요양소'가 설립되었다.

1919년 '결핵예방법'이 제정되었다. 하지만 결핵 치료법도 없었고, 결핵병

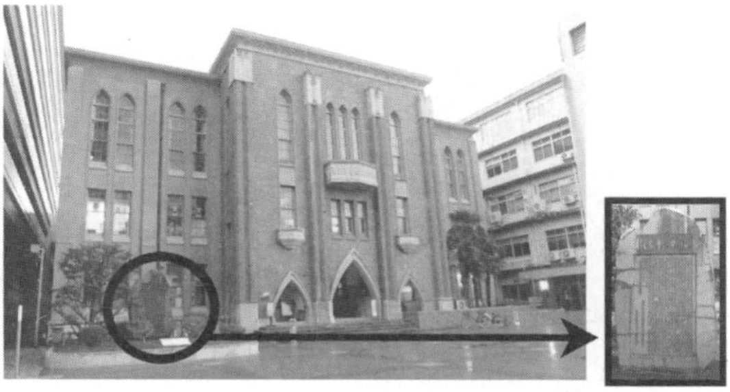

그림 35_ 교토 요병원 터(현재 교토 부립 의과대학 부속병원 캠퍼스 내), 요병원 비(1880)

원은 환자를 수용하는 구빈 시설에 불과했다. 결핵 병상의 정비·증설이 이루어진 것은 만주사변 이후의 일로, 즉 군대 내에 결핵이 퍼진 이후부터였다.

후생성의 위생 통계에 따르면, 결핵병원은 1928년에 처음 등장했다.[20] 1928년에는 35곳, 병상 3245개가 있었다. 태평양전쟁 중에는 19곳까지 병원 수가 격감했다. 하지만 기본적으로 결핵병원 수는 해마다 증가해 1953년에는 561곳, 병상 수 10만 4076개가 되었다. 이 수치는 1953년의 병원 수 4456곳의 12.6%에 해당된다. 또 1948년 '의료법'으로 네 개 구분이던 병상 중 하나, '결핵 병상'이 '전염 병상'에서 독립되었다(나머지 두 개는 '정신 병상'과 '그 외의 병상'이다).

4) 정신 질환[21]

정신병원의 선구적 병원으로 1796년에 설립된 '교료인(狂療院)'이 있다. 에도 시대 말기 1846년에 설립된 '광질(狂疾) 치료소'를 시조로 하는 도쿄 가메이도(龜戶) '가메이도(加命堂) 병원'도 1944년까지 존속했다.[22] 교토 부는 1872년 '교토 부립 교토 요양원'(현재 교토 부립 의과대학 부속병원)[23]을 창설했다(〈그림 35〉 참조). 당시는 폐불훼석으로 사원이 어려운 처지에 놓였던 시대로, 교토 부는 고압적으로 사원에 치료소 설치 자금 부족분에 대한 헌금을 요구했다. 난젠지는 100냥을 두 차례 헌납했다. 교토 부는 다음으로 부속 덴쿄인의 설치를 계획했다. 난젠지 경내에 덴쿄인 설치를 요구해 1875년 '교토 부립 교토 요병원 부속 덴쿄인'[현재 가와고에(川越) 병원]이 개설되었다.[24] 이곳이 일본의 공립 정신병원 제1호다. 1878년 교토 라쿠호쿠(洛北) 조도지(淨土寺)에 '료칸인(療癲院)'이 개설되었으나 이듬해 폐지되었다. 사립 정신병원으로는 1878년 도쿄 고이시카와에 '가토 후텐병원(加藤瘋癲病院)'[25]이 개설된 것이 최초로, 그 이후 사립 정신병원의 개설이 이어졌다. 신사·불각에 환자를 수용한 형식이 많았다.

도쿄 부는 1872년 창설한 '양육원(養育院)'을 1879년에 이전 설치해 '도쿄 부립 임시 덴쿄인(東京府立仮癲狂院)'으로 하여 양육원의 환자 50명을 수용했다. 궁내성(宮內省)으로부터 받은 하사금으로 우에노 공원 안에 설립한 50개 병상이 준비된 수용 시설이었다. 병원의 첫 번째 설립 목적은 도망 방지였던 것 같다. 1881년 혼고 히가시 가타마치(本鄕東片町)로 병원을 이전해 '도쿄 부 덴쿄인'이라고 개칭했다. 부지 3만 평, 건평 682평, 정원 150명이었다. 1886년에는 고이시카와 가고 정(駕籠町)으로 이전해 1889년 '도쿄 부립 스가모 병원'[26]이 되었다. 현재 세타가야 구 가미키타자와(上北澤)에 있는 '도쿄 도립 마쓰자와 병원'[27]이다.

1880년 '아이치 현 병원'이 정신병원 격리실을 설치했다. 1882년에는 정신병원이 여섯 곳이 있었다. 1919년 '정신병원법'이 제정되었다. 1928년 후생성의 위생 통계에 정신병원이 결핵병원과 함께 처음으로 등장한다. 1928년에는 정신병원 74곳, 병상 8714개가 있었다. 그 후 병원·병상 수가 모두 증가했다. 또한 2006년 이후 행정상에서 종래의 명칭 '정신병원'은 '정신과 병원'으로 바뀌었다.

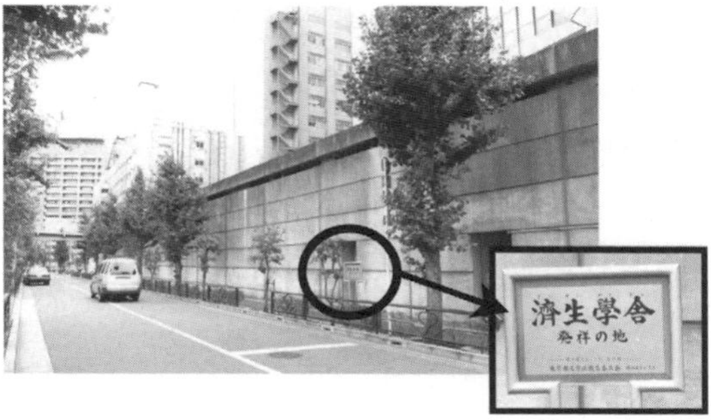

그림 36_ 사이세이학사 터(도쿄 도 분쿄 구 혼고 2가. 뒤쪽은 준텐도 의과대학 건물들)

4. 사이세이학사, 소몬병원

사이세이학사는 1876년 하세가와 다이가 혼고에 세운 사립 의학교다. 나가오카 번 출신 하세가와는 사쿠라 준텐도에서 사토 다카나카에게 배웠고, 그 후 에도에 나와 막부가 직영하는 '서양 의학소'에서 마쓰모토 료준에게 배웠다. 보신 전쟁에서는 나가오카 번의 의사로 삿초의 막부 타도군(倒幕軍)과 싸웠다. 은사인 마쓰모토도 막부군의 군의였다. 메이지유신 후에는 메이지 정부의 '제1대학구 의학교'(동교의 후신) 교장 대리(부교장)가 되었고, 1874년 8월 나가사키 의학교의 교장에 취임했다.

정부 내에서는 타이완 출병에 따라 나가사키 의학교를 폐지하고 '만지 육군병원(蕃地陸軍病院)'을 만들자는 의견이 나왔다. 한편 문부성은 나가사키 의학교를 폐쇄하고 의육 교육은 도쿄 '대학동교'로 집중시킬 예정이었다. 이 나가사키 의학교에 하세가와가 취임했는데, 불과 2개월 후인 1874년 10월에 학교가 폐교되었다. 정부는 교장 하세가와에게 사전에 아무것도 알려주지 않았다. 학교가 폐교되자 하세가와는 자리를 옮겼다. 표면상으로 영전의 형태였지만, 실은 은밀하게 짜인 좌천이었다. 문부경(文部卿)은 하세가와의 기이

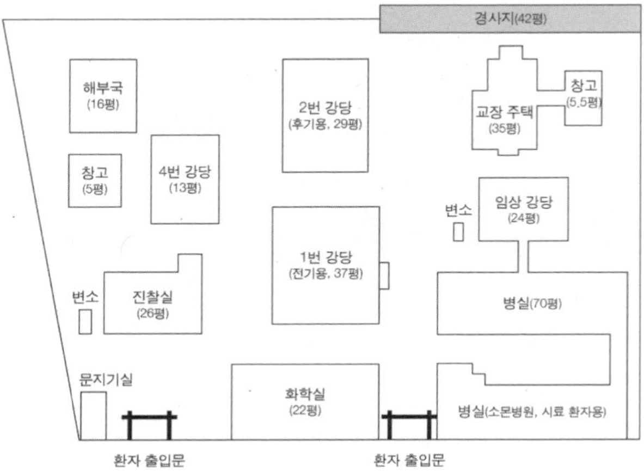

그림 37_ 사이세이학사, 소몬병원(우측 하단)

한 언동이 탐탁지 않아 그를 주시하고 있었다고 한다.

이에 앞서 1872년 사토 다카나카가 동교 교장직을 사임했다. 1873년 독일 의학 등용을 추진한 사가라 지안는 영국 의학을 옹호하는 사쓰마 파벌의 원한을 사 '기고쿠(疑獄) 사건'에 연루되었다는 이유로 수감되었고, 해방 후 관직을 그만두었다. 하세가와 다이가 교장을 지낸 나가사키 의학교의 갑작스러운 폐교는(1874년) 에도 시대부터 의학계에서 세력을 형성해온 사쿠라 준텐도 파벌을 쫓아낸, 조슈·사쓰마 파벌이 꾸민 추방극이라는 해석도 있다.

하세가와 다이는 하야한 지 2개월 후에 혼고에 사립 의학교 '사이세이학사'를 개설했다. 서양 의사가 부족한 현상에 따른 정규 의사 양성 교육에는 오랜 시간과 비용이 필요했다. 하세가와는 의사 개업 시험을 대비하는 예비학교 성격의 의학교를 창설해 "저렴한 입학금·수업료, 언제든지 입학 가능, 입시 없음, 자격 불문"이라고 하면서 학생을 모집했다.

'사이세이(濟生, 제생)'는 하세가와가 사쿠라 준텐도에서 사토 다카나카에게 배운 『부씨경험유훈』 권말의 '의계(醫戒)' 중 한 구절 "제생 구민(濟生救民)"

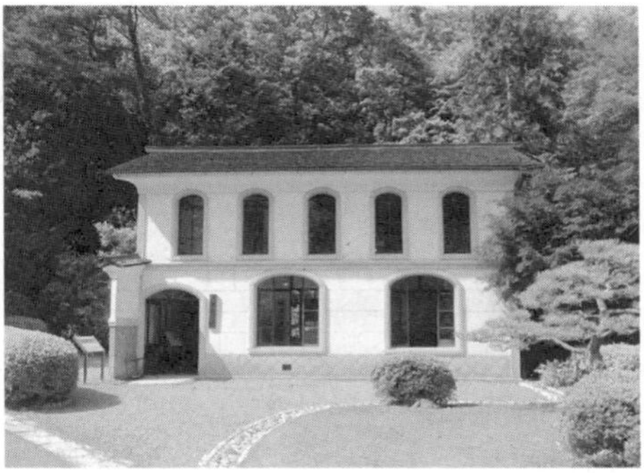

그림 38_ 사이세이학사 출신의 의사가 세운 시미즈 의원(淸水醫院). 1895년 졸업한 의사가 고향 나가노 현 기소(木曾)에 세운, 서양식 외관을 지닌 의원이다. 서양 의학을 따랐다. 소설가 시마자키 도손(島崎藤村)의 누나가 입원했었다(메이지무라 박물관 촬영).

으로부터 따온 것이다. '濟'는 '구하다'라는 의미를 지니는 단어다.

메이지 시기 초기에는 개인의 삶에서 입신출세가 중요했다. 삿초도히가 아닌 사바쿠파 번 출신의 젊은이들이 입신출세하려고 하는 경우에는 학비 부담이 적은 전문학교나 사범학교, 군 사관학교 등에 입학한 후 열심히 공부해 전문 기술자로 입신하는 방법을 택할 수 있었다. 사이세이학사는 이런 청년들이 꿈을 이룰 수 있도록 돕고자 했다. 사이세이학사는 출신 번이나 에도 시대의 신분, 성별, 학력, 빈부를 따지지 않았고, 서양의가 되고 싶은 사람이라면 누구나, 언제든 입학시험 없이 입학할 수 있었다.

당시 여의사가 되고 싶어 하는 여성을 받아들인 학교는 이곳뿐이었다.* 도쿄대가 아니라 방계·아류 학교라 하더라도 어느 시대에나 국민에게 필요한 학교는 존재했다. 사이세이학사는 촉성재배(促成栽培)**로 서양의를 양성

* 1898년 전문학교로의 승격과 풍기 문제로 사이세이학사에 여성이 입학할 수 없게 되자, 이를 대신해 1900년 사이세이학사 졸업생 요시오카 야요이(吉岡彌生)가 도쿄여자의학교(현재 도쿄여자의과대학)을 창설했다. — 지은이

** 일반적인 기간보다 단기간에 교육을 끝내 의사 시험을 치를 수 있게 한 이른바 속성 과정이었다.

하고, 의사 개업 시험을 준비하는 예비 학교로서 의사 지망자의 지지를 받았다[온시(恩賜)재단 사이세이회(濟生會)와는 전혀 관계없다].

하세가와 다이(개교 당시에는 도쿄 부 병원장, 덴쿄인 원장, 각기병원은 원장직 없이 사무장을 겸무)의 유명세에 힘입어 전국에서 청운의 뜻을 품은 학생이 모여들었다. 강의 과목은 내과학·외과학·화학·물리학(究理學)·해부학·생리학·병리학·약제학으로 모두 의사 개업 시험의 과목이었다. 주로 도쿄 의학교의 교원이 비상근으로 교단에 서서 출장 강의를 했다. 아침 5시부터 밤 9시까지 강의가 개설되어 1년 동안 3년분의 과정을 배워 개업 시험에 합격하는 사람도 나왔다. 강의에 시험은 없었으며 취업 연수·수업 선택 모두 학생의 자유였다. 모두의 목적이 의술 개업 시험의 합격이었기 때문에 모든 것이 이에 맞춰졌다.

노구치 히데요[28]도 한때 재학했다. 노구치의 전기에서는 '다카야마 고등 치과의학원(高山高等齒科醫學院)'(현재 도쿄 치과대학)의 사환(使喚)이었던 노구치가 (의사 개업 시험에 합격해) 어느 날 교단에 서서 학생들이 놀랐다고 한다. 노구치가 사이세이학사에 적을 둔 기간은 약 6개월이었다. 사이세이학사는 사쿠라 준텐도 계열이었기 때문에 교과서는 독일 의학과 관련된 역서나 원서였다. 1903년에 폐지될 때까지 약 2만 1000명의 남녀가 의학을 배워 서양의 9600여 명(8000명 또는 1만 5000명이라는 설도 있음)이 배출되었다. 의사 개업 시험에 합격한 서양의 수를 늘리는 것이 당시의 국책이었다. 신규 의사의 반수는 사이세이학사 출신이었다.

사이세이학사가 개교한 지 몇 년이 지난 1886년, 도쿄 부 통계서에 처음으로 임시병원의 명칭이 '소몬병원'으로 기록되었다. 병실 15개, 정원 50명이었다. 건물 2동으로 병상 수 20개, 의원 4명, 건평 100평이라는 설도 있다. 상시 70~80명이 입원했다고 기록되어 있다(〈그림 37〉 참조). 소몬병원은 시료병원이었으며 일반 외래 진찰료는 없고 약은 실비로, 학술상의 참고 환자는 무료로 입원하는 대신 임상 강의 대상으로 지정되었다. 당시 도쿄에서 가장 저렴한 비용으로 의료를 제공한 병원 중 하나였다(〈표 2〉 참조). 또 중증의 빈곤 환자가 사망한 경우, 본인과 가족의 사전 승낙하에 해부학 실습에 시신이 기증되었다. 사이세이학사에서는 해부학 실습이 격일로 이루어졌다고 한다.

동교는 1872년 '제1대학구 의학교', 1874년 '도쿄 의학교', 1877년 '도쿄대학'으로 조직·명칭을 변경했다. 정부는 1886년 '도쿄대학'을 '제국대학'으로 개편해, 의학부는 '제국대학 의과대학'이라는 거창한 명칭으로 바뀌었다. 이에 더해 제국대학 의과대학 외에 처음으로 관립(국립) 의학교를 지바·센다이·오카야마·가나자와·나가사키에 설립했다. 1888년부터 공립 의학교는 지방세로 보조금을 지원받을 수 없게 되었다. 이에 따라 1886년 23곳이었던 각지의 공립 의학교는 1887년 18곳으로 감소했고, 1888년 재정 면에서 풍족했던 교토·오사카·나고야 세 개 학교가 남았다. 당시 공립 의학교는 대부분 소규모였다. 당시의 사립학교로는 도쿄 '사이세이학사', '세이이카이 강습소', '도아 의학교', 구마모토 '슌우코' 네 개 학교가 있다. 이 관공립 의학교의 교원은 도쿄대학 졸업생이었다. 이 시점에서 도쿄대학을 중심으로 의학의 중앙집권 체제가 확립되었다.

정부의 의사 양성기관 관리 체제에서 사이세이학사의 존재는 장애물과 같았다. 의사의 과반수를 배출하고 있는 사이세이학사의 자유방임주의 학풍, 교육의 질, 의사 양성기관으로서의 운영에 대해 도쿄대학교 아카데미즘파로부터 강한 비판이 제기되었다. 대표적으로는 독일 의학을 대표하는 아오야마 다네미치(青山胤通), 모리 린타로[森林太郎, 모리 오가이(森鷗外)]가 있다. 하세가와 다이는 아오야마·모리에게 대항해 촉성 의사를 대량으로 양성했다. 중앙집권 체제를 구축하려 한 문부성도 의사 양성에 대해 사이세이학사와 자주 충돌해 사이세이학사를 공격했다.

당시 대학은 제도상으로 제국대학 한 곳만 존재했다. 따라서 사립대학은 설립될 수 없었다(1897년 교토제국대학이 개교했다. 기존의 제국대학은 도쿄제국대학으로 개칭되었다). 문부성은 1903년 3월 '전문학교령'을 발포했다. 제도상으로는 전문학교의 인가였으나, 전문학교 중 비교적 수준이 높은 학교를 고등교육기관(대학)으로 승인해 대학다운 내용을 갖추도록 했다. 즉 '대학령'에 따른 대학이 아니라 '전문학교령'에 따른 대학이라는 이상하기 짝이 없는 운영이었다.

'전문학교령'에 따른 사립 전문학교로는 법률·경제계에는 메이지대학, 도쿄법학원대학, 호세이(法政)대학, 교토법정전문학교, 간사이(關西)법률학교, 전수학교(專修學校), 게이오기주쿠대학(慶應義塾大學), 와세다대학, 일본대학이 있다. 문학·철학계에는 메이지학원, 데쓰가쿠칸(哲學館)대학, 아오야마학원(青山學院), 일본여자대학, 도호쿠학원, 도시샤전문학교 등이, 종교계에서는 천태종대학, 진종대학, 불교대학, 조동종대학림(曹洞宗大學林), 니치렌슈대학림(日蓮宗大學林) 등이 전문학교로서 설립 허가를 받았다. 관립으로는 '전문학교령' 제16조에 따라 지바의학전문학교, 센다이의학전문학교, 오카야마의학전문학교, 가나자와의학전문학교, 나가사키의학전문학교, 도쿄외국어학교, 도쿄미술학교, 도쿄음악학교가 전문학교로 지정되었다. 즉 '전문학교령'에 따라 실질적으로 대학으로 승격된 학교 목록 중 사이세이학사의 이름은 없었다(문부성, 『학제 80년사』(1954), 제4장 제5절 참조).

'교육령'(1879년 공포)에 따라 사이세이학사는 전문학교령 발포 19년 전 1884년에 도쿄 부 지사에 '도쿄의학전문학교·사이세이학사'로 교명 변경을 신청해 허가받았다. 즉 교명은 이미 '전문학교'였다. 게다가 한때 전국 개업의(1만 4833명)의 반수에 해당하는 약 7000명이 사이세이학사 출신이라는 공헌 실적을 올린 하세가와 다이는 사이세이학사가 전문학교로 승격되는 것을 확신하고 있었다(오늘날에도 7000명의 의사를 양성한 의학부는 드물다). 하지만 '전문학교령'의 결과에 하세가와는 좌절했다. 사립 법률학교는 사립대학으로의 개칭이 허가되었지만, 사립 의학교는 허가되지 않았다. 의사 반수의 출신 모교가 배제되었다. 하세가와의 사립 의과대학으로의 승격의 꿈은 깨졌다.

1903년 8월 29일 하세가와는 돌연 "지금 여전히 당국자에게 머리를 숙이면서도 사립 의학교를 지속하는 것을 나는 떳떳이 여기지 않는다"라고 하며 8월 31일부로 폐교를 선언했고, 이로써 당시 국내 최대의 의학교가 홀연히 사라졌다. 일본 의료사에서 큰 사건이었다.

학생들은 갑작스러운 폐교로 갈 곳을 잃었다. 이 700여 명의 학생을 받아들일 곳 중 하나로 1904년 사립 '일본 의학교'가 설립되었다. 1904년 러일전쟁의 영향으로 군의가 필요해지자 다시 의술 개업 시험 수험자에 대한 교육은 꼭 전문학교령에 따르지 않아도 좋게 바뀌었다. 1912년 사립 '일본의학전문학교'로 개칭되었으나, 1916년 '일본 의학교', '도쿄 의학교'로 분열되어 각각 오늘의 일본 의과대학과 도쿄 의과대학으로 발전했다. 사이세이학사는 소멸했으나 두 개의 훌륭한 의과대학을 남겼다. 이 대학 출신 요시오카 야요이(吉岡彌生)가 '도쿄여자의학교'(현재 도쿄여자의과대학)를 남겼다.

8장

민간병원이 주체인 일본의 일반 의료 제공 체제

1. 민간(개인)병원

메이지 시기 이후 제2차 세계대전이 끝날 때까지 정부가 운영하는 국립병원은 특정 환자를 대상으로 하는 제국대학 부속병원, 관립대학 부속병원, 해군병원, 육군병원 또는 전염병(한센병·성병)·결핵·정신병 등의 특수 질병을 대상으로 하는 전문병원만이 존재했고, 일반 병원은 거의 없었다. 현립·시립병원도 조금밖에 없었는데, 예를 들어 1920년대 후반 현립병원은 야마나시(山梨)·효고·히로시마·오이타에 위치한 네 개 병원뿐이었다. 지금으로 보면 뜻밖의 사실이나 그것이 제2차 세계대전 이전 일본 국공립 병원의 모습이었다.

1937년은 '루거우차오(蘆溝橋) 사건'•이 발생해 중일전쟁이 시작된 해다. 일본이 문화를 들여온 한국, 중국을 공격한 결과 세계사에 그 허물이 기록되었다. 1937년 시점에 진료하던 의사의 약 70%는 자신의 의료 기관을 경영하

• 1937년 7월 7일 베이징 루거우차오에서 일본군이 중국 군대를 습격해 중일전쟁의 발단이 된 사건을 일컫는다.

고 있었다. 일반 병원의 96%(병상 수로는 88%), 진료소의 95%가 의사의 개인 경영으로 운영되었다. 이 의료 기관들은 환자가 직접 지불하는 치료비에 의존해 경영되고 있었다.[1]

이렇듯 제2차 세계대전 이전에는 일반적인 의료 제공이 민간, 그것도 개인 의사에게 모두 맡겨졌다. 국가는 일반 병원을 정비하는 데 재원을 쓰지 않았고, 이러한 영역은 민간 중에서도 실질적으로는 개인 의사에게 모든 것이 맡겨졌다고도 할 수 있다. 한편 민간 측도 민간 부문에 대한 압박을 이유로 일반과목을 내세우는 관공립 병원의 설립을 저지해왔다. 이렇듯 제2차 세계대전 이전 일본 병원의 분야는 특수 의료 분야인 '관'과 일반 의료 분야인 '민'으로 명확하게 나뉘어 있었다. 의료에서 관이 확대되는 것은 제2차 세계대전 이후의 이야기다.

민간병원의 자금은 환자가 지불하는 치료비에 의해 조달되었고, 진료비는 자유가격(실제로는 의사회가 정한 규정 보수 가격)으로 전염병을 제외하고는 전액 자기 부담이었다. 의료는 시장경제의 서비스산업이었다. 제2차 세계대전 이전 일본은 확대되어가고 있었으나 국민의 생활수준은 결코 풍족하다고 할 수 없었다. 서민이 값비싼 의료를 이용하기는 어려웠다. 무의촌·무약촌도 많았고, 농촌에서는 민간요법이나 배치된 4대 약행상(配置賣藥)•이 갖다놓은 상비약으로 병에 대처했다.

석탄·광산·제철·조선·중기·전기·항공 등 중공업을 중심으로 하는 재벌계의 대규모 산업인 경우, 광산과 공장 소재지에 '기업 도시(企業城下町)'가 생겨났다. 광산과 공장 주변에 아무것도 없었기 때문에 기업 자체에서 종업원의 주택과 함께 도로, 학교, 구매소, 회사 설립 병원, 진료소 등의 공공 생활 인프라를 정비했다. 일본에서는 본사 인사부의 후생 부문이 기업 설립 병원

• 도야마·야마토(大和, 奈良)·히노(日野, 近江)·다시로(田代, 佐賀鳥栖, 基山町)·빗추(備中, 總社).

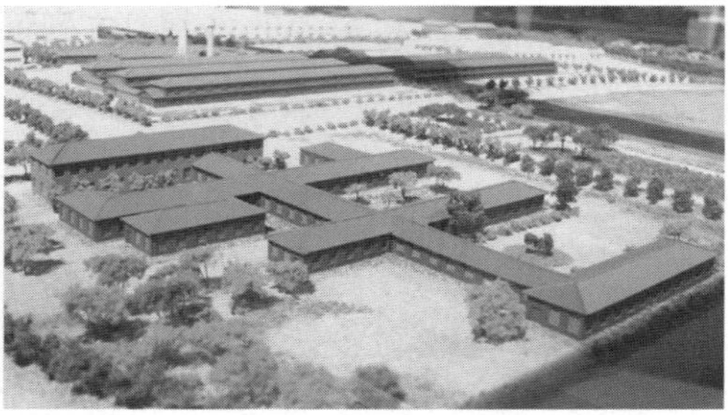

그림 39_ 도요타 병원 모형(1938년경): 1938년 11월 신축된 일본 최초의 자동차 일관 생산 공장 '고로모(挙母) 공장'(현재 본사 공장) 부지 내에 공장, 연구 시설, 사무실, 기숙사, 백화점과 함께 8개 진료과, 입원 시설을 갖춘 도요타병원이 개원되었다.

을 담당한다. 예산은 병원 단체의 회계가 아니라 본사의 종업원 후생 예산으로 꾸렸다. 즉 만성적으로 적자 부문인 병원 사업의 손실을 사내에서 주먹구구식으로 대응했다. 정부의 성(省)이나 공사(公社)·현업(現業) 등의 병원은 직원이나 가족 이용으로 한정되는 '직역병원(職域病院)'으로, 환자의 의료비 부담이 적었다. 여기에서도 관존민비가 보인다. 하지만 민간 기업 병원이 사원과 그 가족으로 한정하지 않고 지역 일반 주민에게 시설을 개방하는 경우도 많았다. 병원이 설치된 장소도 벽으로 둘러싸인 공장 등의 부지 내가 아닌 편리한 마을 중심부였다. 기업 설립 병원이 기획 설계의 초기 단계부터 지역 주민도 대상으로 삼은 예가 많다. 일본에는 외국과 같이 박애·봉사를 기축으로 하는 종교 설립 병원이 많지 않다. 그러나 이전에는 외국에서는 드문 기업 설립 병원·진료소가 많아, 의료 기관 단체로서는 손익을 도외시해 지역의 자사 사원과 가족, 사원 이외의 지역 주민에게 의료를 제공하고 있었다. 이는 일본 병원의 큰 특징이다.

기업의 후생 부문으로서의 병원이 아니라 병원 사업 자체를 목적으로 하는 회사병원도 존재했다. 예를 들어 메이지 시기 초기 동북 지방에는 주식으로 자금을 조달하는 병원이 존재했다.[2] 호리 다쓰오의 소설 『바람이 분다』의

무대가 된 새너토리엄은 1926~1928년 사이에 주식회사 '후지미 고원 요양소(富士見高原療養所)'였다. 영리 목적으로 주식회사 사업체로 한 것이 아니라 병원 설립 자금을 조달하기 위해 주식을 채용한 것이다.[3] 의료법인제도는 1950년부터 실시되었다. 제2차 세계대전 이후 일본 의료계는 주식회사 설립 병원이 의료 기관에 요구되는 비영리 원칙을 확보할 수 없다고 비판하며 공격했다. 기업도 의료계의 의견이나 태도에 싫증이 난 상태였고, 계속 적자였기 때문에 지역에 대한 병원 서비스 제공을 점차 줄여나갔다. 병원사 관점에서는 의료 시설이 아직 충분하지 않았고, 가난했던 시기에 기업 설립 병원이 기업 도시 등에 제공한 의료 서비스에 대해서는 높이 평가할 수 있다.

2. 공적 의료 기관의 전개

일본에는 '공적병원(公的病院)'이라고 불리는 일군의 병원이 있다. 공적병원의 법적 정의는 제2차 세계대전 이후에 만들어졌는데, 이 용어 자체는 메이지 시기 이후에 일반적으로 사용되고 있었다. 제2차 세계대전 이전의 공적병원으로는 황실과 관계가 있는 병원, 구체적으로는 일적병원(日赤病院), 사이세이카이 병원이 있다. 한편 육군과 해군은 천황을 수장으로 여기는데(국군 명령권 통수권은 대일본제국헌법 제11조에 따라 제국의회의 참여에 따르지 않고 천황이 행사하는 대권으로 했다), 군대의 병원은 공적병원이라고 하지 않는다. 일본 병원사에서 제2차 세계대전 이전의 공적병원은 군사 지원, 빈민·농민 시료 등 특정한 목적이 있는 의료를 담당해 특수 의료에 특화되었던 관립병원에 없는 기능을 보완하는 중대한 역할을 했다.

제2차 세계대전 이후에는 의료법으로 '공적 의료 기관'이 정해져 공적 의료 기관으로 인가된 공적병원과 진료소가 생겼다. 공적 의료 기관이란 1948년 시행된 '의료법' 제31조에 기초해 "도·도·부·현(都道府縣), 시·정·촌(市町村) 기타 후생노동 대신이 정하는 자가 개설하는 병원과 진료소"를 가리킨다. 제33조에서는 공적 의료 기관에 대해 "국고는 의료 보급을 도모하기 위해 특히 필요하다고 인정되는 경우, 그 개설하는 공적 의료 기관에 대해 예산이 정해진 범위 내에서 설치에 필요한 비용 일부를 보조할 수 있다"라고 명시했다.

착각하기 쉬우나 현재 공적병원의 사업 주체는 학교법인(사학), 특수법인, 조합 등의 민간 조직(민간병원)도 많기 때문에 모두 공립병원(도·도·부·현 설립 병원, 시·정·촌 설립 병원)인 것은 아닌데, 이를 오해하지 않도록 주의해야 한다. 공적병원이란 구체적으로는 다음과 같은 사업자가 개설하는 병원 또는 진료소를 일컫는다.

1. '지방자치법'에 규정된 지방 공공단체의 조합(현립병원, 시립병원, 정·촌 설립 병원인 공립병원)
2. 사회보험 관계 단체[사보병원(社保病院), 국보병원(國保病院), 공제조합 병원 등]
3. 사단법인 일본적십사자(일적병원)
4. 사회복지법인 온시재단(恩賜財團) 사이세이카이(사이세이카이 병원)
5. 후생(의료)농업협동조합 연합회[후생연 병원(厚生連病院)]
6. 사회복지법인 홋카이도사회사업협회
7. 국립, 국립병원 기구, 방위성, 궁내성, 법무성, 국립인쇄국 등의 각 성(省)·청(廳) 소관 병원, 노재병원(勞災病院)
8. 국공립 대학, 학교법인(사립 의과대학 등) 병원

이처럼 공적병원은 각각 지니는 역사, 이념, 목적에 따라 병원의 기능과 역할이 달랐다. 또 후생노동성의 통계에는 일본적십자사, 사이세이카이, 후생연은 「의료 시설 조사」에는 '공적 의료 기관'으로, 「사회복지시설 등의 조

사 보고」에는 '사적' 시설로 분류되어 있다.[4]

일본적십자사, 사이세이카이처럼 민간 조직(특수법인)이어도 공적 의료 기관으로 지정되면 국고보조 혜택과 면세 조치, 각종 보조금의 특혜를 받을 수 있다. 의료법인의 법인세 등의 세금은 법인 형태, 출자금의 규모, 소득 총액에 따라 조금씩 차이가 있으나 세전 이익의 약 30%다. '의료법'은 의료법인의 잉여금 배당을 금지하고 있으나, 국가나 지방자치체는 세전 이익을 산출한 다음 단계에서 의료법인으로부터 세금(법인세 등)을 제한다. 일본의 의료 기관은 사업주 형태에 관계없이 수익 구조, 즉 진료에 대한 의료보험 보장율과 진료 보수 점수는 기본적으로 모두 동일하다. 그러면 같은 진료권에 있는 의료법인 설립이나 개인 설립 의료 기관과 비교해, 공적병원은 적어도 납세액에 해당하는 부분에서는 병원 경영에 유리하다. 더욱이 공적병원에는 보조금의 혜택도 들어온다. 공립병원의 경우, 결산 적자에 대해서는 일반회계로부터의 이월금도 준비되어 있다. 이렇듯 공적병원으로 지정된 민간병원에는 공적병원 이외의 민간병원에 비해 인적자원 투자와 설비투자 면에서 애초부터 시스템 구조상 경쟁 우위를 보장하는 이중구조의 제도가 채택되어 있다.[5]

제2차 세계대전 이후 공적병원은 병원 정비를 도모하고 국민에게 필요한 의료를 확보해 의료의 양·질의 향상을 추진하는 과정에 핵심적 역할을 수행할 것이라는 기대를 받았다. 제2차 세계대전 이전에는 없었던 임무다. 국고보조금 혜택과 면세 조치라는 큰 특혜가 주어졌다. 특혜 대우의 대가로 ① 의료·보건·예방·의료 관계자의 양성, ② 벽지 의료 등 채산이 맞지 않는 의료 제공 등을 사명으로 받았다.

공적병원은 경제적 곤궁자에 대한 시료를 이념으로 삼아 창설된 경우가 많다. 하지만 1961년 전국민의료보험제도 개시에 따라 언제, 어디서나, 누구나, 저가의 자기 부담금으로 의료 서비스를 이용할 수 있는 시대가 도래했다. 그 결과 기쁘게도 일본에서 '시료'라는 말이 사라졌다. 한편으로 이는 공적병원이 공적 의료 기관으로 존속해야 할 의의가 희미해졌다는 것을 의미했다. 일적병원은 일본적십자사가 전시·재해 시 환자에 대한 구호 활동을 실시한다는 대의명분이 있었지만, 다른 공적병원은 ① 의료·보건·예방·의료 관계자의 양성, ② 벽지 의료 등 채산이 맞지 않는 의료 제공에서 존재 의의를 찾았다.

하지만 제2차 세계대전 이후 공적 의료 기관에서뿐만 아니라 학교법인 단기대학·전문학교에서도 간호사 등의 의료 부문 인력을 양성하고 있다. 간호전문학교를 병설하는 민간병원도 많다. 1989년에 들어서는 의료 부문의 인력을 양성하는 의료계 대학이나 학부도 많이 생겨나 당연히 교육 수준도 높아졌다. 의사 양성기관은 공적 의료 기관인 대학 의학부와 방위 의과대학교뿐이지만, 졸업 후 연수하는 장소로는 공적병원 이외에도 많은 병원이 있다.

또 벽지 의료 등 채산이 맞지 않는 의료에 대해서도 벽지 진료, 구급 의료 등 다섯 개 사업의 일부를 담당하며 공공성이 강한 사회의료법인제도가 2007년 '의료법'으로 제정되었다. 자치제 병원 등을 대신하는 벽지 의료 등의 시행이 기대된다. 지역 의료 기관의 정비도 충실히 진행되어, 지역의료 확보 면에서는 공적 의료 기관으로서의 임무를 다한 공적병원도 생겨나고 있다.

한편 공적병원 중에는 경영에서 만성적 적자를 겪는 병원이 많다. 미국 비영리 병원은 보조금액·기부액·면세액의 합계와 병원이 실시·보고하는 '불채산 의료(不採算醫療)[●]나 사회 공헌 의료의 내용과 금액'과의 균형이 의회와 시민에 의해 평가되기도 한다. 실시한 의료 중 어느 것이 불채산 의료이며, 그 성과를 내는 데 병원이 소비한 인적·물적 비용이 얼마인지에 대한 검증이 앞으로 일본 공적병원의 의의이자 존속 과제가 될 것이다. 병원사 관점에서 말하면, 다른 일반 민간병원과 비교했을 때 면세되고 보조금도 받는 공적병원의 이념·특징·의료 서비스의 특수성을 어떻게 확보하고 평가해야 하는지

● 수익을 올리기에 적절하지 않은 의료 서비스를 말한다.

를 논의하는 시대가 될 것이다.

현재 공적병원(1~8)은 큰 그룹을 형성하고 있다. 다음으로는 병원사의 커다란 흐름 속에서 일적병원, 사이세이카이 병원, 후생연병원, 시료병원을 두고 공적병원의 역사를 이해해보자.

3. 일적병원

제2차 세계대전 패전까지 일적병원의 주된 사업 목적은 전쟁 부상병의 구호였다. 1877년 세이난 전쟁 때 관군은 오사카에 임시 군병원, 전선에는 이동 군단병원을 개설해 부상병을 수용했다. 한편 사이고군(西鄕軍)의 부상병은 전장에 방치되었다. 사가 출신 번벌(藩閥) 정치가이자 원로원 의관 사노 쓰네타미와 미카와쿠니(三河國) 오쿠도노(奧殿)·시나노쿠니(信濃國) 다노구치 번주(田野口藩主) 오규 유즈루(大給恒) 등은 그 참상을 보았다. 사노와 오규는 전장에 방치된 사이고군의 부상병을 적군이라 해도 같은 황국 인민이라고 생각했다. 겐코(元冠)의 난, 임진왜란, 타이완 출병을 제외하면 예부터 같은 민족 간 내전을 반복해온 일본인에게는 없던 새로운 발상이었다. 구호 목적의 결사 '하쿠아이샤(博愛社)'의 결성을 바라는 청원서를 정부에 제출했다. 하지만 정부는 천황에 맞서는 적군 부상병의 구호를 허가하지 않았다.

사노는 구마모토로 가서 토벌 총독 아리스가와노미야 다루히토 친왕(有栖川宮熾仁親王)에게 허가를 받아 황실 후원으로 하쿠아이샤를 만들었다. 나가사키에 구호반을 보내 나가사키·데지마에 설치되어 있던 '나가사키 군단병원'의 15병사(病舍) 중 제11병사에서 전선에서 후송되어오는 전상자를 치료했다. 양 군의 부상병 788명(그중 부상자 455명, 콜레라 환자 333명)을 구호했다. 구호반의 진용은 의사 2명, 간호부 수명을 포함해 총인원이 불과 7, 8명 정도였다. 구호 기간도 두 달 미만이었지만, 하쿠아이샤의 전시 구원 활동은 실적이 되었다. 양 군의 손해는 어림잡아 정부군 전사 6800명, 전상자 9200명, 사이고군 전사 5000명, 전상자 1만 명 정도였다. 절대 수로는 사이고군 쪽이 우세하게 보이나, 정부군에서는 병사 1000명당 전사 126명, 전상자 171명인 것에 비해 사이고군은 전사 208명, 전상자 417명으로 사이고군이 열세였다. 세이난 전쟁은 고대로부터 오랜 기간 지속된 일본인 간의 내전으로, 최후의 전쟁이 되었다.

사노는 1868년 파리 만국박람회(사가 번에서 파견), 1873년 빈 만국박람회(메이지 정부로부터 파견)에서 국제 부상군인 구호위원회(훗날 적십자국제위원회 ICRC)의 전시를 견학한 경험이 있다. 데키주쿠에서 오가타 고안에게 의학을 배운[6] 사노는 적십자 창설자 앙리 뒤낭(Henri Dunant)의 "전쟁으로 생기는 부상병에 대해 가능한 인도적으로 원조하는 조직이 필요하다"라는 주장에 공감했던 것 같다.[7] 단 하쿠아이샤의 설립은 '국제부상군인 구호위원회'와 전혀 상관이 없다. 하쿠아이샤는 세이난 전쟁 이후 해산하지 않고 존속해 오히려 활동의 확대를 도모했다. 하지만 기부금으로 운영되었기 때문에 세이난 전쟁이 끝난 후에는 유명무실해졌다. 사노는 적십자조약에 가입해 열세를 만회하려 했다.

1884년 육군 대신 오야마 이와오(大山巖)가 유럽을 방문했을 때 육군 군의 총감 겸 도쿄대 교수·도쿄 육군병원장인 하시모토 쓰나쓰네가 수행을 맡았다. 하시모토는 하쿠아이샤로부터 적십자 사업·가맹 수속 조사를 의뢰받았다. 1884년 8월 제네바에서 개최된 제3회 만국적십자총회에 하시모토가 참가했다. 그곳에서 하시모토는 은사인 네덜란드 대표 폼페와 20년 만에 재회했다. 위원회는 일본을 중국의 일부분으로 보고, 미개국을 적십자 연맹에 가입시키는 것이 어떤지를 계속해서 논의했다. 폼페가 일본을 변호해 위원회의 반응이 호전되었다. 지볼트의 장남 알렉산더(Alexander Georg Gustav von Siebold)

와 차남 하인리히(Heinrich Philippe von Siebold)도 일본을 위해 애썼다. 당시 장남은 일본 외무성에 고용되어 재독 공사관에 근무하고 있었고, 차남은 재일 오스트리아·헝가리 공사관의 직원이었다.

하시모토는 귀국 후의 보고에서 구호원 양성기관으로서의 병원 설립을 제창했다. 구미의 적십자 사업에는 병원 경영이 없었기 때문에, 병원 설립에 관한 것은 도쿄 육군병원의 병원장이기도 한 하시모토 개인의 생각이었다고 추정된다. 일본적십자사가 병원을 갖추게 된 원인이다. 1886년 6월 일본은 제네바조약에 정식 서명하고 '국제인도법'을 준수할 것을 약속했다. 이에 따라 1887년 5월 하쿠아이샤는 '일본적십자사'로 개칭되었다(이때 국제적십자사 연맹에는 아직 가입되어 있지 않았다).

1886년 11월 육군 대신의 허가·후원을 받아 도쿄 시 고지마치 구 이이다 4가 31 궁내청 부지 내에 사립병원인 '하쿠아이샤 병원'(62개 병상)이 개원했다. 개원식에는 황후가 참석해 하쿠아이샤와 황실과의 유대가 두드러졌다. 병원 건물은 사무소 2동, 병실, 수술실, 해부실, 전염병실, 그 외의 합계 10동이었다. 이는 군진병원을 제외하면, 애초부터 부상병 수용을 목적으로 한 일본 최초의 병원이었다. 개원식에는 육군 대신이 참석했다. 적십자의 운영 목적으로, 평시에는 "유사시에 적응할 수 있는 구호원 양성이 필요하다"라는 육군 군의 총감, 하시모토 쓰나쓰네의 주장이 있었기 때문이다. 따라서 병원의 설립 목적은 군대의 부상병을 구호해야 하는 간호사의 양성과 전시에 부상병을 수용하는 예비 병원의 설립이었다.[8] "'일본'의 적십자사에는 '병원'이 필요하다"라고 주장한 육군 군의 총감 하시모토의 진의를 알 수 있다. 하쿠아이샤 병원의 초대 원장으로는 하시모토가 취임했다.

1887년 9월 제4회 만국적십자총회가 독일 휴양지 카를스루에(Karlsruhe)에서 개최되었다. 네덜란드 대표 폼페는 일본 대표 마쓰다이라 노리쓰구(松平乘承)에게 상황을 전했고, 육군 군의 총감 이시구로 다다노리가 일본의 가맹을 승낙해달라고 주장했다.[9] 그리고서 염원하던 국제적십자연맹 가맹이 승인되었다. 이 가맹으로 일본적십자사는 이후 국제적인 여러 활동을 하는 근거를 갖출 수 있었다. 적십자는 1국 1사를 두는 것이 원칙이다. 같은 해 정부는 일본적십자사를 승인했다. 병원도 1888년 5월 '하쿠아이샤 병원'에서 '일본적십자사 병원'으로 개칭했다.

전술한 대로 일본적십자사는 평시의 구호원·간호부 양성기관으로서 병원이 필요했다. 하쿠아이샤에서 일본적십자사로 개칭하면서 하시모토는 일본국으로서 부끄럽지 않은 대형 병원인 '일본적십자사 병원'을 목표로 정했다. 하시모토는 개칭된 일본적십자사 병원에서도 계속 원장을 맡아 병원의 확장을 계획하고 활동했다. 하시모토는 유학처 뷔르츠부르크 의과대학에서 귀국한 직후 하쿠아이샤 병원 설립일 전년인 1885년, 하쿠아이샤 병원에서 일하면서부터 배워온 리스터 소독법[10]을 실시한 공적이 있다. 1888년 10월 황실로부터 병원 건설 자금으로 내탕금(内帑金, 군주의 금일봉 — 옮긴이) 8만 엔을 하사받았고, 미나미 도시마 황실 소유지(南豊島御料地) 9400평을 대여했다. '탕(帑)'은 금고라는 의미다. 그 후 추가로 1700평을 대여받아 1891년 5월, 새로운 '일본적십자사 병원'(현재 일본적십자사 의료센터)이 완성되었다. 장소는 현재 도쿄 도 시부야 구(澁谷區) 히로(廣尾)다. 새로운 병원의 본관 구조는 독일 하이델베르크대학 병원을 따라한 것이라고 하며, 동양 제일의 규모라고 불렸다. 단 본관은 1923년 9월 간토대지진으로 소멸되었다. 부지면적은 1만 4000평이며, 토지 이외의 건설비·비품 구입비를 모두 합쳐 10만 엔이 들었다.

설계자는 구 아카사카 별궁[赤坂離宮, 현재 영빈관(迎賓館)], 나라 국립박물관(奈良國立博物館), 교토 국립박물관 구 본관, 도쿄 국립박물관의 효케이칸(表慶館), 후시미노미야 저택(伏見宮邸), 간인노미야 저택(閑院宮邸) 등을 설계한 가타야마 도쿠마(片山東熊)다. 궁궐 건축의 설계자 가타야마의 작품으로는 지극히 검소하고 단순한 건물이라고 할 수 있다. 그러나 미늘창과 처마에 간단

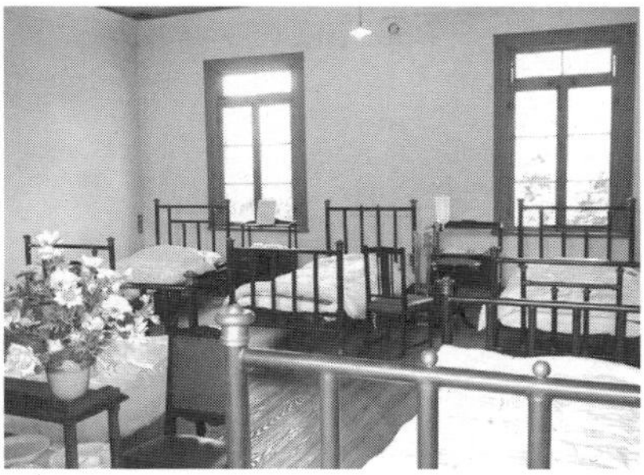

그림 40_ 일본적십자사 중앙병원 병실

히 투조한 부조 장식이 우아하다. 가타야마는 고부(工部)대학교(현재 도쿄대학교 공학부) 제1회 졸업생으로 영국인 건축가 콘더(Josiah Conder)에게 배웠다. 조슈 기병대 출신으로 야마가타 아리토모(山形有朋)가 후원자였다.

이 병원의 제3호 병원만이 현재 아이치 현 이누야마 시에 있는 박물관 메이지무라에 현물로 보존되어 있어, 실제로 병원 내에 들어가 내부를 관찰할 수 있다.[11] 메이지 중기 병원의 모습을 알기 위해 현존하는 박물관 메이지무라의 일본적십자사 병원을 자세히 살펴보겠다.

일본적십자사 병원은 1889년 4월 착공되어 다음 해 12월 준공되었고, 1891년 6월 개원했다. 수용 환자는 111명이었다. 공간에 여유가 있는 복도나 간호사 숙소도 전시에 이용해 최대 260명의 수용 능력을 갖추고 있었다. 병동에는 특등·상등·중등·하등 구조실의 네 가지 구분을 두었다. 〈그림 40〉을 보면, 병실은 5인실의 외과 하등 구조실이며 침대와 가구는 각 병실의 것들이 섞여 있다. 독특한 창, 나무 바닥, 작은 천장 등에서 메이지 시대를 느낄 수 있다. 입원료는 기본적으로 자가 부담이었다. 이 병원에는 노기 마레스케(乃木希典) 육군 대장이 입원한 적이 있다.

병원은 안뜰을 둘러싼 분연식(分連式, 익랑식)의 목조 단층 기와로 된 9동(좌우 4동씩 가장 안쪽에 1동 배치), 2층 벽돌로 된 본관, 목조 수술실 등으로 구성되어 있다. 시설은 2.7m 폭의 복도로 연결되어 있다. 이 분연식 배치는 파

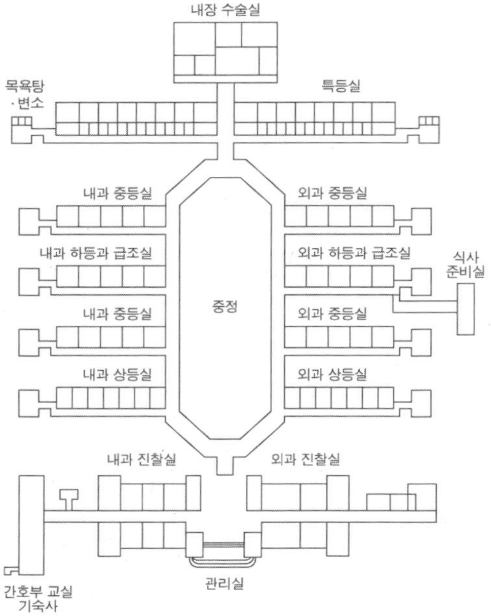

그림 41_ 일본적십자사 병원의 병실: 파빌리온 형식 '일본적십자사 중앙병원'의 설계(그림 하단이 북쪽, 좌측이 서쪽이다. 박물관 메이지무라의 병동(서 3호동)은 외과 하급실, 급조실이었다).

빌리온 형식(pavilion system)으로 불린 당시 선진국 대병원의 건축양식이었다. 가지가 퍼지는 듯이 필요에 따라 병동을 후방 등으로 확장할 수 있었다. 모리 오가이가 『육군 위생 교정(陸軍衛生教程)』(교과서 — 옮긴이)에서 가야식(蝸屋式)이라고 권한 양식이었다.[12]

병동은 길이 37.7m, 폭 9.1m, 별채의 욕실·화장실은 6.4m×9.1m였다. 병실을 분할하는 여러 방식이 있었을 것으로 생각된다. 아이치 현에 위치한 박물관 메이지무라에 보존되어 있는 서(西) 3호동은 5개 병실로 나뉘어 있으며, 중앙에 간호부 대기소가 배치되어 있다. 간호부 대기소 좌우에는 5인용 병실과 2인병 병실이 좌우대칭으로 배치되어 있다. 병실은 4실로 입원 정원은 14명이었다. 처음에는 하등급조 병실(下等給助病室)로 된 대병실 한 동이었다.

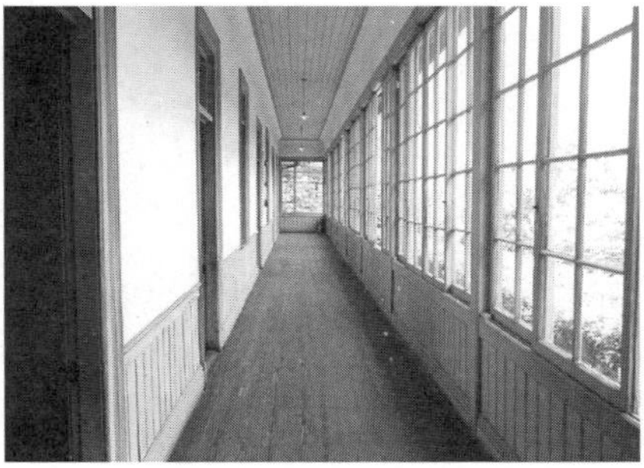

그림 42_ 일본적십자사 중앙병원의 병실 복도(채광용 북면 복도 유리창. 복도 막다른 곳이 서북각을 이룬다)

새 병원의 낙성식에는 일본적십자사 총재 고마쓰노미야 아키히토 친왕(小松宮彰仁親王), 사장 사노 쓰네타미, 병원장 하시모토 쓰나쓰네와 쇼켄 황태후 등의 황족을 모시고 병원을 선보였다. 당시의 병원 내부 안내 예정 순서가 기입된 병원 설계 배치도가 메이지무라에 전시되어 있다[『행계행로도(行啓行路圖)』(1891)]. 병원 설계 배치도에 따르면(〈그림 41〉 참조) 현관은 북쪽에 있고, 서쪽의 외과 병동 4동과 동쪽의 내과 병동 4동이 귀갑형의 안뜰을 끼고 대칭으로 배치되어 있으며, 남단에 특수 병동 한 동이 놓여 있다. 병동 사이는 복도로 연결되어 있다.

도면에서 내과·외과 상등실은 각 1동 6실, 중등실은 각 2동 각 10실, 하등실은 각 1동 각 4실이 있고, 별도로 남단 병동 내에 특등실 2실이 있는 것으로 보인다. 각 병동은 연결된 복도 반대 측에 위치한 별동으로, 욕실·화장실이 배치되어 있고, 병동과는 복도로 연결되어 있다. 병동 특등실은 청색, 상등실은 제비꽃색, 중등실은 적색, 하등실은 오렌지색으로 구분되어 있다.

각 병동의 북측(남측이 아니다)에는 높은 미닫이 유리문이 연결된 창이 있는 폭 1간의 복도가 있어, 어두운 건물 북쪽의 채광을 확보하는 구조로 되어 있다(〈그림 42〉 참조). 복도의 조명은 세 개인데 병실 천장에 매단 것과 같은 작은 천장 등이다. 바닥의 환기와 습기 방지를 위해 병동 바닥은 마루식으로 되어 있으며, 상당히 높게 만들어져 있다. 건물의 바닥은 판자다. 또 지붕에

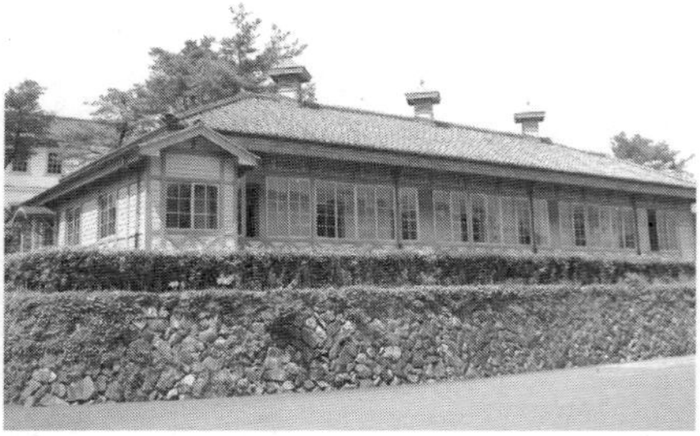

그림 43_ 일본적십자사 중앙병원 병동

는 병동 1동에 세 개의 높은 환기탑이 배치되어 있어 통풍·환기를 위한 설비가 눈에 띈다(〈그림 43〉 참조). 이 환기탑은 디자인이 독특해 건물에 강한 인상을 심어주고 있다. 이렇듯 채광·통풍·환기를 충분히 고려한 구조다.

외관은 단순하면서도 서양식 건축 같은 처마 장식이 배치되어 기능미가 드러난다. 외벽은 하프팀버(half-timber, 반목골조) 양식으로 기둥, 들보, 침재(針材) 등은 숨기지 않고 장식재로도 사용하고 있다. 물막이판(下見板)은 가로 줄눈을 강조한 평장(平張)으로, 외벽의 교창 부분은 적십자 모양이다. 아랫부분에는 외장재가 S자 모양(선이나 끝이 비스듬히 교차한 꼴)으로 되어 있다. 외벽은 흰색 바탕에 선 부분이 크림색이다.

병원의 2층 본관은 벽돌 구조였으나 1923년 간토대지진으로 붕괴·파손되어 철근콘크리트로 재건축했다(〈그림 44〉 참조). '일본적십자사 병원'은 다른 적십자사 병원과의 구분을 위해 1941년 '일본적십자사 중앙병원'으로 개칭되었고, 1972년 '일본적십자사 의료센터'로 개칭했다. 병원의 증개축이 이어졌지만, 목조 병동은 1973년 해체되어 서 3호동이 메이지무라 박물관에 옮겨 세워졌다.

제2차 세계대전 이전 일본적십자사의 사칙 제1조는 "본사는 전시에 상병자를 구호·애호하며 힘써 고통이나 질병을 줄이는 것을 목적으로 한다"이며 제2조는 "본사는 황제 폐하·황후 폐하의 지귀·지존한 보호를 받는 것으로 한

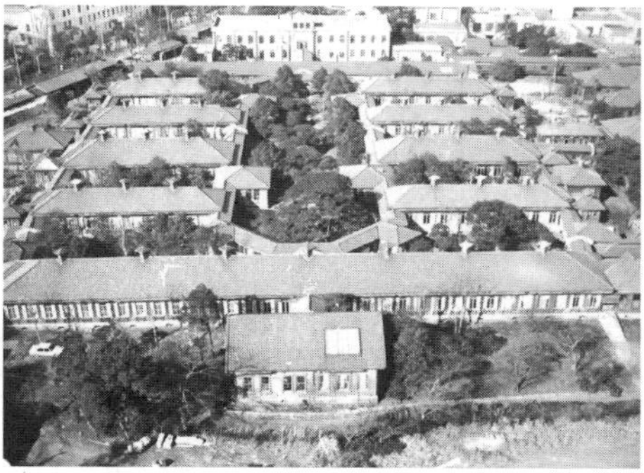

그림 44_ 일본적십자사 중앙병원(1970년경): 메이지무라에 현존하는 것은 왼쪽 바로 앞에서 세 번째 병동(서 3호동). 앞쪽이 남쪽이다. 각 동의 지붕에 있는 환기탑이 독특하다.

다"이다. 제2차 세계대전 패전까지 일본적십자사는 내무성이나 그 이후의 후생성 소관이 아니라 궁내성·육군성·해군성이 관할해 황실 군부와의 관련이 깊은 민간 조직이었다. 이러한 점에서 일본적십자사는 앙리 뒤낭의 "적십자의 조직은 어떠한 국가로부터 독립한 자선단체이어야 한다"라는 중요한 이념으로부터 동떨어져 있다. 일본적십자사의 총재는 황족으로, 사장·부사장의 취임은 칙허(천황의 허가)에 따라 이루어졌다. 감독권은 육해군 대신에게 있어 육해군의 지시를 받아 활동했다. 현재도 황후를 명예 총재로, 황태자와 궁가의 비(妃)를 명예 부총재로 두고 있어 황실과 매우 밀접히 관련되어 있다.

1877년경부터 관립병원을 필두로 사립병원, 개인 진료소에도 역시 부유층인 환자가 주를 이루기 시작했다. 일반 시민은 병원이나 의사와 인연이 없는 생활을 하고 있어 질병에는 약행상의 판매약 등으로 대처하고 있었다. 하지만 1890년쯤에 들어서는 일반 시민을 위한 병원, 빈곤층을 위한 시료병원을 개설해달라는 사회적 요구가 발생했다. 일본적십자사는 이러한 요구에 부응해 1903년 각 현의 지부에 지부병원(支部病院)을 설치하고[13] 공비 보조를 받아 평상시에는 일반 병원을 겸하는 병원을 운영하기 시작했다. 1904년에는 야마다[미에 현(三重縣)], 나가노, 오쓰(大津), 타이베이, 1905년에는 와카야

먀, 1907년에는 도야마, 다카마쓰에 병원을 설치했다. 또 1907년부터 결핵을 예방하기로 하여 긴코(錦江, 가고시마), 이마즈(今津, 후쿠오카), 오노다(小野田, 야마구치), 이토사키(糸崎, 히로시마), 오가와(小川, 사이타마), 다테(伊達, 홋카이도), 아부야마(阿武山, 오사카)에 결핵 전문병원이 설치되었다. 지방병원 개설과 현립병원을 넘겨받음에 따라 '일적병원'은 적극적으로 전국 확대를 추진해 큰 병원 그룹을 형성해갔다. 1912년까지 9곳의 병원이 있었으나, 1912년부터 1926년까지 연간 18곳의 병원이 증가해 1959년에는 100번째 일적병원이 개설되었다. 일적병원에는 황실과의 관계, 세제, 보조금, 사비, 기부 등으로 병원 확대 시스템이 당초부터 내재되어 있었다. 병원 신설에 대해서도 지구의사회와의 분쟁도 적었다.

제2차 세계대전 이전 일본적십자사는 제네바조약을 체결하고 국제적십자사 연맹에 가맹한 조직이었다. 하지만 하쿠아이샤 설립 당초부터 박애자애(博愛慈愛)를 모토로 제네바조약을 준수하는 외국의 적십자사와는 약간 다른 방향으로 나아갔다. 제2차 세계대전 패전까지 일본적십자사는 관 주도의 전시 후방 조직 '애국반(隣組)'(국민 통제를 위해 만들어진 최말단의 지역 조직 — 옮긴이)으로부터의 종군 간호부를 파견하는 등 전 국민 규모의 군사 지원 조직이기도 했다. 또 일적병원은 군용 간호부 양성을 목적으로 하는 병원으로, 모두 육군병원에 편입되어 있었다. 입원 환자는 부상병들이었다.[14]

특히 제2차 세계대전 중 일본적십자사의 사명이던 전시 포로에 대한 의료적 대응(수용소에 있던 수십만 명의 연합군 포로의 의료 케어, 포로 가족에게로의 연락 수단 확보)을 수행하지 않은 점, 적십자 패널 마크(선박의 굴뚝에 그려지는 모양)를 단 가짜 병원선으로 군인·군사 물자를 운반한 점, 일본군 지휘하에 종군 간호부들이 전장에서 적·아군을 구별해 구호했을 가능성이 있다는 점, 일적병원이 전쟁 부상병 수용을 전문으로 하여 일반 환자를 예외로 처리한 점, 일적병원은 구호원의 양성·파견이 주 업무였다는 점 등의 의문점과 반성

해야할 점을 남겼다.[15]

즉 제2차 세계대전 이전 일본적십자사는 국제적십자 연맹의 일원으로서의 조직이 아닌, 일본군을 방조하고 군의 규율·지령에 따른 최대급의 군사 협력 의료 기관이자 군용 간호사를 양성하는 역할을 담당한 기관이었다. 전술한 대로 제2차 세계대전 이전 일본적십자사의 관할처는 궁내성·육군성·해군성이었다. 또한 전쟁 중에도 일본적십자사는 의학전문학교를 개설하지 않았고 군의를 양성하지도 않았다. 제2차 세계대전 후 일본적십자사도 극동국제군사재판(도쿄재판)에서 포로 대우, 부상자, 위생 인원, 간호부에 대한 학대 등이 헤이그조약·제네바조약·적십자조약을 위반했다는 이유 등으로 기소되었고, B급·C급 전쟁범죄인으로 심판받은 일적 직원도 나왔다. 제2차 세계대전 중 외지의 병참병원, 야전병원, 포로수용소에 파견된 일적 종군 간호부는 3만 3156명으로, 이 중 1187명이 사망했다.

GHQ는 일본적십자사가 최고·최대급 군사 협력 의료 기관인 동시에 황실을 중심에 둔 중앙집권 조직이라는 사실에 주의했다. 미국을 비롯한 연합군 각국의 적십자사는 정부의 압력과 간섭으로부터 독립해 적·아군 구분 없이 중립 기관으로서 인도적 지원을 하는 단체다. 한편 일본적십자사는 황실의 자비를 강조하고 충군애국(忠君愛國)의 관념에 근거해 보국휼병(報國恤兵)[16]을 취지로 하는 조직이며, GHQ로는 극히 이질적인 단체였다. 자체적으로 병원, 진료소를 보유·운영하며 전쟁 부상병을 수용하고 군용 간호사를 양성한 점도 이질적이었다. 더구나 세계 2등 규모의 거대 조직이었다.

GHQ 샘스 준장은 일본적십자사를 재편해 존속하려는 방침을 갖고 있었다. 일본적십자사의 개혁·재편 계획에 대해 미국적십자사와 상의했다. 샘스는 1952년 특별법인 '일본적십사자법'을 제정해 일본적십자사를 특수법인으로 전면 개조했다. 그때까지 일본적십자사의 근간을 이루던 군사 협력을 빼버리고 군사로부터 분리해 존속하는 방식을 보였다. 새 일본적십자사는 재해 시

비정부조직(NGO)과 연락·조정하는 기관으로서의 역할을 부여받았다. 구체적으로는 인명·재해 구조, 청소년적십자 등의 기능을 부여받았다.

샘스는 육해군 병원을 폐지했다. 하지만 적십자병원, 진료소, 부속 간호부 양성소에 대해서는 군사 전용에서 일반 의료 기관으로의 기능 전환을 전제로 존속을 인정했다. 이렇게 일본적십자사는 해산에 이르지 않고 군대를 갖추지 않은 국가 관장 적십자사로 존속할 수 있었다. 제2차 세계대전 이후 후생성(현재 후생노동성) 소관으로 바뀌었다. 현재 일본적십자사의 활동에는 국제 구호·재해 구조 활동, 간호사 양성, 병원 경영, 혈액·사회복지 사업 등이 있다. 현재의 자위대와는 직접적인 관계가 없다.[17]

적십자병원은 1951년 '의료법' 제31조에서 공적 의료 기관으로 지정되었다. 1952년에는 '일본적십자법'이 제정되었다. 일본적십자사의 업무는 ① 적십자에 관한 협약에 따라 전시·사변 시 등에 전상 병자의 구호, 포로 억류자의 원호, 문민 보호, ② 비상 재해 시·전염병 유행 시 부상 병자 등의 구호, ③ 보건 지도, ④ 일반 의료로 정했다. ①의 전시·사변 시 전상 병자의 구호가 제1의 업무였다. 단 일본적십자사는 한국전쟁을 비롯해 아직 아시아의 전쟁터에 나간 경험은 없다. 일반 의료는 네 번째 위치로, 면세·보조금 지원이라는 특혜는 주로 ①의 전시, ②의 재해 시의 활동에 대한 것이라고 할 수 있다. 이에 더해 일본적십자사의 사장이 지정하는 의료 시설에서 간호부·조산부·보건부의 양성을 시행하게 되었다. 일본적십자사는 아직까지도 의학부를 두고 있지 않다.

GHQ는 전후에도 일적병원들의 사업주를 그대로 '일본적십자사'로 하는 병원으로 남겼다. 외국 적십자사와는 달리 일본(일본과 일본 점령을 경험한 국가)의 적십자사는 자체 병원을 보유·운영하고 있는 것이 특징이다. 일본에서는 일반적으로 일본적십자사의 병원을 '적십자병원' 또는 '일적병원'이라고 부른다.

병원 경영의 관점에서 볼 때 일본적십자사의 사원(社員) 제도는 병원 조직·자금 조달 등의 면에서 독특하다. 이에 대해 설명을 더하면 다음과 같다. 일본적십자사는 출자자(사원)의 출자금·기부금을 자기 자본으로 하여 운영되고 있다. 연간 500엔 이상을 '사비(社費)'로 협력하면 사원이 될 수 있다. 일본적십자사가 지불을 의뢰하는 것이 아니라 제2차 세계대전 이전부터 마을자치회에서 자주·자발적(自主自發的)으로 모금해 일본적십자사에 납부하는 시스템이다. 마을자치회가 왜 매년 민간 조직 일본적십자사의 사비를 자발적으로 모금하는지에 대해서는 이유가 불분명하다. 최근에는 은행 계좌 자동이체, 편의점 송금으로 개인이 자발적으로 납부하기도 한다. 독특한 자금 조달 시스템이지만 일본적십자사에는 별도 비용이 필요치 않은 효율적인 시스템이다. 일본적십자사의 사비 수입액은 2010년 기준으로, 개인으로부터는 약 170억 엔, 법인으로부터는 약 34억 엔이다.

일본적십자사에 사비를 납입하는 사원은 개인 975만 명, 법인은 12만 개다(2012년 3월 말 기준). 최근 개인 사원 수와 법인 사원 수 모두 감소하는 경향이지만, 그래도 일본적십자사는 신생아를 포함해 일본인 13명당 한 명이 일적 사원인 일본 최대의 거대 맘모스 조직이다. 사비를 내고 기부한 사람은 금액에 따라 배지와 패를 받을 수 있다. 일정액 이상의 기부(사비·기부금)에 대해서는 세제상 우대 조치가 있는데, 예를 들어 상속재산을 일본적십자사에 기부할 경우 상속세가 과세되지 않는다. 이에 따라 유언 신탁 등을 통해 큰 기부금을 조달하고 있다. 또한 각지의 일적병원도 일본적십자사와는 별도로 병원 독자적으로 모금 활동을 하고 있다. 일본적십자사는 민간 조직(특수법인)이다. 이 자금 조달 방식은 다른 민간병원과 사이세이카이, 후생연에 있어서는 몹시 탐나는 시스템이다.

일본적십자사는 재해 구조, 국제 구호, 간호사 양성, 혈액·사회복지 사업 활동에 더해 전국에 병원 92곳(3만 8000개 병상)을 개설해 운영하고 있다. 병원은 독립채산제로 운영된다. 또 일적병원은 일적 사원만 이용할 수 있는 것이 아니라 일반인에게도 개방되어 있다. 물론 적국의 병사와 테러리스트에게도 차별하지 않고 의료를 제공한다.

4. 사이세이카이 병원

'온시재단 사이세이카이(恩賜財團濟生會)'[18]는 1911년 설립되어 1952년에 사회복지법인으로 인가된 조직이다. 일본에서는 메이지 시기 초기부터 식산흥업 정책에 따라 빈곤층이 증가해 점차 사회불안이 높아져갔다. 1910년 '대역 사건(大逆事件)'•이 발생했다. 정부는 이를 사회주의 세력이 벌인 천황 암살 계획으로 간주했다. 치안 유지 대책으로 사회주의 운동을 엄격하게 탄압하는 한편, '공장법'을 제정하고 사이세이카이를 발족하는 채찍과 사탕의 양면의 정책을 취했다. 채찍이 사회주의 운동 탄압, 사탕은 공장법과 사이세이카이였다.

1911년 기원절(紀元節, 2월 11일)•• 메이지 천황은 의료를 받을 수 없는 곤궁한 사람들에게 시약 시료에 의한 제생의 길을 넓혀주기 위해 '빈민제생칙어(貧民濟生勅語)'를 기초(起草)해 내탕금 150만 엔을 하사했다. 제2차 세계대전 이전 천황가는 현재의 국유림을 보유하던 일본 제1의 대지주였다. '제생(濟生)'이라는 단어는 '생명을 구한다'는 뜻으로, 중국 고전 『역경(易經)』의

• 일본 천황을 암살하려고 했다는 죄목으로 고토쿠 슈스이(幸德秋水) 등 26명의 사회주의자들이 사형당하거나 감옥에 갇힌 사건이다. 이후 일본에서 사회주의 운동은 반국가적 운동으로 간주되어 탄압이 이루어진다. 사회주의 탄압을 위한 날조 사건으로 보기도 한다.

•• 『일본서기』에 실린 초대 일본 천황이 즉위한 날이다. 1871년 국가 기념일로 제정되었다. 1948년 폐지되었다가 1966년에 다시 '건국 기념의 날(建國記念の日)'이라는 국가 공휴일로 제정되었다.

"도는 천하를 구한다", "천지의 큰 덕을 생(生)이라 한다"라는 말에서 가져온 것으로 알려져 있다.[19]

가쓰라 다로 수상은 150만 엔의 하사금을 기초로 재단법인을 설립했다. 아스카 시대의 세야쿠인과 같은 시설을 각지에 만들어 산간벽지에도 시료를 제공할 수 있도록 했다. 사이세이카이 설립 당초의 사업 목적은 각지에서 시약 구료를 실시함으로써 국가의 활력 소모와 생산능력 감쇄를 방지하는 것이었다. 가쓰라 수상이 기부금 모집을 진두지휘해 사업가, 화족, 관리로부터 기부금을 모금했다. 1911년 5월 2400만 엔의 기금으로 온시재단 사이세이카이가 설립되었다. 처음의 예상과는 달리 모금에 어려움을 겪었다고 한다. 2400만 엔은 당시의 국가 예산 5억 엔의 4.8% 정도에 해당하며, 사이세이카이 설립에 따른 시약 사업의 개시는 큰 사건이었다.

사이세이카이의 사업은 1911년에 시작되었다. 설립 당초 재단은 병원, 진료소를 보유하지 않고 시료권을 교부해 기존 의료 기관에 진료를 위탁하는 방식으로 운영되었다. 진료를 받으려는 환자는 근처 경찰서나 구청에 신청해 20일간 유효한 치료권을 교부받았다(20일 이상의 치료가 필요한 경우 계속해서 치료권이 교부되었다). 교부 요건은 부·현에 따라 달랐으나 '적빈자(몹시 가난한 자)', '부양의무자가 없는 자', '구호자가 없는 자', '공사의 구료를 받을 길이 없는 자' 등이었다.

환자의 진찰은 일반 의료 기관에 위탁했다. 부·현에 따라 약간의 차이는 있었으나 '시료권을 가진 환자를 일반 환자와 동등하게 대우할 것', '순회 진료의 방법을 강구할 것', '환자를 교육용으로 시료하지 말 것', '입원료는 규정 최저가의 반값 이하, 수술료는 소비되는 재료의 실비만, 약값은 반값, 진찰료·그 외 진단료·사체 검색료는 무료, 순회 진료는 실비, 1리(3.93km) 이상의 왕진은 실비 교통비(車馬)를 지불 할 것' 등이 협정 사항이었다. 일반 의료 기관에 위탁한 시료에 대한 사이세이카이로의 비용 청구는 의료 기관 측이 1년에 3회 정산해 시료권과 같이 군 의사회장을 경유해 사이세이카이로 청구하는 방식이었다.

사이세이카이는 정부가 구빈을 목적으로 만든 시료 의료 시스템이기 때문에 정부 홍보 역할도 담당했다. 하지만 현실적으로 사이세이카이가 일본 전역의 시료·의료를 담당하는 것은 물론 불가능했다. 그 후 사업 형태가 논의되어 사이세이카이 자체도 병원·진료소를 보유해 경영하게 되었다. 메이지 천황이 죽은 다음 달 도쿄 시 혼조 구 와카미야 정(本所區若宮町), 후카가와 구 도미카와 정(深川區富川町)에 진료소가 개설되었다. 이어 아사쿠사, 시타야, 고이시카와에도 진료소를 개설했고, 1913년 오사카 시 이마미야(今宮), 와카야마에 진료소를 개설했다. 병원으로는 1913년 '가나가와 현 병원', 1916년 '사이세이카이 시바병원(濟生會芝病院)'(현재 도쿄 도 사이세이카이 중앙병원),[20] 1917년 '오사카 부 병원'[현재 오사카 부 사이세이카이 나카쓰 병원(大阪府濟生會中津病院)]이 개설되었다. 1912~1926년에 설립된 의료 기관은 병원 6곳, 진료소 40곳이다.

사이세이카이는 설립 당시 빈곤층을 위한 무료 시약 구료를 실시했다. 하지만 제1차 세계대전 이후의 불황 속에서 기부금이 감소한 데다가 금리 하락으로 기금 운용 이익도 감소해 재정적으로 곤경에 빠졌다. 한편 배당 금액에 대한 불만도 발생했다. 사이세이카이는 무력해지는 국면에 처해 마침내 무료로 시료를 제공한다는 원칙을 포기하고 유료 진료로 이행했다. 1928년 사이세이카이 시바병원은 시료권을 받지 못했으나 입원비 지불이 곤란한 환자에 대해 실비 이하의 유상 진료(경비 진료)를 하는 병상 50개를 만들었다.[21] 곧 사이세이카이는 일본적십자사와 함께 국가보조금을 받을 수 있게 되어 재정 문제에서 한숨을 돌렸다. 그 후 사이세이카이는 일적병원을 따라잡는 것을 목표로 기부금·보조금으로 생활 곤궁자를 위한 진료를 계속해갔다.

제2차 세계대전 이후 사이세이카이는 전쟁 재해에 따른 시설 파손 등으로 존폐의 위기에 놓였다. 1951년에는 '의료법' 제31조의 '공적 의료 기관'으로 지정받아 1952년 소득세·사업세·주민세·고정자산세 등의 세금이 면제되는 사회복지법인으로 개조되어 존속했다. 1961년 전국민의료보험이 도입되어 생활 곤궁자 대상으로 무료·저가 진료라는 사이세이카이의 사명과 특징이 약화되었다. 이에 따라 진찰 치료비는 일반 병원과 같은 수준이 되었다.

현재 온시재단 사이세이카이는 공적 의료 기관이자 복지시설이다. 본부는 도쿄, 지부는 도·도·부·현 단위 조직(아오모리, 아키타, 기후, 도쿠시마, 고치, 오키나와 제외)으로, 병원 71곳을 시작으로 진료소, 개호 노인 보건 시설, 복지시설 등 369개의 시설을 갖추고 있다. 전국 41개 도·도·부·현에서 사업을 전개하고 있는 큰 사회복지법인이다.

전술한 대로 전국민의료보험 등의 시행으로 당초 사이세이카이의 이념과 다른 의료 기관과의 차별성이 약해졌다. 공공성이 높고 벽지 진료도 담당하는 민간병원의 사회의료법인제도도 시작되어 공적병원, 공적 의료로서의 존재 의의가 거론되는 시대가 되었다.

또한 사이세이카이의 순회 진료 사상은 계속되고 있다. 예를 들어 세토나이카이에는 '사이세이마루(濟生丸)'라는 순회 진료선이 있는데, 현재는 '오카야마 사이세이카이 종합병원'이 운영하고 있다. 지금의 진료선은 3대째로 외딴섬이나 벽지의 진료, 건강진단을 시행하고 있다.

5. 후생연 병원

1920~1930년 즈음 의료조합이 생겨났다. 당시 농업 종사자는 산업별 취업 인구의 50~60%를 차지하고 있었다. 제2차 세계대전 이전의 농업은 소작제도였는데, 농민은 지주에게 현물인 소작미로 소작료를 냈다. 지주는 점차

도시에 주거 공간을 두고 소작료만으로 생활하는 기생 지주가 되었고, 농촌의 의료 개선 등에는 투자하지 않았다. 노동운동에 힘입어 도시 노동자는 정부에 의해 어느 정도 보호를 받았다. 농촌에서는 소작쟁의가 격화했지만, 농민에 대한 정부의 보호 시책은 없었고, 일본 경제는 도시와 농촌의 이중 경제 구조로 되어 농촌으로부터 도시로의 노동력 유입이 경제 발전을 지탱했다.

의료 기관은 지방에도 있었다. 하지만 점차 큰 도시에 집중되었다. 이윽고 의료 기관이 철수됨에 따라 무의촌정(無醫町村), 무의지역(無醫地域)의 증가가 지방의 과제가 되었다. 대부분 민간에서 의료 기관을 운영하던 시대였다. 농촌 지역의 의료 기관이 감소한 이유는 면적 대비 희박한 인구밀도, 경영 채산상의 문제, 동절기 교통 두절, 의사 일가의 도시 문화·생활과의 격차 등이었다. '의제(醫制)'에는 자유 개업제가 기본이었다. 결과적으로 개업의 자유 참가·퇴출 제도는 지역 의료 시설 간의 격차를 발생시켰다.

농촌 지역에 의료 기관이 있는 경우에도 농민은 진료를 받는 데 경제적으로 불안했다. 소작료도 물납으로 내고 있는 농촌에서는 현금 경제 규모가 작았다. 자유 진료에 대한 의료비 지불은 우란분과 연말, 두 번에 걸쳐 후불하는 것이었다. 의료 기관 측도 진료 보수 미납 기간이 길고 농작물로 현물 지불받는 방식을 이어가면 경영을 계속하는 데 어려움이 있을 수밖에 없었다. 농촌은 사용 후 후불(先用後利)하는 시스템을 갖추고 있는 엣주 도야마(越中富山)의 오키쿠스리(置き薬, 配置薬) 등으로 질병에 대처했다.

1919년 시마네 현 가노아시 군 아오하라 촌(鹿足郡青原村)의 '신용구매판매생산이용조합'(조합원 549명)이 겸업으로 의료 사업을 개시해 진료소를 개설한 것이 '의료이용조합'의 시작이다. 의사가 사망한 이후 수십 년간 무의촌이었던 아오하라 촌은 의사를 들이는 문제로 고심했다. 조합에서 우체국 옆의 20평 집을 빌려 진료소로 개축해, 이웃 마을인 니치하라 정(日原町, 네 개의 의원에 여섯 명의 의사가 있었다)의 의사 두 명을 촉탁 의사로 데려와 개업을 했다. 진료 시간은 오후로, 닷새마다 하루 휴업하는 체제였다. 조합원의 진찰료는 의사회의 규정 요금의 40%로 정했다. 진찰료는 연 4회로 나눠 기일 내에 지불하면 20% 할인되는 징수 방법이 채택되었다. 이 조합 의료 사업은 1931년 '세키세이 공존병원(石西共存病院)'과 합쳐졌다.•

의사를 확보해 저렴한 진료 비용(의사회 규정 가격의 반값 이하)으로 의료를 제공하려는 의료이용조합 운동이 전국 수준으로 퍼져 나갔다. 1926년에 들어서면서 동북 지방을 중심으로 '광구역 지역의료이용조합(廣區域醫療利用組合)'에 의한 종합병원도 생겨났다.

예를 들어 1928년 발족한 '아오모리 도세이(東青) 신용구매이용조합'은 아오모리 시와 1정 10촌의 광역에 따른 조합이었다. 이 조합은 아오모리 시 우라 정(浦町)에 '도세이 병원의료소'를 개설해 도호쿠제국대학 내과학 제3강좌의 의국에서 의사를 초청했다. 하지만 개원 후 경영 존폐의 위기에 직면했다. 조합은 일본 첫 산업조합 설립 병원인 돗토리 현(鳥取縣) 구라요시 정(倉吉町)의 '유한책임이용조합 후생병원(有限責任利用組合厚生病院)'(현재 돗토리 현립 후생병원)'을 시찰한 후 병원 이전·신축을 결의해 1931년 아오모리 시 데라 정에 5과 60개 병상, 의사 13명이 있는 '도세이 병원(東青病院)'(현재 아오모리 시민병원)'을 개설했다. 도호쿠제국대학 계열 도세이 병원은 기존 규슈제국대학 계열 아오모리 현립병원에 맞서는 진용에 서게 되었다. 이 병원 이전으로 경영 위기로부터 벗어났다. 도세이 병원은 성공 사례인 모델 병원으로, 이곳에 많은 시찰자가 왔다고 한다.[22]

도시에서도 1932년 도쿄 의료이용조합 결성에 대한 지사 인가가 내려졌다. 1932년 신주쿠 2번지에 '신주쿠 진료소', 1933년 '나카노 조합병원(中野組

• 제2차 세계대전 이후 JA(농협) 서 후생연의 '니치하라 공존병원'으로서 의료를 제공해왔으나 2008년 스스로 파산 신청을 했다.

合病院)'(현재 도쿄의료생활협동조합 나카노 종합병원)이 개설되었다. 기독교 전도·사회 운동가로 유명한 가가와 도요히코(賀川豊彦)가 도세이 병원을 시찰했고, 일본 근대를 대표하는 교육가이자 사상가 니토베 이나조(新渡戸稲造)가 조합장이었다.

당시 개업의에게 저렴한 비용으로 치료하도록 한 의료조합의 방식은 경영상의 위협이었다. 조합 결성 과정에서 일본의사회와 지역의사회로부터 설립 저지 운동의 압력을 받고 있었다. 이 시대의 의료는 소수의 부유층을 위한 병원, 반대로 극빈자를 위한 시료병원으로 한정되어 있어 대다수의 국민은 거액의 비용이 필요한 진찰과 입원 치료를 받을 수 없었다. 이러한 국민경제 문제에는 개인 의사(醫師)의 힘이 미치지 않았기에 협동조합 방식이 구상되었다.

1932년 '산업조합법' 개정에 따라 의료이용조합은 농림 대신의 소관이 되었다. 의료이용조합은 동북 지방을 중심으로 급속히 증가해 농촌 의료 보급에 공헌했다. 1935년까지 설립 허가를 받은 조합은 52개로, 이와테 9개, 아오모리 8개, 아키타 8개, 아이치 6개, 니가타·군마 각 4개, 도치기(栃木)·도쿄·시즈오카·고치 각 2개, 사이타마·야마나시·나가노·돗토리·시마네(島根) 각 1개였다. 1940년에는 광구역 의료이용조합 33개, 의료 사업을 하는 산업조합 72개, 의료이용조합연합회 48개, 병원 89곳, 진료소 137곳이었다.

아이치 현 헤키카이 군(碧海郡) 구매판매연합회는 각 농가에서 달걀을 모아 박스 포장하며 '마루헤키(丸碧)' 브랜드로 매일 화물열차 한 량분의 달걀을 도쿄 시장에 출하해 1941년 마루헤키연합회 '고세이 병원'(45개 병상)을 개설했다. 이 병원은 '달걀을 팔아 세운 병원'이라고 불린다. 현재 '안조 고세이 병원(安城更生病院)'(726개 병상)이다.

의료이용조합은 제2차 세계대전 중 '농업회(農業會)'로 개조되었다. 정부가 (모든 의료 기관을) 특수법인 '일본의료단(日本醫療團)'으로 집약하려던 방침에 저항한 것은 현재와 같이 보수파 2대 조직인 농업회와 의사회였다. 그 결과

농업회는 일본의료단에 인수되지 않고 패전을 맞았다. GHQ에 의한 지주제의 해체는 1947년 제2차 '농지개혁법'에 의해 구체화되기 시작했다. 1947년 '산업조합법'은 폐지되었고, 이를 대신해 '농업협동조합법'이 제정·시행되었다. '농업협동조합법'에 기초해 전국의 농업회는 법정 해산명령을 받아 1948년에 각지에 '후생농업협동조합연합회(후생연)', 전국 수준으로는 '전국후생농업협동조합연합회(전후련)'가 설립되었다. 당시 전후련의 회원 단체는 30곳으로, 시설 수로는 병원이 169곳, 진료소가 347곳이었다. 각지의 '농업협동조합'(농협, 현재의 JA)이 병원·진료소를 경영하는 것이 아니라 농협으로부터 독립한 각지의 후생연이 병원을 운영하고 있다.

후생연 설립 이후에는 농업회 시대에 발생한 거액의 손실금 계승, 대부분 차입에 의한 자금 조달 방식, 전후 인플레이션 진행으로 인건비·자재 급등(한편으로는 채무가 줄어드는 효과도 있었다)에 따라 경영이 매우 어려워졌다. 후쿠시마 현, 가나가와 현이 전후련에 신규 가입했다. 하지만 반대로 의료 시설을 현, 시·정·촌에 매각하고 해산하는 후생연도 나왔다. 당시 전후련을 탈퇴한 후생연* 지역에는 현재도 후생연 병원이 없다. 탈퇴 지역 중 농업 지역인 현이 많은 것은 잔혹한 역사적 사실이다.

후생연은 이 어려운 경영 상황에서 벗어날 활로로 '공적 의료 기관'의 지정을 받아 국고보조금과 면세 조치를 받는 것에 희망을 걸었다. 황실과도 관계가 깊고 정재계 인사와도 친하며, 역사가 오래되고 공적 성격이 강한 일본적십자사나 사이세이카이와 비교하면 후생연은 기반이 취약해 '공적 의료 기

* 아오모리 현(탈퇴 연도 1959년, 탈퇴 시 병원 14곳, 탈퇴 시 병상 1314개, 진료소 개수는 생략, 이하 동일), 이와테 현(1950년, 18곳, 1397개), 야마가타 현(1957년, 2곳, 457개), 미야기 현(1956년, 7곳, 583개), 군마 현(1951년, 4곳, 264개), 지바 현(1951년, 1곳, 129개), 이시카와 현(石川縣, 1956년, 4곳, 315개), 와카야마 현(1950년, 1곳, 212개), 나가사키 현(1950년, 1곳, 21개), 슈소(周桑, 愛媛縣, 1952년, 1곳, 110개), 조에쓰(上越, 新潟縣, 1963년, 2곳, 336개), 고카쇼완(五ヶ所灣, 三重縣, 1952년, 1곳, 121개). 탈퇴 합계는 후생연 12곳, 병원 56곳, 병상 5259개.

관'의 지정을 획득하는 데 확실한 전망이 있다고 말할 수 없었다. 제2차 세계대전 중 국가의 일본의료단 체제 정비에 반기를 들고도 후생연은 적극적으로 지정 획득 운동을 펼쳤고, 표밭이 농업 지역인 자민당에도 요청해 마침내 1951년 '의료법' 제31조에 따른 '공적 의료 기관'의 지정을 받는 데 성공했다. 비원(悲願) 성취였다. 공적 의료 기관으로 지정받음에 따라 국고보조금과 '연금복지사업단'* 으로부터 장기로 저리 융자를 받을 수 있게 되어 경영 존폐의 위기를 벗어났다.

1961년 전국민의료보험 도입에 따라 모든 국민의 의료 접근도가 개선되어 협동조합 형식인 의료 기관의 사명과 존재 의의가 무엇인지에 대한 논의가 이루어졌다. 소재 지역이 농촌 지역 중심이라는 특징이 있더라도 시·정·촌 설립 병원이나 일적병원, 사이세이카이 병원 등의 다른 공적병원, 사회의료법인 설립 병원과의 차이와 이념, 특수성을 제시하는 것이 과제가 되었다.

6. 시료병원

'시료(施療)'란 빈곤자를 위해 무료로 의료를 제공한다는 의미다. 영어로는 'charity medical' 이라고 한다. 1879년 다카마쓰 료운 외 13명이 발기한 '도아이샤(同愛社)'가 빈민 환자에 대한 시료 사업을 실시한 것이 일본에서의 효시다. 유지 공립 도쿄병원(1882년), 1877년 개설된 하쿠아이샤(훗날 일본적십자사), 미쓰이 자선병원(1896년), 1907년의 도쿄 지케이카이[도쿄 지케이의원(東京慈惠醫院)이 재단법인으로 개조], 온시재단 사이세이카이(1911년), 스즈키 우메타로(鈴木梅太郎)의 '사회법인 실비 진료소'(1911년), 관으로는 도쿄제국

* 2001년부터 '사회복지의료사업단', 그 후 '복지의료기구'로 이름을 바꾸었다.

대학의 사회의학연구회(다이쇼 시기) 등이 시료 부문의 역사에 이름을 남기고 있다. 이런 시료 시설이 독지가들에 의해 개설된 것은 사회에 개업의의 의료에 접근할 수 없는 빈곤층이 있었다는 것을 반영하는 것이기도 하다.

시료를 제공하는 병원은 '시료병원' 또는 '자선병원'이라고도 했다. '자선(charity)'이란 일본 또는 구미에서도 '부자의 식탁에서 빵 부스러기를 빈곤자에게 나누어준다'는 개념으로, 제2차 세계대전 이후 미국(GHQ)이 일본인에게 가르친 '공적부조(public assistance)' 개념과는 다르다는 점에 주의할 필요가 있다. 1961년 전국민의료보험의 실시에 따라 일본은 "언제든지, 어디서든지, 누구든지" 저렴한 비용 부담으로 의료를 제공받을 수 있는 나라가 되었다. 그러므로 '시료'라는 단어는 역할을 마치고 실질적으로 필요 없는 단어가 되었다. 1886년 개설된 하쿠아이샤(훗날 일본적십자사), 1911년 설립된 온시재단 사이세이카이, 후생연의 역사에 대해서는 앞서 설명했다. 다음에서는 그 이외의 자선병원에 대해 살펴본다. 종교계가 설립한 병원이 대부분이다.

먼저 자선병원 '도쿄 지케이카이 의원'에 대해 살펴보자. 도쿄 부는 1874년 설립한 '도쿄 부립병원'에서 1877년부터 병원 사업을 했다. 도쿄 부립병원은 사토 다카나카가 동교 교장 시절에 "동교병원은 도쿄 부의 일반 사람들을 위한 의료 시설로서 역할을 하지 않고 있다"라고 하며 궁내성에 제기한 「건백서」에 의해 설립된 병원이다. 하지만 도쿄 부의 재정 악화로 1881년 폐원되었다. 1880년 영국 유학에서 돌아온 다카키 가네히로는 시나가와의 다카나와 고텐야마에 있던 '해군병원' 원장에 취임했다. 1875년 '게이오기주쿠 의학소(慶應義塾醫學所)'[23]로부터 파견된 교사, 마쓰야마 도안(松山棟庵)을 중심으로 의학과 의제 공부를 목적으로 하는 '도쿄의학회사(東京醫學會社)'가 창설되었다. 하지만 다카키가 귀국할 즈음 '학술 면을 중시하는 사원(社員)'(회원의 의사)과 '의정에 관심을 가지는 사원'으로 나뉘어 활동은 서서히 쇠퇴해갔다.

마쓰야마와 다카키는 도쿄의학회사의 사원 중에 영국 의학 연수를 목적으로 하는 학술연구회인 '세이이카이(成醫會)'를 결성해 1881년에 도쿄 교바시구 야리야 정(鎗屋町, 현재 긴자 4가)에 3년제 야학인 '세이이카이 강습소'(훗날 도쿄 지케이카이 의과대학)를 개설했다. 1882년 도쿄의학회사는 경영 부진 때문에 문을 닫고 건물을 매각했다. 거기에서 강습소의 교실을 9월, 시바공원 내 '덴고인(天光院)'으로 옮겼다가 11월에는 '해군 의무국학사(海軍醫務局學舍)'로 옮겼다. 해군 의무국학사는 군의 양성을 위해 1882년 8월에 개설되었는데, 절을 개축해 교실을 만들었다. 9월에 10명이 입학했고 다카키가 학사장이었다. 이 해군 군의생과 사학 강습소의 학생은 해군 의무국학사에서 수업을, 유지 공립병원에서 임상 실습을 함께 받았다. 교실 앞자리에는 해군 학생이, 뒷자리에는 강습소 학생이 앉았다. 교사는 모두 다카키가 맡았는데, 두 개 다른 기관의 학생이 같은 교실에서 수업을 받는 이상한 체제였다.

1887년에 '도쿄 지케이카이 의원'의 캠퍼스에 '세이이카이 강습소'의 전용 학교 건물이 마침내 완성되어 '세이이 학교(成醫學校)'로 명명했다. 1888년 세이이 학교는 '해군 군의학교'(구 해군 의무국학사)로부터 분리되어 '도쿄 지케이카이 의원 의학교'로 개칭하고, 시바 아타고야마(芝愛宕山)의 새 학교 건물에서 개교식을 열었다. 교장은 다카키이며 1903년에 전문학교로 승격해 오늘의 '도쿄 지케이카이 의과대학'으로 발전했다.

1882년 다카키와 마쓰야마는 세이이카이 강습소의 실습병원으로 가난한 사람들의 시료를 주로 하는 '유시 공립 도쿄병원'을 아자부에 개설했다. 시료 의료를 실시하는 데 독일 의학파의 반대를 받으면서도 각국 공사의 후원과 약 4천 명의 민간 협력을 얻어 병원 개설에 이르렀다. 건물 설비는 1881년 폐원한 '도쿄 부립병원'의 것을 빌려 사용했다. 1884년 병원 내에 일본 최초의 간호부 양성소가 설립되어 3년 후에 5명의 제1회 졸업생을 냈다.

1887년 유지 공립 도쿄병원은 상류 명사의 조직으로 바뀌었고, 황실 하사금을 받아 황후를 총재로 구료 사업을 하는 '도쿄 지케이카이'가 되었다. 병원은 '도쿄 지케이카이 의원'으로 명칭을 변경했다. 도쿄 지케이카이 의원은 "황후의 배려에 의해 설립"되었고, 목적은 "황후의 자애를 받들어 가난하고 아프면서도 의약을 받을 힘이 없는 자들은 시료하는 것"이었다. 시설의 유지 관리는 '황실 자금과 뜻있는 독지가의 기부'로 조달했다. 1889년 시바 다카나와의 구 '해군병원' 14동이 하사되었다. 1891년에는 시바 구 아타고야마로 신축 이전했다.

도쿄 지케이카이 의원 외 메이지 시기의 자선병원에는 다음과 같은 것이 있다. 1889년 프랑스 파리 외국선교회의 제르맹 레제 테스트뷔드 신부가 고텐바(御殿場)에 '고야마 후쿠세이 병원'을 설립해 본격적인 한센병 병원의 효시가 되었다.[24] 현재 전국에서 유일한 사립 한센병 요양소이다. 1894년 영국의 '미션(The Mission To Lepors)'에게 받은 200파운드의 지원으로 미국 선교사 영맨(Miss Kate M. Youngman)과 오쓰카 세이신(大塚正心)·가네 부부에 의해 한센병 요양소 '이하이인(慰廢院)'이 창설되었다. 테스트뷔드는 가톨릭, 영맨은 프로테스탄트였다. 다음 해 이하이인은 기타사토 시바사부로의 권유로 '메구로 병원(目黒病院)'이 되었다. 구마모토에 영국인 해나 리델(Hannah Riddelll)에 의해 '구마모토 가이슌 병원(熊本回春病院)'이 설립되었다. 구마모토에는 1898년에 프랑스인 신부 코르(Jean Marie Core)에 의해 '다이로인(待勞院)'도 개설되었다. 이 다이로인의 전성기인 1948년에는 약 121명의 한센병 환자가 있었으나 그 후 국립 요양소로의 이전과 사회 복귀 등으로 2012년에는 입소자가 없어져 2013년에 114년의 역사를 끝냈다.

1874년에는 영국 국교회장로파 선교사이자 외과 의사인 헨리 폴즈(Henry Faulds)가 쓰키지의 외국인거류지 18번에 거주했다. 다음 해 쓰키지 강을 사이에 두고 외국인 거주지가 아닌 미나미 오다와라 정(南小田原町)에 있는 민가를 한 채 빌려 진료소 '건강사(健康社)'를 개설해 일본인의 진료를 시작했다. 영어로는 "Tsukiji Hospital"이라 불렀고 진료소는 '쓰키지 병원(築地病

院)'으로 알려져 평판이 좋고 융성했다. 특히 안과 치료를 잘했다고 한다.

1886년 폴즈가 귀국한 후 비어 있는 건물이나 다름없던 병원을 1902년 미국의 토이슬러 박사(Dr. Rudolf B. Teusler)가 이어받아 '성 누가 병원(St. Luke's Hospital)'을 개설했다. 10년 후에는 병상을 20개에서 70개로 확장했다(1917년 성 누가 국제병원으로 개칭).

1906년 야마나시 현 미노부산(身延山)에 쓰나와키류묘지(綱脇龍妙師)에 의해 한센병 요양소(입소자 13명) '미노부진쿄엔 병원(身延深敬園病院)'이 개설되었다. 같은 해 미쓰이 가(家)가 '이즈미바시 자선병원(泉橋慈善病院)'(대시료병원)'의 설치를 계획해 1909년 '재단법인 미쓰이 자선병원(財團法人三井慈善病院)'을 개설했다.[25] 1909년에는 천리교(天理教)가 야마토 단바이치(丹波市) 본부에 시료 목적으로 '천리병원(天理病院)'을 개설했다. 1910년 신곤슈(眞言宗)는 교토 도지(東寺) 경내에 시료 목적의 '제생병원(濟生病院)'을 설립했다. 닌쇼의 가마쿠라 구와가야 병사 이후 불교에서는 최초의 자선병원이었다. 원장은 하와이 호놀룰루에서 일본인 병원을 개업하고 있던 고바야시 산자부로(小林參三郎)가 취임했다. 건설 자금은 하와이 이민자들에게 기부를 받았다.

오자키 유키오(尾崎行雄) 도쿄 시장은 1903년 시립병원 건설을 계획했다. 하지만 1904년 러일전쟁 발발로 계획은 실현되지 못했다. 오자키 시장이 1907년에 건의한 시립 시료병원 설립 계획은 1911년, 해군병원 부지 내 '쓰키지 병원'의 개설로 열매를 맺는다. 같은 해 '요코하마 해원 구제회병원(橫浜海員救濟會病院)'도 개설되었다. 1911년에는 온시재단 사이세이카이의 재정적 기초가 되었다(1916년 도쿄 사이세이카이 병원이 개원). 오사카에서는 교바시에 스즈키 우메타로의 '사회법인 실비 진료소'가 설립되어(1911년) 저렴한 의료비로 시료를 하고 있었다. 1912년 도쿄 시타야에 오픈시스템의 프로테스탄트파 '구세군병원(救世軍病院)'이 개설되었다. 관으로는 도쿄대학 '사회의학연구회'가 다이쇼 시기에 시료 활동을 했다.

하지만 시료는 서양의 'charity medical'과 같이 자리 잡지 못했다. 일본에서는 빈곤한 사람에게 시료 시설을 통해 의료를 제공하기보다는 노동자의 후생조건 개선, 의료보험제도 정비라는 사회정책으로 대응하고 있었다.

러일전쟁 후 1905년 미국 동해안의 포츠머스에서 강화회의가 개최되어 러시아 측 비테(Sergei Yulievich Vitte) 전 재무 장관과 전권위원 고무라 주타로(小村壽太郎)가 교섭을 진행했다. 이 회의는 난항을 겪어 조인까지 17회나 이루어졌다. 고무라는 전권위원 비테의 사할린 남부 양도 제안을 돌파구로 하여 배상금 요구를 포기했다. 만약 러시아가 회의를 포기하고 전쟁 속행을 이야기했다면 (여순 함대, 발트 함대는 잃었으나) 런던조약에 의해 출항할 수 없었던 흑해 함대가 일본으로 향했을 것이다. 일본에는 전쟁을 속행할 체력이 남아 있지 않았다. 발흥 국가가 가진 모든 자원을 전쟁에 투입해 기적적으로 오래된 대국에 승리한 전쟁이었으나 배상금은 획득하지 못하고 채무가 남았다. 최종 전쟁비용 19억 9000만 엔 중 외채 조달이 35%였다. 외채 인수는 유대인 은행가가 협력해주었다.

승리는 했으나 전쟁을 위해 발행한 외채의 상환 부담으로 일본 경제는 위기에 빠졌다. 1914년 제1차 세계대전이 발발해 일본은 전쟁 특수를 맞아 한숨을 돌렸다. 하지만 1919년에 종전되어 세계 불황이 찾아왔다. 1920년에는 도쿄 주식시장이 대폭락해 제1차 세계대전 이후 공황이 시작되었다. 전쟁 특수로 중공업 취업노동자는 두 배로 증가해 일본의 노동자 수는 급증했다. 노사 대립이 격화해 노동 파업이 빈발했다. 정부는 사회정책의 필요성을 인정해 이미 1919년에 '노사협조회(勞使協調會)'를 설립했고, 1923년에는 내무성 사회국을 신설했다. 사회불안을 진정시킬 목적으로 공적 보조에 의한 '일적병원'과 '사이세이카이 병원' 설치가 촉진되었다. 민간에는 1923년 '구라시키방적(倉敷紡績)'의 오하라 마고사부로(大原孫三郞)가 종업원을 위해 질이 높은 '구라보 중앙병원(倉紡中央病院)'(현재 구라시키 중앙병원)을 오카야마 현 구라시키에 개설했다.

구라시키 중앙병원은 현재의 일본 병원 중 독자적인 이념·역사를 지닌 병원이라고 할 수 있다. 그 역사를 자세히 살펴보려고 한다. 구라시키의 토지와 구라시키 방적 주식회사(현재 구라보)의 경영을 부친으로부터 계승한 자본가이자 대지주, 오하라 마고사부로는 사업을 발전시켜 '구라시키 견직(倉敷絹織)'(현재 구라레), '구라시키 모직'(현재 구라보), '중국 합동은행'(현재 중국은행), '중국 수력전기회사'(현재 중국전력)의 사장으로서 오하라 재벌을 쌓아 올렸다. 한편으로는 벌어들인 자금으로 열심히 '오하라 미술관'과 '오하라 사회문제연구소' 등을 통해 문화 발전·사회 공헌에 활용하도록 했다. 노블레스 오블리주(Noblesse oblige, 고귀한 자에 따르는 의무)의 자세와 덕을 지닌 산업자본가이기도 했다.

이 오하라가 사회사업으로 1923년 진료과 7개, 병상 수 83개, 3개 동의 구라보 중앙병원을 구라시키 방적의 기업 설립 형태로 개업했다(다음 해 8개 과, 220개 병상, 5개 병동으로 확장). 당시 국내 병원의 환자는 부유층이거나 연구 목적인 교육용 환자 중에 하나였으며, 환자가 속한 계층은 양극단에 치우쳐 있었다. 자선병원의 경우도 대상은 빈곤층과 저소득층이었기에 일반 시민을 대상으로 하는 병원은 적었다. 방적업을 떠맡았던 여공도 노동환경과 주거 환경(사원 기숙사 생활), 영양 상태가 좋지 못해 건강이 나빴다. 이런 사회 배경을 감안해 오하라는 사원을 위한 의료 시설에 그치지 않고, 일반 시민도 치료를 받을 수 있는 치료 제일의 병원 개설을 목표로 내세우며 구라보 중앙병원을 개설했다. 오하라 자신도 편도선염과 늑막염으로 입원과 요양 생활(오카야마현 병원)을 한 경험이 있어, 병원에 대한 자신만의 식견을 가지고 있었다.

의료·의료 인재 면에서 교토제국대학의 전면적인 협력을 받아 이후로 의사가 파견되었다. 교토제국대학의 고도의 의료를 구라시키에서 받을 수 있게 되었다. 의학 서적, 연구 비품 등 의학 연구 면에서도 충실해 연구실에서 의학박사를 배출했다. 또한 병원에 간호·산파 양성소도 부설했다.

오하라는 비록 병상 규모는 다르지만, 미국 록펠러재단이 기부해 베이징에 신설되었으며 당시 동양 제일이라고 불리던 '교와병원(協和病院)'(현재 베이징 교와의원)도 견학했다. 기본 이념은 1918년에 설립된 결핵 요양소 '오미 료병원(近江療病院)'(또는 오미 새너토리엄, 현재 보리스 기념병원)을, 설계 면에서는 1920년 의학부와 대학병원을 개설한 게이오기주쿠를 모델로 삼았다. 자본금이 1200만 엔인 구라시키 방적이 총사업비 150만~200만 엔으로 병원 투자예산을 짰다. 2층인 본관과 천장이 높은 단층 건물인 병동으로 벽돌을 부착하고 빨간 기와지붕이 있는 서양식 건물이었다(둘 다 현존하며 병동은 원내 보육원으로 사용하고 있다). 1924년에는 2층으로 병동이 추가되었다. 병동에는 최신 의료기기와 천식환자 치료를 위한 상공의 공기 투입용으로 높은 연통(천식탑으로 명명)을 설치했으며 원내에는 엘리베이터가 설치되었다. 원내에는 공기조절과 채광이 고려되어 벽의 색이나 인테리어, 둥근 모양의 기둥 등이 채택되었다. 이를 통해 백색의 무기질적인 병원 이미지로부터 벗어나려고 했다. 병원 내에는 일광욕실을 겸한 온실이 배치되었고 중앙에는 "OHNE WASSER KEINE LEBEN(물이 없으면 생명도 없다)"라는 독일 문자가 조각된 대리석 분수가 설치되었다.

병원 경영 면에서 보면, 병원은 구라시키 방적의 후생 부문이었기 때문에 설비투자금에 더해 회사가 운영자금도 지원해줬다. 입원료는 일률적으로 2엔 50전(사원과 사원 가족에게는 보조로 실질 부담 40전)으로 일반 시민에게는 적절한 가격 수준이었다. 등급 구분이 없는 병실과 침구 비품이 제공되었고, 종업원에 대한 촌지는 전면 금지되었다(환자식 제공은 불명). 또한 충분한 간호 체제를 두어 간병인을 없앴다.

전술한 대로 제1차 세계대전 이후의 불황으로 인해 방적 업계에서도 경기가 나빠졌다. 1927년 구라시키 방적은 개원 4년째인 병원을 독립회계로 전환해 지원금을 끊고, 병원 이름을 '구라시키 중앙병원'으로 개칭했다. 병원은 독립채산 방식으로 관리 운영하는 형태가 되었다. 1934년 구라시키 방적은 병원 부문의 자산(토지·건물·의료기기 등의 고정 자산)의 장부가액 1200만 엔을 상각했다. 그 자산을 양수한 병원은 '재단법인 구라시키 중앙병원'으로, 구라시키 방적에서 분리 독립되었다. '구라보 중앙병원(구라시키 중앙병원)'은 사회사업에 열심이었던 자본가가 스스로의 이상을 실현시킨 최첨단의 기업 설립 병원으로 일본 병원사 중에서도 독특한 사례이다.

1918년에는 체신성(遞信省) 발안의 '간이생명보험 촉탁의제도(簡易生命保險囑託醫制度)'가 발족되어 이것이 1922년의 '건강보험법' 제정으로 이어졌다. '건강보험법'은 독일 비스마르크의 '질병보험법'을 모델로 삼으며 노동자의 사회보장에 대한 첫 발자국이었다. 그러나 '건강보험법'의 시행은 1924년 간토대지진의 영향으로 연기되어 1927년에 이루어졌다.

뉴욕 증권가에서 시작된 대공황 발생일은 1929년으로 일본력으로는 쇼와 4년이 된다. 일본 경제에 큰 영향을 주었고, 이에 더해 다음 해에는 농업공황이 발생해 농촌이 피폐·빈곤해졌다. 또한 의료 문제는 사회문제가 되었다. 1930년에 의료 보급에 관한 건의서가 중의원에 상정되었다. 1931년에는 만주사변이 발발해 일본은 전쟁에 돌입했다. 이 해에는 '구호법', '재해부조법'이 교부되었고, 1932년 일본건강보험조합총연합회, 전국의료조합협의회가 설립되었다. 구빈자 구호에 대한 요구가 이루어지는 등 의료의 사회화를 요구하는 풍조가 퍼졌다. 이에 따라 일본의사회와 내무성위생국(후생노동성의 전신)은 의료 제도의 개혁을 검토하기 시작했다.

9장

다이쇼·쇼와 시기 (제2차 세계대전 패전까지)의 병원

1. 다이쇼 · 쇼와 시기의 병원(제2차 세계대전 개전까지)

1922년에 '건강보험법'이 제정되어 1927년에 노동자의 질병과 산업재해에 대한 보험 급부(保險給付)가 전면 실시되었다.[1] 목적은 노동운동의 진정과 병력·노동력이 있는 인구의 보전이었다. 하지만 제1차 세계대전(1914~1919)의 전쟁 특수가 사라진 이후의 공황, 간토대지진(1923년) 이후의 지진 공황, 금융공황(1927년), 세계대공황(1929년)이라는 연속된 경제공황 때문에 도농을 비롯한 모든 국민의 빈곤화가 진행되어 일본적십자사와 사이세이카이의 병원 건설이 시급했다. 1913~1936년 사이에 일본적십자사는 국내에 병원 29곳, 사이세이카이는 병원 15곳을(추가로 진료소 64곳) 개설해나갔다. 또 이 시기에 저소득층을 대상으로 하는 시립병원이나 직역병원이 설립되었다. 1938년 '국민건강보험법'이 제정되어 병력과 노동력의 확보를 도모했다. 단, 이 시점에는 아직 전국민의료보험 체계는 아니었다.

1912~1926년에 주로 개설된 병원으로는 1916년 '사이세이카이 중앙병원', '도쿄 철도병원',* 1917년 '오사카 시립 도네야마 결핵 요양소', 1920년

'도쿄 시립 결핵 요양소', 1923년 '구라보 중앙병원', 1926년 '오사카 부립 나카미야(中宮) 정신병원'(병상 300개, 현재의 오사카 부립 정신의료센터)이 있다.

1923년 간토대지진이 발생했는데, 사망자·행방불명된 자를 합쳐 10만 명이 넘었던 대참사였다. 이 지진으로 많은 병원이 붕괴 또는 소실되었다고 추정된다.[2] 쇼와 시기에 들어와 간토대지진 때 미국이 보내온 의연금[3]으로 '도아이 기념병원(同愛記念病院, The Fraternity Memorial Hospital)' 건설을 착수했다. 이에 자극받아 '대도쿄 부흥사업(大東京復興事業)'의 일환으로 도쿄 시회에서 6곳 시립병원의 신설이 결의되었다.

쇼와 시기에 들어오면서 1927년 '도쿄 시립 히로병원'이 준공되었다. 1928년 '도쿄 시립 쓰키지 병원', '도쿄 시립 후카가와 병원'의 신설 착공이 이루어졌고, 1929년 '도쿄 시립 오쿠보 병원'이 대지진 붕괴 후 다시 세워졌고, '도쿄 시립 오쓰카 병원', '도쿄 경찰병원', '도아이 기념병원'이 개원했다. 1930년 '도쿄 제1 에이주 병원'(신장개업), '도쿄 해군공제조합병원', 1933년에 '일본전매공사 도쿄병원', '도쿄 도 교직원상조회 산라쿠(三樂) 병원', '성 루카 국제병원'(개축), 1934년에 '도쿄 시 교통국 병원', '암연구소 고라쿠(康樂) 병원', 1938년에 '도쿄 데이신(遞信) 병원'과 같은 새 병원이 개원했다. 이 병원들은 지진과 화재에 견딜 수 있도록 콘크리트 구조로 설계되었다. 특히 새로 개원한 '성 루카 국제병원'은 미국 근대 병원의 모범을 보여주는 병원이었다.

당시의 병원 규모를 예를 들면, 1923년 관공립 병원은 1737곳(4만 3658개 병상)로 한 병원당 평균 병상 개수는 25개였고, 사립병원은 1664곳(4만 8704개 병상)로 평균 병상 수는 34개로 규모가 작았고, 둘 다 오늘날의 병원 이미지와는 거리가 멀었다(당시 법적으로는 병원은 10명 이상의 환자를 수용하는 시설이었

• 1911년 개설된 '도키와(常盤) 병원'이 철도원 소관으로 되었고, 1914년 개칭되었으며, 1916년 시바공원으로 신축 이전했다. — 지은이

다. 1948년 '의료법'에서 20명 이상으로 변경되었다).

2. 제2차 세계대전 중의 병원 (1)

후생성과 국민의료법

1931년 만주사변, 1937년 중일전쟁 발발로 일본은 중공업화를 추진해 전시 체제에 들어갔다. 이 작은 나라(일본)는 아시아 국가가 구미 서국의 식민지가 되어가고 있는 상황에서 러시아, 중국, 미국이라는 세계 3대 모든 거대 국가에 세계 역사상 유일하게 정면으로 싸움을 건 나라였다. 아시아에서의 많은 전쟁이 공정하지 못한 일본 측의 기습 공격 행위가 발단이 되었다는 것은 후손으로서 대단히 유감스러운 일이다. 후세 입장에서 보면 비열했다고밖에 말할 수 없는 일본 국가의 이런 행동은 일본 역사를 배울 때 가장 싫은 부분이다. 기습 공격은 메이지 시기에 배운 프로이센의 전술이라고 한다.[4] 중국의 경우에는 두 번이나 침공했다.

의료 정책에서는 아시아·남양으로의 국가 진출을 지탱하는 인구 팽창 정책과 강한 군인과 후방 노동력을 확보하는 건민(健民)·건병(健兵) 정책을 두 개의 축으로 했다. 이 시기의 특징으로는 만주사변 이후 결핵 병상 증설, 군 의료 시설의 정비, '국민의료법' 제정, 일본의료단의 전개를 들 수 있다. 그리고 (전쟁에서 패배함에 따라) 국가·국민·의료 시설도 괴멸적인 상황하에 일본은 무조건 항복했다. 에도 시대 말기 '안세이 5개국조약(安政五カ國條約)'에서 미국·네덜란드·러시아·영국·프랑스와의 불평등조약 정도가 아니고, '포츠담선언 제6조 이하'에 따른 항복 조건(군사주의 제거, 보장점령, 카이로선언 이행, 본토 4개 섬에 대한 주권 제한, 군대 완전무장 해제, 전쟁범죄인 처벌 등)에 대한 무조건 수락이었다. 일본과 일본인은 역사상 처음으로 외국인에 의한 점령과 지배를 경험한다. (이에 따라) 제2차 세계대전 이후의 의료 제도도 크게 변해 갔다.

이 책에서는 제2차 세계대전 중의 병원사를 ① 본토의 병원, ② 군사병원, ③ 해외(식민지, 만주 등) 병원의 세 가지 시점으로 나누어 살펴보겠다. ①, ②는 9장에서, ③은 10장에서 해설한다.

1926년에 들어선 이후의 의료 과제로 의료 기관과 의사의 지역 분포 격차 문제를 들 수 있다. 의사회는 메이지 시기 이후, 자유 개업제를 프로의 긍지로 사수해왔다. 자유 개업제를 유지한 결과, 도시에서는 개업이 증가하는 데 반해 농촌을 중심으로 적잖은 무의정촌(無醫町村)이 생겨났다.

예를 들어 1927년에는 2909곳의 정·촌에 의사가 없었다. 1926년 초기의 농업공황으로 빈곤화한 농촌에서의 진료소 경영은 어렵게 되었고, 의사는 도시로 전출해갔기 때문에 무의촌은 그 이후로 점차 증가했다. 1936년 무의촌은 3243곳, 1939년에는 모든 시·정·촌의 3분의 1 정도인 3600곳에 이르렀다. 농촌에 병사와 식량을 의지하는 군부는 농촌 보건 수준이 저하되자 크게 걱정했다.

9장 1절에서 본 바와 같이 1912~1926년까지 일련의 경제공황으로 인해 도시와 농촌 모두 빈곤해졌다. 보건 분야에서는 인구 증가율 저하, 영양불량에 의한 결핵 사망률 증가, 모자보건 수준 저하, 유아 사망률 증가, 징병검사 일급 불합격자 급증이라는 사태를 야기했다. 게다가 그 수치의 증감은 현저했고 멈출 기미가 보이지 않았다.

전쟁을 준비하던 군부는 이 인적자원의 수준 악화를 국가의 존망으로 이어지는 중대한 과제로 인식했다. 군부는 "세계에 으뜸가는 야마토 민족 천부의 소질을 여기까지 저하시켰다"라고 하며 위생을 경시하는 정치와 무력하고 실행력이 없는 위생행정 기구의 책임이라고 분노했다. 위생 국가를 수행하는 중앙통할 행정기관(中央統轄行政機關)의 정비를 요구하기에 이르렀다.

군부의 건민·건병 정책에 대한 요구에 따라 일본 예방의학의 역사가 시작되었다. 그때까지의 개업의는 치료가 중심인 미시적인 의료를 실시해, 군부가 바라는 건민·건병이 목적인 거시적인 예방의학이나 건강 증강에 부응하지 못했다. 군부는 개업의가 아닌 국가 통제하에 있는 행정기관을 통해 예방의학을 시행해나갔다. 농촌의 무의정촌의 의료도 의료계와 여론으로부터가 아닌 군부가 국가의 중요 과제로 거론하도록 했다.

건민·건병 정책이 본래의 목적이었다고 해도 이 시기 군부가 무의촌이나 도시 의료 기관망의 정비를 요구해 이를 추진시킨 점은 주목할 만한 역사적 사실이다. 정부나 의사회에서는 군부의 보건·의료를 보는 관점이 달랐다. 그때까지 일본에서는 무의정촌 등의 지역의료 격차 해소와 국민의 건강 유지·체력 증진·체위 향상이 의료 정책의 과제가 된 적이 없었다. 또 육해군 모두 군의대학(軍醫大學)은 개설하지 않고, 대학교 의학부를 실질적인 지배하에 두어 의학·보건 연구를 관리하도록 했다. 따라서 건민·건병 정책에 대한 의학적 연구 성과는 군부에서가 아닌 대학에서 발표되었다.

지금까지 살펴본 바와 같이 메이지 시기 이후 의료 행정은 당초에는 문부성, 그 후로는 내무성이 관할했다. 1938년 군의 병사 증가 요청에 의해 후생성이 급하게 설치되었다. 후생성은 체력국·위생국·예방국의 3국 체제로, 메이지 시기 이후의 내무성위생국을 대신해 보건·위생행정을 담당했다. 새로운 체제에서는 건민·건병 정책에 따른 의료 제도가 검토되어 '의료 기관의 도농 간 지역 격차 시정', '공영 의료 중심 구상에 의한 국민 체력 강화 정책'이 채용되었다. 성(省)의 명칭 안으로 사회보건성, 위생성, 사회성, 제생성이 올랐다. '사회'라는 단어는 사회운동을 연상시키고, '보건(保健)'은 '보험(保險)'과 혼동된다는 이유로 '후생(厚生)'이라는 단어로 최종 결정되었다. 중국 고전 『서경(書經, 尙書)·좌전(左傳)』으로부터 채용한 것이다. 후생이란 '사람들의 생활(生)을 건강하고 풍부하게(厚) 한다'라는 의미다.

1938년 의약제도조사회가 공영 의료 확충을 심의해 '의료 제도 개선 방책'을 내놓았다. 의료 소외 지역에 신규 개업 추진, 의사 근무지 지정 제도(면허 취득 이후 1년 이내인 의사를 2년을 한도로 지정지 근무를 명함), 의사 징용 제도 창설, 무의 지구에 공영 의료 기관 설치, 건강보험 제도 확충, 광고 제한, 전문 과목 표방에 대한 국가 검정 제도, 학교교육 기간 중 1년 이내의 인턴 제도, 의사회의 개편과 회장의 내각 임명 등이 제시되었다. 이 '의료 제도 개선 방책'의 내용은 국가 통제의 색채가 매우 짙었다. 하지만 개인 개업의를 주회원으로 하는 의사회의 강한 반대에 따라 공영 의료 중심의 의료 체제 구상은 일단 후퇴했다. 그러나 1942년 일본의료단(日本醫療團)의 형태로 공영병원에 의한 의료 제공 체제가 단번에 구축되었다.

3. 제2차 세계대전 중의 병원 (2)

일본의료단

1937년 중일전쟁이 발발하자 의사와 간호부가 차례차례 소집·배속되었다. 전선의 야전병원과 후방의 병참병원 편성이 수시로 이루어져 병사와 함께 의사와 간호부도 외지에 출정하고 있었다. 이 시기 간호부는 '백의의 천사'라고 칭송받았다. 전선 확대에 따라 이들 야전병원들이 증가했다.

한편 전선으로부터 부상병이 병원선을 타고 내지에 귀환해왔다. 부상병은 '백의의 용사'로 여겨져 히로시마, 고쿠라(小倉), 오사카, 가가와(香川)의 젠쓰지[善通寺, 시코쿠의 군사 중심지]의 수용병원을 경유해 각 군대병원에 이송되었다. 일적병원은 모두 육군병원에 편입되어 부상병의 수용 시설이 되었다. 온천지의 전지 요양소(轉地療養所)도 부상병의 입원 시설이 되었다. 귀환병의 특수한 상병(傷病)은 '임시 도쿄 제1 에이주 병원'(현재 국립국제의료연구센터), 전쟁에 따른 신경병·정신병은 '고노다이(國府臺) 육군병원'(현재 국립국제의료연구센터 고노다이병원), 재활·직업 준비 교육은 '임시 도쿄 제3육군병원'[현재 국립병원기구 사가미하라(相模原) 병원]이 담당했다. 상이군인의 육체적인 면뿐만 아니라 정신적인 면에서도 대응하고 있었다는 점이 주목되었다.

1938년 후생성 내에 '군사보호원'이 설치되었다. 군사보호원은 퇴역한 상이군인을 위해 전국 각지에 결핵 요양소와 온천 요양소를 개설했다. 척추 손상은 '하코네 요양소', 두부 손상은 '시모사(下總) 요양소'가 담당했고, 오사카와 고쿠라(小倉)에는 '상이군인 보도소(補導所)'를 설치했다.

의료에 대한 국가의 개입 수준은 점차 증가했다. 즉 의사회를 국책 협력 기관으로 개편하는 방침이 이루어져 다이세이요쿠산카이(大政翼贊會)의 주최로 '의계신체제협의회(醫界新体制協議會)'가 설치되었다. 그리고 일본의료단 구상이 나왔다.

1942년 '국민의료법'(1942~1948년 시행)이 성립되었다. 1874년 제정된 '의제'를 대체해 국가의 의료 체제를 정하는 법률로 1948년 '의료법'으로 바뀌기 이전까지 시행되었다. '국민의료법'은 전시체제에 적합한 의료 체제 구축을 목적으로 의료 보급·합리화를 요청했다. 법률의 이름은 검토 단계에서는 '의료법(안)'이었으나 법안의 의회 제출 단계에서는 내각의 의향으로 '국민의료법'으로 변경되었다.

이 '국민의료법'에서 법률상 처음으로 병원과 진료소의 구분이 명문화되었다(국민의료법은 종래와 같이 병상 10개 이상을 병원으로 규정했다). 또 병원, 진료소, 산원을 개설하는 데 허가가 필요하게 되었다. 의사·치과의사의 자격·면허·의무가 규정되었고, 본분으로는 국민 체력 향상에의 기여라는 취지가 명기되었다.

의사회·치과의사회는 관제 단체로서 건민·건병 정책의 국책을 충실히 수행하는 위치에 놓였다. 이렇듯 '국민의료법'에 의해 종래의 자유 개업제를 모토로 한 의사·의사회는 국가 통제 체제에 들어가게 되었다.

'국민의료법' 제5조의 규정에 의해 1942년에 '일본의료단'이 설립되었다. 일본의료단은 정부 출자를 근간으로 하는 특수법인이다. 사립병원을 포함한 모든 병원이 일본의료단에 접수되리라고 예상되었다. 정부는 일본의료단의 운영을 일원으로 관리해 전국적 규모로 의료 기관의 충실화와 정비를 꾀했다.

종래에는 민간 의료 기관 주체로 의료 제공을 추진해온 정부가 공영 의료를 중심으로 하는 정책으로 크게 방침을 전환했다. 1887년 세이난 전쟁 이후 정부는 마쓰카타의 디플레이션 정책에 의해 부·현에 공영병원 정비부터 실질적으로 철퇴시킨 다음, 일반 병원의 정비를 모두 민간에 맡겼다. 전술한 대로 1938년 의약제도조사회의 '의료 제도 개선 방책' 답신이 공영 의료의 확충을 주장했으나 의사회의 반대로 이루어지지 못했다. 좌절하면서도 화로의 잿불같이 공영 의료를 중심으로 여기는 사상은 제2차 세계대전 중 일본의료단의 구상으로 다시 발흥되었다. 병원사의 관점에서는 의료 정책에 대한 중요한 전환점이라고 할 수 있다.

일본의료단을 구상하는 설명을 들은 일본의사회는 "아연해하며 어쩔 줄 몰라 하는" 모양새였다고 한다. 국회의원의 국영 의료 제정 반대, 의료 통제에 대한 비난, 일적병원과 사이세이카이 병원의 통합 우려(疑念)에 대한 후생대신의 정식 부정 등이 있었으나 1942년, 일본의료단 설립 법안이 성립되어 '칙명'(메이지 헌법하에서 천황이 국가기관에 직접 내리는 명령)으로 공포되었다. 단, 의사회의 반대로 결핵 예방에 전념하는 것이 부대조건이 되었다. 일본의료단은 결핵 의료를 위주로 수행하도록 하고 정부 출자금 1억 엔은 결핵병상 10만 개를 신설·정비하는 데 한정했다. 일반 의료 사업도 경영하는 의료 영단(醫療營團)으로 하는 것으로 낙착되었다.

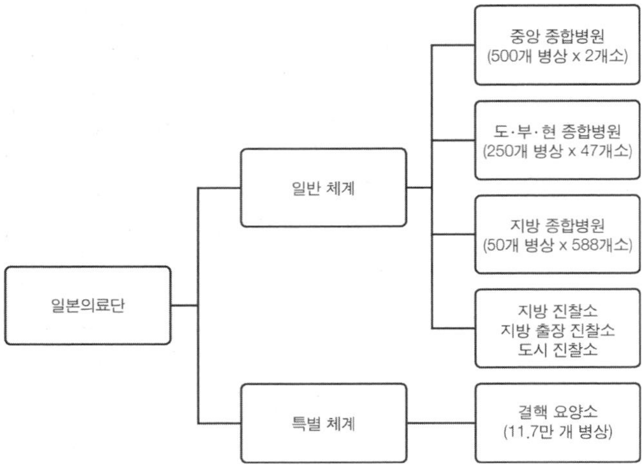

그림 45_ 일본의료단의 체계

일본의료단은 당초 정부 출자(5년간 1억 엔)에 의한 특수법인으로, 다수의 병원, 진료소, 산원을 전국 규모로 개설해 도시와 농촌 간의 의료 기관 배치 격차를 시정하려고 했다. 또 기존의 지방 공공단체 설립, 산업조합회 설립, 공익법인 설립, 비영리법인 설립도, 일본의료단에 병원이나 진료소라는 현물 출자도 할 수 있도록 이관 매수 제도를 정비했다. 일본의료단 총재에는 관선으로 이나다 류키치(稲田龍吉) 도쿄대 교수가 취임했다. 1943년 6월 일본의료단은 사업을 개시했다.

일본의료단의 사업은 '일반 체계'와 '특별 체계'(결핵 요양소 11.7만 개 병상 신설) 두 가지로 나뉘어 있다(〈그림 45〉 참조). 일반 체계에서는 관동(도쿄)·관서(오사카) 두 지방에 중앙 종합병원(각 500개 병상), 47개 도·부·현 중심지에 47곳의 도·부·현 종합병원(각 250개 병상), 도시의 중심에 588곳의 지방 종합병원(각 50개 병상), 무의정촌을 중심으로 지방 진료소, 지방 출장 진료소, 도시 진료소를 두고 의료 기관망을 정비하는 구상이었다.

도·부·현 설립, 시·정·촌 설립, 산업조합 설립, 공익법인 설립의 의료 시설은 일본의료단이 매수 이관했고, 신설 의료 시설은 5개년 계획에 따라 설치하기로 했다. 국가(철도성·체신성 등의 직역병원), 일본적십자사, 사이세이카이, 공장·광산 부속 의료 기관은 일본의료단에 통합되지 않았다.

도쿄의 중앙 종합병원으로는 료고쿠(兩國)·구라마에(藏前)의 '도아이 기념병원'이 후보에 올랐다. 도아이 기념병원은 1945년 3월 말 후생대신의 허가를 받아 해산되었고, 다음 날 일본의료단과 합병해 '일본의료단 중앙병원'으로 전쟁 피해자의 의료 구호를 담당했다(제2차 세계대전 이후 GHQ가 접수했고, 1955년에 접수 해소되었다. 도아이 기념병원에 대해서는 이 책 8장의 미주 28을 참조하라).

한편 '특별 체계'는 기존의 도·부·현 설립, 시·정·촌 설립 등의 결핵 요양소를 통합해 일본의료단의 결핵 요양소를 설치하려는 구상으로, 기존 요양소의 1만 7000개 병상에 더해 5년 간 신규로 10만 개 병상을 설치하는 것이었다. 도·도·현 설립, 시·정·촌 설립 등의 결핵 요양소의 통합은 1943년에 완료되었다. 하지만 일반 체계는 전쟁의 격화와 일본의사회, 의료조합의 반대로 계획의 진척이 늦어졌다. 일본의사회는 국영 의료와 의료 통제를 이유로, 의료조합은 관료화에 의한 독선적 경영과 장래의 조합 설립 의료 시설의 폐쇄 우려, 경영 제일주의로 인한 영리화 우려를 이유로 반대했다.

1942년 '일본의료단령'이 칙명으로 공포되자 일본의료단이 민간병원도 사들일 것이라는 억측이 발생해, 민간병원에서는 시설의 파손이나 낡아진 것에 대해 설비투자를 하지 않는 도덕적 해이(moral hazard)가 발생했다. 이것도 병원사에서 귀중한 경험이자 관찰 사실이라고 할 수 있다. 일본의료단은 1943년 6월 사업을 개시했다. 전쟁이 진행됨에 따라 인재·물자·자금의 경영자원 부족으로 경영이 어렵게 된 병원은 점차 일본의료단에 도움을 요청하기 시작했다. 공영 의료, 통제 의료 추진에 대한 저항 주체는 전술한 일본의사회와 의료조합에 의해 이루어졌다.

1942년 '국민의료법' 제정과 함께 '건강보험법'과 '직원건강보험법'을 통합하는 법률 개정이 이루어졌다. 이때 지방장관에 의한 보험의 강제 지정 제도가 채용되어 (관제) '일본의사회'가 발족했다(그 이전의 보험 진료는 희망하는 의사만 참여했었다). 또 보험 의사(保險醫)에 대한 지불은 그때까지의 '인두제 단체 도급 방식'에서 후생대신이 지정한 '진료 보수 단가 점수표'에 의해 지불하도록 변경되었다. 즉 의사회는 보험 의사의 지정, 진료 보수 등의 주도권, 진료 보수 지불 사무를 국가에 빼앗겼다.

1943년 6월 일본의료단이 발족하나 '국민의료법'에 따라 일본의료단의 총재는 (관제) 일본의사회의 회장을 겸하게 되었다. 이 (관제) 일본의사회는 강제 가입으로, 이후 후생대신은 총재 임명권을 통해 전국의 의사와 의료 기관을 통제할 수 있게 되었다. 일본 의사의 전문가로서의 긍지, 자유 개업의 긍지도 관료의 통제하에 들어갔다.

지금 역사를 뒤돌아보면, 이 시기는 '국가의 국가통제 의료 체제 구축 추진'과 의사회의 '자유 개업제 의료 체제 유지' 간의 공방전이었다고 해석할 수 있다. 화학·물리학과 같이 실험으로 재현성을 검증할 수 없는 사회과학으로는 사회변혁 중에 발생한 이러한 역사적 사실을 고찰하는 것이 중요해, 앞으로의 의료 정책과 그것을 구현하는 의료 제도를 고찰할 때에 귀중한 경험과 관찰 사료가 된다.

이상에서 본 것처럼 일본은 국가 출자에 의한 일본의료단이 각 도·부·현의 주된 병원을 강제 매수해 전국 병원망의 정비와 충실을 진행했다. 일반 국민의 의료 체제를 구축한다는 계획을 세우고 실행에 옮겼다. 이는 '공영 의료 주도 체제'로의 재도전이라고도 할 수 있다. 하지만 전쟁과 패전에 의해 중단되어 목적을 달성하지 못했다. 후생성이 군부의 건민·건병 정책의 목표 달성을 명분으로 계획과 같이 일본의료단을 정비했다면, 국공립 병원·공적병원·민간병원이라는 의료 제공 사업주나 의료 기관의 분포, 후생노동성의 의료 정책 등은 현재와는 크게 달라졌을 것이라고 생각된다.

제2차 세계대전 패전 이후 1946년, 점령군 GHQ의 지도로 일본의료단의 해산이 결정되었고, 이에 따라 해산 이후 시설 처리 문제가 '의료 제도 심의회'에서 검토되었다. 일반 체계는 도·도·부·현과 대도시에, 특별 체계의 결핵 요양소·나병 요양소는 국가가 운영하도록, 정신병원은 장기적으로 국가가 운영하는 것이 바람직하다는 답신이 이루어졌다. 하지만 지방자치체로 의료 시설을 이관하는 구상(공립 의료 기관 구상)은 재정상의 문제 등으로 좌절되어 많은 시설은 국영으로 계승되었다. 제2차 세계대전 이후의 일본은 민간 의료 기관을 중심으로 하는 의료 제공 체제의 정비·추진과 병행해, 국립병원과 현립병원·시립병원이 일반 의료 제공의 무대에 등장했다.

1947년 일본의료단이 해산되었다. 해산 시에 남아 있던 시설은 도·부·현 병원 20곳, 지방 종합병원 198곳, 결핵 요양소 87곳, 진료소 282곳, 산원 5곳, 쇼켄(奬健) 요양소(민간 시설을 전용한 간이 결핵 요양소 — 옮긴이) 96곳, 총 688곳으로 일본의료단 설립 시 사업 계획(〈그림 45〉)과 비교해볼 때 큰 폭의 공급 미달 상태에서의 해산이었다. 하지만 해산 시 병원만으로도 218곳(20+198)으로, 병원 수 면에서는 병원 역사상 육해군 병원과 같은 거대한 병원 그룹이었다고 할 수 있다. 이와테 현과 니가타 현은 일본의료단으로부터 현에 이관된 시설을 현립병원으로 두고 현의 의료 제공 체제 정비를 진행했다.

여기까지 다룬 내용을 정리해보자. 세계 대부분의 국가에서는 공영 의료 기관이 국가의 주된 의료 제공을 담당하지만, 현재 일본에서는 주로 민간 의료 기관이 의료를 제공하는 체제가 형성되어 있다. 이것은 일본의 의료 제공 체제의 큰 특징이라고 할 수 있다. 하지만 일본의 병원사에서 정부가 공영 중심의 의료 제공 체제를 구축하려고 했던 장면이 몇 번이나 있었다. 구체적으로는 ① 메이지유신으로부터 1887년까지의 메이지 시기 초기, ② 1938년 의약제도조사회에 의한 '의료 제도 개선 방책' 답신이 이루어졌을 때, ③ 제2차 세계대전 중 일본의료단으로의 집약이 시도되었을 때, 그리고 11장 2절에서 설명할 ④ 제2차 세계대전 이후 일본의료단 해산 처리를 검토할 때의 네 차례다. 모든 경우가 재정 면에서의 어려움 또는 의사회의 반대에 의한 좌절이었다.

4. 제2차 세계대전 중의 병원 (3)

신규 병원 그룹의 대두 · 전개

후생성 의무국의 『의제 80년사』 자료에 따르면, 패전까지의 병원 수는 1941년 4858곳(19만 9831개 병상)을 정점으로 1945년 병원 645곳(3만 1766개 병상)으로 감소[5]했다(〈표 4〉 참조). 괴멸 상태라고 할 수 있을 정도로 비참했다. 진료소도 1940년의 정점 시기의 4만 5808곳에 비해 1945년에는 6607곳으로 감소했다. 1941년 '의료 관계자 징용령'에 따라 의사의 징병·파병이 시작되어 (이로 인한) 의사 부족으로 많은 국내 의료 기관이 폐쇄되었다.

1944년 미군기가 일본 본토 상공을 날아 공습이 시작되었다. 전쟁 말기였다. 소이탄 공습으로 의료 시설이 피해를 입었고 의료 종사자가 부족해졌으며 의약·의료 재료를 공급할 수 없는 상태에 이르렀다. 전시하 생활환경의 악화에 의사·의약품 부족이 겹치면서, 급성 전염병이 증가해 1944년에는 이질, 장티푸스 등 특정 전염병 환자가 25만 명 가깝게 증가했다. 공습 등의 부상으로 입원해도 의사도, 의약품도 부족한 병원에서 치료를 받지 못한 채 사망하는 환자가 속출했다. 또 나병, 정신병, 결핵과 같은 전염병의 격리 시설 등에서는 암거래로 쌀을 사거나 농촌으로 가서 직접 구입도 할 수 없는 까닭에 식량 확보가 불가능했다. 이로 인해 병원은 기능하지 못했고, 질병보다도 영양실조로 사망하는 입원 환자도 많았다.[6] 참혹했다. 이렇듯 전쟁 말기의 의료 환경은 급속하게 황폐화되었다.

병원 수가 1941년 당시의 수만큼 돌아온 것은 1955년이 되어서였다.[7] 1956년판『경제백서(經濟白書)』42쪽에서 "이제는 전후는 아니다"라고 기뻐하며 소리 높여 말한 근거는 통계상 ① 국민소득이 전쟁 전의 수준으로 돌아온 것이 1953년, ② 1인당 국민소득이 전쟁 전 수준으로 회복한 것이 1955년, ③ 일본인의 체위가 전쟁 전의 추세선상 오른 것이 1955년이었기 때문이다(단, 무역 부문, 특히 수출 회복이 늦어져 전쟁 전의 80% 수준에도 달하지 못하고 있었다). 병원 수도 마찬가지로 1955년 5119곳(20개 병상 이상)이 되어 전쟁 전의 정점이었던 1941년의 4858곳(10개 병상 이상)을 겨우 넘었다. 일본은 부흥하고 있었다.

전쟁 중에 '후생연금 병원(厚生年金病院)'과 '사회보험 병원'이 생겼다. 또 쇼와 시기에는 국영인 3공사(일본 국유철도·전매공사·전신전화공사), 5현업(우정·조폐·인쇄·국유림야·알코올 전매) 중 직원과 가족을 위해 직역병원을 운영하는 곳이 있었다. 이 병원들은 공사 등의 전국 각 거점에 설치되어 그룹 병원으로 발전했다. 다음에서는 '후생연금 병원', '사회보험 병원', '철도병원', '체신병원'과 (전후 시작이기는 하나) '노재(勞災)병원'의 역사를 통해 쇼와 시기의 병원을 이해해보자.

(1) 후생연금 병원

제2차 세계대전 중인 1942년에 '노동자연금보험'이 제도화되었다(1942년 '후생연금보험'으로 개칭). 1943년에는 재단법인 '후생연금사업진흥단'이 설립되었다. 노동자연금보험은 노령, 폐질(廢疾), 업무에 의한 사망 등의 보험사고로 보장하는 보험으로 노동자와 그 가족의 생활 안정이 목적이었다. 노동자연금보험의 주체는 연금(양로연금)이다. 하지만 개시 직후의 노동자연금보험'은 노동자로부터의 보험료는 들어왔지만, 급부 개시는 수십 년 이후의 이야기였다. 현재와는 달리 인구구성이 아랫변이 길고 높이가 낮은 삼각형(다산·다사·단명형)으로, 연금제도의 재정으로 안정된 장래가 예상되고 있었다. 평균수명은 남자 50.06년, 여자 53.96년인 시대였다(1947년 제8회 생명표). 징수한 보험료는 매년 쌓여 거액이 될 것으로 예상되었다. 노동자연금보험은 이미 성립된 '선원보험'의 기금과 함께 통일적으로 운영하게 되었다.

연금보험 혜택은 노후에 받을 수 있었으며 보험료는 현재 지불하므로 피보험자(노동자)의 부담감은 강했다고 한다. 당시 민간의 생명보험과 건강보험, 간이생명보험은 피보험자에 대한 복지시설 서비스를 제공하고 있었다. 그래서 노동자연금보험도 보험 업무 외의 복지시설 서비스를 제공하기로 했다. 전국의 복지시설 서비스를 통괄 운영하는 기관으로 재단법인 '연금보험후생단'을 후생성의 외곽단체로 설립했다. 재단의 기금은 미쓰비시 본사, 미쓰이 소모토카타(三井總元方) 스미토모(住友) 본사, 야스다 호젠샤(安田保善社), 일본제철, 가와사키(川崎) 중공업, 일본강관(日本鋼管), 도쿄 시바우라전기(東京芝浦電氣), 가와니시(川西) 항공, 나카시마 비행기, 일본유지(日本油脂) 11개 사에서 각각의 수준에 맞게 기부받았다. 제2차 세계대전 이전 일본 정부에서는 경제계에 이렇게 자금을 요구하는 사례가 많았다.

제2차 세계대전 이후 이 연금보험후생단이 양호 시설, 병원, 간호 학원, 후생연금 회관, 스포츠센터, 국민 휴가 센터(그린피아), 후생연금 노인홈 등의 많은 시설의 건설 개발자가 되었다. 이상이 연금보험제도가 연금 업무가 아닌 병원(후생연금 병원)을 보유·경영하는 이유다.

1944년에 벳푸(別府), 1945년에 다마쓰쿠리(玉造, 島根), 1946년에 유가와라(湯河原), 노보리베쓰(登別)에 정형외과 요양소를 개설했다(벳푸 이외는 1951년 병원으로 승격했다). 도쿄와 오사카에 정형외과를 중심으로 하는 종합병원을 설치하기로 결정해 1952년 '도쿄 후생연금 병원', '오사카 후생연금 병원'이 개원했다. 1955년 '규슈 후생연금 병원', 마지막으로 1962년 '유후인(湯布院) 후생연금 병원'이 개원했다. 현재 후생연금 병원은 노보리베쓰, 도쿄, 유가와라, 오사카, 다마쓰쿠리, 규슈(후쿠오카), 유후인 7곳에 있다.

또한 '후생연금' 이름은 붙으나 '동북 후생연금 병원(센다이)', '후생연금 고치 리허빌러테이션(rehabilitation) 병원', '호시가오카(星ヶ丘) 후생연금 병원[오사카·히라카타(枚方)]'은 전국사회보험협회연합회의 '사회보험 병원'이다.

2004년 거액의 연금 보험료가 안일하게 연금 급부 이외에 유용된 사태가 국회에서 표면화되어 후생연금 병원, 후생연금 노인홈, 후생연금 회관, 후생연금 휴가 센터에 대해서는 앞으로 연금 보험료를 투입하지 않는 것으로 결정되었다. 2005년 '연금, 건강보험 복지시설 정리기구(RFO: Readjustment of Facilities for Insured Persons and Beneficiaries Organization)'가 설립되어, 후생연금 병원은 현물출자를 하도록 했다. RFO의 위탁을 받아 계속해서 후생연금 사업진흥단·전사연(全社連)이 병원을 운영하지만 5년 이내에 지방자치제, 의료법인 등에 매각 또는 폐지하도록 했다.

2008년 후생연금 병원과 사회보험 병원의 RFO 출자가 여당(자유민주당)에 의해 합의되었다. RFO는 당초 성립 5년 후에 해산해 자산 등은 국가가 인수하기로 되어 있었으나 RFO의 존속기간은 2010년 9월 말까지로 2년간 연장되었다. 2009년 9월 민주당을 중심으로 하는 연립내각으로 정권이 교체되어 후생연금·사회보험 병원에 대해 공영 유지가 검토되었고, 2011년 설립법의 일부가 개정되어 독립행정법인 '지역의료기능추진기구(JCHO)'로 개조되는 것이 결정되었다.

(2) 사회보험 병원

1922년 '건강보험법'이 공포되었다. 보험자는 '정부'와 '건강보험조합' 두 종류로 결정되어, 보험자가 정부인 경우 '정부관장 건강보험(정관 건보)', 건강보험조합인 경우 '조합관장 건강보험(조합 건보)'이 되었다. 이 정관 건보의 직영 의료 기관이 사회보험 병원과 진료소다.

제2차 세계대전 전시하의 의료 환경에서는 충실하게 급부해도 건강보험의 회계는 건전했고, 정관 건보는 순조롭게 잉여금을 누적해갔다. 하지만 인플레이션이 진행되면서 정관 건보는 자산 가치 감소라는 인플레이션 리스크에 대비해 수취 보험료에 의한 현물 자산의 구입 방침을 정했다. 그것은 저금·신탁·주식이라는 금융 운용 상품과 부동산이라는 자산이 아닌 병원이라는 현업이었다. 1944년 사회보험 병원의 설치 계획이 결정되어 병원이 설치되기 시작했다. 보험자 스스로가 병원 경영에 나섰다. 1944년 3월 도쿄 시타야 류센지(龍泉寺)에 '제1병원'을 개설했으나 1945년 3월 10일의 도쿄대공습으로 소실되었고, 우구이스다니(鶯谷), 가와고에(川越)를 경유해 다음 달 말에 우라와에 정착했다(현재 사이타마 사회보험병원).

전시하 일본에서는 의료 시설이 불충분해 보험금 지급이 적었고, 정관 건보는 풍족한 잉여금을 가지고 있었다. 사회보험 병원의 설치·전개를 진행하고 싶었지만, 도시는 전쟁 말기의 인원·물품 부족으로 자금이 있어도 새롭게 병원을 세울 수 있는 상황이 아니었다. 그래서 피해를 입지 않은 민간 의료 시설 등을 구입해 경영은 시·정·촌과 사회보험협회에 위탁하는 방법을 채택했다. 1945년 병원·진료소 17곳, 1946년 12곳, 1947년 9곳, 1948년 10곳, 1949년 1곳, 1950년 1곳, 1951년 14곳에 더해 결핵 요양소 10곳을 설치했다.

1952년에는 도·도·부·현 사회보험협회의 연합회가 결성되어 '전국사회보험협회연합회(전사연)'이 결성되었다. 목적은 건강보험, 후생연금보험, 그 외 사회보험의 원활한 운영 촉진, 피보험자의 복지 도모, 사회보장제도의 확립이었다. 현재 전사연은 병원 51곳, 진료소, 간호학교 7곳, 개호 노인 보건 시설 28곳을 소유하고 있다. 이상이 정관 건보(2008년부터 협회 건보)가 병원을 보유해 경영하고 있는 사유다.

2008년 사회보험 병원은 사회보험청에서 RFO(연금·건강보험 복지시설 정비기구)로 이관되었다. 그 후에는 후생연금 병원과 마찬가지다.

(3) 철도병원

철도병원은 1911년에 도쿄 시 고지마치 구[현재 오테마치 2가(大手町二丁目)]에 개원한 '도키와(常盤) 병원'이 최초다. 철도 직원인 상이·상병의 치료를 목적으로 하는 직역병원이다. 진료과는 내과·외과·안과·이비인후과로 의사는 11명이다. 내과·외과에는 각각 도쿄대 병원의 교수가 고문으로 취임했다. 의사로서 아이치 의학교 교장을 지내고, 독일 유학, 위생국장의 경력을 지닌 철도원(鐵道院) 초대 총재 고토 신페이(後藤新平)가 주도해 만든 병원이었다.

당초의 사업 형태는 구제조합이었으나 1914년에 상이 요양은 정부 사업이 되었다. 도키와 병원은 국영으로 지정되고 시설은 철도원의 소관으로 넘어가 '도쿄 철도병원'으로 개칭했다. 1916년에 시바 구 시바공원으로 신축 이전하면서 규모를 확대했다. 1923년 간토대지진으로 전소했고, 미나미신주쿠에 용지를 마련해 1927년에 본관을 준공했다(현재 JR 도쿄종합병원). 지상 3층, 지하 1층인 건물이었다. 다음 해부터 진료를 개시해 1936년 기록에는 외래 환자가 평균 1331명, 입원 161명으로 융성했다.

제2차 세계대전 이후 철도병원(국철병원)이 전국 각지에 설치되어 1981년 1종 종합병원은 중앙(도쿄), 삿포로, 센다이, 니가타, 나고야, 오사카, 시코쿠, 히로시마, 모지(門司)의 9곳, 2종 병원은 29곳에 개설되었다. 그 후 방대한 누적 적자를 가지는 국철의 경영합리화 작업으로 새로운 체제를 갖춘 1982년에 2종 병원은 11곳으로 감소했다. 재편성이 이루어진 1985년에는 1종 종합병원으로부터 니가타와 시코쿠가 빠져 (1종 병원은) 7곳이 되고, 2종 병원은 2곳이 되었다.

1987년 4월 국철 분할 민영화에 의해 민영 JR의 병원이 되었다. 이관 시에 1종 병원은 7곳, 2종 병원은 없었다. 각 병원도 직역병원에서 일반 보험 의료기관 병원으로 변경되어 일반 시민에게 개방되었다. 또한 JR 이외에서도 도쿄급행전철의 '도큐(東急) 병원'과 나고야철도건강보험조합의 '메이테쓰(名鐵)

병원'이 철로 주변에 개설되어, 지역 주민에게 의료를 제공하고 있다.

(4) 체신병원

1933년 체신성은 직원이 20만 명이나 되었으나 의료 기관으로는 불완전한 진료소만 보유하고 있었다. 미나미 히로시(南弘) 체신대신이 체신성 직역병원 설립을 제창해 재계, 신문계, 통신업계에 도쿄·오사카에 체신병원을 설립하는 데 협력해줄 것을 요청했다. 일본공업클럽이 도쿄체신병원후원회를 설립해 기부금 찬조 활동을 개시했다. 일본공업클럽, 일본경제연맹회, 도쿄상공회의소, 생명보험회사협회, 대일본연합 화재보험회사, 대일본연합 화재보험협회, 전기협회, 선주협회 등으로부터 1년간 491건, 112만 엔을 모았다. 고지마치 전 육군 의학교 터(국유지)에 철근콘크리트 구조의 3층(본관·제1병동·제2병동), 10개 진료과, 260개 병상의 '도쿄 체신병원'을 건설해 1938년 국가에 기부했다.

앞서 후생연금 병원 부분에서도 썼지만 제2차 세계대전 이전에는 국가기관과 정치가의 요청에 의해 민간이 기부금을 모아 재단과 병원 등을 설립해 국가에 기부하는 사례가 많았다. 이상한 것은 당시 연금보험의 피보험자가 국민 전체(전국민연금보험제도)인 것도 아니고, 또 그 체신병원의 경우에도 체신성의 직역 전용 병원임에도 민간 기업이 그런 곳에 기부하고 있다는 점이다.

1949년 체신성은 우정성으로 개칭했다. 1986년에는 보험 의료 기관의 승인을 받아 마침내 일반 시민에게 병원을 개방했다. 2007년 '일본우정그룹'이 발족해 '일본우정주식회사' 직할의 기업 설립 병원으로서 지역의료를 담당하고 있다. 전국의 체신병원은 14곳으로 삿포로, 센다이, 도쿄, 요코하마, 니가타, 도야마, 나고야, 교토, 오사카 기타(大阪北), 고베, 히로시마, 도쿠시마, 후쿠오카, 가고시마에 체신병원이 있다.

덧붙여 '간토 체신병원'은 일본전신전화공사가 1952년 도쿄 고탄다(五反田)에 개설한 직역병원으로, 1986년 보험 의료 기관 지정을 받아 일반 국민에게 개방했다. 현재는 동일본통신전화(NTT 동일본)의 병원으로, 1999년 'NTT 동일본 간토병원'으로 개칭했다. 체신병원이라는 이름이지만 일본우정그룹의 체신병원과는 별개다. 체신병원과 앞에서 이야기한 후생연금 병원을 헷갈리지 않도록 주의해야 한다.

(5) 노재병원

1947년 '노동기준법'과 동시에 '노재(勞災)보험법'(노동자 재해보상보험법)이 성립했다. 같은 해 노동성이 단독 성으로 독립했다. '노재보험법'은 업무상의 원인으로 부상, 질병, 폐질(신체장애), 사망의 보상과 외과 처치, 의수(義肢), 직업 재훈련, 요양 등에 필요한 시설의 설치와 운영을 규정했다. 하지만 1947년 도시는 '노재보험법'의 목적에 알맞는 병원을 정비할 수 있는 상황이 아니었다. 노동성은 연금보험후생단이 1944년부터 1946년에 거쳐 신규 사업으로 설립한 네 개의 요양소(벳푸, 다마쓰쿠리, 유가와라, 노보리베쓰)를 비롯해 국립병원, 국립 요양소, 대학병원 등 63곳의 병원과 계약을 맺었다.

1949년 노동성은 '일본제철 야하타(八幡) 병원' 소네(曾根) 분원을 구입해 내과·외과·정형·이학 진료 네 개 과, 34개 병상의 '규슈 노재병원'을 개설했다. 최초의 노재병원이다. 정부가 직접 병원을 운영하는 것이 아니라 재단법인 토목건축안전위생협회에 위탁했다. 병원 운영에 대해 GHQ와도 상의한 결과, 1949년 재단법인 노재협회를 신규로 설립해 운영·위탁하는 방식을 채용했다.

도쿄에서는 해산하는 일본의료단의 병원[나가이(永井) 병원]을 구입해 1949년 내과·외과 2과, 21개 병상을 갖춘 '도쿄 노재병원'을 개설했다. 같은 해 도치기 현 기누가와(鬼怒川) 일본광업의 보양소를 구입해 내과·외과 2과, 20개 병상의 '도치기 게이하이(珪肺) 요양소'(훗날 게이하이 노재병원)를 개설했다.

그 후 노재병원은 1953년 간사이, 1954년 도호쿠·아키타·구마모토, 1955년 비바이(美唄)·이와미자와(岩見澤)·후쿠시마·주부(中部)·오카야마·주고쿠·야마구치·모지, 1956년 가가와·에히메, 1957년 간토·나가사키, 1958년 도야마·니가타, 1959년 지쿠호(筑豊), 1960년 구시로(釧路)·이와테·아사히(旭), 1962년 아오모리·오사카·기리시마 온천, 1963년 산인(山陰), 1964년 고베·오무타(大牟田), 1965년 지바, 1966년 와카야마, 1967년 하마마쓰(浜松), 1979년 쓰바메(燕), 종합 세키손(척추 손상) 센터[후쿠오카 현 이즈카(飯塚)], 1981년 가시마(鹿島), 1987년 '기비고원(吉備高原) 재활센터', 1991년 요코하마에 노재병원이 생겼다. 일본 전체에 병원이 급증하는 시대였다. 또 1957년 '노재복지사업단'이 설립되어 노재병원이 이관되었다.

2002년에 독립행정법인 노동자건강복지기구가 발족해 2004년부터 특수법인 등 정리 합리화 계획이 실시되었다. 2004년 이후에 기리시마 온천, 게이하이, 오무타, 이와테, 지쿠호의 노재병원이 폐원했다. 2008년에 이와미자와를 본원, 비바이를 분원으로 하고 명칭은 각각 '홋카이도 중앙노재병원', '홋카이도 중앙노재병원 세키손 센터'로 바꾸었고, 규슈를 본원, 모지를 분원으로 하고 명칭을 각각 '규슈 노재병원', '규슈 노재병원 모지 메디컬센터'로 변경했다. 2012년 기준 노재병원 32곳과 1만 3187개 병상이 있다.

5. 제2차 세계대전 중의 병원 (4)

군사병원

1870년에 '군사병원'이 오사카 성내에 개설, 같은 해 도쿄 시바다카나와에 '해군병원'이 개설되었다. 1871년 도쿄 미야케자카(三宅坂)에 '육군 군의료 본병원'이 개설되었다. 메이지 시기에는 군과 관계된 병원이 많이 개설되었다. 메이지유신 이후의 국가 방침인 부국강병, 식산흥업 아래에서 위생이나 의학은 '강병' 부분을 맡았다. 육군의 병원은 '에이주(衛戍) 병원'이라고 불리어 우쓰노미야(宇都宮)와 후시미 등의 군도(軍都)에 설치되었다. '에이주'란 군대가 하나의 토지에 오래 주둔하며 방위 역할을 맡는다는 의미다. 1935년 에이주 병원은 육군병원으로 개칭되었다. 전쟁 전 육군병원의 병상 수는 대규모였다. 예를 들어 1944년 시점에서 '고쿠라 육군병원'(2950개 병상), '임시 도쿄 육군 제3병원'(2767개 병상), '오사카 육군병원'(2731개 병상), '나고야 제2 육군병원'(2000개 병상), '임시 육군 도쿄 제1병원'(1853개 병상), '아사히카와(旭川) 육군병원'(1507개 병상), '우쓰노미야 병원 신카와(新川) 분원'(1000개 병상) 등은 병상 수가 네 자리인 기록을 남겼다.[8] 고쿠라 육군병원이 일본 병원사 중 최대 병상 수를 지닌 병원이 되었다(현재 국립병원기구 고쿠라 의료센터는 400개 병상 보유). 병원에는 장교용 개인실도 있었지만 큰방에 다수의 침상이 나란히 배열된 나이팅게일형 병실의 사진이 남아 있다.

한편 해군병원은 각지의 군항과 온천지에 설치되어 육군만큼 병원 수가 많지는 않았다. 예를 들어 '구레(呉) 해군병원'은 1889년에 병상 수 147개로 개설되어 부상자 수용과 함선 방역 대책 등을 목적으로 하는 군인 전용 병원이었다. 입원 환자는 1938년 7월을 정점으로 1257명으로 기록되어 있다. 1904년 개설된 '구레 해군공창• 직공 공제회병원'은 공장 부속병원으로는 일본 최초인 병원이다. 1906년 요코스카(横須賀) 해군공창 직역병원인 '요코스카 해군공제병원'이 개설되었다. 군항 마이즈루(舞鶴)에는 군인 계급별로 세 개의 해군병원 '마이즈루 진주부 해군병원', 하사관용의 '재단법인 가이진카이(海仁會) 병원', '마이즈루 해군공창 직공공제회 병원'이 있었다. 도쿄 쓰키지의 '해군의학교 부속병원' 자리에는 현재 '국립 암연구센터'가 있다.

전쟁이 진행됨에 따라 육군병원과 해군병원이 다수 개설되었다. 또 온천

• 육해군에 직접 소속되어 군수품을 제조하던 공장을 말한다.

지·보양지를 중심으로 상이군인 환자용 요양소도 설치되었다.[9] 전장에서는 야전병원과 병참병원이 부상병을 치료했다. 국립병원과 국립 (결핵) 요양소 중 다수는 패전 후에 정리해 수를 감소시키고, 그 후에 이를 계승해온 것이 육해군 병원이었다는 것을 생각하면 전쟁 전 의료계에서 육해군 병원의 영향력이 얼마나 컸는지 추측할 수 있다. 육군은 1873년에 '육군 군의학교'를 폐지해 독자적인 군의(軍醫) 양성을 중지했다(해군은 제2차 세계대전 패전까지 해군 군의학교를 유지했다). 육군대학교와 해군대학교 모두 군의학부는 개설되지 않았으므로 군과 군의의 대학 교육에 대한 발언력은 점차 커져갔다. 전시 중의 의학 연구는 군이 주축이 되는 경우가 많았다.

러일전쟁 시에는 의사 국가시험의 수험 자격이 낮아져 태평양전쟁 중에는 단기 속성 의학전문학교가 우후죽순처럼 생겨나는 등 의사 공급은 군부의 요청에 크게 영향을 받았다. 이것도 병원사가 보여주는 역사적 사실이다. 현재 일본 방위성이 '방위 의과대학교'를 운영하면서 의관을 양성하고 있다. 방위의과대학교는 문부 과학성 소관인 대학이 아닌 성청(省廳) 대학교이지만 대학 의학부와 동등하게 졸업이 요건인 의사 국가시험의 수험이 가능하다.

제2차 세계대전 전에는 병원선(病院船)이 활약했다. 최초의 병원선의 등장은 1894~1895년 청일전쟁으로, 일본 우선(郵船)인 화물 중심 화객선 '고베마루(神戶丸)'를 해군이 징용, 병원선으로 개조해 약 4000명의 환자를 운송했다. 일본적십자사는 영국의 병원선을 모델로 삼아 1898년에 '하쿠아이마루(博愛丸)', 다음 해 같은 모양의 배인 '고사이마루(弘濟丸)'를 건조했다. 평시에는 일본 우선인 상하이 항로 화객선으로 항해했다. 1900~1901년의 '북청사변(義和國の亂, 기와단의 난)' 때 환자 수송선으로 사용되었고, 1904~1905년 러일전쟁에서는 병원선이 되었다. 하쿠아이마루는 3000톤 급으로 환자 수용 능력이 200여 명, 병실 18개, 간호인실 4개, 진찰실, 의무실, 수술실, 조제실, 시체실을 완비했다. 하쿠아이마루는 1926년 하야시카네 상점(林兼商店, 현재 마루하

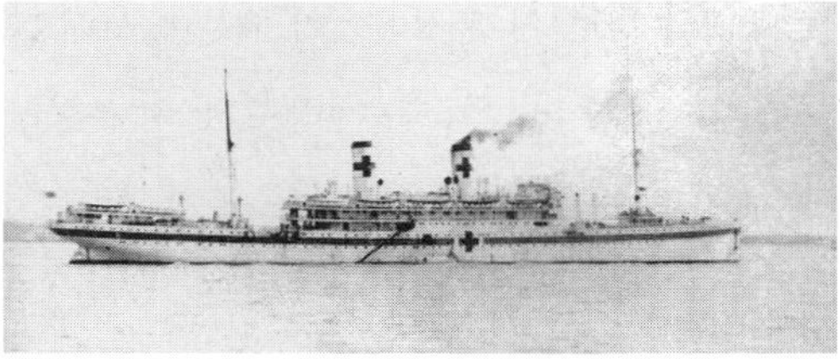

그림 46_ 병원선 시대의 아사히마루: 병원선 선체에는 1.5m의 녹색선이 있고, 굴뚝·선복에 적십자 마크를 단 피난 보트도 같은 모양이다.

니치로 수산)에 매각되어 게 가공선으로 개조되었다. '오타루(小樽) 고등상업학교'를 졸업한 은행원 고바야시 다키지(小林多喜二)의 소설, 『가니코센(蟹工船, 게공선)』의 모델이 이 하쿠아이마루였다. 병원선은 부상병·해난자(海難者)들을 수용해 치료하면서 운송하는 배로, 선체는 백색으로 하고 군용 병원선은 녹색으로, 사설 병원선은 적색의 가로선을 넣어 국기와 적십자기를 걸었다. 적십자협약에 따라 공격받는 일 없이 항해할 수 있었다. 냉장·냉동 설비가 충분하지 않았기 때문인지 초기 병원선은 소와 닭을 선내에서 사육했다.[10]

제2차 세계대전 중에는 '오사카 상선(大阪商船)'을 시작으로 하여 징용선(徵用船)을 중심으로 육해군 모두 많은 병원선을 소유하고 있었다. 요코하마 야마시타 부두에 계류 중인 일본 우선 '히카와마루(氷川丸)'도 한때는 해군 특설 병원선이었다. 일본군이 스위스 적십자국제위원회와 연합국 측에 통지한 병원선은 1943년 12월 기준으로 육군이 17척, 해군이 수술실을 완비한 4척이었다. 육군의 병원선에는 상근 일적 간호부가 승선하고 있어 6000톤 이상의 배에 타는 갑(甲) 편성 부대(100명×5개 부대), 6000톤 미만의 배에 타는 을(乙) 편성 부대(60명×5개 부대), 합계 10부대 800명이 '일적병원선 부대'였다. 육군 병원선에 승선·수용된 부상병은 살아서 일본에 돌아갈 희망을 가질 수 있었다. 해군에서는 제2차 세계대전 이후 인양선 이외에는 상근 간호부는 근무하지 않았다. 해군의 병원선은 환자의 본국 수송보다는 선내에서의 수술 치료를 중시했다. 환자의 전선 복귀가 해군 병원선의 목적이었기 때문에 선내 병원 기능은 충실했다. 육군은 '미통보 병원선'이라 칭하는 선박도 몇 척 운항하고 있었다. 가는 길에는 병원선에 외지로 이동하는 병사와 군수물자, 군용견, 위안부 등을 태우고, 돌아오는 길에는 병자를 승선시키는 병원선도 있었다고 한다. 이렇게 일본은 병원선을 본래의 목적 외인 병사·군사물자의 운반에 사용하고 있었을 가능성이 높아 연합군의 수상 함정에 의한 임검(검색)과 위협비행에 의해 위장이 발각되어 육군에서 패전 시까지 남은 것은 한 척뿐이라고 한다(또 국제적십자위원회가 인정한 병원선으로 미국에 침몰된 것은 1943년 라바울 부근에서 폭격되어 침몰한 '부에노스아이레스 마루' 한 척뿐이다).

병원선은 병상 수가 많았고, 항해 중에 많은 인원을 수용할 수 있는 능력이 있었다. 일본적십자사는 병원선을 소유하고 있지 않다. 현재 해상자위대, 해상보안청도 병원선을 가지고 있지 않으나 미국, 중국, 러시아, 베트남 등 세계 각국의 해군에서는 병원선을 소유하고 있는 예가 많다. 미국은 1000개 병상 규모의 머시급 병원선(Mercy class hospital ship) 두 척을 소유하고 있다. 2011년 3월 동일본대지진 때 마을·병원·의원 모두가 해일에 집어삼켜져 재해지의 22곳의 재해 거점 병원이 환자를 수용할 수 없었다. 미국은 곧바로 원자력 항공모함 '로널드 레이건호'를 지원으로 보내 승조원 5000명의 식량·물·의약품과 함께 의사를 제공했다. 또 주변이 수몰해 정전·단수로 고립되거나 기능이 마비된 병원 등의 환자를 항공모함에 운송했다. 이동 가능한 선박의 장점이다. 게다가 운송기와 헬리콥터 등의 이착륙이 가능한 갑판(데크)을 갖춘 항모였다. 중국 해군도 2011년 동일본대지진 때 병원선 파견을 제안했다.[11] 또 상선 미쓰이는 피해지에 여객선을 보내 피해 재난자에게 목욕 등을 지원·제공했다. 동일본대지진 후 병원선의 건조 검토가 진행되었다. 운항은 자위대에 위탁하겠지만 병원 시설로는 다수의 승선 의료 스태프의 확보와 건조비, 유지·연료, 항만 정박비의 운전 자금이 육상 병원 시설에 비해 많이 비싼 점 등이 과제가 될 것이다. 또 일본 병원사에도 소련 연방의 '기차병원'과 닮은 기록도 있다.[12] 하지만 소형 제트기로 세계를 누비는 미국의 안과 클리닉과 같은 이야기는 없다.

군사와 병원과의 관계에서의 일적병원에 대해서는 약간의 설명을 다시 하겠다(자세한 내용은 8장 3절, '일적병원'을 참고). 1886년 설립된 일본적십자사는 황실의 보호를 받아 사칙(社則)에서 황실을 총재로 하고, 사장·부사장·원장이 취임하는 데는 칙허가 필요하다고 정했다. 감독관청은 내무성(1938년 이후는 후생성)이 아닌 궁내성·육군성·해군성으로 하여 황실과 군과의 강한 관계를 형성했다. 일적병원의 당초 목적은 군인용 병원이었으나, 1904년 이후에는 평시에 일반 의료를 겸해 개설했다. 1937년 17곳의 적십자병원이 육군병원으로 전환된 것을 시작으로, 모든 일적병원은 육군병원에 편입되었다. 또 적십자사 자체의 병원을 운영하고 있는 나라는 일본과 세계대전 이전에 일본의 식민지였던 나라뿐으로, 세계적으로 보면 일본의 일적병원의 존재는 매우 독특하다.

10장

해외의 병원

제2차 세계대전 이전 일본은 인구 증가 정책을 추진했다. 부국강병, 즉 부국(경제성장)에도, 강병(군부 확충)에도 인적자원이 필요했다. 구호는 "낳아라, 늘려라"였다. 하지만 국내 식량 공급 능력으로는 증가하는 인구를 먹일 수 없다는 모순을 안게 되었다. 기생 지주 제도(寄生地主制度)에 따른 농업 생산 정체가 원인이었다. '기생 지주'란 농민에게 토지를 빌려주고 소작료를 받고, 자신은 도시에 살고 농업에는 종사하지 않는 대토지 소유자를 말한다. 농업에 대한 부양 인구 압력에 대해 일본 정부는 인구 증가 정책을 견지한 채, 국민을 해외로 유출시켜 식량문제를 해결하려고 했다. 따라서 해외로의 이민·이주 추진이 국책이 되었다. 농촌 단위로 '개척단(開拓團)'을 결성했고, 개척단을 핵으로 하여 집단이민이 이루어졌다. 주된 이민처는 브라질, 페루, 하와이, 남양 서도(팔라우 등), 만주 등의 미개지였다. 이주처에는 일본인을 위한 의원이나 병원이 만들어졌다. 또 많은 의학교도 창설되었다.[1]

이 장에서는 제2차 세계대전 이전 일본과 관계된 해외의 병원에 대해 살펴보겠다.

1. 중국

제2차 세계대전 이전 해외에서의 병원 활동에서 특기할 만한 것으로 1902년 설립되어 1946년까지 계속된 의료 사업 단체인 '도진카이(同仁會)'가 있다.[2] 도진카이의 목적은 "청한(淸韓) 그 외 아시아 국가들에 의학과 그것에 수반하는 기술을 보급시키고 또한 그 나라와 일본 인민의 건강을 보호하고 병고를 구제한다"는 것이며, 위의 지역에 일본이 직접 의사를 파견하거나 병원·진료소를 개설해나갔다. '청한'이란 청나라와 한국을 말한다. 도진카이에 대해서는 정계·학계·재계가 후원했고, 운영비는 국고보조금과 기부금이었다. 도진카이는 1906년 중국 동북부(훗날 만주) 잉커우(營口)와 조선의 안동·평양에, 1907년 조선 대구·용산에 병원을 개설했다.[3] 평양·대구에서는 부속 의학교도 개설했다. 1914년에 '닛카 도진병원(日華同仁病院)'(훗날 베이징 도진병원으로 개칭)을 베이징에 개설했다. 1916년에는 「의원 설립 10년 계획」이 입안되었다. 이것은 중국의 주요 33개 도시에 병원을 개설하는 큰 계획이었다. 하지만 자금 조달이 되지 않아 1923년 개설된 '한코 도진병원(漢口同仁病院)'만으로 계획은 끝나버렸다. 그 후 1915년 산둥 철도의 '지난병원(濟南病院)', 1925년 전 육군의 '칭다오 병원(靑島病院)'의 병원 경영을 인수했다.

도진카이는 1946년 연합군 최고사령관 총본부(GHQ)의 지령에 따라 해산되었다. 도진카이는 표면상으로는 민간단체였지만 실상은 "정부의 한 기관으로 일본의 해외 진출을 의학과 의료 측면에서 협력하는 역할이었다"라고 평가받고 있다. 중일전쟁부터 제2차 세계대전까지 모두 육군병원에 편입되었던 일적병원도 도진카이와 매우 비슷한 상황이었다고 할 수 있다. 하지만 일적병원의 전개는 국내가 주(해외는 타이완과 중국)였던 점에 비해 도진카이의 병원 소재지는 포츠담선언 수락에 의해 포기해야 했던 해외밖에 없었으므로, 국내에 소재지가 없었던 점이 GHQ가 해산이라는 판단을 내리기 쉽게 만들었을 것이다.

중국에서는 1934년 당시 동양 제1의 개인 종합병원이라고 불렸던 지상 7층, 지하 2층의 '푸밍병원(福民病院)'의 본관과 약 200개 병상이 상하이에 완성되어 있었다.[4] 개인병원이면서도 국제 수준이었다. 원장 돈구 유타카(頓宮寬)는 시대의 물결과 그때그때의 국책에 농락당하면서도 "중국에서 생활하려면 일본이라는 틀의 밖으로 더 밖으로 발을 디뎌서, 병원 업무의 주력은 중국인, 중국어로, 중국의 풍속과 전통 습관 등에 유의하면서 진료한다"라는 국제 감각과 "중국인이거나 일본인이거나 사람의 생명에는 전혀 다름이 없다. 환자에 대해서는 예의 바르게 친절하게"라는 의료 이념을 가지고 중국 사람들을 위해 고군분투했다. 직원 500명은 중국인 간호부를 필두로 했으며 국제색이 풍부했다.

푸밍병원은 당시 개인병원으로는 일본과 상하이에서 구미인 의사를 고용하고 있던 유일한 병원이라고 한다. 병원 경영조직은 '의무계' 과 '사무계' 두 개로 나뉘어 있어 이 또한 원장이 경영의 정점에 군림하는 당시의 개인병원으로서는 이례적이었다. 일본은 중일전쟁 이전의 대륙에서 이러한 자애가 넘치고 중국인에게 존경받는 '어진 의사(仁の醫師)'를 배출했다. 푸밍병원의 건물은 현존해 현재는 '상하이 제1병원 인민의원 분원'으로 되어 있다.

2. 관둥저우 · 만주

러일전쟁(1904~1905)에서 승리한 일본은 러시아의 중국 만주(만주) 지역의 조차지와 철도 이권을 획득했다. 제1차 세계대전 중인 1915년, 일본은 중화민국에 '대화(對華) 21개조'를 요구해 관둥저우(關東州)의 조차 기한과 남만주 철도 권익을 99년간으로 연장시켰다. 관둥저우 조차지의 운영은 관동군과 관동청이 했다(1934년 관동청은 폐지되어 조차지 운영은 재 만주국 대사관 관동국이 담당했다). 1931년 류탸오후(柳條湖)에서 관동군에 의한 남만주철도 선로 폭파로 만주사변이 발발했다. 관동군은 만주를 지배하에 두고 1932년 만주국을 건국했다. 만주국은 오족협화(五族協和)에 의한 왕도낙토(王道樂土)•의 나라를 만드는 것을 목적으로 했다. '오족'은 일본인·한인·조선인·만주인·몽골인이다. 하지만 실제로는 일본 식민지의 성격을 벗어나지 못했다. 1934년 만주국은 청나라 최후의 황제 (제12대) 푸이(Puyi)를 황제 강덕제(康德帝)로 하는 제제(帝制)에 이행해 만주제국이라 칭했다.

남만주철도 주식회사(만철)는 만주제국 최대의 경제조직이며 만주제국의 건설에서 국책회사의 역할을 맡았다. 만철은 철도를 중심으로 탄광 등의 관련 산업이나 철로 노선 주변의 학교나 병원, 오락, 스포츠와 같은 인프라 정비를 담당했다.[5] 1942년 만주제국의 인구는 4159만 명으로 그중 일본 본토인[6]은 108만 명이었다. 1945년 7월 26일에 발표된 포츠담선언을 일본 정부[스즈키 간타로(鈴木貫太郎) 내각]는 묵살했다. 8월 8일 소련은 '소일중립조약'을 무시하고 일본에 선전포고를 하여 다음 날 9일부터 북만주 지역에 진입해 입식(入植) 이민자들에게 비극이 발생했다. 8월 15일 일본은 패전했고, 8월 17일 만주제국은 붕괴·소멸되었다.

제국주의 시대에 식민지정책에 있어서 의료는 교육·문화와 함께 중요한 사항이었고, 안전하고 안심할 수 있는 생활에 필수적이었다. 또 종주국의 역량을 가늠할 수 있는 부분이었다. 일본 정부는 타이완, 조선, 만주에 대해 교육에서는 제국대학(만주는 만주 국립 만주건국대학)을 포함하는 학교를 개설·운영했고, 의료에서는 병원·의원을 개설해갔다. 한편 일본 정부는 1887년 이

• 오족협화, 왕도낙토란 일본이 만주국을 건국할 때의 이념이다. 왕도는 서양의 패도에 반대하는 만주국 황제를 중심으로 한 아시아의 이상적인 정치체제를 뜻한다.

후부터 제2차 세계대전 말기까지 본토의 일반 병원에 대한 설비투자를 하지 않고 모든 부담을 민간이 지게 했다. 그것을 감안하면 제국 식민지정책을 진행하는 해외에서는 국내에서와는 전혀 다른 정부의 자세를 보였다고 할 수 있다.

만주에서는 1906년 설립된 만철이 '만철 펑톈(奉天)의원'을 신축 개설해(1909년 만철 다롄병원 펑톈분원으로 개칭), 1911년 인접지에 (회사 설립) '남만 의학당'을 열었다. 당시 구미는 중국에서의 고등교육 진출을 적극적으로 추진하고 있었는데, 남만 의학당의 개학은 영국계 사립 '펑톈 의학전문학교'[7]의 개설에 맞서는 것이었다.

만철은 국가 건설이라는 목적을 가지고 회사의 사업으로 교육 사업을 하여 많은 학교를 세웠다. 구체적으로 일본의 의무교육에 해당하는 초등교육 사업(소학교)과 전문교육을 중심으로 하는 중등·고등교육 사업이다. 소학교에는 건축 자금과 운영 경상비를 지출했다(교직원의 퇴직금이나 연금은 관동도독부(關東都督府)가 부담했다). 관동도독부는 중국으로부터의 조차지인 다롄·뤼순(旅順)을 중심으로 하는 요동반도 남부(관동저우)를 지배하는 일본의 기관이었다.

1911년 고등교육 기관으로 최초로 만철이 설치한 것이 앞서 언급한 의사 양성이 목적인 남만 의학당으로, 일본이 외지에 개설한 최초의 의학교다. 수업연한은 예과 2년, 본과는 의학과 4년, 약학과 3년이었다. 일본의 '전문학교령(1903년)'에 기초해 설립된 의료전문학교이며, 일본어로 강의가 진행되었고 일본 본토에서의 의사 시험은 면제되었다. 대부분의 교원은 '다롄병원 펑톈분원'과 겸임이었다. 1916년까지 캠퍼스 내에 건물이 완성되었다. 남만 의학당의 교사와 부속병원(1915년 다롄의원 펑톈분원을 부속병원으로 했다)은 만철이 고등교육 기관으로 자랑할 만한 설비와 건축미를 갖춘 건물이었다. 이후에 이야기하겠지만 이 남만 의학당을 모체로 만주 의과대학이 설립되었다.

1905년 미국 포츠머스에서의 러일강화조약에 의해 중국 요동반도 남부의 러시아 조차권과 장춘 이남의 동청철도(東淸鐵道)를 일본에 양도하는 것 등이 승인되었다. 만철은 1907년 본사를 도쿄에서 요동반도의 다롄으로 옮겨 철도 부속지에 행정과 병원 사업을 했다. 만철은 1907년에 다롄에 '다롄병원'을 개설해 본원으로 했다(다롄병원 본원). 이 병원은 러시아의 병원을 이용한 '야전철도 제리부(野戰鐵道提理部)'* 소속의 진료 기관을 인수한 것이었다. 그 건물은 작은 단층 규모의 양옥이었는데, 이전해 다시 건축할 필요가 있었다. 하지만 철로 주변에서 감염병이 유행했기 때문에 만철은 다롄병원 본원의 정비보다 분원의 정비를 우선적으로 했다.

1909년 '다롄병원 펑톈분원'의 본관과 병동 3동, '다롄병원 창춘분원(大連病院長春分院)'의 병동, '다롄병원 톄링분원(大連病院鐵嶺分院)'의 본관·병동이 개설되었다. 또 1914년까지 '다롄병원 와팡뎬분원(大連病院瓦房店分院)', '다롄병원 다스차오분원(大連病院大石橋分院)', '다롄병원 랴오양분원(大連病院遼陽分院)', '다롄병원 궁주링분원(大連病院公主嶺分院)'이 개설되었다. 1914년 각 다롄병원은 만철 사원과 가족을 환자로 대하는 직역병원에서 현지 주민에게 널리 의료를 개방하는 병원으로 변화했다. 이때 다롄병원은 '다롄의원'으로 명칭을 변경했다. 7곳의 출장소는 분원이 되어 1916년까지 모든 분원과 출장소[와팡뎬(瓦房店), 다스차오(大石橋), 푸순(撫順), 첸진자이(千金寨), 펑톈(奉天), 랴오양(遼陽), 톄링(鐵嶺), 초하구(草河口), 안동(安東), 궁주링(公主嶺)]를 의원으로 개칭했다. 예를 들면 다롄병원 펑톈분원은 다롄의원 펑톈분원이 되었다. 만주는 오족협화 국가이며, 한인·조선인·만주인·몽골인의 병원 이용을 추진하기 위해 중국어로 병원을 의미하는 '의원'으로 개칭한 것이다.

당시 세계의 병원 건축은 파빌리온 형식이 주를 이루었다. 19세기의 병원 건축양식이었다. 파빌리온 형식에서는 외래와 관리 부분이 들어 있는 본관을

* 만주에서 러일전쟁 중반부터 전후에 걸쳐 철도를 운영한 조직이다.

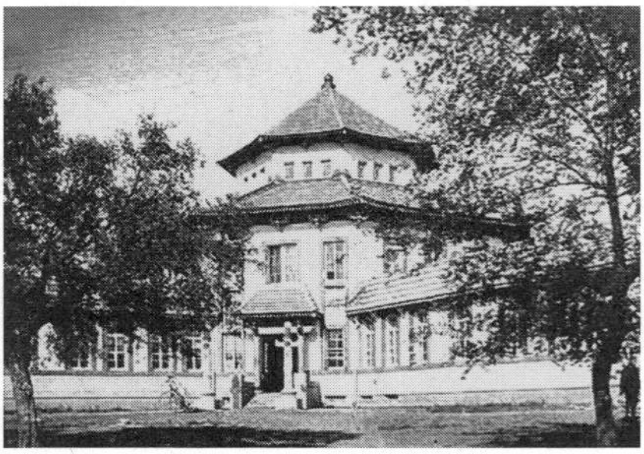

그림 47_ 만철(길림·동양의원)

병원 정면에 두고, 그 후방 또는 좌우에 하나하나 독립 건물로 된 병동을 배치했다. 본관과 병동과 병동 간은 연락 통로로 연결되었다. 본관은 위풍당당한 좌우대칭의 건물로 후방의 병동은 단층 건물인 것이 일반적이었다. 병원의 병상 수를 늘리고 싶은 경우에는 새 병동을 안쪽으로, 더 안쪽으로 배치하거나 또는 좌우에 증설하면 계속적인 규모 확대가 가능했다. 8장에서 살펴본 '일본적십자사 병원'이 전형적인 파빌리온 형식이었다.

1910년 드디어 '다롄의원 본원'의 신축 이전 계획이 세워져 1912년에 만철 본사 건축계장인 오노기 고지(小野木孝治)가 반년간 구미 병원을 시찰하기 위해 출장을 갔다. 19세기 말까지 구미의 병원 건물은 진료 부분이 있는 본관은 2층 건물, 병동은 단층으로 분산 배치하는 파빌리온 형식이었다. 오노기도 파빌리온 형식을 채용해, 당시 세계 최첨단 병원으로 평가된 베를린의 '피르호 병원(Rudolf Virchow Klinikum)'(1906년 준공)을 모델로 설계도를 그렸다. 다만 피르호 병원의 병동이 단층 건물인 점에 비해 오노기가 설계한 병동은 지상 2층, 지하 1층이었다.[8] 1914년 제1기 공사가 시작되었고 중단 시기를 거쳐 1917년 준공했다. 지상 2층의 건물로, 지하 1층 건물이 2동 준공되었다. 하지만 1914년 제1차 세계대전이 시작되었고, 만철의 재정이 악화되어 제2기 공사는 중지되었다.

그 후 베이징에서 미국 록펠러재단의 기부에 의해 '협화병원(協和病院)'(현재 베이징 협화병원)의 건설이 시작되었다. 이에 자극받아 만철은 다시 다롄의원 본원 설계에 착수했다. 1921년 만철의 오노기 건축과장이 개축을 준비하기 위해 베이징, 톈진(天津), 상하이 등에 구미인이 세운 병원을 시찰했다. 다롄의원 본원의 새 병원은 병원의 진료 과목별로 만들어진 단위(블록)를 다층화한 3층 건물로 세웠고, 외래 진찰실과 병실에도 한 동의 건물 안에 정리한 블록 형식이라 불리는 양식을 채용했다. 20세기 초기는 병원 건축의 평면 배치가 파빌리온 형식에서 블록 형식으로 이행한 시기였다.

오노기가 그린 블록 형식의 신설계도에서 다롄병원 본원은 정면 현관에 들어가면 바로 정원이 있고, 그 안쪽으로는 본관이 좌우로 날개를 펼치고 있다. 본관에는 진찰실·치료실·대합실·사무실 등이 배치되었다. 본관 양 날개로부터 뒤쪽을 향해 건물이 이어져 병실로 채워져 있다. 이것으로 하나의 블록을 형성했다. 즉 진료과별로 진찰 부분과 병동이 블록으로 정리되었다. 엘리베이터 두 대가 배치되어 V 자형으로 나뉜 병동 사이에 부채꼴 형태로 일광욕실이 배치되었다. 어느 병실에서도 자연광이 들어오도록 설계되었다. 이 설계는 세계 최첨단이라고 평가되어 건축사에서 주목을 받았다.

병원 설계에 있어서 블록 형식은 그 후의 만철에서는 '지린·동양의원(吉林·東洋醫院)'(1914년 만철이 경영), '안산(鞍山)의원'(1926년 설립), '푸순의원'(1928년 설립) 등에서 채용되었다. 1923년에 준공된 '지린·동양의원'(〈그림 47〉 참조)의 본관에는 기와지붕에 중국식 디자인이 채용되었다. 팔각형의 본관을 중심으로 네 개 병동이 사방으로 늘어서 있고 병원 전체는 십자형으로 되어 있다.

하지만 오노기의 다롄의원 본원의 설계안은 채용되지 않고 폐기되었다.[9] 오노기의 설계는 동양 제일의 수준이었으나, 록펠러재단의 기부로 세워지는 베이징의 협화병원보다 규모 면에서 부족해 보여서 '동양 제일'을 희망하는 만철 수뇌진의 동의를 얻지 못한 것이라고 추측되고 있다.[10] 만철 총재는 미국의 풀러사(The George A. Fuller Company)와 미쓰비시 재벌과의 합병 기업

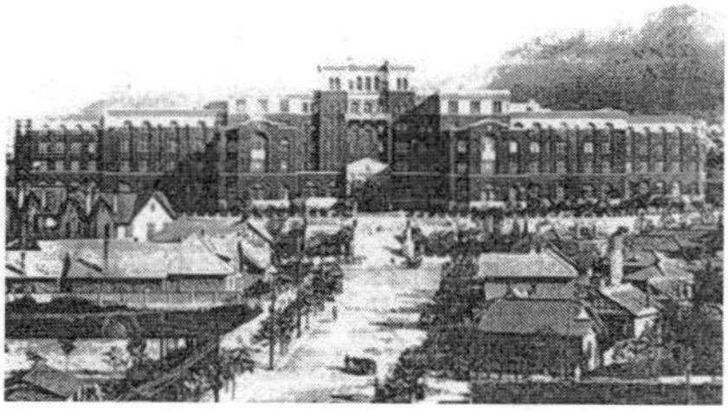
그림 48_ 만철(다롄의원 본원)

인 풀러 오리엔트사에 설계 시공을 발주했다. 풀러사는 도쿄에서 미쓰비시 재벌의 마루비루(丸ビル)와 유센비루(郵船ビル), 유라쿠칸(有樂館)의 시공 계약을 따냈다. 1923년 다롄의원은 신축 공사를 착공했다. 하지만 풀러사의 일본 철수 결정에 의해 1924년에 시행 계획을 해지했다. 남은 공사는 하세가와조(長谷川組)와 다카오카 히사토메 공무소(高岡久留工務所)에 맡겨져 우여곡절 끝에 1925년에 완성되었다. 콘크리트구조의 지상 6층, 지하 1층, 총면적 3만 제곱미터의 동양 제일의 종합병원이 되었다(일반 병상 454개, 감염 병상 158개, 합계 612개). 〈그림 48〉의 정면을 향해 우측이 외과 부분, 좌측이 내과 부분인 배치였다. 건물 정면에는 외래 진찰 부분이 놓였고, 병동은 후방에 내과, 외과 각각 두 개동을 보유했다. 현재는 '다롄대학 부속 중산(中山)병원'이다.

한편 다롄병원 펑톈분원은 1915년 이후 남만 의학당의 부속병원이 되었다. 남만 의학당은 필요에 따라 분원·출장소를 만들어나갔다. 1922년 남만 의학당은 사립 만주 의과대학으로 개편되어 만철이 경영하는 유일한 대학이 되었다. 예과 3년·의학 본과 4년의 7년제, 의대전문부 4년제(실지(實地) 의학을 배우는 중국인을 대상으로 하며, 1925년부터 남녀공학이 되었다), 약학전문부 3년제의 충실한 교육 내용을 갖추고 있었고, 부속으로는 '동아 의학연구소'와 '개척 의학연구소'가 있었다. 1926년 2층 벽돌 건물인 남만 의학당의 교사를 증축해 철근콘크리트 구조로 4층 본관을 준공했다. 1929년 '만주 의과대학 부속병원'이 신축되었다. 병원 내에는 가파른 계단식 교실이 설치되었다. 남만

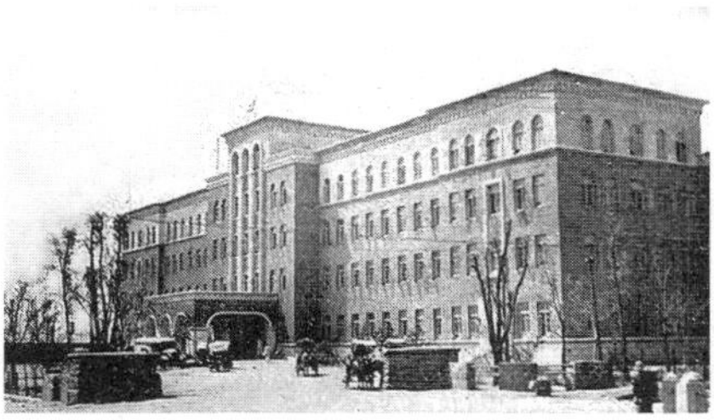

그림 49_ 신징 시립 '제일병원'

의학당 이후 배출된 의사는 약 2600명(그중 중국인 약 1000명)으로, 그중 만주 의과대학 졸업생은 1164명이었다. 역사도 깊고 교육 내용도 충실한, 만주·일본 의학계에 유능한 인재를 다수 배출한 대학이었다.

만주 의과대학은 1945년 일본 패전 이후 팔로군(중국공산당)이 점령했으나, 곧 소련군의 소관으로 바뀌어 '중장철로 의과대학(中長鐵路醫科大學)'으로 개칭되었다. 1946년에는 '국립 철로의학원', '중화민국 국립 선양(瀋陽)의학원', 1953년에는 중화인민공화국의 '중국 의과대학'으로 개칭되는 변천을 거쳤다. 당시의 강당과 도서관이 현재에도 남아 있으며 중국 의과대학의 건물로 사용되고 있다.

만철은 철로 연선 각지의 의료 시설을 충분히 정비하기 위해 1935년에 부인 병동, 전염 병동을 갖춘 의원(병원) 23곳, 결핵 보양원 1곳, 성병 치료 목적의 부인 의원 2곳을 구비하고 있었다. 그중 수도에 있는 '신징(新京)의원'은 513개 병상, '푸순의원'은 600개 병상으로 푸순 탄광 노동자용 '화인병동(華人病棟)'도 설치되었다.

만주 의과대학, 만철 다롄의원은 회사가 설립한 것이다. 1932년 건국된 만주국의 국립 의과대학은 신징 의과대학,[11] 하얼빈 의과대학,[12] 자무쓰(佳木斯) 의과대학[13] 세 개 대학이었다. 수업연한은 4년으로 수업료는 무료였고, 만주국의 의사 면허에 더해 이후에는 일본 의사 면허도 수여되었다. 그 외의 학교로 '국립 개척 의학교'가 3곳, '성립 의학교' 3곳이 개설되었는데, 수업연한

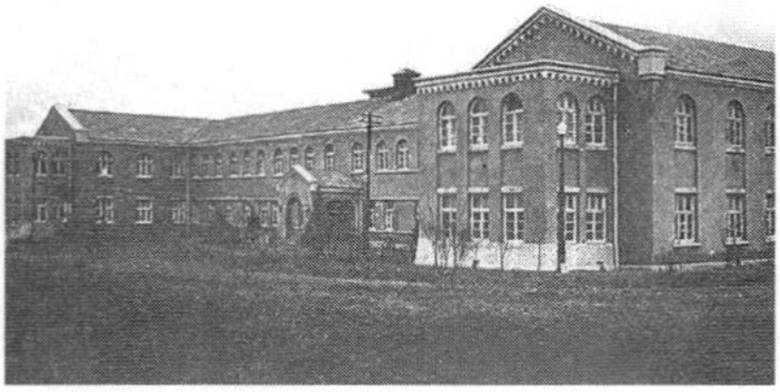

그림 50_ 신징 시립 지구사(千草) 의원(전염 병동)

2년으로 현지의 의사 면허가 수여되었다. 또 1938년 '국립 만주국 육군 의학교'도 개교했다. 만주의 의학교는 만주인을 위한 의학교였으나 징병을 피하기 위한 일본 본토 학생이 쇄도해 일본계 학생이 주체가 된 학교가 적지 않았다고 한다.

3. 타이완

청일전쟁(1894~1895)에 승리한 일본은 1895년, 시모노세키에서 청일강화조약으로 청국으로부터 타이완과 펑후(澎湖) 섬을 양도받았다.[14] 타이완은 일본령이 되었다. 인구는 260만 명이었다. 이후 태평양전쟁 패전까지 50년간 일본의 시대가 계속되었다. 일본은 타이완 총독부를 설치해 쌀, 사탕수수의 공급 기지로 하여 타이완의 근대화 정책을 추진했다. '육종보국(育種報國)'의 구호 아래 타이완 벼의 품종개량과 증산을 추진했다. 타이완 민정장관으로 식민지 통치의 기초를 세운 사람은 한때 의사였던 고토 신페이[15]였다.

당시 타이완은 말라리아, 페스트 등의 감염병의 위협이 있었고, 또한 보건·위생 상태도 나빴다. 또 서양 의사는 거의 없었다. 일본 통치 이전 타이완의 서양 의료인은 캐나다인 선교사 매카이(George Leslie Mackay, 馬偕)가 유명하다. 영국 장로교회의 전도사로 1872년 중국을 경유해 타이완의 단수이

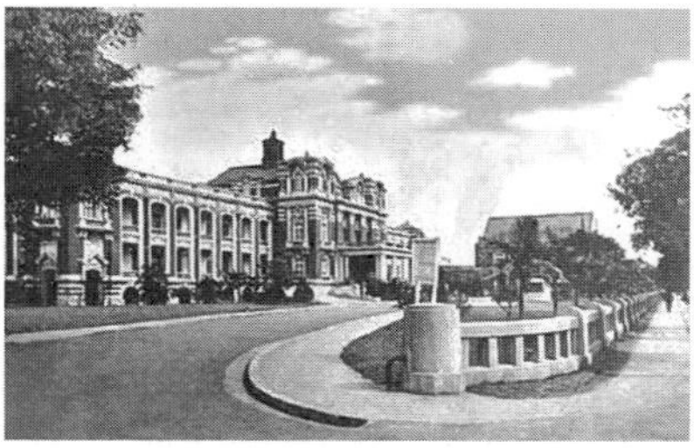

그림 51_ 타이베이 의원(현재 국립 타이완대학 의학원 부속의원)

(淡水)에 취임했다. 매카이는 목사 외에도 의사, 교육자로도 활약해 타이완에 근대 의학을 도입하여 1879년에 타이완 첫 서양 의학 진료소 '해의관(偕醫館)'을 단수이 교회당 옆에 설립했다.

1895년 6월 타이완 총독부는 통치 개시와 동시에 첫 병원인(총독부립) '대일본 타이완 병원'을 설립했다. 다음 해 '타이베이 병원'으로 개칭했고, 1899년 '타이완 총독부 타이베이 의원'으로 정식으로 명명했다. 타이완에서 '의원'은 '병원'을 말한다. 일본 본토의 언어 '병원'을 현지 언어인 '의원'으로 바꾸었다. 그사이 1897년에는 목조 단층 건물[16]인 병원을 다른 곳으로 옮겨 새로 지었다. 그 후 증축되어 병동 9동, 200개 병상을 갖춘 병원이 되었다. 1897년 타이완 학생을 대상으로 하는 의학 강습소가 타이베이 의원 내에 개설되었다.

1898년에는 타이완 총독부의원 관제를 공포해 제국주의 식민지 의료 정책을 시작했다. 1899년에는 '의학 강습소'를 '의학교'(예과 1년, 본과 4년, 전원 장학생)로 승격시키고 1901년에는 '타이완 의사령'을 공포했다. '타이베이 의원'은 일본 본토인 주체의 병원이었기에 타이완인이 학생인 의학교의 임상 실습에는 사용되지 않았고, '타이베이 인제원(臺北仁濟院)', '행려병자 수용소'가 임상 교육 병원이 되었다. 1899년에는 일본적십자사 타이완 지부가 설립되어 '의학교'의 부속병원도 겸한 '적십자병원'의 신설이 결정되었다. 1905년 '타이베이 의원'의 옆에 '적십자병원'(일본적십자사 타이완 지부 의원, 현재 국립 타이완대학의학원 부속의원)이 완성되었고, 운영은 타이완 총독부와 '의학교'가 담

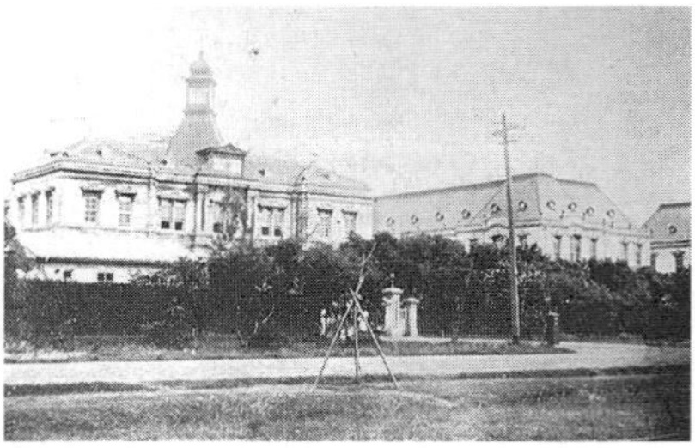

그림 52_ 의학교(왼쪽)와 적십자병원(오른쪽)

당했다(건설 비용은 일본적십자사가 부담했다).

1908년 적십자병원 옆에 새로운 의학교 학교 건물이 세워져 이전했다(〈그림 52〉 참조). 다음에는 '타이베이 의원'이 1912년에 총독부 영선(건축물의 신축과 수리 — 옮긴이)과 과장 곤도 주로(近藤十郎)의 설계로 대규모 병원 건설에 착수했다. 1916년에는 벽돌 구조인 2층 건물 본관이 준공되었고, 1924년에는 병동 세 동의 새 병원이 완공, 동아시아 최대 규모의 병원이 되었다. 〈그림 51〉을 보면, 본관은 빨간 벽돌의 르네상스 양식으로 자신감과 위엄을 느끼게 하는 당당한 건물이었다. 20세기 들어와서는 병원 건물은 단층에서 복수의 진료과를 하나로 모은 다층 건물로 변화하기 시작했다. 1919년 의학교 관제의 폐지, 의학전문학교 관제 공포에 따라 '의학교'는 폐교되고 '타이완 총독부 의학전문학교'가 문을 열었다. 1927년 '타이완총독부 타이완의학전문학교'로 개칭되었다.

1928년 문을 연 타이베이제국대학에 1936년 의학부가 증설되어 타이베이 의학전문학교는 타이베이제대의 부속 의학전문부가 되었다. 1938년 '타이베이 의원'은 '타이베이제국대학 의학부 부속의원'으로 개제(改制)되었다.

이렇게 타이완 총독부는 병원의 정비와 의사 양성을 진행해 1942년, 병원 수는 관립인 총독부립 의원 14곳(그중 결핵, 한센병, 정신병 전문의원 각 한 곳), 공립의원 21곳, 사립의원 263곳이 되었다. 타이완은 만주와 같이 먼저 병원(의원)이 개설되어 부속으로 의학교가 만들어졌다(병원 부속 의학교의 영국형

스타일). 만주는 만철의 재정력·정치력도 있어 사립의 대규모 병원이 많았으나, 타이완에서는 타이완 총독부의 타이완 의원 이외에는 대규모 병원이 없었다. 지룽(基隆), 타이중(臺中), 신주(新竹)에서는 벽돌 구조가 아닌 철근콘크리트 구조의 2층 건물로 저렴한 공사비를 들여 만들었다고 한다. 하지만 타이완에는 만주와는 달리 감염병 대책이 필요해 보건소나 방역소의 정비 등 공공위생 개선 정책이 많이 채용되었다. 예를 들면 '타이중 의원'에서는 1932년에 결핵 병동이 설치되었다.

타이베이제국대학 의학부 부속의원은 일본의 연합국에 항복한 이후 중화민국에 의해 '국립 타이완대학 의학원 부설의원'[17]이 되어 병상 2087개를 보유하는 대규모 병원으로 오늘에 이르고 있다.

4. 조선

러일전쟁의 승리로 일본은 조선의 독점적인 지배권을 얻었다.[18] 1905년 포츠머스조약[19]으로 일본의 조선에 대한 지배적 지위가 국제적으로 인정되자 일본은 조선(한국)을 보호국으로 하여 같은 해 조선통감부를 설치했다. 외교권 박탈, 군대해산을 진행해 1910년 조선을 합병했다. 조선총독부를 신설해 입법·행정·사법 3권을 장악했다. 이후 1945년까지 35년간 조선은 일본의 지배하에 놓였다.

조선에서의 일본 병원사는 우선 메이지 시기 초기로 거슬러 올라간다. 메이지유신 이후에 '정한론(征韓論)'이 태동했다. 1873년 메이지유신 정부 최고 정치 기관인 '정원(正院)'은 참의 사이고 다카모리(西鄕隆盛)의 조선 사절 파견을 결정했다. 당시 한일 정세하에서 사이고 파견에 따른 평화적 교섭 타결의 여지는 없었고, 반대로 개전으로 직접 이어질 우려가 있었다. 오쿠보 도시미치는 이와쿠라 도모미와 궁중 공작으로 정원의 결정을 번복했다. 사이고 다카모리, 이타가키 다이스케(板垣退助), 고토 쇼지로, 에토 신페이(江藤新平), 소에지마 다네오미(副島種臣) 다섯 명이 참의를 사직하고, 대신에 이토 히로부미, 데라지마 무네노리(寺島宗則), 가쓰 가이슈(勝海舟)가 참의로 임명되었다. 1873년의 정변이다. 1874년의 타이완 출병을 넘어선 오쿠보 도시미치는 정부를 독재하에 두고, 앞으로 조선 문제를 해결하면 정권의 기초는 더욱 공고해질 것이라고 생각했다.

1863년 젊은 나이로 즉위한 조선 제26대 왕 고종의 친정이 시작되고 3년 후 조선은 일본의 무력으로 개항되었다. 항로 연구를 명목으로 일본 군함 운요(雲揚)호가 강화도 앞바다에 보트를 내려 담수를 얻기 위해 상륙하려는 의도적 도발을 했다. 이 도발에 대해 조선은 수도 한양으로 들어오는 것을 막기 위해 강화군 초지진 포대에서 포격을 하여 포격전이 이루어졌다. 강화도의 점거는 어려웠고 일본은 남쪽 영종도의 영종진(永宗鎭) 포대를 점령했다. 이른바 '강화도사건'이다. 강화도에서 강화도조약이 체결되었다. 제물포항의 개항, 이어서 부산항과 원산항의 개항으로 일본과의 자유무역이 시작되었다. 조선 개항장에서는 일본의 영사재판권이 인정되었다. 일본은 1858년 미일수호통상조약에서 미국이 강요한 불평등조약과 같은 것을 조선에 강요했다. 1874년의 타이완 출병과 1876년의 이 강화도사건으로 일본도 열강으로서의 발판을 마련하고 제국주의를 좇기 시작했다.

인구 만 명 정도의 어촌이었던 부산은 개항 후 일본의 한반도·중국 대륙 진출의 거점이 되었다. 부산에는 쓰시마 번의 고용 의사(御雇醫師) 다카다 에이사쿠(高田英策)가 있었으나 의료 설비로 볼 만한 것은 없었다. 개국 후 조선은 근대화·서양화를 시작했으나, 의료에서는 전통 의학(한방)이 중심으로 서양화가 늦었다. 1877년 부산에 거주하는 일본 주민과 군속의 치료를 위해 일본으로부터 해군군의 야노 요시아키(矢野義哲)가 파견되었다. 이듬해 일본 해군에 의해 조선 최초의 본격적인 근대식 서양 병원인 '제생의원(濟生醫院)'이 부산항 고토히라 정(琴平町)에 개원했다.[20] 이 제생의원의 역사를 통해 일본의 제2차 세계대전 이전 조선에서의 의료 활동을 살펴보겠다.

제생의원은 일본인과 조선인 모두를 치료했고, 일본인의 약값은 1일 6전, 조선인의 약값은 조선 돈으로 1일 3~20문으로 가난해 약값을 내지 못하는 경우에는 추후 지불하도록 했다. 1880년 원장은 도즈카 세키사이(戶塚積齋)로 교체되었고, 의원은 벤텐 정(弁天町)으로 이전했다. 1883년 해군에서 육군으로 소관이 이관되어 육군 군의가 진찰에 임했다. 부산 거류민이 증가해 의원의 경영은 1885년 관립에서 부산 거류민단으로 계승되었고, 관립 제생의원은 사립 '부산 공립병원'이 되었다.

부산 공립병원의 인원은 아홉 명이었다.[21] 육군의 이양 조건은 초년에는 1500엔, 차년도 이후에는 1000엔, 1891년부터는 무상이었다. 1893년 '부산 공립병원', 1905년 '부산거류민단 설립병원'으로 개칭했다. 1909년 부지 1만 4000평, 건물 290평의 서양식 2층 병원으로 개축되었고, 이듬해 진료 체제는 내과·외과·부인과·안과(훗날 이비인후과·소아과가 추가되었다), 약국, 경리부로 종합적인 병원의 체제를 갖췄다. 1910년의 한일합병으로 거류민단 조직이 폐지되어 1914년, 아미동으로 이전해 '부산 부립병원'으로 개칭했다. 1923년 부지 8700평, 건물 384평의 새 병원 건물이 나카시마 정(中島町)에 완성되었다. 부산 부립병원은 이전한 새로운 대형 병원으로 충실한 의료를 실시할 예정이었다.

그런데 경상남도 도청 소재지가 진주에서 부산으로 이전되어 이 부산의 병원용 신설 건물은 병원이 아닌 도청 관사로 사용되었다. 부산 부립병원은 급히 인접지에 52실의 병실을 신축, 근처의 여관도 구입해 증가한 입원 환자에 대응했다. 1936년 다니 정(谷町)에 새 병원이 개원해 대형 병원이 되었다. 1943년에 증축되어 7200평 부지에 본관, 일반 병사, 전염 병사, 간호부 숙사가 배치되었다. 1945년 일본 철수 이후 1947년에 부산 부립병원은 '부산 시립병원'이 되었다. 한국전쟁 중 병원 건물은 육군병원으로 사용되었다. 1948년 북위 38도 이남의 남한은 '대한민국'으로 미군정하에서 벗어났다. 1951년 부산 시립병원은 보수동으로 가이전, 1955년에 개학한 부산 의과대학의 부속병원으로 개조되었다. 1956년 대통령령으로 육군병원이 부산 의과대학 부속병원으로 그 자리에 개원했다. 구 부산 시립병원 부분이 나와 완월동(1956년), 부전동(1962년), 영산동(1968년)으로 이전을 계속했다. 1982년 '지방공사 직할시 부산의료원'으로 개칭했고, 1995년 '지방공사 부산광역시 의료원'으로 개칭했다. 2001년 연제구 거제동에 지상 9층, 지하 2층, 500개 병상 규모의 근대식 병원으로 신축 이전해 안정적으로 자리를 잡았다. 2006년 '부산의료원'으로 개칭했다. 부산 부립병원만큼 방랑·이전을 많이 한 사례는 병원사 중에서도 매우 드물다.

다시 1884년의 이야기로 돌아간다. 미국 선교사이자 의사 알렌(H. N. Allen) 박사는 먼저 상하이에서 선교를 했으나 별 성과가 없었다. 그래서 미국 공사관 소속의라는 신분으로 1884년 조선으로 입국했다. 입국 2개월 후에 갑신정변이 일어났는데, 부상당한 명성황후의 조카 민영익을 외과 수술로 살려내 알렌은 고종과 황후의 두터운 신뢰를 얻었다. 조선에 근대 서양 의학 도입의 편익을 설명해 국왕 고종으로부터 병원 건설의 허가와 가옥(갑신정변의 주모자로 사형된 홍영식의 자택), 자금, 지원을 받아 한양에 서양 의학 병원 '왕립 광혜원'(같은 해 제중원으로 개칭)을 설치했다.

1904년 제중원은 미국의 사업가 세브란스(Louis H. Severance)의 기부로 새롭게 건설되어 '세브란스 병원'으로 개칭했다. 1909년에 '세브란스 의학교'가 병설되었다.[22]

당시 그 외의 병원으로는 일본인회(日本人會)가 운영하는 병원이 부산, 목포, 진남포, 마산, 원산, 백진(白津)에 개설되어 있었다. 의사 지석영[23]은 1898년

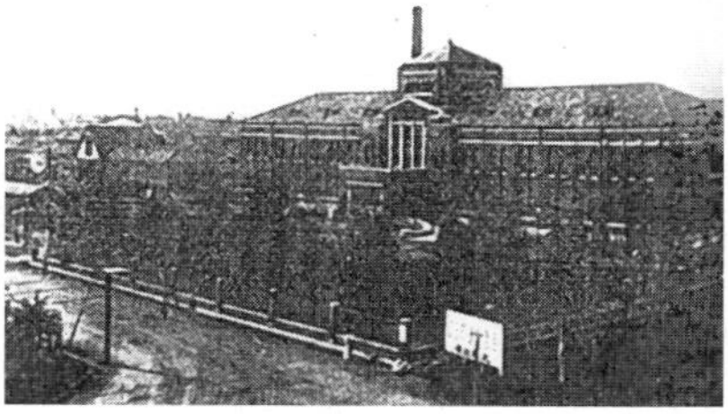

그림 53_ 대구 도진의원

정부(대한제국)에 서양 의학교 설립의 필요성을 건의해 다음 해 관립 의학교가 개설되었다(교장 지석영).[24] 같은 해 '병원관제'가 반포되어 '광제원(廣濟院)'이 개설되었다.

일본의 의료 사업 단체 재단법인 '도진카이(同仁會)'[25]가 1906년 평양에, 1907년 대구·경성 용산에 '도진의원'(한국의 의원은 일본의 병원에 해당된다)을 개설했고, 평양·대구[26]에 부속 의학교도 병설했다. '용산 도진의원'은 1913년 '용산 철도의원'으로 개칭되어 도립병원으로 기능했다. 〈그림 53〉은 '대구 도진카이 병원'(훗날 도립 대구의원)으로 서양 의학으로는 남한 최첨단인 병원이었다.

전술한 광제원은 설비가 낡고 소규모였기 때문에 일본은 한국 정부에 대해 광제원의 폐지와 '대한의원'의 설립을 요구했다. 한국 정부는 1908년 대한의원을 개설했고, 부속 '의학교'가 병설되었다. 대한의원의 초대 원장으로 1869년 베를린대학에 유학한 (준텐도 계열) 군의 사토 스스무가 취임했다. 거물이었다. 대한의원은 중앙의 본관에 시계탑(〈그림 54〉 참조)이 있는 벽돌 2층 건물, 병동 6동의 건물이었다. 본관의 뒤에는 단층의 병동(1호 병동 4개 동, 2호 병동 2개 동)을 2열로 놓고, 그 후방에는 전염병 병동을 배치해 복도로 연결하는 파빌리온 형식이었다. 1910년 한일합병에 의해 '조선총독부 의원'으로 개칭되었고, 다음 해에 걸쳐 새롭게 네 개의 병동이 증설되어 1907~1908년에 개설된 여섯 개의 병동과 합해 10동의 대규모 병원이 되었다.

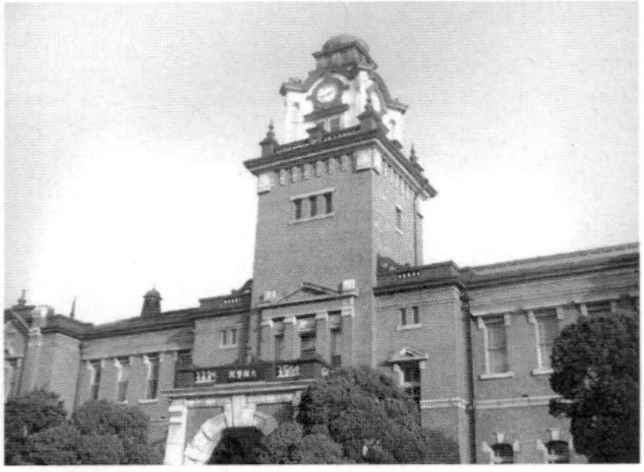

그림 54_ 대한의원(현재 서울대학교병원 의학박물관)

1910년 한일합병이 이루어져 조선총독부가 설치되었다. 조선총독부 지방관 관제의 공포로 조선 전국 13도의 각 도[27]에 '자혜의원' 개설이 계획되어 당초 10개 도에 자혜의원이 배치되었다. 이때에 전술한 평양(평안남도)과 대구(경상북도)의 도진의원은 조선총독부에 유상 양도·이관되었다. 이 평양과 대구의 병원은 대한의원과 함께 한국 병원의 중핵 역할을 했다. 자혜병원은 순차적으로 정비되었다. 지방분권 정책으로 1925년 자혜병원의 운영은 조선총독부(관립)에서 도(도립)로 이관되었다.

병원 수는 1942년 말에 176곳으로 되어 있다. 그중 관립은 '경성제국대 부속의원', '경성의전 부속의원' 두 곳, 도립의원은 (1943년 7월 시점에) 13도에 45곳이었다. 1942년 일본의 병원이 4225곳(그중 관립 1449곳, 사립 2776곳)이었으므로 일제강점기 조선의 병원 수는 일본 본토에 비해 극단적으로 적었다고 할 수 있다.

메이지·다이쇼 그리고 쇼와 시기 초기 일본은 여유가 없었고, 국민은 가난하고 검소한 생활을 하고 있었으나 교육은 중시했다. 경성(서울), 타이완에는 제국대학이 세워져(만주는 만주건국대학) 문교가 발전했다. 1926년에 '경성제국대학 의학부'가 설립되어 1928년 '조선총독부 의원'은 '경성제국대학 부속의원'으로 제국대학에 이관되었다. 일본의 패전으로 경성제국대학은 문을 닫고 서울대학교가 신설되었다. 경성제국대학 부속의원은 '서울대학교 의과대학 부속병원'이 되었다.[28] 경성제국대학 부속의원의 본관은 한국의 사적으로 지정되어 현재 서울대학교병원 의학박물관으로 현존하고 있다.

일제강점기 조선의 의료 시설로 주목받은 것으로 대규모의 나병 환자 입소 시설이 있었다. 1916년에 조선총독부가 100명 수용 규모의 '소록도 자혜의원'을 전라남도 남단의 섬에 설치했다. 1934년에는 '소록도 갱생원'(현재 국립 소록도병원)으로 개조 확장해 1939년에는 수용 인원 6000명 규모로 확장했다.[29]

5. 남방 · 남양

일본은 장제스가 이끄는 중국에 미국, 영국, 프랑스 등의 지원 물자 공급 루트를 차단할 목적으로 1940년 9월에 북부 불인, 1942년 7월에는 남부 불인으로 진격했다. '불인(佛印)'이란 '프랑스령 인도차이나반도'를 말한다. 한편 중국 지원 측은 ABCD[30] 라인 포위망으로 일본을 둘러쌌다. 일본은 1941년 12월 진주만을 기습 공습했다. 이러한 일본의 행동으로 불과 3년 9개월 만에 중국인을 중심으로 아시아 각국에서 사망자 2000만 명 이상(그중 일본인 사망자는 310만 명) 발생이라는 비참한 결과가 나타났다.

일본은 아시아 인민을 구미 식민지로부터 개방·독립시키고 대동아공영권(大東亞共榮圈), 팔굉일우(八紘一宇, 세계를 통일해 천하를 하나의 집으로 한다)*라는 정책 표어로 1941년 12월에 홍콩, 1942년 1월에 마닐라, 말레이반도, 영국령 싱가포르(昭南), 2월에는 버마의 영국령 랑군(현재는 미얀마의 양곤), 3월에는 네덜란드 식민 지배하에 있는 자카르타에 진출해 점령했다. 1943년 8월에

* 제2차 세계대전 당시 일본이 자국의 해외 진출을 정당화하는 데 사용한 구호다.

는 버마가 영국으로부터 독립했고, 10월에는 필리핀이 미국·스페인 전쟁 이후 미국의 식민지 지배로부터 독립했다(단, 미국의 탈환 때까지는 일본 군정하에 놓였다).

일본은 현지의 고등교육 기관을 폐쇄했다. 하지만 대동아공영권의 구호 아래에서 식민지정책인 보건·의료 시책의 중요성 때문에 홍콩 이외에서는 의학교의 수업을 재개하거나 의학교를 창설했다. 필리핀에서는 '필리핀대학 의학부', '성 토머스대학 의학부', '아흐마레브대학 의학부'가 1943년 중에 다시 문을 열었다.

인도네시아에서는 '자카르타 의과대학'이 개설되었다. 싱가포르에는 말레이 주 정부 설립 '킹 에드워드 7세 의학교'가 있어 1917년 이후의 졸업생에게는 영국 의사 면허를 수여해왔다. 일본은 점령 후 이 의학교를 폐쇄했고, 시설이 좋았기 때문에 '남방군 방역급수부'로 전용했다. 1943년에는 '탄톡셍 병원(tan tock seng hospital)'을 '쇼난(昭南) 의과대학'으로 개조해 현지의 의사 양성을 도모했다. 다음 해 이 대학은 '말라카 종합병원'으로 이전해 '말레이 의과대학'이 되었다(1945년 9월 폐교). 당시 말레이반도 지역 제일의 의학교였다.

일본은 버마에서 '랑군 의과대학', '랑군 의학전문학교'를 폐교했다. 하지만 곧 '랑군 의학교'와 부속병원을 개설해 갈 곳을 잃은 학생을 받아들였다. 불과 수년 후에 이번에는 일본이 GHQ로부터 의학교 개혁, 의학 교육개혁을 요구받는다. 교육과 의료는 제도인 까닭에, 점령에 의해 그 나라의 의학교와 의료제도 등은 크게 변화하게 된다는 것을 병원사는 알려주고 있다.

제1차 세계대전 이후, 일본은 국제연맹으로부터 남양 제도(南洋諸島) 통치를 위임받았다. 남양 각지에도 의원이나 병원은 설치되었으나 이하의 팔라우 등 이외의 기록은 불분명하다.[31] 일본은 코론 섬에 남양청(南洋廳)을 설치했다. 남양청이 운영한 의료 기관은 '사이판 의원', '팔라우(Palau) 의원', '야프(Yap) 의원', '트루크(Truk) 의원', '포나페(Ponape) 의원', '야르트(Jaluit) 의원',

'앙가우르(Angaur) 의원'이다. 이런 병원을 '군정청(軍政廳) 병원'이라고 불렀다. 1931년(또는 1932년)에 설립된 팔라우의 '남양청립 병원'은 당시 미크로네시아에서 가장 고도의 기능을 갖췄던 병원이었다. 병원 건물은 강화 콘크리트(RC) 구조의 단층 건물로 현재는 2년제 '팔라우 커뮤니티 칼리지'(전신은 1927년 일본 통치하에서 개교한 상업학교)의 본관 사무실로 사용하고 있다. 같은 남양청의 트루크 의원과 디자인이 유사하다. 사이판 의원의 건물은 현재의 '북마리아나제도 역사문화박물관'이 되었다.

6. 사할린

1905년 러일전쟁 이후 포츠머스조약으로 사할린의 남반부가 일본에 분할양도되었다. 북위 50도가 국경으로 정해졌다. 코르사코프(大泊, 오도마리)에 군(軍)의 민정국이 놓였다.[32] 1907년 군정은 폐지되고 '사할린청 관제'가 공포되었다. 1908년 사할린청은 우라지미로후카(豊原, 도요하라)*로 이전했다. 그 후 사할린청 아래에서 행정이 이루어져왔으나 1942년에 일본 본토에 편입되었다. 1945년 8월 9일 소련군의 공격이 시작되어 8월 28일에 일본군의 무장해제가 이루어졌고, 12월 30일에 사할린청 장관이 소련군에 체포되어 일본의 사할린 지배는 끝났다.

사할린의 특징은 주민이 일본인이었다는 점에서 타이완, 조선과 의료 환경이 달랐다. 사할린청이 1907년에 '사할린 의원관제'를 공포해 의료 시설을 정비했다. 이 해에 코르사코프와 도요하라에 병원이, 마우카(眞岡)에 지소가 개설되었다. 〈그림 55〉의 오도마리 의원을 보면, 반목조(half-timber) 골조로

* 현재 러시아의 유즈노사할린스크(Yuzhno-Sakhalinsk)이다.

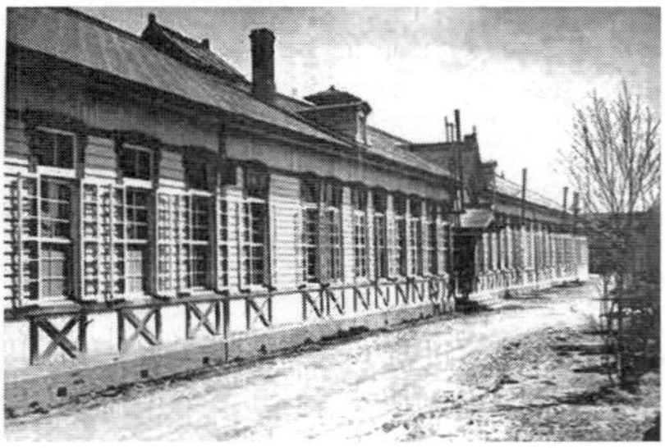

그림 55_ 사할린청 설립 오도마리 의원

고상식(高床式), 벽의 구조, 지붕의 환기탑 등 1891년에 개원한 '일본적십자사 중앙병원'의 병동과 매우 비슷하다(〈그림 43〉 참조).

다음 해 사할린청이 도요하라(豊原)로 이전해 '청립 오도마리 의원'은 도요하라로 이전되어 오도마리와 마우카가 지소가 되었다. 이 도요하라 병원은 사할린 수비대 사령부 건설계의 설계로, 벽돌로 된 단층 구조이며 길이는 20간(약 36m)이었다. 현재에도 8세대 집합 주택으로 현존하고 있으며(유즈노사할린스크 시 사할린스카야로 32b번지) 내부에는 십자형 복도가 있다.[33]

1916년 지소가 폐지되어 오도마리와 마우카는 지소에서 독립해 병원으로 격상되었다. 1920년 시점에서 사할린청 의원은 오도마리, 도요하라, 마우카 세 곳이 있었고, 정립(町立)의원이 시스카(敷香), 노다(野田)에 있었다. 또 광산 지역에 필요한 의원이 설치되었다. 의료 기관의 정비와 병행해 사립병원이나 사립 조산원, 기업이 경영하는 병원과 진료소도 설치되었다. 1935년경 사할린청 병원 세 곳의 합계 병상 수는 104개로, 의사 29명, 의료 직원 수 80명이라는 기록이 있다. 진료과는 내과, 외과, 소아과, 안과였다. 사할린 전체에는 1934년에 의사 202명, 치과의사 58명, 조산부 104명이 있었다.

7. 남미

개국 이후 제2차 세계대전 종료 이후까지 경제 규모에 비해 부양 인구의 부담이 있었던 일본은 해외 이민·이주를 국책으로 추진했다. 농촌 단위로 결성된 개척단을 주축으로 이민이 이루어졌다. 주된 목적지는 미국, 브라질, 페루, 하와이, 남양 제도(팔라우 등), 만주, 관둥저우, 필리핀(다바오 시) 등이었다. 각 지역에는 현지 주민뿐만이 아니라 일본인을 위한 의원이나 병원이 만들어졌다.

일본은 1895년에 브라질과 통상 항해 조약을 맺고, 이후 브라질은 일본의 최대 이주처가 되었다. 1908년 최초의 브라질 이민선 '가사토마루(笠戶丸)'는 원래 러일전쟁 때 뤼순항에서 포획된 좌초 폐선이었던 러시아 해군 병원선 가잔호였다. 브라질로의 이민은 증가하고 있었으나 현지에 의사는 적었고, 있어도 언어가 통하지 않았다. 일본인 의사인 호소에 시즈오(細江靜男)나 모리구치 유키오(森口幸男)가 일본계 이민지를 순회 진료했다. 상파울루의 일본인은 일본 병원의 설립 구상을 세우고 있었다. 일본 정부는 브라질의 의사 면허를 가지는 일본인 의사 양성을 위해 1923년에 유학생 네 명을 리우데자네이루에 있는 대학으로 보냈다. 같은 해 일본 정부는 보조금 3만 6000엔을 지급해 상파울루 총영사관은 그 보조금으로 병원 설립을 목적으로 하는 도진카이(同仁會)를 설립했다. 그러나 지방의 노로에스테 시에 거주하는 일본인이 반발해 '노로에스테 병원' 건설 운동이 일어났다. 1927년의 대가뭄으로 이 운동은 좌절되었고, 최종적으로 상파울루에 병원을 건설하는 것으로 결론이 났다. 이 시기 브라질 이민자는 연간 2만 명을 넘었다.

병원 용지는 1926년에 확보되어 1934년에 황실로부터 하사금 5만 엔을 받아 설립의 기운이 높아졌다. 1936년 건설 착공, 1939년에 준공했다. 지상 5층, 지하 1층, 병실 76실, 병상 200개, 부지 1460제곱미터였으며 제2차 세계대전

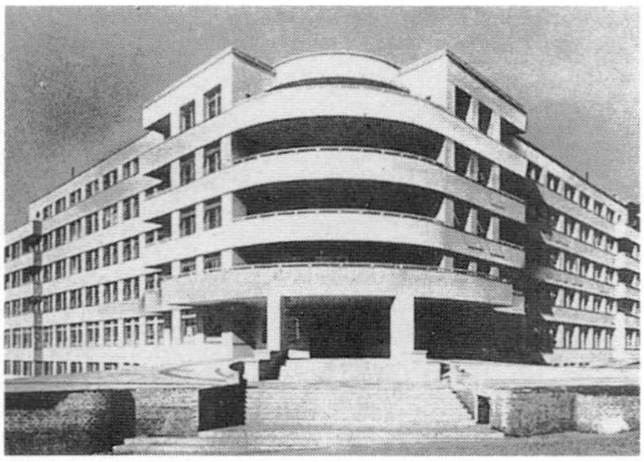

그림 56_ 일본·브라질 자선회(日伯慈善會)의 산타크루스 병원

이전 해외 일본계 건축물로는 최대급이었다. 총공사비는 약 100만 엔으로 병원명은 '산타크루스 병원'이었다(〈그림 56〉 참조). 개설 준비에는 게이오기주쿠대학으로부터 의사 세 명과 간호부 두 명이 파견되었다. 1942년 태평양전쟁이 시작되어 1942년에 일본과 브라질의 국교단절 이후 브라질 정부가 몰수했다(1944년 해제, 1990년부터 일본인 이민 사회가 경영에 참여해 병원의 개수·근대화를 진행해 '산타크루스 일본·브라질 자선회협회 산타크루스 병원'으로 개칭했다). 한편 제2차 세계대전 이전 페루에는 일본인 병원이 없었던 것 같다.[34]

8. 하와이

하와이는 훗날 미국 자치령이 되어 일본보다도 의료 환경을 잘 갖추어갔다. 식민지나 이주처의 개척지에 일본이 병원을 만들던 지역과는 사정이 달랐다. 이 책에서는 제2차 세계대전 이전의 일본계 사람들을 위한 병원에 대해 살펴보려고 한다.[35]

하와이로의 이민은 1868년 비공식적으로 이루어진 148명이 최초다. 이른바 '원년자(元年者)'로 일본인 이민의 효시가 되었다. 1885년 '일본·하와이 도항 조약(渡航條約)'에 따라 정부가 주관하는 이민이 시작되었다. 1893년 하와

이 혁명이 발생해 1895년 하와이 왕조가 붕괴했다. 일본에서 가는 이민은 1894년부터 사적 이민으로 변해갔다. 1898년에는 미국이 하와이 공화국을 병합해 하와이 준주(準州, 미자치령)가 되었다. 1959년에는 미국의 50번째 주로 승격되었다.

효고 현 출신의 고바야시 산자부로는 1883년 군의 총감 마쓰모토 준의 문하생이 되어 5년 후에 개업의 면허를 취득했고, 미국 샌프란시스코의 쿠퍼의과대학(현재 스탠퍼드대학 의학부)으로 유학을 갔다. 1891년에 외과 박사학위를 취득해 샌프란시스코에서 개업했고 다음 해에 하와이로 건너갔다. 1895년 영국에 가서 '런던대학 병원', '성 토머스 병원'에서 1년간 연구했다. 1896년 하와이에 돌아가 호놀룰루 베레타니아 정(町)에 '일본인 병원'[모리 고바야시 병원(毛利小林病院)]을 설립했다. 당시 일본 교포는 약 3만 명이었다. 중국인의 가옥을 빌렸고 병실 12실, 의사 두 명, 간호부는 일본에서 왔다. 1년째의 입원 환자는 400명이었고 외래 수는 그 몇 배에 이르렀다.

일본에서 온 이민 인구는 증가해 1899년에 하와이 8개 섬에는 약 4만 명, 호놀룰루만 3000명에 달해 일본인 소학교도 생겼다. 의료에 대한 수요가 증가해 베레타니아 정의 병원만으로는 부족해 고바야시는 사재 5000달러 이상을 써서 리리하 정(町)에 새로운 병원을 세웠다. 의원, 간호부는 일본에서 불러왔다.

같은 해 차이나타운에서 페스트가 발생해 모두 불로 소각하는 바람에 일본인 마을도 불타서 3500명의 일본인이 집을 잃었다. 일본인자선회는 피해자의 지원에 힘써 그 와중에 일본인 자선병원 설립 구상이 나왔다.

1900년에 가파라마(カパラマ)의 자선회에 의해 '하와이국 일본인 자선병원(일본인 자선병원)'이 완성되었다. 하와이에서는 '일본인 자선병원'은 내과, '일본인 병원'은 외과로 나누어 진료를 담당했다. 하지만 개인이 경영하는 일본인 병원은 점차 경영이 어려워져 결국 자선회가 일본인 병원을 매수해 일본인

자선병원에 흡수했다. 리리하의 구 일본인 병원을 일본인 자선병원의 본원으로 지정해 가파라마의 병동은 격리병원으로 자리매김했다. 일본인 자선병원은 1918년에 쿠아키니 지구로 이전되어 1942년에 '쿠아키니 병원(Kuakini Medical Center)'으로 개칭해 오늘에 이르고 있다.

11장

GHQ의 의료 개혁

1. GHQ의 의료 개혁

1945년 7월 26일, 미국, 영국, 소련이 일본에 항복을 권고할 것을 결정해 미국, 영국, 중국의 이름으로 포츠담선언을 발표했다. 7월 28일 스즈키 간타로 내각이 군부의 압력으로 (포츠담선언을) '묵살한다'고 성명을 냈고, 연합국 측은 이를 거부로 받아들여 원자폭탄을 투하하고 소련이 참전했다. 1945년 8월 결국 일본은 포츠담선언을 받아들이고 전쟁에 패해 무조건 항복했다. 포츠담선언의 항복 조건은 군사주의 제거, 점령, 카이로선언 이행, 일본의 주권을 본토 4도로 제한, 군대 완전무장 해제, 전쟁범죄인 처벌이었다. 일본은 연합국에 점령되어 주권을 잃었다. 제2차 세계대전의 사망자 수는 일본인이 약 310만 명(그중 민간인 80만 명, 타이완·조선 출신 일본 병사 약 5만 명)이나 아시아 전체에서는 약 2000만 명(그중 중국인 1000만 명), 전 세계에서는 약 6000만 명이라고 한다. 이 중 685만 명이 독일인이었고 2600~2700만 명은 소련인이었다.

미국 대사관과 함께 점령한 이후 접수 이용을 고려해 미군이 폭격 목표에

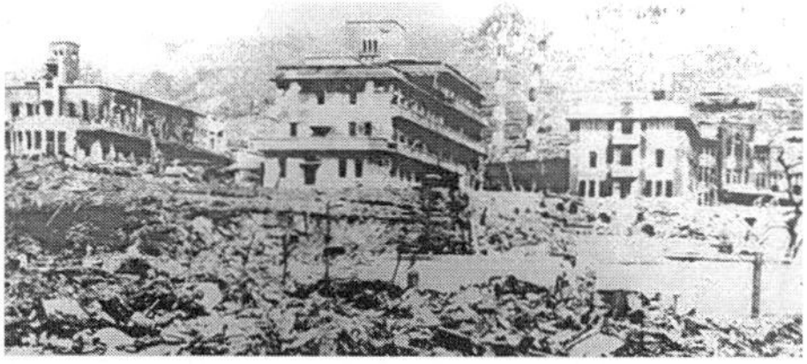

그림 57_ 나가사키 의과대학 부속병원(나가사키대학 병원 입구의 비석에서)

서 제외한 것 중 하나라고 하는 '성 루카 국제병원'[1]과 같은 예외[2]도 있으나 공습을 받은 도시나 오키나와의 병원·진료소는 큰 피해를 입었다. 원폭 투하 피해를 예로 들면, '히로시마 현립 의학전문학교'(현재 히로시마대학)는 전날의 소개(疏開)에 의해 환자와 직원은 난을 면했으나 교사와 부속병원은 전소했고, '나가사키 의과대학 부속병원'(현재 나가사키대학)은 환자(200명), 교직원·학생(892명)이 함께 궤멸되었다(〈그림 57〉 참조). 일본은 "나라는 멸망해도 산하는 여전"•했다.

1945년 일본의 병원(당시의 병원은 병상 10개 이상)은 645곳, 3만 1766개 병상이 있었다[3](〈표 4〉 참조). 특히 도쿄 도의 참상은 무시무시해 병원의 약 50%, 진료소의 약 78%가 소실되었다. 통계에 따르면, 도쿄 도(도쿄 부+도쿄 시)는 1939년 말에 의사 8754명, 치과의사 4392명이었던 것에 비해 1946년 1월에는 각각 3500명, 2818명으로 나타났다. 공습이나 소개가 감소 원인이었다. 전국 약 4000곳 병원 중 1217곳 병원이 소이탄과 폭탄으로 파괴되었다. 진료소와 병원 같은 의료 시설의 피해뿐만이 아니라 의사, 간호사, 의료기기, 약품도 부족했다. 일본은 군사 지배를 하고 있던 외국의 의료 시설과 의료 제공을 패전과 동시에 포기했다. 패전일 직후 일본의 철수 후에 이러한 의료 시설과 외래·입원 환자가 어떻게 되었는지에 대한 기록은 별로 남아 있는 것이 없다.

• 두보의 '춘망(春望)'을 인용했다.

표 4 | 병원·병상 수의 추이

연도	총수		관립						사립	
	병원	병상	총수		국립		공립			
			병원	병상	병원	병상	병원	병상	병원	병상
1874	52		23						29	
1875	63		41		N.A.		N.A.		22	
1876	97		65						32	
1877	159		124		12		112		35	
1878	235		175		29		146		60	
1879	309		219		42		177		90	
1880	863		241		28		213		122	
1881	510		335		29		306		175	
1882	625		330						296	
1883										
1884										
1885	N.A.		N.A.						N.A.	
1886										
1887					N.A.		N.A.			
1888	564		225						339	
1889	573		222						351	
1890	577		214						363	
1891	579		197						382	
1892	576		198						378	
1893	579	N.A.	198	N.A.	2		196		382	N.A.
1894	597		189		2		187		408	
1895	589		174		2		172		415	
1896	592		166		2		164		426	
1897	624		159		3		156		465	
1898	754		136		3		233		518	
1899	793		234		3		231		559	
1900	866		253		5		248		613	
1901	842		248		4		244		594	
1902	746		155		4		151		591	
1903	786		156		4		152		630	
1904	780		154		4		150		626	
1905	744		104		5		99		637	
1906	777		117		5		112		660	
1907	807		106		5		101		691	
1908	842		101		5		96		741	
1909	890		97		5		92		793	
1910	2,475		N.A.						N.A.	
1911	2,521				N.A.		N.A.			
1912	2,656		1,755						809	
1913	2,662	37,861	1,787	37,861					875	
1914	2,686	37,660	1,765	37,660					921	
1915	2,693	38,814	1,724	38,814	N.A.	N.A.	N.A.	N.A.	969	N.A.
1916	2,758	38,873	1,755	38,873					1,005	
1917	2,804	39,574	1,749	39,574					1,055	

1918	2,869	41,089	1,726	41,089					1,143	
1919	2,911	41,788	1,731	41,788					1,180	
1920	2,972	38,465	1,692	39,465					1,280	
1921	3,092	39,740	1,703	39,740					1,389	
1922	2,834	81,338	1,694	43,929					1,190	37,409
1923	3,184	92,362	1,755	43,658					1,429	48,704
1924	3,310	97,631	1,750	47,486					1,560	50,145
1925	3,401	101,259	1,737	47,643					1,664	53,616
1926	3,429	105,709	1,680	48,981					1,749	56,728
1927	3,548	111,181	1,694	50,220					1,854	60,961
1928	3,566	113,665	1,689	58,630					1,877	55,035
1929	3,698	118,735	1,719	59,959					1,979	58,776
1930	3,716	121,945	1,683	62,390					2,033	59,555
1931	3,813	127,557	1,700	65,138					2,113	62,419
1932	4,062	135,011	1,712	68,225					2,350	66,786
1933	4,180	140,917	1,728	71,238					2,452	69,679
1934	4,491	151,838	1,766	74,676					2,725	77,162
1935	4,625	158,059	1,814	78,027					2,811	80,032
1936	4,470	160,070	1,583	76,881					2,887	83,189
1937	4,487	166,768	1,580	81,267					2,907	85,501
1938	4,615	175,978	1,634	88,383					2,981	84,595
1939	4,631	179,309	1,646	95,183					2,985	84,126
1940	4,732	188,655	1,647	99,243					3,085	89,412
1941	4,858	199,831	1,650	104,919					3,208	94,912
1942	4,225	152,643	1,449	74,723					2,776	77,920
1943	2,193	77,833	893	40,159					1,300	37,674
1944	908	37,969	443	22,999					465	14,970
1945	645	31,766	297	19,531					348	12,235
1946	3,842	158,984	1,738	101,231					2,104	57,753
1947	4,413	283,311	N.A.	N.A.	N.A.	N.A.	N.A.	N.A.	N.A.	N.A.
1948	3,633	256,969								
1949	4,413	276,811	880	132,759	376	89,328	504	43,431	3,532	144,052
1950	3,633	275,804	955	142,501	383	95,385	572	47,116	2,453	133,303
1951	3,793	313,504	1,045	168,209	391	113,810	654	54,399	2,751	145,295
1952	4,142	358,478	1,149	186,728	407	118,832	742	67,896	2,993	163,750
1953	4,456	408,471	1,258	206,195	409	121,614	849	84,581	3,198	202,276
1954	4,779	461,927								
1955	5,119	512,688								
1956	5,418	N.A.								
1957	5,648									
1958	5,833									
1959	6,000									
1960	6,094	686,743								
1961	6,229	N.A.								
1962	6,428									
1963	6,621									
1964	6,383									
1965	7,047	873,652								
1966	7,308	N.A.								

1967	8,505	
1968	7,703	
1969	7,819	
1970	7,974	1,062,553
1971	8,026	1,082,647
1972	8,143	1,105,403
1973	8,188	1,125,606
1974	8,273	1,146,785
1975	8,294	1,164,098
1976	8,379	1,184,737
1977	8,470	1,207,003
1978	8,580	1,232,779
1979	8,800	1,269,081
1980	9,055	1,319,406
1981	9,224	1,362,161
1982	9,403	1,401,999
1983	9,515	1,440,381
1984	9,574	1,467,050
1985	9,608	1,495,328
1986	9,699	1,533,887
1987	9,841	1,582,393
1988	10,034	1,634,309
1989	10,081	1,661,952
1990	10,096	1,685,589
1991	10,066	1,685,589
1992	9,963	1,686,696
1993	9,844	1,680,952
1994	9,731	1,677,041
1995	9,606	1,669,951
1996	9,490	1,664,629
1997	9,413	1,664,784
1998	9,333	1,656,415
1999	9,286	1,648,217
2000	9,266	1,647,253
2001	9,239	1,649,797
2002	9,187	1,642,593
2003	9,122	1,632,141
2004	9,077	1,631,553
2005	9,026	1,631,473
2006	8,943	1,626,589
2007	8,862	1,620,173
2008	8,794	1,609,403
2009	8,739	1,601,470
2010	8,670	1,593,354
2011	8,605	1,583,073

자료: (1953년까지) 후생성 의무국, 『의제 80년사』(1955), pp.818~819. (1954년부터) 「국민 위생의 동향」, 「의료 시설 조사」 각 연도판. 각 연도의 내역 합계는 반드시 총수와 일치하지 않는다.

일본의 의료 제공 체제는 혼란스러웠다. 급격한 인플레이션으로 보험 진료는 기능을 못하게 되었다. 즉 의료 기관이 보험자 지급분의 의료비를 나중에 받아도 의료비를 회수하는 사이에 진료에 사용한 의약품 가격이 올라 있어 같은 수량을 보충하는 것이 불가능했다. 또한 의약품 그 자체가 제약 회사로부터 직접 암시장에 흘러 들어갔다. 개업의는 보험 진료가 아닌 암시장으로부터 가격이 인상되기 이전의 의약품을 입수해 자유 진료를 했다. 이른바 야미 진료(闇診療)였다.

1945년 8월부터 1952년 4월까지 약 7년간, 일본은 무조건항복으로 점령되어 자치권을 잃고 모든 것을 연합군에게 맡겼다. 일본 역사상 처음으로 외국의 지배를 받았다. 이에 더해 1950년까지는 통제경제 체제가 이루어졌다. 연합군의 일본 지배는 구체적으로는 점령군 총사령부 GHQ가 점령 통치하는 것이었다.[4] GHQ는 General Headquarter's의 약자다. GHQ는 연합군 최고사령관(SCAP: Supreme Commander for the Allied Powers) 총사령부와 미국태평양 육군사령관 총사령부 양쪽을 겸하고 있다. GHQ의 총사령관은 더글라스 맥아더(Douglas Macarthur) 원수였다. 맥아더 개인에게 강력한 권한이 부여되었다. 맥아더는 웨스트포인트(미국 육군사관학교)의 입학시험을 99.33점으로 합격했고(당시 2위는 77.9점), 재학 시절 평균 점수는 98.14점이라는 창립 이후 101년 역사상 최고 득점으로 졸업한 준재였다. 또한 40세 전반에는 모교의 교장을 맡았다. 50세에는 역사상 최연소 참모총장에 취임했다. 일본에 올 당시 65세인 맥아더의 임무는 일본을 파시즘 국가에서 민주주의국가로 체제를 크게 변혁하는 것이었다. GHQ는 일본인에게 민주주의를 가르치고 여성에게 참정권을 부여했다. 보건·의료 면에서도 전쟁 전의 일본에서는 희박했던 공중위생, 사회보장이라는 개념을 이식해 제도를 설계해나갔다.

GHQ에서 사회보장을 담당한 사람은 공중위생복지국(PHW: Public Health and Welfare Section) 국장 크로퍼드 샘스 준장이었다. 샘스는 일리노이 주 태생의 군의였다. 일본의 사회보장과 의료 제도의 개혁 책임자는 백악관이나 워싱턴의 정부 관리나 대학의 학자가 아니고, 임상에서 환자를 보던 의사(군의)였던 점이 주목할 만하다.

메이지 시기 이후 일본의 위생·의료 제도의 기초를 세운 사람이 나가요 센사이라고 하면, 제2차 세계대전 이후 오늘날까지 일본의 의료·복지·공중위생 제도의 기초를 세운 사람은 샘스였다고 평가할 수 있다. 물론 샘스 자신은 일본인을 구제하려고 한 것이 아니라 GHQ의 업무로 미국을 위해 개혁을 담당한 것이다. 크게 보면 메이지 시기 이후 제2차 세계대전 패전까지의 의료 제도는 나가요 센사이의 '의제'로(1942~1948년의 '국민의료법'을 거쳐), 제2차 세계대전 이후의 의료 제도는 샘스의 '의료법'이라고 이해할 수도 있다. 전자는 독일의 의료를, 후자는 미국의 의료를 기반으로 했다. 이러한 큰 사업을 두 사람 모두 단 한 사람이 생각해 이루어냈다. 일본의 의료 역사에서 위대한 두 명의 인물이다.

샘스는 질병 예방, 치료, 사회복지, 사회보장의 네 분야는 균형을 갖춰 발전시키는 것이 중요하다고 말했다. 이 책에서는 샘스의 네 개의 개혁 분야 중 '치료', 즉 의료로 좁혀서 샘스의 말을 빌려 패전 이후의 의료 개혁을 소개한다. 의료에 한정해도 많은 쪽수가 필요하다. 또한 이 장을 쓸 때 샘스의 자서전 『GHQ 샘스 준장의 개혁, 제2차 세계대전 이후 일본의 의료 복지 정책의 원점』(다케마에 에이지(竹前榮治) 편역, 桐書房, 2007)[5]을 좌우의 서(座右の書, 늘 곁에 두고 보는 책)로 주로 참고했다. 지배 측의 샘스의 기록은 지배하에 있었던 일본인에 의한 점령기 해석이나 견해와 상이한 부분이 많아 역사를 파악하는 방법을 배울 수 있었다. 감사의 말을 전한다.

제2차 세계대전 중과 패전 당시 일본 병원의 상황을 알기 위해 조금 길어지지만 샘스의 자서전에 실린 일본 병원에 대한 묘사를 소개해본다. 패전 이후로 처음 일본의 병원과 의료를 본 외국인 의사의 감상이라고도 할 수 있다.

샘스는 1945년 8월 31일 요코하마에 상륙하자마자 곧바로 자신이 담당하게 될 병원을 찾는다. 게릴라에 주의했다. 타다 남은 마을부터 병원(경찰병원)을 찾으며 현지를 확인하기 위해 시찰했다. 샘스가 병원 내에서 본 것은 다다미(일본식 바닥)에 앉아 차를 마시고 있는 세 명의 의사뿐, 환자와 직원의 모습은 보이지 않았다. 병원 실내는 약탈을 피하려고 옮길 수 있는 의약품은 모두 옮겨 난잡하게 어지럽혀져 있었다. 병실에는 원래의 침대 병상이 아닌 환자용 다다미가 깔려 있었다.

샘스가 일본 본토에서 처음으로 (통역을 통해) 대화한 세 명의 일본인 의사는 "미군은 아군 부상병이 이용할 병원을 필요로 하기 때문에 상륙 후에는 환자의 목을 자르기 위해 병원에 쳐들어올 것이라고 생각해 최후의 저항 의지를 나타내기 위해 자신들 세 명이 병원에 남아 미군 병사가 (자신들을 처형하기 위해) 오는 것을 기다리고 있었다"라고 말했다. 샘스는 "우리들은 약탈하러 온 것이 아니라 환자와 의약품의 상황을 알고 어느 정도의 원조가 필요한지 조사하기 위해 왔다. 비무장의 주민을 강간·살육해 나라를 황폐하게 하는 것은 우리의 행동 규범에 반하는 것이다. 그런 일은 하지 않는다. 당신들 세 명은 가든지 남든지 자유다"라고 전했다. 처형을 각오하고 있던 의사 세 명은 도무지 믿어지지 않는다는 표정으로 바뀌었다고 샘스는 기록하고 있다. 샘스는 이 처음 만난 일본인의 사고와 행동에 큰 충격을 받는다. 경찰병원을 나온 샘스는 상륙해오는 미군이 집과 병원을 공격하고 약탈·강탈해 여자를 강간하고 남자나 어린이는 거리에 세워두고 기관총으로 쏴 죽인다고 생각해 피난해 유령 마을이 되어버린 요코하마의 마을을 목격했다.

최초로 시찰한 요코하마의 경찰병원이나 언덕 위의 해군병원에서 샘스는 병원 건물의 외벽이 공습에 대비해 검게 위장 색으로 칠해져 있다는 점, 병원 내에는 비상용 전원이 없다는 점, 전쟁 말기 3년간은 뢴트겐·필름이 없었다는 점, 수술실의 거즈·붕대는 씻고는 있지만 몇 번이나 사용해 얼룩져 있다는 점, 병실에는 침대가 아닌 다다미만이 깔려 있다는 점[6] 등 일본 병원의 관리 상태가 열악하다는 것을 알게 되었다.

공중위생복지국(PHW)의 부서로 병원관리과, 간호과, 사회보장과, 복지과, 예방의학과, 공급과, 인구동태 통계과가 설치되었다. 샘스는 일본 본토(간접 통치), 오키나와(직접 통치), 한국 세 곳의 의료·보건·복지 정책을 담당해 미국의 제도를 모델로 일본의 보건·의료 체제의 근대화 개혁을 추진했다. 이는 옛날에 독일로부터 배운 메이지 시기 이후에 지속된 일본의 의료 제도를 미국형 의료 제도로 변경하는 것이었다. 미국의 의료 제도를 모델로 했다는 것은 일본에 구축하는 의료 제공 체제가 공영병원을 축으로 하는 것이 아니었음을 의미한다[하지만 1947년 12월 완델(William H. Wandel)의 보고서에서 공립병원 중심으로 방침을 변경했다]. GHQ는 관존민비, 중앙집권, 파시즘이 아니라 의사회가 사수해온 자유 개업제와 환자의 의사 선택의 자유를 존중했다.

GHQ는 군, 재벌, 지주에게는 메스를 가했지만, 일본의 관료 조직에는 거의 손대지 않고 관료 조직이 갖는 복종성과 행정 기능·노하우를 이용했다. 후생성의 조직도 해산되지 않고 남았다. 패전을 계기로 후생성의 실질상 상부 조직은 군부에서 GHQ로 바뀌었다. GHQ의 생각대로 관료는 전향이 빨랐고, 군부에 대한 면종복배(面從腹背, 겉으로는 복종하는 체하면서 내심으로는 반대함 — 옮긴이)를 새로운 권력자인 GHQ를 대상으로 바꾸었다. 그 후 의료 정책은 GHQ의 지휘·명령에 완전히 복종하는 형태로 제2차 세계대전 이후 의료 개혁이 이루어졌다. 관료는 GHQ에 불리한 정보는 일체 내놓지 않고 일본에는 관료의 능력이 필요하다고 주장하며 교활하게 점령하에서 살아남았다. 일본 관료의 비겁함에 GHQ는 혐오감을 가졌지만, 조심하면서 이용했다. 한편 일본에는 자유주의적인 연합 최고사령장관 총사령부(SCAP)였지만, SCAP는 사회주의적 색채가 강해 미국에게는 이단적인 팀이었다는 연구 보고도 있다.

GHQ가 일본 정부에 내리는 지령은 'SCAPIN(연합군 최고사령관 총사령부 각서)'이라는 각서 형식이었다. 일본에 대해 점령군 GHQ의 지시·명령은 절대적인 것이었다. 맥아더는 점령이 꽤 진행된 단계에서 그때까지 일본 정부에 발한 SCAPIN 중에서 정령과 칙령이 되어 있는 것들을 재검토시켰다. 그리고 일본 사회에 적용되고 있는 것은 1949년 7월 1일까지 일본 법률에 명문화하도록 명령했다. 그것에 따라 1948년에 국가의 의료 제도를 규정하는 '의료법', 의료 종사자의 신분·직무를 규정하는 '의사법', '치과의사법', '약제사법', '보건부·조산부·간호사법'이 제정되었다. 이때 의사 국가시험과 졸업 후 인턴 제도, 보건소 제도 등의 법안도 원활하게 국회를 통과했다. 그 결과, 일본은 7년간의 점령 기간 중 샘스에 의해 당시 세계에서도 가장 근대적인 보건 복지 법전이 있는 국가로 변했다.

일본 의료의 근대화는 GHQ에 모두 의지하는 형태였지만, 의료 개혁에 있어서 의사회와 학벌, 정치 기득권과 이해관계가 얽혀 있어 자력으로는 단시간에 이만큼의 개혁 발상도, 법안 통과도 불가능했다. GHQ는 연합군 최고사령관 총사령부와 미국 태평양 육군사령관 총사령부 양쪽을 겸하고 있었기 때문에 일본의 사회와 의료는 미국이 모델이 되었다. 점령군의 주체가 미국이 아니라 중화민국이었다면 중국식 의료 시스템, 소비에트연방이었다면 소련식 의료 제도가 일본에 도입되었을지도 모른다. 실제로 만주와 타이완은 일본의 의료 시스템에서 중국의 의료 제도로 변했고, 일본의 식민지에서 소련 점령으로 바뀐 북조선은 사회주의식 의료보험제도로 변했다.

샘스가 최초로 시행한 의료·위생 정책은 강력한 전염병(현재의 감염병) 대책이었다. 패전 후 국민은 영양실조 상태에 의약품도 부족했고, 게다가 해외로부터 650만 명의 복원병(병역에서 해제되어 일본으로 귀향한 군인 — 옮긴이)과 귀환자가 귀국을 시작했다. 반대로 국내에 있던 조선인 190만 명은 고향으로 돌아가기 위해 시모노세키항이나 하카타항 등으로 이동했다. 일본에서도 소개자는 도시로 돌아가려 하고 있고 도시에서는 배급제도가 폐지되어 주민은 시골로 식량을 사러 떠났다. 국민 모두가 이동을 했다. 식량 부족, 건강하지 못한 상황 속에서 이루어지는 민족 대이동에 대해 샘스는 감염병의 확대를 염려했다.

1945년에는 농민의 전사에 따른 일손과 비료 부족으로 인해 쌀은 메이지 시기 말기 이래 대흉작이었다. 또한 1946년에는 복원·귀환자에 따른 인구 증가로 식량 사정이 극단적으로 악화되었다. 당시에는 외화와 선박 부족에 더해 외국과의 무역 주권도 없어 식량을 수입할 수도 없었다. 국민은 아사 직전의 상황이었고 영양 상태는 매우 나빴다. 도시의 주민은 공습 때문에 타버린 장소에 작은 판잣집을 짓고 살았고 물, 연료, 비누가 모두 부족했기 때문에 목욕도 못하고 위생 상태도 악화되었다. 암시장과 부랑아라고 불리는 전쟁고아, 모금함을 놓고 하모니카나 아코디언을 연주하는 의수·의족 전투모 차림의 상이군인, 팡팡걸(パンパンガール)이라고 불렸던 거리의 성매매 여성이 도시의 풍물이 될 만큼 일본인의 생활은 힘들었다. 이러한 환경 속에서 아사자의 속출과 함께 천연두, 발진티푸스, 장티푸스 등의 전염병이 만연했다. 발진티푸스 환자는 도쿄에서만 해도 만여 명에 이르렀다.

샘스는 귀향한 항구에서 검역, DDT(유기염소 계열의 살충제) 살포, 예방접종, 예방의학 등을 실시했다. 성병 방지를 위해 1946년 1월 매춘을 인가하는 모든 법령·조례의 폐기를 명령했다. 공중위생에 대한 대처는 1946년 국립공중위생원(1938년 미국 록펠러재단의 기부금으로 설립) 재개와 의료 전문직 공무원에 대한 공중위생 교육, 그리고 1947년 전국의 '보건소 제도'의 확립이었다. 록펠러재단은 공중위생원의 도서관 설립 비용을 댔다.

GHQ는 현지에서 식량 조달은 하지 않았다. 위생상의 염려가 있는 일본에서는 식량을 조달하지 않고, 미국에서 가져왔다. GHQ는 미국의 납세자 부담을 기초 자본으로 하는 '점령 지역 구제 정부자금(GARIOA)'을 식량 조달 자금으로 사용했다. 패전 후 일본에서 대량의 아사자 발생이 예측되어 식량문제는 화급한 과제였다. 일본인의 아사가 다가왔다. 식량난에 난처해진 일본 정부로부터 요청을 받은 샘스는 1945년 가을에 패전으로 곤궁자가 된 약 450만 명에 대한 식량, 주택, 의료 급부 프로그램의 작성을 명령했다(이것이 훗날 '생활보호법'으로 발전한다). 샘스는 이미 일본에 도착해 있던 GHQ용 식량 비축 밀가루 10만 톤을 긴급조치로 방출해 일본인을 아사로부터 구했다. 이 지원이 어린이가 "Give me chocolate"라고 말하며 미군 병사에게 얻은 과자(허쉬초콜릿 트로피컬 바) 이야기로 환원되어 일본인은 미국에 감사했다. 초콜릿뿐만의 이야기가 아니고 모든 일본인이 GHQ의 식량 지원(이후에 일부 무상화)으로 연명했다.

라라(LARA: Licensed Agencies for Relief in Asia, 공인 아시아 구제 기관) 물자[7]에 의한 빵과 탈지분유로 영양가가 높은 학교급식이 배급되어 학교에 도시락을 가지고 오지 못해 식생활에 문제를 안고 있는 결식아동들은 없어졌다. 당시 병원에서는 환자의 자취가 기본이었으나 서서히 병원 급식이 시작되어 전쟁 말기에 보였던 입원 환자의 영양실조나 아사 상황은 벗어났다. 패전 직후의 시기에 점령군의 위생·치안 목적이 있었다 하더라도 샘스에 의한 GHQ의 강력한 전염병 대책과 비축 식량의 대량 방출 결단이 일본인을 질병과 아사로부터 구했다.

일본 상륙 직후 1945년 9월 GHQ는 '공중위생 등에 관한 각서(SCAPIN-48: Public Health Measures)'를 내놓는다. 거기에서 연합군 최고 사령관 맥아더는 ① 후생성은 즉시 각 현의 질병 상황, 의사, 치과의사, 수의사, 공중위생 관계자 수, 의료 시설의 적합·부적합 상황 조사, ② 전염병 처치, ③ 군 이외의 병원, 결핵 요양소, 한센병 요양소, 진료소의 조급한 재개와 계속, 병원이 부족한 경우는 응급병원용으로 학교 등의 건축물 조사, ④ 의료 자재, 식량은 일본의 기관을 통해 배급, ⑤ 미 해군과 협력해 항구 검역 등의 실시, ⑥ 공중위생, 임상 진단, 혈청, 백신 제조의 재개, 계속, ⑦ 일본 국민의 화류병(성병) 박멸에 특히 노력할 것 등을 명령했다. 적국 본토를 점령한 직후의 신속하고 훌륭한 의료·위생 정책이라 할 수 있다. 반대로 일본이 식민지로 삼은 국가와 지역을 돌아보면 일본 자체가 SCAPIN-48로 GHQ의 명령을 받을 수준이었다는 점에서 GHQ가 실시한 것 같은 의료 제공 체제나 공중위생에 대한 대응은 할 수 없었다.

GHQ는 1946년 6월 'SCAPIN-945(Reorganization of Government Public Health and Welfare Activities)'로 후생성 기구를 개편해 새롭게 위생국·의료국·사회국이 생겼다. 1947년 4월 GHQ는 후생성에 보건소의 공중위생 기능 확충과 자금, 설비, 인원, 조직 규정을 요구했다. 일본의 공중위생 행정·교육, 모자위생, 전염병 예방, 성병, 결핵 예방, 영양 등의 비참한 상황을 GHQ는 방치하고만 있을 수 없었을 것이다. 이렇게 점령하의 일본에서는 GHQ의 주도로 의료 제도 개혁, 의료 행정이 추진되었다.

군의관이기도 한 샘스가 시도한 의료 제도 개혁은 대학에서의 의사 양성(6년제), 독일어 일변도였던 의학 교육에서 영어 교육으로의 전환, 졸업 후 인턴 제도 도입, 의사 국가시험 제도 도입,[8] 최전선 위생행정 기관으로 보건소 배치, 의약분업 구상, 간호부의 의사 지시를 받는 자세부터 환자를 간호하는 자세의 의식 개혁, 진료소의 병상 폐지, 후생성의 개혁(의무국·공중보건국·예방국의 설치, 3국 기관의 국장직 취임, 도·도·부·현 위생부의 설치 의무화) 등 많은 항목이 있었다. 한편 샘스가 미국의 의료 제도로부터 일본에 도입하지 않은 항목으로는 대학에 의학부를 설치하는 것이 아니라 의학 대학원(메디컬 스쿨)부터 시작하는 의사 양성 제도, 교육 커리큘럼에 있어서 전문의 코스와 가정의(종합의) 코스 분리, 전문의 양성·인정 제도가 있다.

GHQ는 점령한 일본의 민주화를 목표로 의료뿐만 아니라 여러 부분에서 개혁에 착수했다. GHQ 지배하의 일본인은 GHQ에 대해서는 의견을 말하지 않고 순종하면서 면종복배하는 국민이었다. 1952년 일본은 자치권을 돌려받고 GHQ는 철수했다. 그 후 GHQ의 개혁 노선을 계속 추진한 항목도 있는 한편, GHQ의 개혁을 곧바로 중단하는 항목 또는 손바닥을 뒤집듯이 제2차 세계대전 이전의 형태로 돌아간 항목도 있었다.

의료에 있어서도 GHQ가 철수한 이후 GHQ가 목표로 했던 개혁 노선이 모두 계승되었다고는 단언할 수 없다. 예를 들어 병원 경영관리 지식 취득이나 능력을 개발하는 노력은 사라져 경영·법률·회계 지식이 부족한 의사가 자신의 경영 경험과 직감으로 병원을 운영하는, 있을 수 없고 있어서는 안 되는 터무니없는 일들이 일어났다. 병동 간호부들의 노동환경 개선은 무시되어 근대적 형태의 간호는 건성으로 이루어졌다. 의사 인턴 제도 역시 원래 목적이었던 졸업 후 연수는 알맹이가 빠졌고, 대학병원은 인턴 연수생을 무급 노동자로 혹사했다. 일본의 의료는 간호사나 인턴 연수생이 병원 파업과 대학 분쟁의 방법으로 병원의 부조리함을 세간에 호소하는 사태에까지 다다랐다. 이와 같이 정착하지 못한 GHQ의 개혁 예도 있다. 하지만 샘스가 진행한 각종 사회보장 개혁은 제2차 세계대전 이후 일본의 의료·복지를 형성하는 기반으로 매우 중요했다. 그중에서 병원의 역사를 다루는 이 책에서는 샘스의 병원과 관련된 개혁에 한정해 이를 맥락으로 하는 제2차 세계대전 이후 병원의 역사를 해설한다.[9]

GHQ의 샘스가 본 패전 직후 일본 병원(요코하마, 도쿄)의 모습은 다음과 같다.[10] 병상은 흰색 페인트가 칠해진 금속제 침대가 아니라 대부분의 경우, 다다미방에 깔린 이불이었고, 병실의 문은 맹장지와 장지문으로 되어 있었다. 비누도 없고 청소도 제대로 되어 있지 않았다. 난방용 연료도 없고, 뜨거운 물도 나오지 않았다. 의료 기구, 의약품은 부족해 뢴트겐·필름도 적어도 3년간은 없었다. 붕대도 씻어서 재사용했고, 종이 시트나 수건을 붕대로 활용하고 있었다. 대부분의 병원에는 중앙 주방 설비가 없어 병동에서는 환자의 시중을 드는 가족이 식재료를 가져와 병원의 복도에 연탄과 숯 난로를 들고 나가 취사해 환자에게 식사를 제공하고 있었다. 또 간호도 시중드는 가족의 임무였다. 겨울에도 난방이 충분하지 않아 병실에서는 화로로 몸을 녹였다.

1945년, 1946년에는 식량 사정이 나빠 입원 환자가 아사하는 경우도 많았다. 샘스는 일본의 병원에서는 중소 병원도 외래 부분을 갖추고 많은 외래 환자를 진찰하는 점, 직원 배치는 입원 환자 한 명에 대해 외래에서는 세 명인 점 등이 미국의 병원과 큰 차이점이라고 생각했다. 고가의 개인실에 시중드는 사람의 방이 작게 부설되어 있는 점이 샘스에게는 오래전 미국의 병원을 상기시켰던 것 같다. 샘스는 일본의 병원은 입원 환자의 환경, 환자 대우부터 시작해 간호부의 전문성 등 병원 관리 면이 현저하게 후진적이라고 평가했다. 또한 샘스가 군의의 월간지를 통해 일본 상륙 이전에 얻은 일본 의사에 관한 정보는 다음과 같았다. "의사는 마취를 아까워한다. 환자를 때린다. 생리학·병리학 등의 기초의학 지식이 없고, 자신의 경험에 의존해 진단을 내린다. 환자가 위독할 때에도 밤에는 병원에 오지 않는다. 페니실린이라는 단어를 들어본 적이 없다".

샘스는 일본 병원에서는 무엇보다도 병원 관리자에 대해 경영 지식, 관리능력, 관리 운영의 초보적인 관리자 연수가 필요하다고 판단했다. 1947년 '국립 도쿄 제1병원' 내에 후생성의 부속기관으로 '병원관리학교(School of Hospital Administration)'를 개설했다. 전국의 병원장을 병원관리학교에 집합시켜 완전 간호, 완전 급식에 기초한 근대 병원의 기능을 운영, 간호 케어 기준, 병원 청소 기준 등의 시설 운영 교육을 실시했다. 목적은 "입원 환자 돌보기를 환자의 가족이 한다"라는 일본인의 병원 개념을 "간호와 환자의 식사(영양)는 병원장과 병원의 책임이다"라는 개념으로 바꾸는 사상 교육이었다. 샘스는 469곳이었던 육해군 병원의 일부를 정리한 후 국립병원으로 전환해 후생성의 관할 아래에 두었다. 미국이 일본의 병원장에게 가르치는 근대 병원 관리의 연수 내용은 놀라운 것이었을 것이다.

1946년 신헌법이 공포되고, 1947년에 시행이 이루어짐에 따라 전시 중에 제정된 '국민의료법'의 내용은 모순되는 것이 되어버렸다. 샘스는 병원 관리자 연수와 병행해 새로운 병원 관리의 개념을 일본인에게 이해시키기 위해 지금까지의 SCAPIN의 지령 내용도 가미해 법제 면을 정비했다. 그리하여 1948년 7월 병원 기준의 법적 기초가 되는 '의료법'을 국회에서 통과시켰다(동시에 '의사법', '치과의사법', '약제사법', '보건부·조산부·간호부법'도 제정되었다). 이렇게 미국의 지도에 따라 이루어진 '의료법', '의사법' 등이 오늘에 이르기까지 일본의 의료·의료 제도의 근간이 되었다.

의료법에서 병원의 정의는 "병원은 상병(傷病)자가 과학적이고 적정(適正) 수준의 진료를 받을 수 있도록 편의를 제공하는 것을 주된 목적으로 하여 조직되고 운영되는 것이 아니면 안 된다"(제1조 5)로, 병원장에게 '병원 관리의 권한과 책임'을 부여했다. "하지 않으면 안 된다"는 법문으로는 엄격한 표현이다. 즉 당시 "과학적이고 적정한 진료"를 하고 있지 않은 병원이 있었음을 법문이 보여준다.

1948년 1월 GHQ 공중위생복지국(PHW)의 존슨(Harry G. Johnson) 대좌(한국의 대령에 해당 – 옮긴이)가 병원 개혁의 구상을 제안했다. 일련의 병원 개혁의 실행에 앞서 먼저 시범 병원을 두어 그곳을 본보기로 하는 방식으로, 전국 병원에 개혁을 보급하려고 했다. 구체적으로는 '국립 도쿄 제1병원'(구 '임시 도쿄 제1육군병원', 현재 '국립국제의료연구센터 병원')을 모델 병원으로 지정하고, 건물의 개축과 시설을 설비해 근대적 병원으로 새롭게 만들었다. 샘스는 병동의 간호부 스테이션, 중앙 배식 시설을 설치해 일본인에게 실제 예를 보였다.

1949년에는 국립 도쿄 제1병원 4층에 '후생성 병원관리연수소(厚生省病院管理研修所)'가 설립되었다(다음 해 옥상으로 이전). '후생성설치법' 제23조에 의해 예산은 확보되었으나 직원 배속은 없었다. 따라서 후생성 병원관리연수소의 소장은 국립 도쿄 제1병원장이 겸임해, 연구소의 인원도 모두 아래층에 있는 국립 도쿄 제1병원의 직원이 겸임했다. 일본인은 에도 시대 말기에 폼페(네덜란드의 군의관)의 나가사키 양생소에서 서양식 병원의 기능과 시스템을 배웠다. 이번에는 샘스의 국립 도쿄 제1병원에 의해 일본인은 선진국의 병원 관리 사상과 병원 운영 방법을 비로소 하나하나 배운 셈이었다.

후생성 병원관리연수소는 연수 커리큘럼으로 본과 코스(2개월간 연수, 후년에 1개월간)와 연수회 코스(1주간 연수, 현임자 대상)의 두 코스를 개설했다. 본과 코스에서는 맬컴(Malcolm T. MacEachern)의 『병원의 조직과 관리(Hospital Organization and Management)』(Physicians' Record)가 교과서로 사용되었다. 연수회 코스에서는 국립병원, 국립 요양소의 병원장을 위한 연수가 실시되었다.

1949년에는 잡지 ≪병원≫의 창간호가 학술서원(현재 의학서원)에서 발행되었다. ≪병원≫의 편집 주간은 창간 이후 20년간 긴 세월에 걸쳐 연수소의 요시다 유키오(吉田幸雄)가 맡았다. 요시다는 병원관리연수소의 교단에서 배운 교육 내용 등을 ≪병원≫의 지면에 게재했다. 병원 관리 의식이 높아져 1950년 일본병원협회가 설립되었고, 1951년 일본병원학회가 발족되었다. 1952년에 GHQ가 철수하고 일본은 자치권을 회복했다. 1956년 병원관리연수소는 신주쿠 도야마의 과거 일본의료단의 부지로 이전해 전용 청사가 세워졌다. 자금은 일본의료단의 청산 잉여금이었다.

1960년 일본 병원사상 첫 '병원 파업'이 실행되었다. GHQ의 개혁으로 완전 간호가 채용되었다. 완전 간호의 목적은 입원 환자의 부첨인(付添人)•을 전면 폐지해 병원 내 간호부에 의한 간호로 근대 간호 관리 체제를 확립하는 것이었다. 병원 경영자 측은 부첨부를 해고는 했으나 이에 대응하는 간호부

• 입원 환자를 돌보기 위해 환자 곁을 지키는 가족이나 고용된 사람을 말한다.

의 추가 채용은 하지 않고 기존 간호부의 노동 강화로 대처했다. 간호부의 과도한 노동과 간호 수준의 저하가 전국 병원에 만연했다. 간호력 증강이라는 사회적 요청에 진지하게 대응하지 않고 간호부의 저임금에 의한 저의료비 정책을 지속적으로 강행하는 정부와 병원 경영자에 대한 간호사들의 분노가 병원 파업 결행으로 나타났다. 도쿄의 7대 병원에서 시작된 파업은 전국 통일 파업으로 발전해갔고, 여론도 간호부의 입장을 옹호했다(병원 파업에 대해서는 이 장 6절을 참조).

병원 파업에 대처하면서 간호부의 생생한 호소에 직면한 나카야마 마사(中山マサ) 후생대신(일본의 첫 여성 각료)은 이러한 상황을 만들어내는 병원 경영의 치졸한 현실에 놀라 병원관리연수소를 연구소로 격상하는 안을 국회 답변 중 입에 담아버렸다. 그것을 받아들여 후생성 병원관리연수소는 1961년 후생성 '병원관리연구소'로 개편되었다. 경영관리부와 건축정비부의 2부와 서무과의 조직으로 개편되었고, 다음 해에 의료관리부가 추가되어 3부 1과의 조직이 되었다. 주사에서 승진한 요시다(吉田)가 첫 전임소장이 되었다.

이 후생성 병원관리연구소의 직원이 중심이 되어 1970년부터 『병원 관리 체계 전 6권(病院管理体系全六卷)』(醫學書院, 1970~1974)을 출판했다.[11] 연구소의 면목을 드러낸 6권의 병원 경영 백과사전이라고 할 수 있다. 1권은 이 책의 집필에서도 참조했다. 오늘날과는 출판 스타일이나 병원 경영의 분석 방법 등이 크게 다르지만 이만한 대저(大著)로 최근까지 다룬 것으로는, 같은 병원관리연구소 출신의 도호쿠대학 교수, 시마우치 다케후미(島內武文)의 『병원관리학 의료개론편 제2판』(醫學書院, 1967)밖에 없다. 더구나 국립대학의 연간 수업료가 1만 2000엔인 시대에 『병원 관리 체계 제1권』은 한 권에 1만 4000엔, 『병원관리학 의료 개념편 제2권』은 5600엔이나 하는 대단히 고가의 서적이었다. 병원 직원이 쉽게 사서 공부할 수 있었다고 생각하기 어렵다.

병원관리연구소를 새롭게 학원 연구 도시로 건설된 쓰쿠바(筑波)에 이전하는 안도 있었다. 하지만 1975년에 '국립 도쿄 제2병원'의 부지 내에 연수부를 개설해, 이후 국립병원·국립 요양소의 병원장을 필두로 병원 관리직의 초임 연수 등이 이루어졌다. 병원관리연구소에 의한 병원 근대화도 국공립 병원을 중심으로 하는 병원관리학으로 진행되었다. 정부가 사립병원·사립의원의 경영에 대해 관심을 기울이는 경우는 거의 없었다. 또 사립병원은 국공립 병원같이 병원 경영관리에 대한 교육·지도와 같은 연수의 기회도 없었고, 경영 지식의 취득이나 능력·노하우 향상은 스스로 알아서 하거나 자기 책임이었다. 제2차 세계대전 이후에도 병원에 대해 관존민비 사상이 보였다.

병원관리연구소는 1990년 '국립의료·병원관리연구소'로 조직이 개편되었고, 연구 내용은 의료 정책으로 변했다. 2002년에 다른 연구소와 통합해 사이타마 현 와코(和光) 시로 이전해 '국립보건의료과학원'이 되었다.

GHQ는 오랫동안 정부자금과 록펠러 자금 등의 지원을 통해 일본의 많은 현장 의료 종사자를 미국의 의료 현장에 보내 미국식 병원 관리의 실제를 배우게 했다. 그중에는 간호사를 비롯해 후에 일본의 의료 학계의 리더가 된 인재도 많다. 하지만 샘스는 이런 유학생에 대해 일본에 귀국한 후 미국 측이 기대했던 효과를 일본에서 응용하지 않고 성과를 발휘하지 않았다고 부정적인 평가를 내렸다.

학문으로서의 의료관리학으로는 1953년에 일본 최초의 병원관리학 강좌가 도호쿠대학 의학부에 개설되었다.[12] 병원관리연구소의 시마우치 다케후미[13]가 교수로 취임했다. 도호쿠대학의 시노다 부속병원장이 "앞으로 적어도 의가(醫家)에 뜻을 두는 사람은 '병원관리학'의 요지를 알고 있어야 한다고 생각해 문무성에 진언한" 결과였다. 의료관리학 교실은 그 후 1955년에 니혼(日本)대학, 1962년 준텐도대학과 게이오기주쿠대학으로 퍼졌다. 이 병원관리학 교실은 의학부 대학원에서 받는 연구 지도였기 때문에 병원 현장에서의 충분한 지도는 기대할 수 없었다.[14]

또한 현재의 의료경영학은 의학부의 강좌로, 의사인 교수가 가르치는 의료관리학 형식에서 점차 사회과학(특히 경영학·회계학·의료정보학)을 축으로 병원 경영의 실무 면을 중시하는 내용으로 변화하고 있다. 앞으로는 경영공학 분야에서의 연구와 전개가 예상된다. 흔히 미국형 비즈니스 스쿨(경영관리학 대학원)의 사고·분석 기술을 모델로 활용한다. 의료경영학의 대학·대학원의 개설도 이루어지고 있다.[15]

다음으로 병원 시설에 대해 살펴보자. GHQ는 병원으로 의료 서비스를 하기에는 너무나 빈약했던 일본의 10개 병상 정도의 병원은 배제한다. 그때까지의 일본 역사에서는 병원의 보유 병상 수가 너무 적다는 생각조차 없었다. GHQ의 방침에 따라 1948년에 제정된 '의료법'은 병원 설비 기준을 명기해 '병원'은 20인 이상의 환자를 수용하는 시설로 정했다. 새로운 기준에 적합한 병원은 A 클래스로 분류했다. 20인 이상의 환자 수용을 병원의 기준으로 세운 '의료법'에의 경과조치(이행 기간)는 5년간으로 정했다. 병상은 자유롭게 증상할 수 있었다. 19개 병상 이하의 병원은 병상이 있는 진료소(유상 진료소)로 존속을 허용하는 것으로 최종 결론이 났다. 하지만 유상 진료소의 입원 환자는 48시간 이상 입원하는 것이 불가능하다고 규정했다.

〈표 4〉에서 1945년의 수치를 보면, 패전 시 일본의 의료 제공 체제는 괴멸 상태였다는 것을 볼 수 있다(하지만 그 숫자는 10여 개의 현으로부터 보고받은 숫자의 합계로 불완전한 데이터라고 한다). 앞서 살펴본 바와 같이 GHQ는 1945년 9월 22일 '공중위생 등에 관한 각서'로 일본 정부로 하여금 전국의 병원·진료소의 목록을 작성할 것을 명령했다. 이에 더해 의료 기관의 현황, 군 관계 병원 이외의 재개원, 응급병원으로 사용 가능한지를 확인하기 위한 학교 등의 건물 조사를 지시해 현황을 파악했다. GHQ가 파악한 숫자는 10개 병상 이상(당시의 병원 기준은 10개 병상 이상)을 소유한 병원은 2862곳으로, 일본 전체의 환자 수용 능력은 24만 4709개 병상이었다. 그중 병원 320곳이 육해군 병원

으로, 7만 8000명의 환자가 입원해 있었다.

GHQ는 공습, 전화, 원폭으로 전쟁 중 파괴된 병원은 1027곳, 잃은 병상 수는 5만 3000개라고 파악했다. 일본 병원의 약 4분의 1이 미군의 오키나와와 본토 공격 등으로 파괴된 것이다. 패전 후 병원은 암시장으로부터 의약품을 조달했다. 이러한 의료 상황에 대해 일본 정부는 손을 쓸 수가 없었다. 의료 현장의 혼란 속에서 GHQ에 의한 정리·재건 방향이 하달되었다.

샘스는 일본의 병원에 대해 다음과 같이 말했다. "옛날의 미국이나 유럽의 병원과 다를 것이 없었다. 즉 병원은 인간이 삶의 최후에 도망치는 장소였다. 그곳은 인간의 죽음의 장소였다".[16] 1945년에 사용 가능한 병상의 이용률은 25% 이하였다. 그 숫자로부터 샘스는 일본인에게 병원은 임종을 지켜보는 장소가 되어 있다고 판단했다. 또 "일본의 병원 수준은 중세 수준 정도"라고 했는데, 이러한 평가에 대해 일본 병원 관계자는 아주 분개하고 분해했다고 한다. 당시 일본 측의 사료에서 이 문구가 빈번하게 인용되어, 그 후 오만하다든지 깔본다든지 하는 지배자에 대한 반감이 많이 기록되어 있다. 하지만 당시 미국의 수준에서 보면 일본의 병원 관리는 전혀 체계를 갖추지 못한 상태였을 것이다.

GHQ에 의한 일련의 병원 개혁이 효과를 보기 시작해 1951년에 병상 이용률은 78.4%, 33만 4000개 병상으로 상승했다. 샘스는 GHQ의 의료 개혁에 의해 일본인에게 병원은 1945년 당시 임종을 지켜보는 장소에서 치료를 위해서나 병의 초기인 경우에 회복을 기대할 수 있는 장소로 변화했다고 했다. 일본 측의 사료에서는 이러한 분석이나 병상 이용률에 따른 해석은 나오지 않는다. 미국은 점령지 일본의 병원 관리에 대해 끈기 있게 계속해서 병원 근대화 개혁을 추진했다고 평가할 수 있다. 1952년 샌프란시스코강화조약이 체결되면서 일본의 주권이 인정되었고, 이후 점령군의 지배로부터 독립해 병원 개혁도 독자적인 길을 걷기 시작했다.

2. 육해군 병원의 국립병원으로의 이관

패전 후 정부는 육해군의 폐지·해산에 따라 군 관계 의료 시설을 군사보호원으로 이관해 해외에서 온 복원자(復員者, 병역에서 해제되어 귀향한 자 — 옮긴이)의 의료 업무를 담당하게 하는 사무 작업을 진행했다. 하지만 469곳의 병원을 포함한 군 관계 의료 시설은 모두 GHQ에 접수되었고, 육군병원과 해군병원은 폐지되었다. 앞서 본 1945년 9월 GHQ의 '공중위생 등에 관한 각서'에서도 군인과 그 가족 전용인 군 관계 의료 시설은 다시 열어 운영하게 하지 않고 폐지되었다.

하지만 도시에서 집을 잃은 850만 명의 사람들과 650만 명에 달하는 대량의 복원 병사와 귀환자의 질병, 전염병[천연두, 장티푸스, 적리(이질), 발진티푸스 등 오늘날의 감염병] 대응에는 과거의 군 관계 의료 시설이 필요했다. 정부는 군 관계 의료 시설의 포괄적인 반환을 요구했다. 샘스의 큰 임무는 의료 복지 분야의 비군사화였다. 샘스는 320곳의 과거의 육해군 병원을 국립병원으로 후생성에 이관하는 허가를 워싱턴으로부터 받아냈다. GHQ는 1945년 11월 19일 "의료 시설의 감독권 반환을 내무성이 점령군 사령관으로부터 받을 경우, 즉시 일반 시민의 의료를 담당하는 후생성에 이관할 것. 반환한 군 관계 의료 시설에의 입원 의료 등은 상이군인과 그 가족에 한정하지 않을 것"이라는 조건부 각서를 받고 반환을 허가했다. 1937년 7월 '루거우차오(盧溝橋) 사건'(중일전쟁의 발단이 된 사건 — 옮긴이)이 발발해 일중 전면전쟁이 되었다. 이듬해 '군사보호원(상병보호원)'이 설치되었다. 이 군사보호원의 53개 시설(상이군인 요양소 51개 시설, 보육소 2개 시설)도 과거 군 관계 의료 시설과 같은 조건으로 GHQ로부터 일본에 반환되었다.

연합군 최고 지령관(指令官)이 받은 기본 명령에서는 치료에 있어서 재향군인을 우선하는 특권은 허가되지 않았다. 과거 육해군 병원은 일부를 정리하고 난 이후에 국립병원으로 개조되어 일반 시민에게 평등하게 개방되었다. 또한 미국의 미국 퇴역군인성(United States Department of Veterans Affairs)의 의료 시설(1930년에 54곳 퇴역 군인 병원을 시작으로 현재 병원 171곳, 클리닉 350곳 이상을 소유하고 있다)에 해당하는 병원이 일본에 없었던 점이 다행이었다(전술한 대로 군사보호원 관할의 상이군인 요양소는 51개 시설이었다). 단, 샘스는 군인 은급(軍人恩給, 오늘날의 군인 연금 — 옮긴이)의 정지, '대일본상이군인회'의 해산, 장교(소위 이상)의 군의관 강제 예편, 전상병자 사회 복귀 지원 기관인 군사보호원의 폐지 등을 진행했다. 워싱턴의 지령은 직업군인의 숙청에 의한 비군사화였다. 하지만 과거 육해군 병원에 있는 7만 8000명 입원 환자의 치료는 원래 군의였던 의사가 담당하고 있었다. 지령에서는 소위 이상의 군의는 강제 예편 대상이었다. 샘스는 맥아더 원수, 휘트니(Courtney Whitney) 준장 민정국장의 허가를 받아 현재 민간인인 과거 중좌(중령에 해당 — 옮긴이) 이하의 군의는 특별사면을 받아 국립병원에 일정 기간 근무하는 것을 허가했다. 강제 군 예편의 특별사면 기간은 1년 반에 이르러 그 기간에 국립병원의 의사는 민간인으로 전환되었다.

육군성, 해군성은 패전 후 남은 업무 정리를 진행해 1945년 11월 말에 폐지되었다. 같은 날 '에이주병원령'(육군병원령), '해군병원령'도 폐지되었다. 12월 1일에 일본 정부는 GHQ로부터 의료 기관을 반환받았다. 반환된 의료 기관 수는 육군병원 102개 시설과 분원 22개 시설, 해군병원 17개 시설과 분원 5개 시설, 상이군인 요양소 51개 시설, 보육소 2개 시설이었다. 이들은 국립병원 등으로 새롭게 발족했다. 건물 시설과 병원 직원은 (소위 이상의 군의를 제외하고) 과거 군 관계 병원 때와 변하는 것 없이 정부로 이관되었다.

국립병원과 국립 결핵 요양소는 귀환자의 수용과 치료가 일단락된 후 1947년 6월부터 일반 국민에게 개방되었다. 과거 국립병원 등의 입지가 도시의 시가지가 아니라 예전의 '육군 주둔지'(또는 진다이)나 군항, 온천지에 편재해 있는 것은 앞서 본 바와 같이 군사 관련이나 일본의료단의 병원·보양소였기 때문이라는 역사적 배경이 있다.

1947년 2월의 사무차관 회의에서 GHQ로부터 반환받은 과거 군 관계 의료 시설을 대장성에서 후생성으로 이관하는 결정이 이루어졌다. 하지만 패전 시의 군 관계 의료 시설을 폐지할 때 재산 관계 서류의 인수가 이루어진 것은 두세 곳 병원에 불과해, 후생성으로 이관할 때 새로 조사할 필요가 있었다. 정부는 잠정 조치로 특수물건처리위원회의 회의에 부쳐 일시 사용 형식으로 이관 사무 작업을 진행했다. 이에 대해 GHQ로부터 이의 제기가 있어 이관 처리는 서둘러 진행되었고, 1950년 3월 대장성에서 후생성으로의 이관 작업을 끝마쳤다.

1947년 일본의료단을 해산했다(일본의료단에 대해서는 9장 3절을 참조). 해산에 이른 직접적인 이유는 정부자금 대출의 제한과 제2차 세계대전 후 인플레이션에 따른 경영난이었으나 의료 복지의 비군사화가 큰 임무였던 샘스는 전시 통제 단체였던 일본의료단의 존속을 허가하지 않았다. 일본의료단은 육해군 병원과 함께 해산 처분되었다.

의료단의 결핵 요양소는 정부로 이관하고, 일반 의료 시설은 도·도·부·현 또는 시로 이양하는 방침이었다. 해산 시에는 도·부·현 병원 20곳, 지방 종합병원 198곳, 결핵 요양소는 87곳, 진료소는 282곳, 산원 5곳, 쇼켄료(奬健療, 간이 결핵 요양소 — 옮긴이) 96곳으로 합계 688개 시설이었다. 그중 정부로 이관된 시설은 결핵 요양소로 93개 시설이다. 계획으로 지방자치체로 이양한 병원은 60곳이었다. 하지만 1954년까지 지방자치체에 이양된 병원은 10곳에 머물렀다. 아키타, 야마가타, 이자카(飯坂, 후쿠시마), 아이즈와카마쓰(會津若松, 후쿠시마), 시바타(新發田, 니가타), 도야마, 기후, 나고야, 게로(下呂, 기후), 다치아라이(大刀洗, 후쿠오카)의 병원이었다. 니가타 현은 일본의료단으로부터 현으로 이양된 병원을 현립병원으로 두어 현의 의료 제공 체제를 정비했다(현재 니가타 현립 시바타병원). 이양 조건은 국유재산 70% 할인, 비품 50% 할인으로 매년 지불하는 것이었다. 일본의료단의 시설 이양이 잘 이루어지지 못한 이유는 노후화된 시설과 지방재정의 부담 증가 때문이었다. 이양되지 못한 의료 기관은 국립병원으로 남았다.

GHQ는 일본적십자사가 최고 최대급 군사 협력 의료 기관인 것과 동시에 황실을 중심으로 하는 중앙집권 조직인 점에 주의를 기울였다. 일본적십자사는 일적(일본적십자의 준말 — 옮긴이)병원이라는 자신의 병원을 보유하고 있었다. 전쟁 중 일적병원은 육군의 관할하에 들어가 군사 목적으로 이용되었다. 일본적십자사는 연합군 각국의 적십자와는 상당히 다른 모양의 조직이었다. GHQ 샘스는 전술한 대로 육해군 병원, 일본의료단을 폐지했다. 하지만 일본적십자사는 폐지가 아닌 근본부터 재편하는 것을 조건으로 존속을 결정했다. 일본적십자사에 대한 비군사화 개혁이 진행되어 일본적십자사와 일적병원은 제2차 세계대전 이후에 존속하게 되었다(자세한 내용은 8장 3절을 참조하라).

3. 국립병원의 대두와 정리

메이지 시기 이후 제2차 세계대전 종료까지 일본에서 공영병원 주도 체제를 시도해본 사례가 세 차례 있었다고 이 책은 분석했다. 즉 메이지유신 이후 1887년까지의 번립병원, 현립병원 등의 설립, 1938년 의약제도조사회에 의한 '의료 제도 개선 방책' 답신 시, 제2차 세계대전 중 일본의료단으로의 집약이 그것이다.

하지만 어느 것도 재정상의 이유로 오래 지속되지 못했고, 결과적으로 일본의 병원은 민간 주체로 정비·발전되어왔다는 것을 이 책에서 지금까지 보아왔다. 즉 국가나 도·부·현은 일반 의료에 대한 설비투자와 의료 제공을 민간에 맡겼고, 특히 국립병원은 군사, 전염병(감염증), 결핵, 정신 등의 특수·전문 질병에 집중해왔다. 병원 일반 의료의 정비·제공과 그에 따른 경영 자원이나 자금 투입을 국가나 도·부·현이 책임을 가지고 시행하지 않고, 그것들을 민간에 맡긴 점이 선진국과 비교했을 때의 일본 병원의 특징이라 할 수 있다.

제2차 세계대전 이후 과거의 육군병원, 해군병원, 일본의료단이라는 최대급의 세 가지 병원군이 결과적으로 한 번에 국립병원, 국립 요양소의 형태로 나타나게 되었다. 이로 인해 일본 병원 체제는 근본부터 변화했다. 이 국립병원을 국가 의료 제공 시스템의 중핵으로 두자는 정부 측 움직임이 태동했다. 이로써 네 번째로 공영병원 중심 구상이 1947년 완델(미국의 사회보장조사단 단장 ― 옮긴이)의 보고 이후에 대두되었다.

제2차 세계대전 종료 후 GHQ는 군과 정치, 경제(재벌·지주)체제를 철저하게 손봤다. 하지만 관료 조직은 거의 손을 대지 않고 그대로 두고 GHQ가 행정개혁을 할 때 손발로 이용했다. GHQ의 추측대로 일본의 관료는 GHQ의 지시에 순종해 충실히 수행했다. 패전 직후의 후생 면에서 GHQ의 긴급 과제는 먼저 일본인의 식량 확보와 전염병 방역이었다. 패전 후 의료·병원을 어떤 체제로 운영해나갈 것인지와 같은 방침은 정치가, 후생성, 학자, 의료 관계자를 포함한 어떤 국민도 가지고 있지 않았다. 패전 후 일본 의료 시스템의 기획 입안·실시는 샘스가 담당했다.

1946년부터 1947년에 걸쳐 행정학자 완델 박사를 단장으로 하는 미국 사회보장조사단 여섯 명이 일본으로 와서 약 60일간 단기 조사를 실시하고 보고서를 맥아더에게 제출했다. 그것은 「완델 보고」로 후일에 일반에 공개되었다. 「완델 보고」에서는 의료는 공적 책임으로 제공해야 하는 것이며 적어도 병원에 대해서는 국공립이나 공적인 기관이 중심이 되어야 한다고 권고했다. 전술한 대로 패전까지 일본에서는 국공립의 병원 서비스가 특수·전문 의료에 한정되어 있었고, 설비투자를 포함해 일반 의료의 제공은 민간병원과 진료소에 맡겨왔다. 이 권고를 받아 후생성은 국공립 병원의 확충을 시작했다. 한편으로 특수법인 일본의료단의 시설 정리는 1947년부터 개시되었다. 1948년 의료제도심의회는 GHQ의 취지에 입각해 국립병원을 대표적인 공적병원으로 정비해갈 것이라고 답신했다.

당시 일본의 경제정책은 '경사생산 방식(傾斜生産方式)'*을 채용했다. 경사생산은 아리사와 히로미(有澤廣巳) 도쿄대 교수가 제창한 이론으로, 한정된 자금과 자원을 경제 기반으로 하는 분야에 집중시켜 그것을 원동력으로 하여 경제 전체의 부흥을 목표로 하는 방식이다. 구체적인 정책으로 석탄 증산에 주력해 그 석탄을 철강 생산에 집중 투여했다. 다양한 분야에 사용하는 철강업을 기폭제로 하여 경제 전체의 부흥을 목표로 했다. 따라서 기사회생을 건 당시의 국가의 예산을 병원 정비에 사용할 여유는 없었다. 경사생산 방식은 효과가 있어 광공업 생산액은 전쟁 전의 50% 수준까지 회복했다. 이 경제 회복은 적자재정, 부흥 금융 금고에 의한 융자, 미국의 대일 원조라는 특수 요인에 입각하고 있어 일본 경제가 자립한 것은 아니었다. 이와 함께 인플레이션이 급속도로 진행되었다.

1948년에 디트로이트 은행장 도지(Joseph Morrell Dodge)가 일본으로 와 GHQ의 재정고문으로 일본 경제의 재건을 진행했다. 도지는 1949년에 '경제 안정 9원칙(Dodge Line)'을 발표하고 생산 확대 중시 정책을 초균형재정으로 전환해 인플레이션의 수습을 노렸다. 인플레이션은 수습되어 가계의 저축이 은행예금을 경유해 은행대부를 통해 기업으로 흘러 들어갔다. 인플레이션은 수습되었으나 경제활동이 위축·침체되었다. 같은 시기에 실시된 슈프(C. S. Shoup)** 세제는 감가상각 기간 단축화를 통한 기업 부담 경감이나 대기업 우대 세제의 채용을 통해 중화학공업의 재건을 도모했다. 동시에 공공사업

* 기초산업의 생산을 우선적으로 추진하고 그다음에 다른 산업 분야의 생산 확대를 진행하는 방식을 말한다. 보통 석탄, 철강, 비료 분야 등을 우선 확보하는 방식을 택한다.

** 미국의 경제학자. 일본 세제 사절단의 단장으로 일본으로 왔다.

예산 삭감이나 실업 대책 예산 제로 등의 긴축재정을 채택했다. 정부는 앞서 이야기한 의료제도심의회의 국립병원 정비 답신을 받았으나 병원 정비에 사용할 국가 예산이 없었다.

당시 일본 경제는 균형보다는 성장을 필요로 했다. 요시다 시게루(吉田茂) 수상은 전 대장성 사무차관 이케다 하야토(池田勇人)를 장상(藏相, 오늘날의 재무대신 ― 옮긴이)에 등용해 도지와 교섭하도록 했다. 이 시대에 관료에 의한 심의회 방식이 나왔다. 일본의 대장성은 GHQ를 당해낼 수 없었다. 이케다 장상의 비서관 미야자와 기이치(宮澤喜一)는 대장성이 어떻게 GHQ를 유도할 것인지를 생각해 도지와 GHQ 사이를 이간질하는 방법으로 자신들이 쓴 안을 심의회가 승인해주어, 심의회의 의견으로 받는 방법을 개발했다.[17] 미야자와가 개발한 심의회 방식은 그 후 일본, 특히 후생성(후생노동성)이 실시하고 싶은 정책의 결정 과정에 활용되었다. 일본의 의료는 자유 개업제가 원칙이기에 후생성이 행정지도를 하는 것은 곤란했다. 의료 제도의 체계 설계부터 진료 보수 점수 개정에 이르는 정책은 심의회, 협의회, 위원회라는 조직으로부터의 답신을 후생성이 받는 형태로 진행되었다. 이것은 (형식적으로는) 국민의 의료·복지를 담당하는 관청으로서 독단전행을 피하고 학식이 있는 경험자 등 국민의 의견을 받드는 형태다. 그러나 이것은 책임 회피도 내포하는 간접 통치 방식으로 이후 일본의 의료 정책에 활용된다. 관료는 자신이 기안한 법안이 법령화되면 출세하고, 만약 의료 정책의 효과가 좋지 못하면 실패해도 누구도 책임을 지지 않는 시스템이다.

1950년 발발한 한국전쟁 특수[18] 덕분에 일본은 빈곤국으로부터 테이크오프(경제적 이륙)했다. 1955년에는 1인당 국민소득이 전쟁 전 수준까지 회복되었고, 1956년 『경제백서』에서는 "이제 더 이상 전쟁 후가 아니다"라고 자신에 차 자랑스럽게 선언했다. 그 후 1965년부터 약 10년간 베트남전쟁[19]이 일본 경제에 순풍을 계속 불어넣어 일본은 고도의 경제성장 노선을 지속해갔다.

1949년에 설치된 '사회보장제도심의회'는 1950년, 1956년에 '사회보장제도에 관한 권고'를 낸다. 1950년 권고에서는 "인구 2000명의 진료권에 공적·사적 의료 기관이 없는 경우, 적어도 한 곳의 진료소는 있도록 배치하는 것을 목표로 하여 도·도·부·현은 의사가 없는 지역을 해소하기 위해 스스로 설치 운영을 하도록 한다. …… 일반 병원의 편재를 시정해 병상의 분포를 인구 1만 명당 대도시는 40개 병상, 그 외의 시·부에는 30개 병상, 군에는 15개 병상을 목표로 중앙병원, 지방병원과 지구병원을 나누어 정비한다"라고 제언하고 있다. 1948년의 의료제도심의회의 답신과 더불어 일본 병원 역사상 네 번째인 국공립 병원 체제의 구상이 나온 것이다. 일본 병원사의 터닝포인트였다.

1950년 '의료기관정비 중앙심의회'의 결정을 받아들여 1951년에는 각 도·도·부·현에 A 클래스 중앙병원, B 클래스 지방병원, C 클래스 지구병원을 설치해 체계화하는 '기간 병원 정비 계획 요강(基幹病院整備計畫要綱)'이 결정되었다. 그 연장선상에서 8년 후인 1959년에는 의료 기관 정비 계획안이 공표되어 1965년을 목표로 하는 의료 기관 배치 계획이 제시되었다. 여기에서 개업의는 공적 의료 기관의 하위 보완적 기관의 위치가 되었다. 사상은 관존민비였다. 이렇듯 제2차 세계대전 패전까지와는 전혀 다르게 전후의 일반 의료에 있어서 공적 의료 기관 중시 정책으로 국립병원은 큰 지원을 받아 일본의 지도적·특수적 병원으로 위치되었고 정비가 시작되었다. 그때까지는 정부의 개입을 배제한 자유주의를 존중하는 시장원리주의(자유방임주의)의 토양에서 자라온 일본의 병원이었으나, 제2차 세계대전 이후에는 정부의 관리하에 놓였다.

또한 1956년의 권고서에서 "적어도 공적 자금에 의해 개설 설치된 병원에 대해서는 …… 의료 기관망의 계획적 견지로부터 강력히 그 지리적 배치, 규모, 설비, 기능 등에 대해 규제를 해야 한다", "의학, 의술의 진보에 따라 정밀하고 복잡한 치료 설비와 검사 설비도 필요해짐에 따라 그 시설은 단순히 해당 병원의 전유물로 하지 않고, 의료 기관 상호의 이용을 인정해 유기적으로 연계함과 동시에 시설 설비에 대한 중복 투자를 피하는 것이 바람직하다"라는 관료 통제 방안에 이르고 있다.[20]

하지만 입지나 경영 상황이 좋지 않은 국립병원과 국립 요양소는 1986년부터 통폐합이나 경영 이양에 의해 재편이 이루어졌다. 1998년의 중앙성청 등 개혁기본법에 의해 고도로 전문적인 내셔널 센터, 한센병 요양소를 제외하고 독립행정법인으로 이행 검토가 시작되었다. 2002년에 '독립행정법인 국립병원기구법'이 성립되어 2004년에 독립행정법인 '국립병원기구'가 발족했다. 이 시점에서 국립으로는 병원(내셔널 센터) 6곳과, 한센병 요양소 13곳만이 남았다. 현재 국립병원기구는 일본 최대의 병원 그룹으로 144곳의 병원, 직원 약 5만 4000명, 병상 약 5만 6000개, 입원 환자 4만 4000명, 외래 환자 1일 4만 8000명 규모이다(2012년 1월 1일 기준). 특히 결핵, 중증 심신장애, 근디스트로피, 심신상실자, 신경 난병에 있어서 국립병원기구의 역할은 크고, 공비 운영 병원으로의 존재 이유를 뒷받침하고 있다.

국립병원으로 남은 6곳의 '국립 고도·전문의료센터(내셔널 센터)'에 대해서도 그 기능을 정확히 할 수 있도록 비공무원형 독립행정법인으로 운영하기로 했다. 이로 인해 다른 나라와 산업계 등으로부터 우수한 인재를 스카우트하는 것이 가능해졌다. 2010년 '국립 고도·전문의료센터'가 '국립 고도전문의료 연구센터'로 독립행정법인화되었다. 이 센터는 '독립행정법인 국립 암연구센터', '독립행정법인 국립 순환기병연구센터', '독립행정법인 국립 정신·신경의료 연구센터', '독립행정법인 국립 국제의료연구센터', '독립행정법인 국립 성육(成育)의료센터',* '독립행정법인 국립 장수의료연구센터'의 여섯 개 독립행정법인으로 구성된다. 정부의 의료 정책과 일체화되어 일본의 의료를 견인하는 역할이 기대된다.

* 영문으로는 National Center for Health and Development로 한국의 어린이 병원에 해당한다.

4. GHQ에 의한 의료 교육 개혁

제2차 세계대전 이전 대학 의학부는 17개로 적었고, 군의(軍醫)의 증원 요청 또는 군의 공출에 의해 의사가 부족하기도 하여 많은 의료전문학교(이하 의전(醫專)이라고 표기)에서 의사를 양성했다. 구체적으로는 제국대학, 의과대학에 부속 임시 의전이 설치되었다(예를 들어 일본 의과대학 부속 의학전문부). 또한 다수의 독립계 의전이 각지에 신설되었다. 이렇게 신설한 의전은 의사의 빠른 양성을 목적으로 한 이른바 '임시 의전'이었고 교육 연한이 단축된 의사가 대량으로 양성되었다. 의전은 1938년에 9곳이었으나 1945년에는 46곳이 되었다. 의학교 수의 정점은 1946년 64곳, 내역으로는 대학이 18곳(관립 13곳, 공립 1곳, 사립 4곳), 의전은 46곳(관립 19곳, 공립 18곳, 사립 9곳)이었다. 제2차 세계대전 이전에는 의학교 졸업 증서가 의사 면허와 동등하다고 여겨졌다. 대학 졸업과 의전 졸업이라는 두 계층의 의사 구조를 만든 것은 제2차 세계대전 이후 의료계에서 남긴 크게 반성할 점이다.

GHQ의 샘스 준장은 일본 의사 교육제도 개혁에 착수했다. GHQ에 의한 패전 후 의료 개혁에 대해 샘스의 자서전을 참고해 소개한다. 이 책에서도 몇 번 언급했는데, 의료 개혁 책임자인 군의 샘스가 관찰·평가한 당시의 일본의 의료 수준은 같은 시기에 기록된 일본 측의 사료나 표현 해석과는 상당히 뉘앙스가 다르다. 일본 측의 자료에서는 미국에 대한 일본 의료의 자긍심이 강하게 나타난다. 하지만 미국 의사 샘스의 눈에는 패전까지의 일본 의료나 의사, 간호부, 의학교 등은 상당히 낮은 수준으로, 발전하지 못한 조악한 의료 체제라고 이해한 듯하다. 그것이 일본 의료 개혁·근대화에서는 다행인 점이었다.

개혁파인 샘스는 일본의 의학 교육기관이 대학 의학부(18곳)와 의전(46곳)으로 2개 계층인 점에 착목했다. 대학 의학부도 미국과 비교하면 의학교 입학 연령이 낮다는 점(미국에서는 대학 교육 최저 3년간 수료한 이후 대학원인 메디컬 스쿨에 진학해 의학을 배우기 시작하는 것에 비해, 일본에서는 구제 중학교* 졸업 후 예과 3년을 거쳐 의학부에 입학), 대학 의학부도 4년제로 단기간인 점, 졸업 후 임상 연수(Internship) 제도가 없다는 점, 의사 자격시험이 없다는 점에 대해 의문을 가졌다.

샘스는 관립 의과대학 6곳은 제국대학 의학부 7곳만큼 질이 높지 않고 관립 의과대학의 교수나 학생은 일류였지만, 제국대학 의학부의 교수나 학생들에게 약간 얕보임을 당하고 있다는 관찰기록을 남겼다. 샘스는 특히 의전을 '이류 의사' 양성을 목적으로 하는 학교라고 문제시했다. 대학 의학부는 구제 중학교 졸업 후, 구제 고교를 거쳐 입학하는 곳이었다. 하지만 의전은 구제 중학교 졸업생을 입학시킨 후 4년제 과정으로 의사 교육을 하여 졸업 후에 의사 자격을 부여했다. 1946년 의사 수는 6만 5145명이었으나, 그중 아직 역사가 짧은 의전 졸업생이 3만 1578명으로 전체의 48.5%를 차지하고 있었다. 의전은 임상과 교육 시설이 충분하지 않았고 부속병원도 없었다. 당시의 풍습으로 의학부 교수는 대학원생이나 박사호(학위)를 목표로 하는 제자는 직접 가르쳤다. 하지만 학부 학생을 가르치는 건 싫어했다. 하물며 의학부의 부속 의전 학생을 가르치는 경우는 없었다.[21]

샘스는 대학 수준의 졸업생은 도시의 대병원에 취직해 도시에 머물렀기 때문에 지방에 배치하는 의사용으로 낮은 수준, 단기간의 의사 양성 코스가 필요하다고 생각했고, 그것이 의전의 역할이라고 이해했다. 그 결과 일본에서는 도시 주민에게는 일류의 의료가, 지방 주민에게는 이류의 의료가 공급되었고, (샘스는) 이에 찬성할 수 없다고 했다. 일본 의사의 약 절반이 이류인 셈이었다. 샘스는 의전 폐지를 결정했다. 이것이 샘스가 일본에 도입한 공중

* 과거 5년제 중학교를 말한다.

위생(Public Health)에 대한 사고방식이었다.

샘스가 이류 의사를 특히 혐오한 것에 주목할 필요가 있다. 샘스에 따르면 일본의 이류 의사는 일류 의사와 비교해 상당이 부족한 의료 서비스를 제공하며 그들은 생계를 위해 환자를 자신의 병원에 입원시키고 있었다. 병동에는 병상 10개 정도가 있었는데, 다다미방 하나 또는 2개 규모였다. 자신의 능력 이상의 수술 처치를, 그것도 설비가 없는 병원에서 하여 결과적으로 많은 환자를 죽였다. 이류 의사가 처방하는 약의 대부분은 중조(重曹, 탄산수소나트륨)가 주성분으로, 처방전은 쓰지 않고 약은 가족에게 조합시키고 자신은 약을 팔아 돈벌이를 하고 있었다. 이류 의사는 경제적 이익만을 생각해 수입 증가에 공헌이 적은 의학 지식과 의료의 질을 향상하는 데는 노력하지 않았다. 전문지 강독이나 학회에 출석하려는 노력도 하지 않았다. 이류 의사가 존재한다는 인식과 그 존재에 대한 샘스의 혐오감이 의학 교육제도의 개혁(의전 폐교, 의사 자격 국가시험 도입, 인턴 제도 도입 등)과 병원 규모의 최저 기준 상향 조정(병상 10개 이상을 20개 이상으로), 그리고 성과는 없었으나 의약분업이라는 개혁을 추진하게 했다.

샘스는 의학교를 시찰해 임상 교육을 위한 적절한 시설, 실험 설비, 부속 병원, 질 높은 교수진을 가지는 등급을 A 클래스로, 그렇지 않은 등급을 B클래스로 나누었다. B 클래스는 가인가를 한 후 A 클래스로의 승격 가능성이 없으면 폐교시켰다. 46곳의 의전은 대학으로 승격(29곳) 또는 폐교(17곳)로의 선택을 해야 했다.[22] B 클래스 판정을 받은 학교 대부분은 의학교를 폐지하고 구제 고교로 전환했다. 또한 B 클래스에는 전쟁 재해로 문을 닫은 학교도 포함되어 있었다.

1946년 GHQ는 의사 국가시험 수험 자격을 얻기 위한 의무로 대학 의학부 졸업 후 1년 이상의 진료와 공중위생에 관한 현장 훈련(인턴 제도)을 실시하는 명령을 내렸다. 의사 면허를 얻기 전 의사의 지도하에 1년간 현장 실무를 수련하는 내용이었다. 샘스는 이제까지의 일본 의학 교육은 강의 중심인 좌학(座學, 앉아서 강의를 듣는 형식의 학과 수업 ― 옮긴이)에 치우쳐 있다고 판단했다.

GHQ의 명령으로 일본에도 인턴 제도가 도입되어 1948년 '의료법'에 성문화되었다. 하지만 일본의 대학병원은 채용한 인턴 연수생에 대해 미국과 같이 연수 중 병원 직원이라는 신분이나 급료를 보장하지 않았다. 대학병원은 연수 예산을 마련하지 않고 연수 커리큘럼도 없는 것과 마찬가지였다. 학생도 의사 신분도 아니었다. 따라서 당시의 인턴 연수생은 건강보험증도 받을 수 없었다. 대학병원은 인턴 연수생을 단순히 사용하기 편리한 무급의 일용 노동자로 여겼다. 인턴 제도의 폐지를 요구하는 의학생들은 의사 국가시험을 저지하는 투쟁을 하여 1967년에는 의사 국가시험 수험생 3150명 중 405명만이 시험에 응시했다. 이렇게 대학병원이나 의국의 교육에 관한 윤리 의식이 없었던 의사 양성 제도의 악용이 마침내 1968년 도쿄대 의학부 분쟁을 시작으로 대학 분쟁[23]으로 발전했다. 이 대학 분쟁은 도쿄대 의학부의 혼란만으로 멈추지 않고, 일본 고등교육 기관인 대학의 운영과 교육, 연구를 혼란·정체시켰다. 대학병원과 대학 의국의 사려가 부족한 행동으로 일본의 교육과 학문이 받은 피해는 헤아릴 수 없다.

또한 미국은 11곳의 재일 미군병원에 일본인 인턴 연수생을 받아들이는 것을 허가했다. 미군병원의 인턴 연수생은 일본의 대학병원과는 달라, 교육 프로그램에 따라 미국의 최신 의료를 군의(軍醫)로부터 배우고, 급여도 지급받았다. 일본의 간호부도 12곳의 재일 미국 육군병원에 간호 조수로서 교육 배치되어 업무를 통해 일본 간호 수준의 향상을 도모했다.

GHQ는 병원의 현장에 대해서도 마취과의 독립,[24] 완전 간호(간호부 3교대제)를 도입해 구태의연했던 일본 병원이 환자를 중심으로 한 병원이 되도록 지도했다. 이유는 잘 모르겠으나 샘스는 미국에서의 전문의와 가정의(總合醫,

총합의)의 구분, 의학교에서 이를 구분해 양성하는 커리큘럼을 일본에 도입하지 않았다.

5. '의료법', '의사법' 제정과 그 후

제2차 세계대전 이후 일본 의료는 1948년에 제정된 '의료법', '의사법'[25]을 중심으로 전개되었다. 의료법은 의료 기관과 의료 제공 체제에 관한 법률이며 의사법은 의사의 직무·자격을 규정하는 법률이다. 이와 같이 제2차 세계대전 이후의 의료 기관은 의료법에 의해 규정되었다. 물론 의료법은 GHQ에 따른 일본 의료 근대화 개혁의 주축이다. GHQ는 2년 전에는 일본 헌법의 초안도 기초했다.

'의료법'은 전시하의 '국민의료법'(1942~1948년에 시행)을 대체하는 것으로 의료 시설에 대한 인원, 설비 내용의 최저 기준을 정했다. 병원의 수용 환자 기준은 10인 이상에서 20인 이상으로 올라갔다. 이 최소 병상 수 기준이 상향 조정된 이유는 설비가 형편없는 당시 영세 소규모 병원을 샘스가 혐오했기 때문이다. 일본 측의 생각이나 요구는 아니었다. 19개 병상 이하의 의료 시설은 유상 진료소로 하는 것이 자리 잡혔다. 병상 기준이 올라가서 1948년의 병원 수는 전년 대비 순 780개가 감소한 3633곳(〈표 4〉 참조)이 되었다. 즉 당시 병원 중 적어도 20% 정도는 샘스가 싫어했던 10개 병상 이상 19개 병상 이하의 영세 설비 병원이었다고 할 수 있다(단, 20개 병상 이상을 병원으로 하는 기준의 경과조치 기간은 5년이었다. 20개 병상 이상으로 병상 수를 늘린 병원도 있었을 것이다. 당시 병상 수를 늘릴 것인지 아닌지를 결정하는 것은 자유였다). 또한 '의료법'의 법조항으로 병원이 환자 20명 이상을 '수용하는 시설'에서 '입원시키기 위한 시설'로 변한 것은 2000년의 제4차 '의료법' 개정 이후다.

1948년 10월 샘스에 의한 '의료법' 제정으로 제2차 세계대전 이후 병원의 법적 기반이 갖추어졌다. 당시는 미국 국무성, 국방성의 지령에 의한 '경제 안정 9원칙'에 따라 단일환율(1달러 360엔), 균형예산, 세금 징수 강화, 보급금 정리 등의 정책을 실시하는 중이었다. 게다가 도지의 긴축재정이 실시되어 정부도 개별 병원도 재정적으로 힘들었다. 그러한 경제 환경 속에서 새로운 '의료법'은 병원과 진료소를 구분해, 병원을 존중하는 입장에 서 있었다. 샘스는 국공립 병원을 중심으로 하는 「완델 보고」의 권고에 더해 새롭게 제정한 '의료법'으로 정부가 자치체 병원에 국고보고금을 각출할 수 있도록 했다. 또한 공적 의료 기관 제도가 마련되었다. 일본적십자사, 온시재단 사이세이카이, 후생연 등의 민간사업자는 1951년[26]에 공적 의료 기관이 되어 면세와 국고보조금의 대상이 되었다. 시각을 바꾸어보면 각각의 일적병원, 사이세이카이 병원, 후생연 병원은 일본적십자사 등의 설립 모체로부터 재정적 지원을 받는 것이 가능했다. 국고보조금 교부의 경우 정부로부터 설치 명령이나 운영상의 지시가 따라왔지만 지자체 설립 병원이나 공적병원은 자금 조달이 가능하게 되어 병원 신설이 줄을 이었고 시설 정비도 확충되었다. 또한 종합병원 제도도 만들어졌다.

한편 지자체 설립 병원, 공적병원 이외의 사적병원에는 같은 병원 업무, 같은 진료 보수 가격임에도 면세나 국고보조금과 같은 지원 제도는 없었고, 결산 적자에 대한 자치제 일반회계로부터의 이월도 당연히 없었다. 오히려 반대로 세금이 부과되었다. 일본의 병원 업계는 이중 구조가 되었다. 사적병원은 제2차 세계대전 이후의 재건에 고심했다. 규모가 작은 사적병원에는 관청으로부터 낙하산 인사도 오지 않았고 인맥이나 정보원(源)도 제한되었다. 일본 병원사에서 항상 보이는 병원의 관존민비, 관업의 민업 배척 사상이었다. '의료법'이 정하는 병원의 인원 기준, 구조 설비 기준[27]은 당시의 사적병원에는 높은 장벽이었고, 또한 병원 경영 자원의 인재, 물품, 자금을 포함한 모든 것이 부족했다.

하지만 1948년 당시, 일본의 병원 수의 약 70% 이상이 사적병원이라는 현실도 있어 민간병원과 진료소의 시설정비 확충 자금을 병원·진료소가 스스로 마련하도록 해도 정부로서는 어떤 형태로든지 간에 자금 조달 수단을 확보할 필요가 있었다. 하지만 국가재정은 도지 라인(Dodge Line)에 따른 균형예산인 까닭에 정부에 자금 여유가 없어 민간자금이 민간 의료 기관으로 갈 수 있도록 하는 자금 환류 제도가 필요했다. 이러한 배경으로부터 '의료법'을 시행한 지 2년 후인 1950년 신속하게 법을 개정해 의료법인제도를 도입했다. 이 의료법인이라는 기발한 아이디어는 개인 자금을 민간 의료 기관에 출자시키는 세계에서 유례없는 일본 독자의 독특한 제도로 평가된다.

개인 설립의 의료 기관이 의료 법인화하는 장점은 세 부담의 경감, 사업 계승의 간편함, 대외적인 신용도 향상이었다. 개인 설립 병원이나 진료소에서 만일 원장 본인이 사고(사망, 장해 등)를 당하면 사업 지속이 곤란해지기 때문에 일반적으로 거액의 장기적인 자금 조달은 어렵다. 민간 의료 기관에 법인격 부여가 가능해지면 원장이 사고를 당해도 법인으로 사업을 지속할 수 있다. 금융기관도 영업상 개인보다도 법인 조직 쪽이 융자 검토가 쉽다. 이러한 이유로 의료법인이 급속히 보급되었다. 시대는 고도 경제 성장기에 들어서서 병원도 확장·확대 시기를 맞아 설비 투자금이 필요해졌다. (이런 상황에) 의료법인제도가 적합했다. 의료법인제도 도입 이후 민간 의료 기관의 증가에 비해 공적 의료 기관 정비의 논조는 점차 후퇴되었다. 그 결과 제2차 세계대전 이후 일본의 의료 제공은 의료 기관 숫자상으로는 의료법인을 주로 하는 민간병원·진료소를 중심으로 정비되어갔다.

회계에서 당기 법인 수익에서 비용을 빼면 세전 당기이익이 된다. 세전 당기 이익금에서 최우선적으로 국가·자치체의 세금 공제가 이루어진다. 세전 이익에서 세금(법인세 등)을 뺀 금액이 세후 당기이익으로, (이익) 잉여금이라고도 한다. 주식회사의 경우 ① 배당, ② 임원 상여, ③ 차기 연도 이익 이월금의 세 가지로 세후 이익을 분배한다. 즉 잉여금의 수취인은 배당의 경우에는 출자자(주주), 임원 상여에서는 회사 임원, 차기 연도 이익 이월금에서는 회사이다. 분배 비율은 결산 때마다 주주총회에서 결정된다.

한편 의료법인의 경우는 '의료법' 제54조에서 잉여금 배당 금지 조항이 정해져 있다. 주식회사와 마찬가지로 의료법인의 경우도 세전 당기이익으로부터 최우선적으로 세금을 공제하고, 납세를 한다. 의료법인의 경우에는 세금을 공제한 이후의 세후 이익(이익잉여금)은 모두 차기 연도 이익 이월금으로 한다. 전술한 ①, ② 없이 ③만 있다. 그것이 '의료법' 제54조 "잉여금의 배당 금지"의 의미다. 이로 인해 의료법인은 '비영리'가 된다. 비영리란 법적으로 의료법인은 이익을 내서는 안 된다는 것이 아니라 이익잉여금을 출자자나 임원(이사)에게 분배해서는 안 된다는 것이다. 출자한 자금은 주식회사도 의료법인도 기본적으로 출자처로부터 출자자에게 돌아오지 않는다(지분이 있는 의료법인 사단에서는 예외도 있다).

따라서 의료법인의 출자자는 자금과 현물을 출자하면 (출자액에 상관없이) 사원 의결권 한 표를 보유하게 되나 출자에 대한 경제적 보상은 받을 수 없었다.[28] 1948년 '의료법'에 따른 잉여금 배당 금지 항목에 의해 자금 조달의 왕도였던 주식에 의한 출자 조달 수단이 일본 민간병원의 자금 조달에서 없어져버렸다. 그 후 일본 민간병원이 의료 사업을 확충할 때 잉여금 배당 금지는 항상 큰 질곡이 되었다. 보는 관점에 따라서 이것은 관업에 의한 민간의 관업 방위책으로도 해석 가능하다. 앞서 본 바와 같이 주식으로 자금을 조달하게 되면 조달 자금(불입 주식에 의한 자본금)의 변제는 하지 않는다. 민간병원의 자금 조달에서는 이 주식에 의한 자기자본 증강이라는 방법이 빠짐에 따라 자금 조달액에 한계가 생겨 결과적으로 일본의 민간병원은 중소 규모에 머물렀다.

또한 민간병원은 설비투자 자금 조달 문제 때문에 모든 병원이 빚을 지니고 있는 체질이 되었다. 게다가 채권 발행(병원채)에 의한 조달 사례도 적었고, 병원의 자금 조달은 사실상 은행과 비은행(non bank, 비은행계 금융기관 — 옮긴이)[29]으로부터의 차입을 가리킨다. 주식과 달리 차금은 변제를 필요로 한다. (이로 인해) 일본 병원은 유럽과 미국 등의 나라와 비교해 병원 수가 많고, 사업자 중 민간병원이 70% 이상을 차지하고 있다. 또한 각 병원의 규모는 작고 병상이나 의사·간호사 등의 의료 자원이 국내에 확산되어 있는 특징을 지니게 되었다. 게다가 이익 수준이나 이익률도 낮고, 또한 만성적 빚 체질이라는 결점도 생겼다.

패전 시 일본 본토의 병원(당시는 10개 병상 이상)은 645곳, 병상 수는 3만 1766개였으나 1951년쯤부터 병원 수는 증가했다(〈표 4〉 참조). 1952년 점령이 종결되어 일본은 비군사 국가로 국제사회로의 복귀가 허용되었다. GHQ의 샘스에 의한 의료 개혁은 여기까지였다.

앞서 언급했으나 GHQ의 통치로부터 해방된 정부와 의사회는 규제·속박으로부터 되돌리려는 활동을 함께 시작했다. GHQ의 의료 개혁 노선의 모두가 곧바로 일본에 정착한 것은 아니고, 예를 들어 부첨 간호(付添看護, 누군가 환자 옆에서 돌볼 사람, 간병인이 있어야 하는 간호 방식 — 옮긴이)의 해소나 의약분업이 진전하는 데는 그 후 반세기 이상의 시간이 필요했다.

6. GHQ의 간호 체제 근대화와 그 후

GHQ에 의한 근대 개혁화는 일본 사회·경제에 여러 가지 큰 변화를 야기했다. 의료 부문만 하더라도 앞서 본 바와 같이 모두가 큰 의료 개혁이었다. 마지막으로 GHQ에 의한 병원 개혁에서 간호 업무 중시와 간호부(현재의 간호사)의 지위 향상 정책의 경과를 살펴보겠다.

GHQ는 의사의 보조역이나 하인처럼 환자가 아닌 의사에게 봉사하던 그때까지의 간호부 업무나 간호 시스템을 변혁시켰다. GHQ는 "간호부란 환자 간호를 제1의 업무로 하면서 의사의 진료를 개조(介助)하는 직"이라는 미국식 사상을 도입했다. 1946년 도쿄 간호시범학교를 발족시켜 간호 개혁을 시작했다. GHQ는 "간호부에 의한 간호"라는 생각으로 병원에 근무하는 간호부의 관리 담당을 진료과별 의국에서 간호부장으로 옮겼다. 즉 간호부를 각과 의사에 예속하는 조수의 입장에서 병원장 직속의 독립 간호 부분에 속하는 입장으로 승격시켰다.[30] 간호부가 팀으로 회의를 진행하며 대형 병원에서는 총간호부장제가 채용되었다.[31] 그때까지 간호부를 규정하는 법률은 1915년에 제정된 '간호부 규칙'이었으나, 1948년에는 '보건부·조산부·간호부법'이 제정되었다. 의사와 마찬가지로 보건부·조산부·간호부에서도 국가시험이 도입되어 질의 향상을 목표로 했다.

1950년에 '완전 간호 제도(完全看護制度)'가 시험적으로 시행되었다. 완전 간호의 승인 기준은 간호부 3교대제, 시설의 간호부에 의한 일체의 간호, 환자의 개인 간병인(부첨) 금지, 간호 기록의 의무화, 간호용 기구의 정비 이 다섯 항목이었다. 샘스는 일본 대형 병원 간호부의 종래의 당직제 12시간 2교대제를 3교대 근무제로 바꾸고 "간호부는 24시간 환자로부터 눈을 떼면 안 된다"고 가르쳤다.

당시 일본의 병원에서는 간병인(付添)을 두는 것이 당연시되었다. 간병은 가족 또는 전문 간병인이 했다. 간호부는 가족·간병인 대신 "간호는 간호부의 손으로", "간호부에 의한 간호"라는 구호를 내걸었다. 하지만 현실에서는 모든 환자를 간호부가 돌볼 수 없었고 지방의 소규모 병원에는 개혁의 물결이 미치지 않았다. 완전 간호 제도는 입원 4:1(환자 네 명에 고용 간호부 한 명), 외래 30:1 이었다. 승인 기준인 3교대제를 하면 근무 중의 병동 간호부는 평균 3분의 1인 점에서 실무상으로는 입원 12:1(환자 12명에 간호부 평균 한 명)이 되었다. 하지만 완전 간호가 요구하는 요양상의 돌봄을 하기에는 12:1의 간호부 포진으로는 부족했다. 병원의 간호력 증강이라는 사회적 요청에 부응하기에는 간호부 수는 모자랐고, 결과적으로 완전 간호의 도입으로 간호부의 노동강도가 증가했다.

샘스의 간호부 직장 개선 개혁은 이것 이상이었다. 샘스는 병동에서 간호부 지위 향상과 간호 전문가로서의 자각·책임을 일본에 심었다. 또 간호 스테이션 설치와 병동에서의 급식·영양에 대한 고찰 등도 가르쳤다. 다음에서는 1952년 GHQ가 일본으로부터 철수한 후 병동 근무 간호부(간호사)의 역사를 병원사의 시점으로 간단히 소개한다.

1950년에 시험적으로 시행되었던 완전 간호 제도는 1953년에 시행되었다. 그 후 1958년에 표준적 간호를 가리키는 '기준 간호 제도(基準看護制度)'로 이행했다. '의료법'으로 "입원 환자 대 간호부 요원 배치"라는 간호 배치 기준이 만들어졌다. 진료 보수 가산 간호료의 점수별 단계적 간호 체제가 '제1류 간호'(4대 1), '제2류 간호'(5대 1), '제3류 간호'(6대 1)로 제시되어 병원으로 하여금 선택하도록 했다. 또 '간호 보조자' 제도도 도입되었다. 4대 1이란 입원 환자 네 명에 간호부 한 명 이상이 배치되는 것을 의미한다. 간호 직원이 많은 편이 진료 보수 가산 점수가 높다.

하지만 일본 병원에서는 기준 간호를 시행한 이후에도 병동 간호부의 절대 수는 늘리지 않으면서 간병 간호를 전부 없애 병동에서 간병 가족이나 간병인의 모습은 자취를 감추었다. 이로 인해 안전한 입원 관리를 할 수 없게 되자 환자는 불안해했다. 이런 상황에 대해 안보 투쟁(미일 안보 조약 반대 투쟁 — 옮긴이) 중이던 1960년 11월, 간호부가 항의 파업을 결행했다. '일본의료노조연락협의회(일본의노협)'의 요구는 최저임금 1만 엔의 일률적 인상이었다. 도쿄의노연 산하 도쿄여자의대, 도호(東邦)의대, 무사시노 일본적십자

사 등 7대 병원에서 시작한 파업은 전 일적병원의 파업을 경유해 '전 의노협 회의(全醫勞協會議)'의 전국적인 통일 파업으로 전개되었다. 간호부는 "나이친 걸(無い賃ガール)은 더 이상 싫다!"● 를 구호 삼아 저임금, 강제적인 기숙사 생활, 상사의 사생활 간섭, 결혼 제한, 임신 제한, 봉사 정신의 강요 등으로부터의 해방을 요구했다. 결과적으로 파업은 실패해 체포자·해고자도 발생한 채 1961년 봄에 종결되었다. 이는 일본에서 일어난 첫 번째 전국 병원 파업이며, 의료사에서 이를 '병원 스트라이크(病院スト)'라고 부르고 있다.

병원 파업 후에도 병동 간호부의 부족은 해소되지 않았다. 1963년 전 의노협이 인사원(人事院)에 한 달에 10~15일에 달하는 야근 제한을 요구한 결과, 1965년에 "야근은 2인 이상으로 월 8일 이내로 하라"는 권고가 나왔다. '2'와 '8'이란 의미에서 '닛파치(ニッパチ)'라고 불리었다. 하지만 그 실현은 이루어지지 않았고, 1968년에 니가타의 현립병원 간호부의 결기 집회·시위행진으로부터 시작된 야근 제한 요구가 간호부의 근무 환경과 간호의 개선을 요구하는 전국 병원 파업으로 발전해 '닛파치 투쟁'이라고 불리었다. 니가타 현에서는 야근 제한 요구가 통과해 타결되었다.

진료 보수 점수상 1972년에 '특1류 간호'(3:1), 1974년에 '특2류 간호'(2.5:1), 1988년에 '특3류 간호(2:1)', '제1류 간호'(4:1), '제2류 간호'(5:1), '제3류 간호'(6:1)의 상위 가산 간호료를 추가로 신설했다. 하지만 '기준 간호'에서의 간호부 수, 준 간호부 수의 정원 장벽들은 높았고, '보통 간호(普通看護)'를 채용한 병원도 오랫동안 존재했다. 1996년에는 '기준 간호'에 병존하는 형태로 '신간호 체계', '간호 보조 체계'가 도입되었다. 이 시기의 병원 현관에는 "본원은 기준 간호를 채용하고 있어 간병인·식모는 불필요합니다"라고 게시되어 있는 곳

● '無い賃ガール'는 일본어 발음으로 '나이친 가루'인데 단순 한글 해석으로는 '임금 없는 소녀'라는 뜻이지만 간호사의 상징인 플로렌스 나이팅게일과 발음이 유사해 가져다가 사용한 표현이다.

이 많았다.

1997년에 간병 간호(付添看護)가 모든 병원에서 폐지되어 드디어 "간호는 간호부의 손으로"가 실현되었다. 이로써 일본 병원에서 환자를 돌보기 위해 병실에 머무르는 가족의 모습은 사라졌다. 2000년에 기준 간호, 신간호 체계는 폐지되어 진료 보수 점수상의 '입원 기본료'로 간호 체제가 구분되었다. 이 입원 기본료에서는 병상 구분에서 '그 외의 병상' 환자에 대해 간호사·준간호사 수, 병동의 평균 재원 일수 등의 차이에 따라 진료 보수 점수나 가산 점수가 변화한다.

병원의 역사를 이해하는 관점에서는 제2차 세계대전 이후 잠시 동안의 입원 환자 요양 환경과 현재의 입원 양상은 크게 다르다는 점을 이해해둘 필요가 있다. 이 책에서는 먼저 GHQ의 샘스 준장이 제2차 세계대전 이후에 본 일본의 병원을 소개했다. 여기에 더해 약간의 추가 설명을 하겠다. 먼저 패전 이후 병원의 병실은 6인실이나 8인실, 경우에 따라서는 그 이상의 많은 인원이 입원해 있는 큰 병실이 기본이었다. 입원 시 (입원실에는) 금속제 침대 골조만이 놓여 있었기 때문에 환자나 가족은 의복이나 침구를 자신이 가지고 와야 했다. 세탁이나 입원 기간 중의 식사 준비도 환자 자신의 몫이었다. 환자 자신과 가족, 그리고 고용된 전문 간병인이 매일 근처의 시장에 나가 식재료를 구입해 병원의 공공 취사장에서 풍로(연탄난로의 조리 기구)나 프로판(액화석유가스의 봄베)을 사용해 식사를 조리했다.[32] 입원할 때도 식재료인 쌀과 식품, 조미료 또는 조리 기구나 식기를 병원에 가져와야 했다. 입원 시 가족은 환자와 함께 이런 주변 용품인 침구, 식품, 생활용품을 큰 짐수레나 리어카에 실어 병원에 가져왔다. 택배는 아직 존재하지 않았다. 국민은 자가용을 가지고 있지 않았고, 도로도 비포장으로 전화나 하수도의 보급률도 높지 않았다. 이 책에서 보았듯이 이상적이라고 생각되는 완전 간호 또는 기준 간호의 체제 정비는 지지부진해 진척되지 않았다. 환자의 간호는 간호부가 하는 것이 아니라 간호부의 지도에 따라 환자의 간병 가족이나 간병인이 했다. 또 필요한 경우에는 간병인이 병실에 묵는 식이었다. 앞서 기술한 바와 같이 부속 간호는 21세기 직전인 1997년에 와서야 전부 폐지되었다.[33]

또 출산은 병원, 진료소, 조산소가 아닌 주로 자택에서 이루어져 '오산(お産)'이라고 불리었다. 자택 분만이었기에 산파가 임산부의 집으로 왔다. 5개월째 술의 날(戌の日)*에 검진해 복띠를 감아 예정일을 알렸다. 산파가 오래 머무르면 출산이 늦어진다고 하여 바로 끝내고 돌아가는 근무 시스템이 채용되었다. 그 후에는 매월 검진을 했다. 출산일에 진통이 시작되어 가족이 산파에게 알리면, 각종 가위가 들어 있는 의료기기 가방을 들고 서둘러 와서 출산을 도와 탯줄을 자르고, 태어난 아기가 처음 사용하는 목욕물(産湯)을 사용하게 했다. 산파는 출산 후에도 일주일간은 매일 와서 우부유(産湯, 산유)를 사용하게 하고 육아 상담을 했다. 자택 출산에서 준비하는 산부 용품으로는 허리 이불(腰蒲團), 허리 베개(腰枕), 복대, 해산 내복(お産股引), 밧줄(力綱, 임산부가 출산 시 힘을 주기 위해 잡는 줄로 포목을 꼬아서 만듦), 거즈, 기름종이(油紙), 탈지면, 크고 작은 세면기, 사시코미 변기(差込便器), 태반함이 있고, 아기용으로는 대야, 돗자리, 타월, 거즈 수건, 양질의 비누(良質石鹼), 계란, 시카롤(땀띠용 분말),** 탕파(湯湯婆),*** 알코올, 붕산(소독 살균용) 침구 일식, 주반(襦袢, 일본에서 옷 안에 입는 속속곳), 백색 플란넬 침구, 기저귀(낡은 유카타로 만든다), 두꺼운 플란넬로 된 기저귀 커버가 있다.[34]

* 개의 날을 가리킨다. 일본에서 개는 순산을 상징하는 동물이다.

** 시카롤(Siccarol)은 일본에서 처음 만든 베이비파우더다.

*** 탕파는 따뜻한 물을 넣고 사용하는 기구다.

12장

제2차 세계대전 이후부터 현재까지의 병원사와 병원의 전망

❖❖❖❖❖

역사를 통사로 쓰게 되면 현대에 가까워질수록 집필하기가 어려워진다. 등장시키고 싶은 당사자 대부분이 생존하고 있고, 또한 고인의 경우에도 그 가족이 살아 있다. 마찬가지로 병원의 경우도 대부분 현재에도 운영되고 있다. 이러한 상황에서 개인과 병원의 고유명사를 사용해 역사를 기술하는 것은 역시 조심스럽다. 마지막 장인 12장에서는 제2차 세계대전 이후부터 현대에 이르는 기간의 병원사를 다루는데, 개인과 병원의 고유명사 기술은 가능한 한 피하면서 병원의 기반이 된 의료 제도 등의 역사의 개요를 정리했다. 따라서 12장은 병원사라고 하기보다는 제2차 세계대전 이후 의료 제도의 역사라는 성격이 강하다.

1989년 이후에 들어서면서 일본에서는 거품경제가 종언을 고하고, 그 후 경제성장 정체기에 들어선다. 동시에 일본은 고령자가 증가해 고령화 사회(65세 이상이 7% 이상), 고령 사회(65세 이상이 14% 이상)로 이행해간다. 이에 따라 국민 의료비의 증가, 질병 구조의 변화 등이 생겨 병원을 둘러싼 의료 환경도 변화해왔다. 1948년의 제정 이후 큰 개정이 없었던 '의료법'도 1985년 제1차 '의료법' 개정 이후 잇따라 개정이 이루어져 2012년 12월 기준으로 제6차

'의료법' 개정이 검토되고 있다. 제2차 세계대전 이후의 의료와 병원의 상황을 알 필요가 있을 경우 『후생노동백서』를 비롯한 입수 가능한 참고 서적이 다수 존재한다. 특히 1989년 이후는 정보공개와 인터넷 시대로 방대한 자료나 데이터를 용이하게 입수할 수 있다. 반면 현재의 상황은 역사로 기록·기술하기에는 역사적 평가가 아직 이루어지지 않았다고도 할 수 있다. 1989년 이후의 병원사에 대해서는 다른 기회에 정리하고자 하는 희망을 품고 있다.

12장에서는 먼저 제2차 세계대전 이후부터 1985년까지의 병원 확장의 시대를 정리한 후 노인병원에 대해 정리했다. 그 후 1985년 이후 병상 규제 시대의 의료 개혁 개요에 대해 기술했다. 이러한 의료 환경의 변화 속에서 병원이 존속·진화해온 역사를 이해하고자 했다. 마지막으로 향후 병원의 방향에 대해 조금 고찰하는 것으로 이 책을 마치고자 한다.

1. 제2차 세계대전 이후 1985년 병원 확장의 시대

패전 후 '연합군 최고사령관 총사령부(이하 GHQ)'•에 접수되어 있던 구 육해군 병원이 후생성에 반환되어 국립병원이 되었다. 일반 국민을 대상으로 하는 병원이 전국적으로 증가했다. 당시 일본은 제2차 세계대전의 영향으로 의료 자원이 부족했고, 과거 육해군 병원의 국립병원으로의 전환과 일반인에 대한 개방은 제2차 세계대전 이후의 의료 제공 체제에 큰 의미를 가진다. 또한 일본의료단도 GHQ에 의해 해산되어 결과적으로 국공립 병원의 시설 수

• 연합군 최고사령부(SCAP: Supreme Commander of the Allied Powers, GHQ: General Headquarters, 連合國軍最高司令官總司令部): 제2차 세계대전에서 일본이 패한 이후 1945년 10월 2일부터 샌프란시스코강화조약이 발효된 1952년 4월 28일까지 6년 반 동안 일본에 있던 연합군의 최고사령부다.

가 일제히 증가한 것은 11장에서 살펴본 대로이다. GHQ는 일적병원에 대해서는 접수하거나 해산시키거나 국가에 이관하지 않고 군부로부터 분리해 조직을 재편한 후 병원 사업을 존속시켰다.

제2차 세계대전 이후의 병원사는 1948년 '의료법'이 제정된 후부터 크게 변하기 시작했다. '의료법'은 의료 공급 체제의 방향을 결정하는 법률이다. 이 '의료법'에는 도·도·부·현과 시·정·촌이 사업자가 되는 공립병원의 설치비용에 대해 국고보조를 가능케 하는 규정이 들어 있다. 더욱이 1951년에는 일본적십자사, 사이세이카이, 후생농업협동조합연합회와 같은 공립병원 이외의 공적 의료 기관도 국고보조를 받을 수 있도록 그 대상이 확대되었다. 일본적십자사 등의 병원에 대해서도 공적병원이라는 용어가 사용되고 있으나, 사업주는 민간인 의료 기관이다(공적병원의 정의에 대해서는 8장 2절을 참조). 그 결과, 똑같이 일반 의료를 국민에 제공하는 민간병원 중에 국고보조를 받고 비과세 대상이 되는 병원과 국고보조 없이 납세의무를 지는 병원, 두 종류의 병원이 생겨나 오늘날까지 존속하고 있다. 일본의 민간병원은 이중 구조다.

1950~1953년 한국전쟁 시기에는 일본 내의 기지에서 출격 기지와 후방지원 기지를 두고 있던 미·영 연방점령군으로부터 무기 수리, 탄약 보급, 제조 발주가 매우 잦아지기 시작했다. 이러한 특수가 제2차 세계대전 이후의 경제 부흥에 디딤돌이 되었다. 공립병원의 건설과 정비도 해마다 진행되고 있었다. 〈표 4〉를 보면, 1949년 4413곳이던 병원이 다음 해 780곳이나 적은 3633곳까지 일단 감소하나(이것은 '의료법' 병원 기준의 병상 10개 이상에서 20개 이상으로 변경됨에 따른 5년간의 경과조치 기간 중 시설 수의 감소가 있었기 때문인 것으로 보인다), 1953년 4456곳으로 증가했다. 그중 공립병원은 504곳에서 849곳으로 불과 4년 만에 1.7배나 증가했다. 당시 병원의 정비 확장은 사회적으로 중요하면서도 바람직한 것이었다.

그러나 이러한 병원의 정비는 국가나 지역 전체 차원의 계획하에서 질서 있게 진행된 것이 아니라 각 의료 기관이 독자적으로 판단해 설비투자한 것이었다. 이 시기까지 일본의 병원은 사상적으로 시장원리주의(신자유주의, 자유방임주의)에 있었다. 머잖아 국공립 병원의 난립이 문제시되었다. 개업의가 주체인 단체 일본의사회는 국공립 병원의 급속한 팽창을 문제시하며 확대를 방지하기 위해 움직였다. 1962년 '의료법' 개정으로 병원의 정비 보급이 필요하다는 기본적 이해하에 국공립 병원에 대한 병상 규제가 도입되었다. 병상 규제로 국공립 병원을 억제하고, 한편으로는 민간병원의 확장을 우대하는 정책 방침이 채택된 것은 여당인 자유민주당에게 일본의사연맹(일본의사회의 정치 연맹)이 큰 표밭이었기 때문이다. 병원에 대한 자유방임주의는 일본의사회에 의해 종언을 맞았고, 정부에 의한 규제가 도입되어 관료가 관리 감독·인가하는 권력을 갖게 되었다.

이때의 의료법 개정에서 민간병원은 병상 규제의 대상에서 제외되었다(민간병원에의 병상 규제는 1985년에 도입되었다). 메이지 이후 일본의 의사는 자유롭게 개업이 가능한 자유 개업제를 견지해 의사회는 이를 전문가의 긍지의 상징으로 여기고 있었다. GHQ가 주도해 만든 1948년의 의료법은 표방 과목을 자유로이 선택할 수 있는 '자유 표방제'와 함께 '자유 개업제'를 기본 축으로 하고 있다.

영리법인의 주식회사의 경우에는 사업의 신뢰성·장래성이 있으면 주식 발행(증자)으로 자금을 조달할 수 있다. 주주는 주식회사에 이익이 있으면 배당받을 수 있고, 만일 큰 채무를 지고 회사가 파탄에 이르게 된 경우에도 출자 금액(보유 주식)을 손실 상한으로 하는 유한책임을 지는 것으로 끝난다. 상장회사의 경우, 주주는 주식 유통시장에서 주식을 매각하고 환금할 수 있다. 회사 측은 변제가 필요한 은행 차입, 회사채로 자금을 조달할 때와 달리 주식으로 자금을 조달했을 경우, 불입 자본금을 주주에 변제할 필요는 영구적으로 없다(정확하게 말하면 출자금의 변제 기일이 정해지지 않는다. 회사가 도산하고 청산이 이루어지고 난 후, 혹시 잔여재산이 있으면 마지막으로 주주에게 배분한다). 이 주식회사 시스템은 근대사회의 회사 중 사업을 하는 조직이 자금 조달을 할 수 있도록 생각해낸 인류의 영지다.

그러나 제2차 세계대전 이후의 일본은 병원 제도에서 주식회사 시스템을 배제해버렸다. '의료법'은 비영리를 내세워 "영리 목적의 의료 기관의 개설을 허가하지 않을 수 있다"(의료법 제7조 5)라고 명시했다. 국고보조금의 교부가 없는 개인 설립의 진료소나 병원은 충분한 자금 조달이 불가능하면 병원의 발전을 기대할 수 없다. 패전 후의 의사에게 병원을 개설할 수 있는 개인 재력은 없었다. 궁지에 몰린 일본인은 '의료법인'이라는 제도를 발명했다. '의료법' 제정 불과 1년 후인 1949년에 개정이 이루어져 의료 기관의 개설 주체가 비영리인 법인 자격을 취득할 수 있는 의료법인제도가 만들어졌다(1950년 시행). 의사의 사망·질병 등에 의한 의업 중단 위험이 있는 개인 사업과는 달리, 의료법인에서는 사업의 계속성을 유지할 수 있기 때문에 물품 구매와 은행으로부터의 자금 조달이 용이해졌다. 이 또한 의료법인에 대한 각종 공적보조금이나 세제상의 우대도 누릴 수 있게 되었다.

의료법인의 잉여금의 배당은 의료법 54조 "의료법인은 잉여금을 배당해서는 안 된다"라고 금지되었다. 잉여금이란 오늘날의 표현으로 '부가가치'라고 하며 회계상에서는 '세후 당기이익'을 말한다. 세후 당기이익의 배당 금지가 법적으로 비영리라고 하는 의미다. 경제학에서는 투자금의 출처를 '투자가'라고 한다. 투자가는 주식회사에 출자하면, 결산에서 잉여금이 있을 때 주주 배당을 기대할 수 있고, 은행에 저금하면 (은행 결산과는 관계없이) 저금 이자를 받을 수 있다. 이러한 배당·저금 이자를 투자에 대한 '법정과실(法定果實)'이라고 한다. 당시는 고금리 시대로 배당금과 이자율이 높았다. 그런 시기에 일본의 의료 제도는 의료법인에게는 잉여금의 배당 금지, 즉 출자자에게 이익을 돌려주는 리턴(return)을 금지하는 비합리적인 제도를 채용했다. 기부를 했을 때도 마찬가지로 출자자는 병원으로부터의 배당을 전혀 기대할 수 없다. 또한 의료법인으로의 출자액의 많고 적음과 의료법인의 사원(주식회사의 주주에 상당)의 의결권과는 전혀 관계없이 사원은 한 명당 한 표로, 출자의 유무와 사원 자격도 엄밀하게는 연결되어 있지 않았고 출자하지 않아도 사원이 될 수 있었다. 따라서 이상에서 (잉여금 배당을 금지함에 따라) 법정과실이 없는 의료법인제도에서의 자금 제공자(출자자)를 기대하기는 어렵다.

하지만 의료법인제도가 우수한 것은 의료법인의 출자자에게 '출자 지분'을 인정한 점이다. 출자자에게는 병원의 자산 가치 상승에 따라 출자 소유지분의 자본이득(capital gain)*과 임직원 급여로 출자 리턴의 여지를 남겼다. 주식회사와 마찬가지로 출자자는 출자금을 한도로 하는 유한책임을 지닌다고 해석되었다. 설비투자 등에 자치체로부터 보조금이 교부되는 경우도 있어, 이는 의료법인의 자산을 증가시켰다. 또한 의료법인은 의료금융공고로부터 정책금융에 의해 특별히 유리한 차입 조건으로 자금을 조달하는 것도 가능했다. 이로 인해 표면상으로는 의료법인은 자산가에게 경제적으로 불합리하지만, 이사장을 중심으로 하는 출자가 이루어졌다. 조합원에 출자를 널리 모집하는 의료 생협을 제외하고 기본적인 출자자 모집은 폐쇄적인 방식으로 이루어졌다. 의료법인제도의 발족으로 도시지역을 중심으로 민간병원의 개설이 널리 퍼지게 되었다.

1958년 '국민건강보험법'이 제정되어 1961년 '전국민의료보험제도'**가 시작되었다. 이는 법령에 의해 가입이 의무화된 강제보험이다. 국민 모두가 건강보험증을 보이면 언제 어디서든 누구든지 낮은 금전적 부담으로 의료에 접근할 수 있는 것이 전국민의료보험의 기본 이념이다. 이 전국민의료보험의

* 투자한 원자본의 가격이 상승함에 따라 얻게 되는 이익을 말한다.

** 일본식으로는 국민개의료보험(國民皆醫療保險)이지만 본래의 취지를 살려 이하에서는 전국민의료보험으로 번역했다.

개시로 종래의 회사원·공무원이 가입하는 피용자 보험(전국건강보험협회, 조합보험, 선원보험, 공제보험)에 더해 개인 사업주나 무직자 등이 가입하는 지역보험(국민건강보험, 국민건강보험조합)이 생겨 일본의 국민이면 누구든지 의료를 이용할 수 있게 되었다. 한편 의료 제공 측인 병원·진료소는 어떤 환자에 대해서도 보험 진료비 부분의 회수를 신경 쓸 필요 없이 의료를 제공할 수 있게 되었다. 또한 종래에 있었던 의료비의 외상(盆暮れ決濟), 쌀이나 야채 같은 현물로 의료비를 받는 방식은 사라지고, 약속한 기한 내에 금전을 회수하는 방식(환자 부담분은 익일 또는 소정 입원비를 지불하는 날에 현금으로 회수)으로 변경되어 의료 기관의 자금 사정은 안정되었다. 자유 진료를 하는 의료 기관은 사라지고 보험 진료로 치료가 이루어졌다(보험이 적용되는 범위는 보험 진료로 하고, 적용되지 않는 부분은 자기 부담하는 혼합 진료는 금지되었다).

진료 보수의 청구는 실시 진료(實施診療)에 따라 지불하는 성과 제도(出來高制) 방식•으로 설계되었다. 그러자 당연히 의료 기관들은 저마다 보험이 적용되는 범위 내에서 수익을 극대화하는 행동을 취해 의료 제공을 확대해갔다. 전국민의료보험이 실시된 이후 의료 제공은 전국적으로 보급되었고, 동시에 국민 의료비도 증가했다. 그 후 보험 급부율의 인상, 진료 보수 개정, 보험제한 수급 철폐는 국민 의료비를 증가시켰지만, 이는 병원이나 진료소의 수익이 되어 의료 기관의 성장 발전에 기여했다.

당시는 고도 경제 성장기로 산업계의 자금 수요는 매우 왕성했다. 은행은 대기업에 자금을 공급(융자)하는 것만으로도 매우 바쁜 상황이었다. 민간병원은 민간은행으로부터 충분한 자금 조달을 기대할 수 없었다. 이러한 금융 환경을 감안해 국가는 1960년에 '의료금융공고(醫療金融公庫)'••를 설립했다. 이

• '행위별 수가제'와 유사하다. 행위별이면서 점수제로 청구하는 방식이다.

•• '의료금융공고법'에 따라 국민의 건강한 생활을 보장하기에 충분한 의료의 보급 향상에 이바지하기 위해 사립병원, 진료소 등의 설치와 기능 향상에 필요한 자금을 장기·저리로 제공하는 것

는 민간 의료 기관을 대상으로 하는 공적 금융기관이다. 의료금융공고는 민간 진료소·병원에 대해 공적 자금을 초저리·초장기의 조건으로 빌려주었다. 의료금융공고의 설치에 따라 국가가 민간병원에 자금을 지원할 수 있는 경로가 생겼다. 민간병원은 설비에 투자할 수 있게 되었다. 1960년은 국민의료보험이 실시된 바로 전년도였다. 전국민의료보험의 시작에 따라 수급자가 급증해, 의료 시설의 확장과 이에 따른 자금이 필요하게 되리라 전망했다.

당시는 무의촌을 필두로 의료 기관이 부족한 지역도 있었다. 정부는 의료금융공고의 대부를 통해 당시 의료 정책에 부합하는 병원의 정비를 민간병원이 하도록 했다. 병원 수의 증가율보다 병상 수의 증가율이 훨씬 높았다(〈표 4〉 참조). 즉 병원의 신설에 더해 기존의 병원들 모두가 병상 수를 증가시켰다. 의료금융공고의 대부 조건은 초장기, 초저리, 고정 금리로, 의료 기관에서는 일반 민간은행 차입에서 기대하기 어려운 좋은 조건이었다. 또한 정부가 그때그때 추진하고 싶은 정비와 관련한 설비투자 대출에 대해서는 대출 상한액, 금리 등의 대출 조건을 우대했다. 의료금융공고의 대부는 정부가 의료 기관 정비 계획 등의 의료 정책을 추진해나가는 데 있어 자금 면에서의 수단이 되었다. 의료금융공고는 재정투융자 등의 자금을 사용하기 때문에 은행이 기반이 되는 금융시장과 관계없이 정책 수행의 관점에서 임의로 대부 기간, 대부 금리를 설정할 수 있었다. 자금을 통한 정책 유도이자 실행이었다. 재정투융자의 주요 자금원은 우편저금, 간이보험, 연금 자금이었다. 다만 병원은 의료금융공고로부터 필요 자금의 전액을 대부할 수 없기 때문에 일부를 자기 부담하거나 은행 차입을 해야 했다. 의료금융공고는 그 후 '사회복지·의료사업단'으로 개조되었고, 현재에는 '독립행정법인 복지의료기구'로 국가 의료

을 목적으로, 1960년 7월 1일에 설립된 기관이다. 자본금은 전액 정부가 출자했다. 1985년 1월 1일 '사회복지·의료사업단법'에 의해 해산되었고, 모든 권리와 의무는 사회복지·의료사업단이 승계했다. 2003년 10월에는 독립행정법인 '복지의료기구'로 다시 바뀌었다.

정책에 따른 의료 시설 정비 등에 융자를 해주는 공적 금융기관으로 되어 있다.

유럽에서는 공적 기관이 국내 의료 시설을 설립·운영하고 있다. 그러나 일본에서는 민간병원이 시설 수의 70%를 차지하고 있는데, 이는 일본의 두드러진 특징이라고 할 수 있다. 국공립 병원에 대해서는 병상을 규제하고, 공적 금융기관이 민간병원의 설비투자에 (저리, 초장기, 고정 금리로) 자금을 대출해 준 영향이 크다. 병원이 제출한 서류가 의료금융공고의 대출 기준을 만족하면 대출 안건은 승인되었다. 대부 조건(금리, 기간, 거치 기간, 상환 방법, 담보, 보증인)은 재무 상태와 관계없이 어느 병원이든 동일한 조건이었다. 게다가 의료금융공고로부터의 차입은 재무 상태가 좋은 병원조차 민간은행으로부터 차입하는 것보다 유리했다. 이는 '55년 체제'•하에서 장기간 정권을 쥐고 있던 당시의 자유민주당과 거대 정치단체이기도 한 일본의사회 간의 밀월의 소산이다. 일본은 정책 방향에 따르는 민간병원의 차입 조건에 대해 우대 조건의 공적 자금 대출을 시행하는 방법을 통해 국가 의료 제공 체계의 설립과 운영을 국가가 하지 않고 민간에 맡겼다. 민간병원의 자금 조달이 만약 (우편저금, 연금을 재원으로 하지 않는) 민간 기업과 같은 시중 금융시장을 통한 방법이었다면, 오늘날과 같은 민간병원의 번영은 나타나지 않았을지도 모른다.

고도 경제성장에 의해 일본인의 생활수준은 해마다 풍요로워졌고, 의료보험의 내용이 충실해짐에 따라 의료 수요도 늘어났다. 이에 호응해 신설 병원의 건설이 이어졌다. 한편으로 무의촌 지역의 해소가 국가의 큰 정치 과제로 떠올랐다. 1948년 GHQ가 주도한 교육개혁으로 제2차 세계대전 이후로 의사는 대학 의학부 졸업자로 한정되었고, 이에 따라 신규 의사의 공급은 감소했

• 일본에서 1955년 자유민주당 창당을 기점으로 거대 여당인 자유민주당과 제1 야당인 일본사회당의 양대 정당 구조가 형성된 것을 가리키는 말이다.

다. GHQ가 도입한 의사 국가시험의 수험 요건은 의학부 졸업과 졸업 후 1년간의 현장 수련이었다. 인턴 제도는 1968년에 폐지되었다. 의학부 졸업 후 바로 국가시험을 치러 합격하면 의사가 될 수 있었다(면허 취득 후 2년간의 임상연수는 필수가 아닌 권장 사항이 되었다).

그러나 의사는 부족했고, 전국에는 많은 무의촌이 있었다. 1973년 다나카가쿠에이(田中角榮) 수상은 "의과대학 없는 현의 해소(1현 1의대 구상)"를 내세워 의사 부족 현상을 해소하고자 했다. 인구나 의료권(의료권 발상이 나온 건 1985년 지역의료 계획이 도입된 이후) 등에 대한 고려 없이 1현 1의대라는 거칠지만 명쾌한 정책이었다. 이에 따라 의학부가 없는 현에 의과대학·의학부가 설치되었다. 마지막으로 오키나와 현 국립류큐대학 의학부의 설치가 1979년에 결정되었고, 1981년 제1회 입학식이 거행되어 일본에는 의대가 없는 현이 사라졌다. 의학부·의과대학은 (방위 의과대학교 포함) 전국 47개 도·도·부·현에 80곳이 되었다. 의학부·의과대학에는 병상 400개 이상의 부속병원을 병설하는 것이 요건이었기 때문에 '1현 1의대' 구상에 따라 대학병원 본원의 수가 80곳 시설로 일제히 증가했다. 전국민의료보험제도가 시작된 1961년, 의학부의 입학 정원은 2840명이었다. 류큐대학의 제1회 졸업생이 나온 1984년에 새로이 졸업한 의사는 이의 2.9배인 8280명이 되어 국민의 의료 수요 증가에 의사의 공급으로 화답했다.

고도 경제 성장기 시절의 기세 있는 추세를 배경으로, 1955년부터 1985년대까지 지방자치체 병원, 대학병원, 공적병원, 민간병원 모두 잇달아 신설되어 병원 수가 급격하게 증가했다. 개인 의사가 자택 병설로 진료소를 개설해 왕진도 했다. 얼마 지나지 않아 통원하는 환자가 늘어나 입원용 병상이 새롭게 생겨났다. 당시는 진료권 내에 경합하는 의료 기관도 적었고, 환자는 먼 곳에서 병원에 다녔다. 병상 수가 20개를 넘으면 진료소는 병원으로 승격되었다. 당시에는 보유 병상 수에 대한 규제가 없었고, 계속 증가하는 입원 수요와 경영 면에서의 인력과 자금 마련의 균형을 생각하면서 병원은 병상 수를 늘려가며 규모를 확대하고 있었다. 입원 환자는 진료소나 다른 병원으로부터 소개받는 것이 아닌, 자기 병원의 외래에서 위층에 있는 입원 병동으로 토스 업(toss up)해 병상을 채웠다. 따라서 일본 병원의 외래 부분은 병원 경영상 중요한 영역이 되었다. 병원은 의료 기능을 특정하지 않고, 다수의 과를 표방하며, 많은 외래 환자를 불러 모으는 것을 목표로 하는 모델이었다. 구미에서 병원은 기본적으로 입원 시설이며 외래 부분을 보유하지 않는 병원도 많으나 일본의 모든 병원은 큰 외래 부분을 보유하고 있는 이유다.

제2차 세계대전 이후의 새로운 의사는 전원 대학 졸업생이었다. 그들은 출신 의국이 있는 모교의 부속병원밖에 몰랐다. 당시의 병원이 모델로 하는 병원은 대학병원의 조직과 기능이었다. 즉 병원은 허가 병상 100개 이상으로 주요한 진료과를 보유하고 있는 '종합병원'(1998년의 의료법 개정에서 폐지)을 목표로 했다. 이는 소형판 대학병원 스타일이라고 말할 수 있다. 고도 경제성장 시절에는 종합상사, 종합건설업(general construction), 종합대학 등 종합적이고 대규모인 것이 사회에서의 성공과 신용을 나타내는 사회적 상징이었다. "큰 것이 좋은 것이다"[야마모토 나오즈미(山本直純) 작곡 CM송, 1967~1968]가 사회 풍조였다. 그러나 에퀴티(equity)[1]로의 자금 조달이 취약한 민간병원은 자금 조달 면에서의 제약으로 병원 규모가 중소 수준에 머물렀다. 오늘날 300개 병상 미만을 소유한 병원이 일본의 병원 수의 80%를 넘게 차지하고 있는 상황은 이와 같은 제2차 세계대전 이후 병원의 발전에 따른 재정자금 조달에서의 역사적 배경의 결과 때문이다.

고도 경제성장 시절에는 의사 한 명이 개인 진료소에서 시작해 병원을 세우는 것이 불가능하지는 않았다. '닥터 드림'의 시대였다. 개업의가 혼자서 한 대로 대학 의학부·대학병원을 세운 가나가와의 '성 마리안나 의과대학 병원'이나 오카야마의 '가와사키 의과대학 부속병원', 대학 봉직의* 한 명이 대학 의학부와 일본 제일 규모의 대학병원을 세운 '후지타 보건위생대학 병원', 창시자가 봉직의에서 시작해 한 대에 병상 보유 수 세계 3위의 민간병원 그룹으로 성장시킨 '도쿠슈카이(德洲會) 그룹' 등 의사 입지전은 일일이 열거할 수 없다. 구미에서는 기본적으로 의사는 전문의이자 주치의이기도 하고, 병원은 경영 전문가가 운영하는 의료 시설이다. 미국에서는 주치의가 자신의 환자를 병원에 입원시키며 병원에 나가 주치의로서 병원 직원에게 지시하면서 스스로 입원 치료나 수술 집도를 하고 있다(개방형 병원 시스템). 개인 의사가 병원을 개설하는 행위는 구미 의사에게는 상상도 못할 일이다. 진료소의 개인 개업의가 병원을 개설해 발전시켜가는 일본 병원사에서 보이는 사실은 일본 병원의 두드러진 특징이라고 할 수 있다.

2. 노인병원의 증가

제2차 세계대전 이후 병원 경영사에서 노인(고령자)이 병원의 환경을 변화시키고 있다. 먼저 노인 의료비 무료화에 따른 노인병원의 증가, 다음으로는 고령자의 증가, 저출산 고령화에 따른 현재의 인구 감소, 고령자 의료비가 일본의 큰 과제가 되고 있다. 이 책에서는 크게 이 두 가지 항목을 들어 제2차 세계대전 이후 병원의 변혁을 살펴본다.

1961년부터 전국민의료보험제도(강제보험)가 실시되어 모든 국민은 보험료를 사전에 납부하면 언제든지 어디서든지 누구든지 비교적 적은 비용으로 필요한 의료에 접근할 수 있게 되었다. 전국민의료보험제도를 시작할 때 환자의 본인 부담률은 피용자 보험*에서는 없고, 가족은 50%, 국민건강보험**

* 일본에서는 '근무의(勤務醫)'라고 하지만 한국에 맞게 '봉직의'로 번역했다.

에서는 50%였다. 이렇게 가입하는 보험에 따라 본인 부담률이 크게 차이가 났다. 노인은 대부분 국민건강보험에 가입되어 있어 본인 부담률은 50%였다. 또한 당시 노인이 요양 생활을 병원에서 하는 경우가 많아 입원 기간이 길어져서 의료비의 본인 부담금도 커졌다. 이러한 의료 환경을 배경으로 노인의 의료비 본인 부담이 정책 과제로 대두되었다.

노인 의료비 무료화는 1961년에 이와테 현 사와우치(澤內) 촌(현재 니시와가 정)을 효시로 한다. 촌장 후카자와 마사오(深澤晟雄)는 동북제국대학 법문학부를 졸업하고 중화민국 상하이 은행과 타이완 총독부에 근무한 견식이 넓은 지식인이다. 제2차 세계대전 이후 고향으로 돌아와 1957년에 촌장이 되었다. 그러나 의사도 없고 영유아가 잇달아 사망하는 마을의 상황을 보고 "인공위성이 우주에 가는 시대에 (이것을) 문명국이라고 말할 수 없지 않은가"라고 생각해, 도호쿠대학 의학부를 100번이나 방문해 마침내 젊은 의사를 촌립병원으로 모셔왔다. 한편 이와테 현을 설득해 1961년부터 60살 이상의 노인과 유아의 의료비 무료화를 전국에서 처음으로 실시했다.

그 후 1969년 미노베 료키치(美濃部亮吉)가 지사로 있는 도쿄 도 등 혁신지자체를 필두로 전국 규모의 노인 의료비 본인 부담금 무료화 제도가 실시되었다. 1972년에는 두 개 현을 제외하고 전국적으로 노인 의료비가 무료화되었다. 이러한 상황을 받아들여 정부는 1973년을 '복지 원년'으로 정하고 70세 이상(누워 있는 경우 등은 65세 이상)의 의료비 본인 부담의 실질적 무료화, 국민건강보험 피부양자 본인 부담률을 50%에서 30%로 인하, 일정액(당시 월 3만 엔)을 넘는 본인 부담분을 지급하는 고액 요양비 제도 도입, 연금 급

• 직장인을 대상으로 한 건강보험의 가입자를 말한다.

•• 일본의 공적 의료보험제도는 크게 직역 제도(職域制度, 건강보험)와 지역 제도(地域制度, 국민건강보험)로 나눌 수 있다. 건강보험은 회사 등에 근무하는 사람이 직장에서 가입하는 보험이고, 국민건강보험은 어떤 직역 보험에도 가입하고 있지 않는 사람을 대상으로 하는 것이다.

부 수준의 대폭 인상 등 일련의 사회보장 정책을 실시했다. 실시된 노인 의료비 지급 제도는 '노인복지법'에 의해 국가와 지방자치체의 공비를 재원으로 하여 본인 부담분(30%)을 지급하는 것이었다. 노인 의료비 지급 제도가 시작된 1973년은 제1차 오일쇼크가 일어난 해이기도 했다. 나중에 보면 1973년은 제2차 세계대전 이후 20년 이상에 걸쳐 지속된 고도 경제성장 노선이 변하는 전환점의 해이기도 했다.

노인 의료비 무료화 정책에 따라 노인은 비용을 신경 쓰지 않고 의료를 이용할 수 있게 되었다. 또한 의료 제공 측에서도 환자의 경제 부담에 대해 전혀 신경 쓰지 않고 치료할 수 있었다. 생활수준의 향상, 영양 상태의 개선, 보건의료 체제의 향상으로 일본인의 평균수명은 계속 늘어나 노인의 절대 수가 증가했다. 장수는 반갑고 축하할 일이라고 불리는 '경로(敬老)의 시대'였다. 당시의 진료 보수는 '데키다카(出來高制) 제도'• 여서 의료 제공에 제한은 없었고, 실시한 진료와 치료는 모두 의료 기관의 수익이 되었다. 또한 약가 차익[2]도 큰 시기로 의료 수익이 증가할수록 의료 이익도 증가했다. 진료 보수 데키다카 제도하에서 노인 의료비 무료화 정책은 진료소·병원의 경영에도 충격적인 정책으로, (당시) 노인 의료를 '신풍(神風)'이라고도 할 수 있었다. 핵가족화로 갈 곳을 잃은 노인들은 (몸 상태가 좋은 날은) 진료소에 모여 진찰 대기시간에 세간의 이야기를 즐겼다. 진료소가 노인으로 가득해 일반 환자의 진료가 곤란할 정도였다. 진료소의 '노인 살롱화'라고 불린 사회현상이었다. 미시적 개인(여기에서는 노인)이 경제 합리적인 판단으로 행동한 결과가 거시적인 국가 차원에서는 전혀 의도하지 않는 결과를 초래할 수 있다는 것을 알게 되었다. 이것을 매사추세츠 공과대학의 경제학자 사무엘슨(Paul Anthony Samuelson)은 '합성의 오류(fallacy of composition)'라고 설명했다. 노인 의료비 무료화로 이 합

• 이용한 만큼 보상해주는 일종의 행위별 수가제다.

성의 오류가 발생했다. 70세 이상의 진료 이용률은 1970년 대비 1975년에 약 1.8배 급증했다(전국에서 노인 의료비 지급 제도가 개시된 연도는 1973년이다. 여기에서는 1970년과 1975년의 진료 이용률을 비교하고 있지만, 1969년에는 도쿄와 아키타 현에서 이미 무료화를 하고 있었다).

노인 의료비 무료화로 진료소나 병원이 취한 행동에 대해 앞서 이야기한 노인 살롱화에 더해 '약의 과다 사용', '수액 과다 사용'이라는 사회 비판도 일어났다. 여기서도 합성의 오류가 보였다. 개개 개업의와 봉직의가 경제 합리적 판단에서 행동한 결과가 국가 전체 차원에서 보면 잘못된 결과를 가져왔다. 한편 노인은 사회복지시설에 입소하는 것보다 병원에 입원하는 편이 비용 부담이 낮았다(입원 의료비는 실질적으로 무료였다). 행정 조치에 따른 복지시설에의 입소 조건이나 수속이 복잡한 것에 비해 병원의 입원 수속은 간편했다. 또한 도시 집중화, 핵가족화라는 사회 변화를 배경으로 노인을 돌볼 가족은 충분하지 않았고 복지시설도 적었다. 병원은 노인의 '사회 안전망'이 되었고, '사회적 입원'이라고 불리는 입원 환자가 급증했다. 법적 용어는 아니지만 '노인병원'이라는 단어가 일반적으로 사용되었다. 병원 경영면에서는 노인 입원 환자는 좋았고, 전국 노인병원의 수와 그 병상은 급증했다.

노인 수진의 급격한 증가로 국민 의료비가 급증해 이번에는 자치체나 보험자 재정 면에서 문제가 발생했다. 특히 노인 비율이 높은 시·정·촌의 국민건강보험 재정에서 노인 의료비 무료화는 큰 부담이 되었다. 두 번의 오일쇼크로 일본은 고도 경제성장에서 안정 성장으로 이행해 큰 세수 증가는 기대할 수 없었다. 노인 의료비 부담 공평화의 관점으로 1982년 '노인보건법(노건 제도)'이 제정되어 시·정·촌이 보험자, 즉 운영 주체가 되었다. 노건 제도는 각 의료보험자로부터의 갹출금과 공비(보험료의 일본식 표현 — 옮긴이)로 운영되었다. 또한 외래 1개월 400엔, 입원 1일 300엔으로 일부 환자가 비용을 부담하는 방식이 도입되어 노인 의료비 부담의 실질적인 무료화는 얼마쯤 후퇴했다. 노인병원·노인 병상 수가 급격히 증가하는 속도가 떨어졌다. 1983년에는 병상 구분에서 '그 외의 병상' 중 '특례 허가 노인 병동'이 설치되었다. 병원사의 관점에서 보면, 진료 보수 데키다카 제도하에서 노인 의료비 무료화의 실시는 예상하지 못한 진료소·병원의 의료 제공·노인 진료 행태를 불러와 최종적으로는 향후 의료 정책의 과제로 남게 되었다.

노인병원의 발생과 사회적 입원 환자가 증가한 직접적인 원인은 노인 의료비 무료화라는 경제 요인이었다. 하지만 배경으로 의료·개호가 필요한 노인을 돌보는 고령자 시설의 정비 부족이 있었다. 1986년 이후 병원과 자택 사이에서 중간 시설 역할을 담당하는 '노인 보건(노건) 시설'이 만들어졌다. 1990년에는 '노인보건법'이 개정되어 '골드 플랜(gold plan, 고령자 보건 복지 추진 10개년 계획)'이 만들어졌다. '데이서비스(day service)', '쇼트스테이(short stay, 단기 거주)', '홈헬프(home help service)'의 긴급 정비가 추진되었다. 골드 플랜은 1994년 '신골드 플랜'으로 이행되어 한층 더 높은 노인시설·재택 케어의 정비가 이루어졌다. '노건'은 의료 시설(현재는 개호 시설)이며 의료법인을 비롯한 병원이 사업자가 될 수 있다. 진료소, 치과진료소의 의료법인도 노건의 사업주가 될 수 있다. 자치체로부터의 보조금은 많았고 사회복지의료사업단으로부터 좋은 조건으로 의료 대부도 받을 수 있기 때문에 노건은 적은 자기 부담으로 의료 시설을 개설할 수 있었다. 의사, 간호사의 인원 배치도 병원에 비해 완화되었고, 인력 확보에서도 곤란하지 않았다. 근처에 노건이 있다는 것은 병원의 운영상에도 도움이 되었다. 1985년부터 '지역의료 계획'이 시작됨에 따라 병상의 확대가 불가능해진 병상 과다 지역의 병원은 노건을 부설하는 사업 전개를 계획했다. 노건의 침상은 입소 침상이며 병상은 아니었다. 공적 금융기관의 '사회복지의료사업단'(현재의 복지의료기구)은 정책금융에 의해 의료 대부로 병원의 노건 개설 지원을 추진했다. 이때부터 노건 시설을 병설하는 병원이 다수 출현했다. 병원이 노건의 경영을 통해 사업을 확대하고 있다.

또한 병원 관련 사회복지법인을 설립해 '특별 양호 노인홈(특양)'을 운영하는 병원도 나타났다. 특양 개설의 경우에는 지방자치체로부터 보조금이 많고, 개설 시 설비투자에서 사회복지법인의 자기 부담은 4분의 1 수준에 그쳤다. 자기 부담 부분은 현물출자도 가능했고, 특양 용지로 구입자가 없는 산림지목을 보유하고 있는 토지 등이 현물출자로 충당된 경우도 많다. 즉 자금이 없어도 특양을 개설할 수 있어 특양은 전국 각지에 널리 세워졌다.

큰 병원 그룹은 의료법인, 사회복지법인, 학교법인(의료계 대학, 간호전문학교 등)을 그룹 내에 소유하고 있으며 의료·복지·교육의 '삼두마차(트로이카)' 방식으로 운영했다. ① 납세의무는 있지만 잉여금액(배당 제외)을 자유롭게 사용 가능한 의료법인, ② 비과세 법인이지만 잉여금은 기본재산 적립 이외에 사용할 수 없는 사회복지법인, ③ 비과세 법인에서 교수, 조교수, 비상근 강사라는 명칭을 부여해 봉직의보다도 적은 교원 급여로 그룹 병원의 봉직의를 쉽게 확보하고, 졸업하는 간호사를 그룹 병원 등에 충원할 수 있는 학교법인, 이 세 가지 법인 간의 현금 흐름과 인적자원 흐름, 세무회계의 손금 처리를 효과적으로 활용하는 운영을 했다.

1992년에 공포된 제2차 '의료법'의 개정으로 병상 구분상 '그 외의 병상' 중에 '요양형 병상군'이라고 하는, 훗날 '요양 병상'으로 발전하는 병상군이 생겨났다. 그 외의 병상의 의사배치 기준은 16:1(입원 환자 16명에 대해 의사 한 명)이었으나 요양형 병상군에서는 48:1(단, 병원 전체에서는 최저 세 명 이상의 의사가 필요)이 되었다. 평균 재원 일수가 긴 만성기의 고령자는 요양형 병상군에 입원하게 되어 노인병원이라고 하는 용어는 점차 사용하지 않게 되었다. 1993년에 2823개 병상으로 시작된 요양형 병상군은 2000년 제4차 의료법 개정에 의해 요양 병상으로 되어 요양 병상은 2011년 10월 1일 기준, 34만 4317개(그중 병원의 병상은 33만 167개)가 되었다. '지역의료 계획'상에서 일반 병상의 병상 과다 지역이 많아 요양 병상 증가분의 일부는 일반 병상으로부터 이행한 병상으로 이해할 수 있다.

1989년 이후에 들어서면서 고령자 인구는 절대 수도 비율도 증가해 고령화 사회·고령 사회로 이행했다. 게다가 저출산화가 동시에 진행되었다. 저출산 고령화(또는 저사망 고령화)에 따른 병상 구조의 변화, 장기 요양을 필요로 하는 환자의 증가는 고령자 의료비의 증가를 초래했다. 건보조합의 수입 중에서 노건 제도가 가져가는 각출금은 노건 제도가 시작된 1983년에는 13%였던 것이 1999년에는 40%가 되었다. 전체의 97%에 해당하는 1739개의 건보조합이 노건 제도 각출금 거부 운동을 펼치며 저항했다. 정부는 노건 제도를 대체하는 새로운 고령화 의료 제도의 창설을 약속했다. 그러나 약속 기간으로 정한 2002년까지 새로운 제도는 성립되지 않았고, 개혁 내용은 정률 10%의 본인 부담, 대상 연령을 70세에서 75세로 상향, 노건 제도의 공비 부담비율을 30%에서 70%로 올리는 것에 그쳤다. 같은 연도에 건보조합의 노건 제도 각출 비율은 44%에 달했다. 그 후 고령자를 75세 이상의 후기 고령자와 65~74세까지의 전기 고령자의 두 가지로 구분해 후기 고령자를 국민건강보험으로부터 독립시키는 제도를 고안했다. 새로운 제도는 2008년부터 시행했고, 제도 이름은 '노인 보건 제도'에서 '후기 고령자 의료 제도'로 바뀌었다.

그러나 후기 고령자 의료 제도에 대한 국민의 반발은 강했고, 후기 고령자 제도의 폐지를 공약으로 내건 민주당이 자유민주당으로부터 정권을 빼앗았다. 새로운 정부는 2010년 중에 2013년 시행을 목표로 한 '신고령자 의료 제도'를 발표할 계획이었다. 2011년 7월 '사회보장과 세금의 일체 개혁안'이 각의에서 결정되어 2012년 8월에 '소비세법' 등 일부를 개정하는 등의 법률이 만들어졌다. 하지만 노다 요시히코(野田佳彦) 총리는 후기 의료자제도 폐지 법안의 제출을 연기했다. 민주, 자민, 공명 3당 간에 이루어진 전체 개혁 관련 법안의 수정 협의에서 이후 공적 연금제도, 고령자 의료 제도를 다루는 새로운 '사회보장제도개혁 국민회의'(이하 국민회의)를 만들어 여기에 의논을 맡김으로써 사실상 제출이 보류되었다. 3당은 국민회의 설치를 포함한 추진 법안을 공동 제출했다. 2012년 11월 30일 제1회 국민회의가 개최되었다. 그다음 달 중의원 선거에서 민주당이 크게 패해 정권당은 자민, 공명으로 교체되었다.

3. 1985년 '의료 계획' 도입: 병상 규제의 시대로

1962년, 앞서 말한 바와 같이 일본의사회의 압력으로 공적병원에 병상 규제가 도입되었다. 개업의를 주 회원으로 하는 일본의사회에 상당하는 병원단체로 일본병원협회(오늘날 일본병원회)가 있다. 또한 1967년에는 민간 중소병원장 등이 중심이 되어 '전 일본병원협회'를 결성했다. 의사의 자유 개업제를 견지하는 일본에서는 진료소를 개설할 때 관청의 허가를 받지 않고 자유롭게 개업할 수 있었다(사후 신고서 제출). 또한 당시는 민간병원의 병상 증설도 자유롭게 할 수 있었다. 허가 권한이 없어 관료는 힘이 약했다.

1973년 노인 의료비의 실질적 무료화로 지역에 환자 수요가 있으면, 병원은 외래, 입원 모두 규모를 확장해가고 의료비용을 넘는 의업 수입을 얻을 수 있었다(당시 약가 차익의 폭도 충분했다). 입원 병상이 없는 개인 진료소가 병상을 소유하게 되어 법인이 되고, 이후 병원으로 승격해 병상·관련 병원을 늘려가는 발전 양상을 자주 보였다. 1965년에 병원은 7047곳, 병상은 87만 3652개였으나 1985년에는 각각 9608곳, 149만 5328개가 되었다. 즉 20년간 병원은 2561곳이 늘어 1.4배, 병상은 62만 1676개가 늘어 1.7배로 증가했다(〈표 4〉 참조).

의료 수준을 비롯해 선진국의 경제·문화·생활 수준을 따라가는 것이 제2차 세계대전 이후 일본과 일본인의 바람이었다. 패전의 초토에서 다시 출발한 일본의 의료는 1985년 무렵, 국가는 병상 수의 양적 확보가 선진국 수준을 달성했다고 판단했다. 하지만 한편으로는 의료 자원의 지역 편차가 존재하고 병원의 기능 분담도 명확하지 않았다. 국민 의료비의 증가에 대한 우려를 배경으로 1985년 제1차 의료법 개정에서 '의료 계획'이 도입되었다. 각 도·도·부·현·청이 병원을 포함해 의료에 대한 관할관청이 되었다(복수의 현에 걸쳐 있는 경우에는 후생성이 소관).

의료 계획이란 각 도·도·부·현이 의료 기관 간 협력 체계를 구축하는 것에 대한 계획을 정한 것이다. 구체적으로는 도·도·부·현별로 의료 계획을 세워 체계적인 지역의료 체제를 실현하는 것을 목표로 했다. 각 도·도·부·현이 정한 사항은 ① 의료권(의료 계획의 단위가 되는 구역), ② 기준 병상 수, ③ 지역을 지원하는 병원 정비 목표, ④ 의료 관계 시설 상호 기능분담과 업무의 연계(설비, 기계, 기구의 공동 이용 등), ⑤ 휴일 진료, 야간 진료 등의 응급 의료* 확보, ⑥ 벽지 의료의 확보, ⑦ 의사, 치과의사, 약사, 간호사 등의 의료 종사자의 확보, ⑧ 그 외의 의료 제공 체제의 확보이다. 도·도·부·현은 의료 계획을 후생성(현재 후생노동성)이나 각종 단체, 시·정·촌, 의료심의회의 의견이나 답신을 거친 후 결정해 후생대신에게 제출한다. 재검토는 적어도 5년마다 한 번씩 이루어진다.

도·도·부·현 지사는 이 의료 계획에 따라 공사 의료 시설의 정비를 진행했다. 병상에 관해서는 2차, 3차 의료권마다 '필요 병상 수'를 설정했다. 현재의 병상 수가 필요 병상 수를 넘은 2차 의료권을 '병상 과잉 지역'으로 했다. 병상 과잉 지역에 병원을 개설하고 병상 수를 늘릴 때에는 도·도·부·현 의료심의회의 의견을 들은 후 지사가 권고하는 방식인 제도였다. 즉 의료 계획에 따라 지사는 의사의 자유 개업제를 인정하면서도 제약을 가할 수 있었다. 병

* 일본에서는 '구급 의료(救急醫療)'라고 하지만 한국식 표현인 '응급 의료(應急醫療)'로 번역했다.

원사에서 이 병상 규제를 개시한 것은 큰 사건이다. 또한 국공립 병원에는 앞서 쓴 바와 같이 1962년의 의료법 개정에 의해 종전부터 병상 규제가 시작되었다.

'기준 병상 수'는 정비 목표인 동시에 그 이상의 병상 수 증가를 억제하는 기준이기도 하다. 기준 병상 수는 의료권마다 다음과 같은 방식으로 정량적으로 산출한다.

{[(연령 계층별 인구×연령 계층별 입원율)]의 합계 + (다른 지역 간 유입·유출의 차)} ÷ 병상 이용률(0.84)×평균 재원 일수 추이율(0.9)

(지역)의료 계획의 도입으로 도시 부의 대부분이 병상 과잉 지역이 되었다. 병상 과잉 지역의 병원은 정책적으로 필요한 특수한 병원을 제외하고는 병상 증설이 불가능했다. 일본 병원의 병상 수는 1992년 168만 6696개를 정점으로 그 이후 제자리걸음 상태였으며 병상을 증가하는 데 제동이 걸렸다. 또한 병상 규제에 의해 병원 수의 증가도 중단되었다. 의료 계획은 그 후 일본 의료 제공 체제의 틀이 되어 병원은 규모 확대를 사업 방침으로 할 수 없게 되었다.

당시에는 큰 종합병원을 좋은 병원으로 생각해 대규모 병원을 사회적 지위의 상징으로 여겼다. 진료 보수는 데키다카 제도로 약가의 차익 폭도 커서 병상은 의료 이익을 내는 경영 자원이었다. 환자 수요가 예상되면 차입에 의해 병상을 늘리고 설비투자를 해도 다수의 병상 보유에 따른 경영상의 유익이 있고 불리한 것은 적었다. 정부에는 병상 증설 규제가 의료비 증가를 억제하는 정책이었지만, 병원에게는 병상 규제가 자원의 경영 확대에 대한 제동으로 여겨졌다.

정부가 의료 정책을 추진하기 전에 예상하지 못했던 점은 병상 과잉 지역

으로 계산된 의료권에서 의료 계획을 실시하기 직전에 병원에 의해 집중적인 '가케코미* 병상 증가(駆け込み増床)'가 발생한 것이다. 구체적으로는 병상 규제가 실시되기까지의 기간에 약 17만 개의 '가케코미 병상 증가'가 있었다고 추정된다. 그 결과 병상 과잉 지역의 병원은 한층 더 많은 병상을 소유하게 되었다. 경영자원인 병상 수에 상한 규제가 걸리기 전에 병상을 증가시키는 것은 각 병원에 있어서는 합리적인 경영 판단에 의한 행동이고 비난거리가 되지는 않았다. 앞서 쓴 바와 같이 경제학에서 말하는 '합성의 오류'가 여기에서도 발생한 것이다. 즉 개개의 의사, 병원이 합리적인 판단에 의해 행동한 결과가 국가 전체 차원에서는 전혀 의도하지 않은 결과를 낳게 된 것이다.

기준 병상의 산정이 정당했다면 이때 가케코미된 17만 개 병상은 원래의 과대 병상 수에 더해 정량이론 모델이 산출한 기준 병상 대비 과잉 병상분이라 할 수 있다. 이 과잉 병상분이 오늘날까지 국민 의료비를 올리고 있는 것이다. 국가정책에 대해 개별 병원이 취한 행동이 이후 국민에게 부채를 남긴 셈이다. 의료 계획 도입으로 발생한 생각지도 못한 '합성의 오류'의 결과는 이후의 의료 정책의 과제로, 교훈의 사례로 삼아야 한다. 병상 급증에 따라 의료 현장에서 간호사가 절대적으로 부족해졌다. 당시 '그 외 병상'의 간호사 배치 기준은 입원 환자 4:1, 외래 환자 30:1이었다.

제2차 세계대전 이후의 의사 부족 현상은 1973년에 '1현 1의대' 정책에 의해 해소되었다는 것은 앞서 설명한 바 있다. 1975년 이후가 되면 의사 수는 계속 증가해 국민 의료비와 관련한 논의의 내용이 변했다. 의사 절대 수의 증가로 진료·치료 건수가 늘어나 국민 의료비가 증가했다. 이에 더해 경제학에서 의사가 같은 환자로부터 새로운 의료 수요를 만들어간다는 '의사 유발 수요 가설 이론(Induced demand hypothesis)'을 제창했다. 국민 의료비의 증가

* 마감 직전에 대량으로 신청이 늘어나는 현상을 말한다.

억제로부터 의사 수 과잉론이 대두되었다. 1983년에는 후생성보험국 국장 요시무라 히토시(吉村仁)가 '의료비 망국론'을 들고 나오기도 했다.

1982년의 각의(閣議)에서 의사 수가 전체적으로 과잉되지 않도록 배려해 적정한 기준이 되는 양성 계획의 검토가 결정되었다. 그리하여 1986년 후생성이 "2025년에는 의사의 10%가 과잉하게 된다"는 추계를 공표해 "1995년을 목표로 의사의 신규 배출을 10% 정도 줄여야 한다"고 제안했다. 1987년에 문부성이 같은 내용의 조치를 제안해 각 대학은 입학 정원을 줄였다. 병상 규제와 함께 의료 수요를 발생시키는 의사의 증가를 억제함으로써 국민 의료비의 증가를 방지하도록 도모한 것이다. 당시는 정부가 의료비 증가를 억제하는 데 강경하게 대처한 시기였다.

1997년 각의 결정으로 의학부의 입학 정원은 7625명으로 억제되었다. 하지만 오랜 의사 수 억제 정책과 그 배경인 의료비 억제 정책, 2003년에 시작된 '신임상연수제도'가 불러일으킨 대학 의국의 파견 의사 철수로, 의사 부족에 시달리는 급성기 병원의 봉직의가 가혹한 노동을 강요받게 되었다. 의료사고에 대한 경찰의 조사나 의료 안전에 대한 의사에게로의 과도한 사회적 요구가 시작되자 봉직의들은 소송 위험에 위축되어 의료 현장에서 멀어지거나, 의료 과오발생 위험이 적은 병원으로 전직하는 이른바 '소극적 태업(立ち去り型サボタージュ)'이 발생했다. 전국 각지의 소아과, 산과, 마취과의 의사 부족이 사회문제가 되었다. (입원할 곳을 찾지 못해 이 병원 저 병원을 전전하는) '구급차 회전(たらい回し)'이 발생해 응급 의료가 기능 부전을 일으켰다. 이런 상황을 '지역의료의 붕괴(의료 붕괴)'라고 불렀다. 봉직의 부족과 급성기 병원 봉직의의 가혹한 노동환경이 사회문제가 되었다.

2006년의 '신의사 확보 종합 대책'에 의해 의사 부족이 심각한 도·도·부·현(아오모리, 이와테, 아키타, 야마가타, 후쿠시마, 니가타, 야마나시, 나가노, 기후, 미에) 의학부에 대해 각 10명, 2007년의 '긴급 의사 확보 대책'에 의해 모든

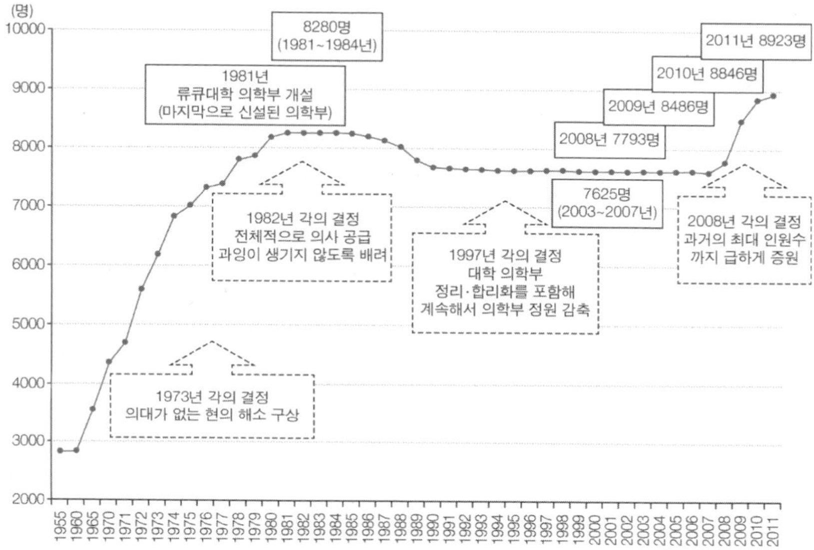

그림 58_ 의학부 정원의 추이

도·도·부·현에 대해 각 5명 등으로 입학 정원의 증원이 이루어졌다. 2008년 마스조에 요이치(舛添要一) 후생노동대신은 의사 과잉 추계설에 기초한 그때까지의 정부의 의사 억제 정책의 잘못을 인정했다. 그리하여 고령 사회의 도래에 대비해 의사 수를 증가시키는 방향으로 정책을 전환해 2009년도의 입학 정원을 8486명으로 늘렸다. 또한 졸업 후에도 지역에 머무르는 '지역 우선 제도'를 도입했다. 일본은 1965년 이후 고등교육의 보급이 진행되어 대학과 학부의 신설이 급증했다. 하지만 정부의 의사 과잉설 때문에 의학부의 신설은 없었다. 의학부는 1981년, 국립 류큐대학 의학부 신설을 마지막으로 오랫동안 개설되지 않았다. 일본의 인구는 그 후 (2005년을 제외하고) 2007년까지 26년간 증가했다. 의료 현장에서는 계속 의사가 부족해, '도쿄대학 의과학연구소'가 2011년에 사이타마, 지바, 이바라키(茨城)의 의사 부족 현상을 정태적으로 해명했고, 계속해서 2012년에는 동태적으로 수도권에 큰 의사 수급 편차가 장래에 발생할 것이라고 발표, 의사 부족 문제는 지방뿐만이 아니라 수도와 그 주변 현의 의료 위기임을 사회가 인식하게 되었다. 의학부 신설과 의과대학 개설에 의욕적인 많은 대학이나 자치제가 (신설과 개설을 하겠다고) 손을 들었으나 전국의학부장·병원장회의, 일본의사회, 일부 지역 의사회 등의 반대도 있어 의학부의 신설은 실현되지 못하고 있다. 정부는 기존 의학부의 정원을 늘리는 형태로 의사 수를 증가시키려고 계획하고 있다.

4. '의료법' 개정의 역사

제2차 세계대전 이후 일본에서는 의료법이 국가 의료 공급 체제의 기본을 정하고 있다. 의료법은 GHQ 점령하에 있었던 1948년에 제정되었다. 이후 의학의 발전, 질병 구조의 변화, 인구 고령화 등 의료를 둘러싼 환경의 변화에 대응하기 위해 점차 개정이 이루어졌다. 다음에서는 의료법 개정의 역사를 통해 제2차 세계대전 이후 의료 제공 체제의 역사에 초점을 두고 정리해본다.

의료법은 1948년에 제정된 이후 1950년 의료법인제도와 1962년 공적병원의 병상 규제 등의 개정이 있었으나 큰 변화가 없었고, 병원은 정부의 자유방임 체제하에서 비교적 자유롭게 의업을 수행했다. 12장 1절에서 본 바와 같이, 제2차 세계대전 이후부터 1985년까지는 '병원 확장의 시대'였으며 진료소와 병원도 다수 개설되었고, 또한 많은 진료소와 병원은 사업이나 규모를 확장했다.

1985년에 제1차 의료법 개정이 이루어졌다. 의료 자원의 지역 편중을 시정하고 시설 상호 간 연계 확보를 목적으로 도·도·부·현에 의한 의료 계획이 도입됨으로써 자유방임 체제는 끝이 났다. 사회주의계획경제 방식으로 전국을 2차 의료권과 3차 의료권으로 나누어 각각 병상 수의 상한을 규제해 의료

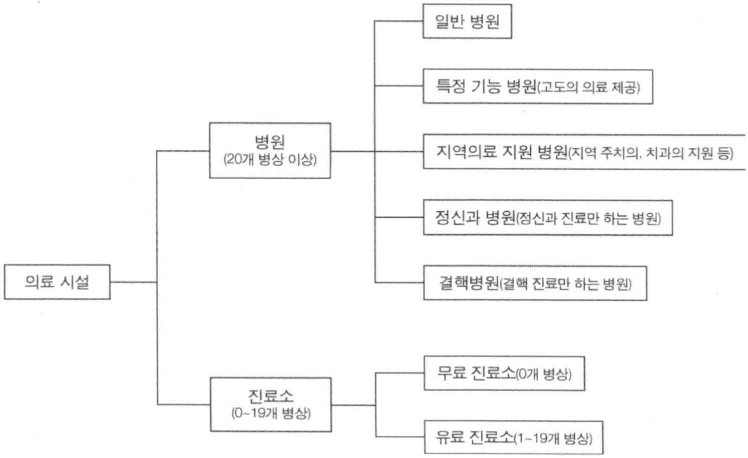

그림 59_ 의료법상 병원·진료소의 형태

기관의 양적 확대에 제동을 걸었다. 2차 의료권은 도·도·부·현을 구분해 일반적인 질병은 그 지역 내에서 완결되도록 한 권역이다. 3차 의료권은 기본적으로 도·도·부·현 단위였다. 또한 '1인 의료법인제도'가 도입되었다. 의사가 한 명이어도 의료법인의 법인격을 얻을 수 있게 되어 의업의 지속성 확보가 용이해졌다.

1993년에 공표(1992년 시행, 일부는 1993년에 시행)된 제2차 의료법 개정에서는 의료 제공의 이념 규정이 제시되어 환자와의 신뢰 관계나 재택 의료가 의료에 등장하기 시작했다. 대학병원 본원을 중심으로 고도 수준의 의료를 제공하는 '특정 기능 병원', 장기 요양 환자를 위한 '요양형 병상군'이 제도화되었다. 홍보 규제 완화, 의료법인의 부대업 규정도 있었다. 의료법에 따른 병원, 진료소의 종류를 〈그림 59〉에 정리했다.

1998년에 개정된 제3차 의료법에서는 '지역의료 지원 병원'의 제도화나 의료 계획에서의 요양형 병상군의 정비 목표 설정, 요양형 병상군의 병상 보유 진료소의 확대, 홍보 규제 완화 확대, 의료법의 부대업 확대, 사전 설명과 동의(informed consent) 규정의 정비가 이루어졌다. 신설된 지역의료 지원 병원은 지역의 의료 기관으로부터 소개 환자를 일정 비율 이상 받아들이는 병원으로, 또 지역 의료 기관과 연계해 의료를 지원하는 병원으로 규정되었다.

2000년에는 제4차 의료법 개정이 이루어졌다. 병상 구분에서 '그 외의 병상'을 재검토해 '일반 병상'과 '요양 병상'으로 이분화했다(〈그림 60〉 참조). 병원 등의 필요 시설에 대한 규제·홍보 완화도 이루어졌다. 또한 새로운 인원 배치 기준이 도입되어 입원 기본료의 간호사 배치 체제는 4:1에서 3:1로 늘어났다. 2000년에는 '개호보험제도'가 시작되었다.

2007년에 시행한 제5차 의료법 개정을 통해서는 도·도·부·현에 의한 의료 정보의 공표 제도 도입, 홍보 규제 완화로 환자에게 정보 제공 추진, 환자 상담 창구 설치 등의 노력 의무화, 의료 계획 재검토, 의료 기능의 분화·연계, 행정처분을 받은 의사 등에 대한 재교육, 사회의료법인제도의 창설 등이 이루어졌다. 사회의료법인은 민간 의료법인 중에서도 공공성이 높은 지역의료 제공의 역할을 기대하며 창설되었고, 자금 조달 면에서 공모채로 '사회의료법인채'를 발행할 수 있게 되었다. 공모채는 '금융상품취인법(金融商品取引法)'(구 증권취인법)상 유가증권이며 그때까지 민법상 금전 소비대차를 근거로 하는 병원채(지역의료진흥채, 의료기관채)와는 성격이 전혀 다른 것이다. 의료법인에 공모채 발행이 허가되었다는 것은 병원사에서 큰 사건이었다. 한편 특별의료법인제도는 폐지되었다.

2013년 이후 제6차 의료법 개정의 검토가 시작될 예정이다. 의료 제공 체제의 기능 강화를 목표로 의사 등의 확보와 의사 편중 대책, 병원·병상의 기능명확화와 강화, 재택 의료·연계의 추진, 의료 종사자 간 역할 분담, 팀 의료의 추진 등이 검토 과제로 되어 있다.

의료법 개정에 의해 병원에 요구되는 의료 제공의 내용은 변한다. 이에 대한 대응에 따라 병원 경영을 둘러싼 환경이 크게 변화한다. 21세기 들어서 저출산 고령화에 더해 일본은 인구 감소 형세로 전환되었고, 또한 국가나 지방자치체의 재정 상황도 어려워지고 있다. 의료보험 보험자의 재정 상황도 어렵다. 당장은 저출산·고령·인구 감소와 의료재정 제약하에서 적절하고 효율적인 의료 제공 체제가 모색될 것이다.

5. 일본 병원이 나아갈 방향

우선 병상 구분에 따른 추이를 정리한다. 일본의 병원에서 입원용 병상은 어느 병원, 어느 병실도 같지 않고, 의료법에 의해 목적별로 구분되어 있다. 1948년에 제정된 의료법은 특수질환용 병상으로 '정신 병상'과 '전염 병상', '결핵 병상'을 독립시켰고, 그 이외에는 '그 외의 병상'으로 병상을 네 가지로 구분했다. 각 구분에는 정의와 인원 배치 표준(의사, 치과의사, 약사, 간호사, 영양사 등의 인원), 구조 설비 기준(필수 시설, 필요 병상 면적, 필요 복도 너비 등)이 정해졌다.

그 후 일본은 경제 발전에 따라 생활환경, 보건·영양 상황이 좋아졌고, 또한 의학 발전과 의료의 보급도 있어 평균수명이 늘어났다. 평균수명의 신장은 인구구성의 고령화를 진행시켰고, 또한 질병 구조도 변화시켰다. 이러한 의료 환경의 변화에 대응하기 위해 크게 보아 노인뿐만이 아니라 장기 요양이 필요한 환자의 의료에 대해 적합한 의료 시설을 만들어야 했다. 1982년 노인보건법에 의해 '그 외의 병상' 중에 '특례 허가 노인 병동'을 두었다. 의료법의 인원 배치 기준을 특례적으로 완화해 '주로 노인 만성질환 환자를 수용하는 병실을 소유하는 병원'으로 했다. 인가 기준은 65세 이상 노인 만성질환자의 입원율이 60% 이상이어야 했다. 1992년 공포한 제2차 의료법 개정에서 '요양형 병상군'이 출현했다. 2000년 제4차 의료법 개정에 의해 '요양 병

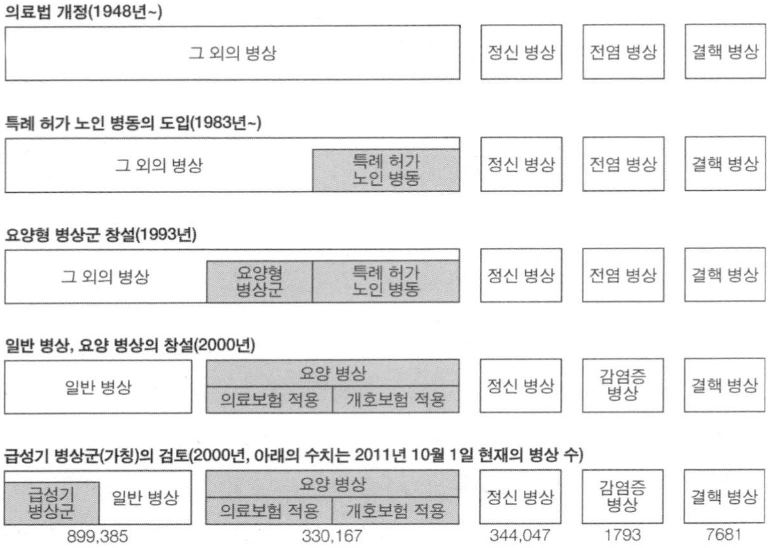

그림 60_ 병상 구분의 추이(주: 그림에서 각 병상의 면적은 병상 수를 나타내지 않는다.)

상'이 만들어졌다. 요양 병상에서 의사·간호 직원의 배치는 줄어들었으나, 재활·개호직을 충분하게 배치하고 1인당 병상 면적, 복도 면적 등을 넓혔다. 의사·간호 직원의 배치 수준이 적기 때문에 진료 보수도 적게 억제되었다. 병상 구분의 추이는 〈그림 60〉에 나타난 바와 같다.

현재의 병상은 일반 병상, 요양 병상, 정신 병상, 감염증 병상(1998년까지는 전염 병상), 결핵 병상의 다섯 개로 구분되어 있다. 현재 일반 병상 중에 '급성기 병상군'을 설립하는 구상이 있어 요양형 병상군이 요양 병상으로 된 사례를 감안하면, 급성기 병상군이 장래에는 '급성기 병상'으로 발전할 가능성도 있다. 정신 병상에 대해서는 의료법 제정 이후로 60년간 큰 개혁이 이루어지지 않았다. 앞으로 정신 병상에서 입원 '3개월 미만의 급성기', '3개월~1년 미만', '1년 이상의 장기 입원' 세 가지로 기능을 구분하는 안이 검토되고 있다. '정신 급성기'에 대해서는 일반 병상과 같이 의사·간호 직원의 배치를 늘리고 질이 높은 입원 의료와 조기 퇴원 지원을 충실하게 하는 것을 목적으로 하고 있다. 또한 정신병원의 용어에 대해서도 2006년도부터 '정신과 병원'으로 변경되었다.

장래에 일본의 병원은 어떤 방향으로 나아갈 것인가? 다음은 역사 서적이 대상으로 하는 범위를 넘어서지만, 지금까지의 병원사에 의거해 기준 시점(2013년 1월 1일)에서의 전망을 조금 정리해보겠다.

다음에서는 장래의 모습을 2025년 시점으로 가정했다. 2025년은 '사회보장과 세금의 일체 개혁'을 완성하는 해다. 인구동태에서 2025년까지 저출산·고령화·인구 감소가 계속되어 인구피라미드는 아랫변이 좁고, 위쪽이 넓은 불안정한 형태로 더욱 더 변화해간다. 고령자(65세 이상) 한 명을 몇 명의 현역 세대(여기에서는 20~64세)가 부양하는지를 추계하면, 1985년에는 5.9인, 2011년에는 2.5인이었던 것이 2025년에는 1.8인이 되어버린다. 사회보장의 양적인 수요가 증가하지만 사회보장에 투입할 수 있는 인적자원·재원에는 제약이 생긴다. 효율적인 의료·개호·복지를 제공하는 체제가 필수적이다.

지역의료·개호 제공 체계의 장래 상으로 일상생활권 지역 내 의료, 개호, 예방, 거주가 끊임없이 지속적·일체적으로 제공되는 '지역 포괄 케어 시스템'의 구상이 나오고 있다. 지역 포괄 케어 시스템에서는 '소학교·중학교 구의 권역 수준'(인구 1만 명 정도의 권역)을 상정해 거주와 케어매니저를 중심으로 단골 의사, 개호 인력, 재택 의료, 재택 간호, 병상 보유 진료소, 약국, 재택 요양 지원 진료소, 24시간 지역 순회형 방문 서비스, 특양, 그룹 홈, 소규모 다기능 시설, 주민에 의한 생활 지원·개호 예방 등으로 지역의료와 개호를 서로 떠받치는 모델이 그려졌다. 국민은 자신이 사는 소학교·중학교 구의 권역 수준 지역에서 일상생활을 하면서 의료와 개호 서비스를 받게 된다.

소학교·중학교 수준 권역의 단골 의사는 입원 치료가 필요한 경우, 시·정·촌의 권역 수준(인구 20~30만 명 정도의 권역)에 있는 병원에 환자를 소개한다.

이 모델은 시·정·촌 권역 수준에 응급병원, 전문병원, 아급성기·회복기 재활병원 등 '지역 밀착 병원'의 배치를 상정하고 있다. 이상의 시스템으로 일상생활과 발병으로부터 입원, 회복, 퇴원까지의 원활한 흐름을 기대하며 조기 사회 복귀, 재택 복귀가 가능해진다. 또한 시·정·촌 권역 수준에서 대응이 어려운 응급 의료 서비스나 고도의 의료에 대해서는 고도 의료를 제공할 수 있는 병원을 '도·도·부·현 권역 수준'에 배치해 광역의 수요에 대응한다. 암 치료와 고도 선진 의료는 도·도·부·현 권역 수준의 병원에서 담당한다.

소학교·중학교 권역 수준에서 지역 포괄 케어 시스템과 각 병원 간의 연계와 조정은 재택 의료 연계거점, 지역 포괄 지원센터, 케어매니저에 의한 포괄적인 관리가 이루어지는 모델이다. 이상에서 앞으로의 병원에서는 소학교·중학교 권역 수준의 단골 의사로부터 소개받아 오는 환자를 원활하게 받아들여 응급조치 수술을 하고, 퇴원 후 회복기에 재택 케어와 연계를 중단 없이 진행해가는 임무가 요구된다.

현재 병원의 일반 병상은 진료 보수의 입원 기본료로 네 가지가 구분되어 있다. 즉 입원 환자 대 간호 직원이 7:1, 10:1, 13:1, 15:1이다. 한 명의 간호 직원에 대한 환자 수가 적을수록 급성기 또는 고도 의료를 하는 병상, 또는 의료 스태프의 투입이 많고 의료의 질이 좋은 병상이라고 해석되어 입원 기본료에서 진료 보수 점수도 높다. 2010년의 병상 수는 7:1이 32만 8518개, 10:1이 24만 8606개, 13:1이 3만 3668개, 15:1이 6만 6822개였다. 7:1이 가장 많았고, 13:1과 15:1의 병상이 적었다. 7:1은 2006년 진료 보수 개정에서 생긴 입원 기본료였다. 7:1로 이행하는 병상 수가 2만 개가 될 것으로 예상해 시작되었으나, 입원 기본료의 진료 보수 점수가 높기 때문에 결과적으로 33만 개 가까이까지 급증했다. 7:1로의 이행을 위해 병원 간 간호사 확보 쟁탈전이 일어나 간호사 수급이 매우 힘들었다. 간호사를 빼앗겨서 간호사가 부족한 병원도 발생해 병동을 폐쇄하는 병원도 있었다. 병상 규제 직전의 가케코미 병상과 마찬가지로 개별 병원이 합리적인 경영 판단하에 간호사 고용을 증가시키려고 한 행동의 결과가 국가 전체 차원에서는 전혀 의도하지 않은 결과를 낳았다. 제2차 세계대전 이후 의료 정책사에서 노인 의료비 무료화에 따른 '노인 살롱화', 병상 규제에 따른 '가케코미 병상'으로 '합성의 오류'를 경험했다. 입원 기본료 7:1 신설에 따른 간호사 획득 쟁탈전에서도 합성의 오류가 보였다.

2011년 중앙사회보험의료협의회(중의협)에서 앞서 언급한 2010년의 7:1 등의 병상 수를 2025년에는 '고도 급성기'(18만 개 병상), '일반 급성기'(35만 개 병상), '아급성기'(25만 개 병상), '장기 요양'(28만 개 병상), 별도로 시골, 벽지, 외딴섬의 일반 급성기 이하인 '모두에 대응하는 병상'(지역 밀착 병상, 24만 개 병상)의 다섯 가지 구분으로 이행하는 모델이 제시되었다. 고도 급성기 병상이 가장 많은 것이 아니라 일반 급성기가 가장 많은 구조였다. 진료 보수의 입원 기본료상의 간호 직원 인원 배치에 따라 병상을 구분하는 의료 정책을 시행한 종래의 방법이 아닌, 앞으로는 의료 기능에 의한 구분을 한다는 점에서 사고의 전환이 보인다.

사회보장과 세금의 일체 개혁의 현시점에서 완성 지점(2025년)의 모델(〈그림 61〉)을 살펴보자. 앞으로의 국민회의, 그 외 논의에 의해 변화하거나 한층 더 자세한 성격을 가지게 될 잠정 단계의 모델이다. 〈그림 61〉에서는 좌측에 2011년의 병상·개호 기능을 제시하고 있다. 대국적으로 보면, 요양 병상 이하가 만성기 질환과 개호 관계이다. 우측 그림은 2025년의 모습이다. 점선으로 표시한 경계 구분은 현재 명확하지 않다는 점과 형태가 나선형인 원통 모양을 나타내고 있다고 생각된다. 그림을 보면 2011년의 일반 병상 107만 개 병상이 14년 후에는 고도 급성기 이하의 4개 기능으로 세분화되었다. 요양 병상도 일부분은 병원에서 개호 시설로 이행하는 모습이 그려져 있다. 정상에 위치하고 있는 고도 급성기의 넓이는 꽤 좁다. 고도 급성기에는 짧은 평균 재원 일수와 충분한 의료 인력 투입이 상정되었다. 2011년의 개호 시설도

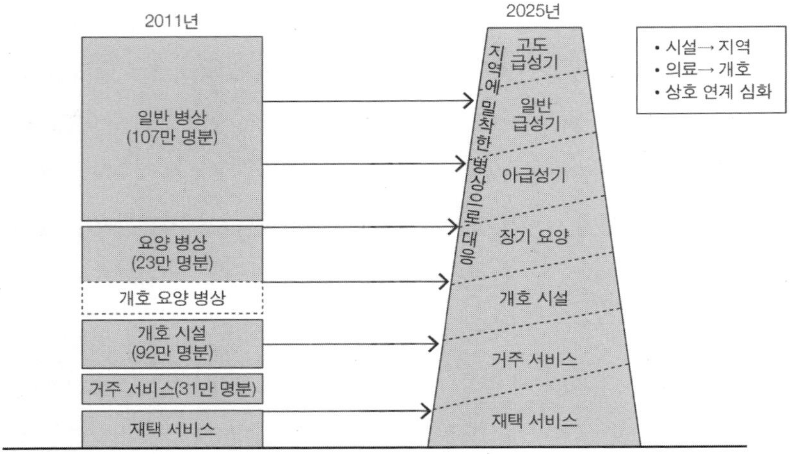

그림 61_ 2025년 의료·개호 기능 재편의 방향성

2025년에는 거주 서비스로의 이행이 보인다. 2025년의 그림에서 '지역에 밀착한 병상으로 대응'한다는 것은 병원이 적은 벽지·외딴섬에서는 하나의 병원으로 급성기부터 만성기까지의 의료를 커버한다는 의미다. 그림 우측에 '상호 연계 심화', '시설→지역, 의료→개호'라는 구절이 있다. 이것이 현시점에 있어 일본의 장래 의료·개호 제공 체제의 완성 예상도다. 일본의 2025년의 설계도는 이 그림으로부터 구체적인 안이 만들어질 것이다.

사회보장과 세금의 일체 개혁이 목표로 하는 2025년 완성 지점의 방법에 입각해 각 병원, 의료 기관, 개호 시설은 자신의 시설은 어떤 형태로 진화할 것인지 선택하고, 지역 연계의 심화·전개를 어떻게 해나갈지를 고려하여 경영에서 대응해나갈 시기가 되어가고 있다. 미시적으로 개별 병원들은 자원의 기능 특화와 심화, 그리고 지역의료를 연계하는 네트워크의 구축이 필요하다. 기능 특화에는 주변 병원과의 균형 조절이 필요하며 병원의 규모 축소나 재구조화(restructuring), 의료 기능의 변경도 적극적으로 생각할 필요가 있다. 거시적으로 병원 전체로서는 고령화 사회와 의료비 부담 면에서 〈그림 61〉

에서 보이는 것처럼, 국가 의료 체제 전체의 구조 변화에 따른 기능 특화가 요구된다. 고령자의 의료·개호에 대한 병원의 자세와 대응이 새삼 다시 요구된다. 의료·개호 모두 종래의 시설 중심주의에서 재택 중심주의로 변화해간다. 병원은 지역에 있어서 자기 병원만으로 독립 운영하는 것은 불가능하고, 병원-진료소의 연계와 병원-병원의 연계, 병원-약국의 연계를 주로 하는 의료 연계와 의료와 개호의 연계가 필수 불가결하게 될 것이다. 일본 전체로 보면, 병원 시설 수와 각 병원의 병상 수는 이후 감소하고 수술 건수는 증가하며 평균 재원 일수는 더욱 단축되는 방향으로 갈 것이다. 현재 미국의 급성기 병원 스타일이 떠오른다. 요양 병상은 미국의 너싱홈(nursing home) 스타일이 모델이 될지도 모른다.

마지막으로 일본은 국가 국민 모두가 평등하게 적절한 의료를 받을 수 있는 전국민의료보험제도를 자랑으로 하여 앞으로도 이 체계를 견지하고자 하는 강한 의지를 가지고 있다. 전국민의료보험제도를 유지해나가는 데 과제는 재정 면에 있으며, 구체적으로는 불필요한 의료비 삭감, 의료비 부담의 증가 억제, 보험료 부담의 배분이다. 병원도 의료의 효율화를 도모해가면서 의료의 질을 높여가야 한다. 온고지신이라 했으니 새로운 예지(知新)로 안심하고 살 수 있는 사회를 만들기 위해 과거의 의료사, 병원사로부터 계속 배우고 생각하고 싶다(溫故).

2013년 1월 1일 각필

부록 1

병원 및 병원 관련 연표

연도	주요 사건
400쯤	· 백제에서 왕인이 일본에 옴. 『논어(論語)』, 『천자문(千字文)』과 함께 의료 문화를 전함.
414	· 신라 의사 김무가 일본에 옴. 인교 천황을 치료.
459	· 고구려의 의사 덕래(德來)가 일본에 옴. 나니와에 의학을 전수.
542	· 프랑스 리옹에 병원 '오텔 디외' 개설(서양에서 가장 오래된 병원의 하나).
562	· 오나라 지총(知聰)이 의학서와 『명당(明堂)』(灸點) 그림 164권을 가져옴.
594	· 쇼토쿠 태자가 나니와에 시텐노지를 건립. 교덴인, 요병원, 히덴인, 세야쿠인 4개 원을 병설.
608	· 견수사 오노노 이모코와 동행자인 유학생 에니치(惠日), 후쿠인 등이 중국 의학을 배움. 에니치는 3회 유학해 의술을 배움.
660	· 프랑스 파리에 병원 '오텔 디외'를 개설(현재의 파리 시민병원 오텔 디외).
680	· 덴무 천황이 황후의 질병을 위해 서원 야쿠시지를 건립. 소, 말, 닭, 원숭이를 먹는 것을 금지(불교). · 덴무 천황이 사원 부속으로 사옥(병실)을 세움. 고령으로 병이 있는 승려와 비구니를 수용해 치료·요양을 실시할 것을 칙령으로 발령.
702	· 몬무 천황이 당의 제도를 배워 다이호 율령 교부를 개시. '의질령(醫疾令)' 제정(의료법령의 시작).
723	· 겐쇼 천황의 황태후(훗날 고묘 황태후)가 고후쿠지 경내에 세야쿠인과 히덴인 개설.
730	· 쇼무 천황, 고묘 황태후가 도다이지와 70여 개의 고쿠분지 건립. 고쿠분지에는 세야쿠인과 히덴인을 설치.
788	· 엔랴쿠지 이치조시칸인에 '지구사다니 료뵤인'을 개설.
794	· 헤이안 천도. 교토에 히가시히덴인과 니시히덴인(西悲田院)을 설치.
984	· 단바 야스요리가 『의심방』 30권을 편찬.
1243	· 닌쇼, 나라에 '기타야마 주하치켄토' 개설(가장 오래된 나병 시설).
1287	· 닌쇼, 가마쿠라 구와가야의 고쿠라쿠지에 '구와가야 병사' 개설(일본 최초의 병원).
1557	· 포르투갈인 알메이다가 분고(豊後, 옛 지명) 부내에 일본 최초의 서양식 병원 건설.
1568	· 교토 난반지(南蠻寺)에 선교사 그레고리아와 루이스가 의료를 행함.

연도	주요 사건
1583	· 나가사키에 '자비의 집(Misericórdia)' 설립.
1586	· 고니시 유키나가가 나병원 '성 환병원'을 오사카에 설립.
1587	· 도요토미 히데요시가 포르투갈 선교사의 기독교 선교를 금지.
1591	· 도요토미 히데요시가 교토에 '세야쿠인'을 설립. 세야쿠인시에는 단바 젠소를 임명. · 포르투갈 선장 로케 데 메로 페레이라의 기부로 나가사키에 나병원(성 라자로 병원) 개설.
1595	· 프란치스코회(스페인계)에서 나가사키에 나병원 '성 호세 병원', 교토에 '성 안나 병원'을 설립.
1603	· 도쿠가와 막부 설립. · 프란치스코회에서 나가사키에 '산티아고 병원' 개설.
1606	· 스페인 선교사 무뇨스가 오사카에 수도원 부속병원을 확장함. 선교사 솔테(ソルテ)가 아사쿠사에 나병원을 개설.
1607	· 오사카에 기독교계 나병원 설립.
1612	· 교토에 예수회(포르투갈계)의 나병원 설립.
1614	· 이에야스의 기독교 금지령에 의해 나가사키의 교회와 병원이 파괴됨.
1620	· 나가사키의 '자비의 집' 건물이 파괴됨.
1624	· 에도 막부가 쇄국을 실시.
1722	· 에도의 고이시카와 약초원 내에 양생소(養生所)를 설립. 관립(막부 설립) 병원의 시작.
1756	· 히고(肥後, 옛 지명) 번주 호소카와 시게카타(細川重賢)가 구마모토 교외에 '사이슌칸'을 설립. 공립 의학교의 시작.
1765	· 막부 오크의사 다키 모토타카가 에도에 사학 '세이주칸'을 설립.
1791	· 세이주칸이 관립이 되어 '의학관'으로 개칭.
1796	· '교료인(狂療院)'이 개설됨(정신과 병원의 선구).
1804	· 하나오카 세이슈가 전신마취하에 유방암 절제에 성공. 자택 겸 병원이자 의학교인 '슌린켄'에서 외과를 가르침.
1823	· 지볼트가 일본에 옴. 나가사키 나루타키주쿠에서 의학·박물학 등을 강의.
1838	· 오가타 고안이 오사카에 '데키데키주쿠'를 개설. 사토 다이젠이 에도에 개업함.
1843	· 사토 다이젠이 사쿠라로 옮겨 '사쿠라 준텐도' 설립.
1846	· 도쿄 가메이도에 '광절 치료소' 개설(훗날 가메이도 병원). 1944년까지 존속.
1849	· 나베시마, 오사카, 에도, 교토, 후쿠이 등에서 종두 실시.
1857	· 나가사키에 폼페가 '양생소'를 개설(나가사키대학 병원의 기원).
1858	· 에도의 간다 오타마가이케에 '종두소'가 설치됨(도쿄대 의학부의 기원).

연도	주요 사건
	· 네덜란드 군의 폼페가 병원 설립을 건의함. 나가사키에서 콜레라 유행. · 후쿠자와 유키치가 에도 쓰키지의 나카쓰 번(中津藩) 나카야시키(中屋敷)에 '난학숙(蘭學塾, 家塾)'을 엶(게이오기주쿠의 전신).
1859	· 미국인 의사 헵번이 가나가와에 요양소 개설. · 미국인 의사 시몬즈가 '요코하마 주젠의원'에서 치료에 종사.
1860	· 에도의 종두소가 관립 '해양 의학소(海洋醫學所)'로 개칭. · 간린마루(成臨丸)가 미국으로 출항. 후쿠자와 유키치 승선.
1861	· '나가사키 양생소' 개소. 처음의 본격적인 서양식 병원. 대표 마쓰모토 료준, 교감 폼페. · 시오다 준안·구리모토 호안 '하코다테 병원(箱館病院)' 창설.
1862	· 분큐 견구 사절단이 나가사키 출항. 후쿠자와 유키치 승선.
1863	· 에도의 서양 의학소가 '의학소'로 개칭됨.
1865	· 나가사키 양생소가 '세이토쿠칸'으로 개칭됨.
1867	· 막부가 하마고텐(浜御殿) 내에 '해군 양성소' 설립. 원장은 해군의 구마가와 소우에쓰(隈川宗悅). 에도 최초의 서양식 병원. · 영국 군의 뉴턴이 가나가와에 '매독병원' 설립. · 후쿠자와 유키치 미국으로 두 번째 도항.
1868	· 후쿠자와 유키치가 학원을 쓰키지에서 시바로 옮겨 '게이오기주쿠'로 개칭. · 보신 전쟁 발발. 마쓰모토 료준, 영국인 의사 윌리스 등이 군진병원 등에서 활약. · 요코하마에 '임시 군진병원' 개설(원장 윌리스). · 메이지 정부가 막부의 의학관, 의학교, 약원 등을 접수하고 이후 폐지함. 의학소를 '의학교'로 재개. · 요코하마의 임시 군진병원을 시타야로 이전. 의학소, 고이시카와 양생소, 약원을 포함해 '대병원(大病院)'으로 칭함.
1869	· 사가라 지안의 건의로 독일 의학의 채용 결정. · 오사카에 '나니와 임시병원'을 개설(오사카대학 의학부의 전신). · 오사카 세이미국(舍密局) 설립(구 제3 고등학교, 현재의 교토대학 이학부의 전신). · 대병원을 구 쓰 번 터로 이전, '의학교 겸 병원'(원장 윌리스) 개설. · 의학(醫學), 쇼헤이(昌平), 개성(開成)의 세 개 학교를 합해 '대학교'를 설립. 같은 해 대학교를 '대학(大學)'(관청명)으로, 의학교 겸 병원은 '대학동교(大學東校)'로, '개성학교'를 '대학남교(大學南校)'로 개칭. · 한방의가 '도쿄 고라쿠엔(東京後樂園)'(구 미토 번 터)에 종합대학 설립을 계획(실현되지 않음). · 오사카 의학교 개설. 교사 바우다윈. · 사이고 다카모리의 알선으로 윌리스가 가고시마 현 병원장 겸 의학교 교장에 취임. · 고베병원 창설(고베대학 의학부의 전신). 미국인 의사 베더 근무.

연도	주요 사건
1870	· 오사카 성에 군사병원 개설. 병원 내에 육군 군의학교 설립. 바우다윈이 고문. · 구스모토 이네(楠本イネ, 지볼트의 딸)가 쓰키지에서 산과 개업. · 가가 번립 의학교 설립(가나자와대학 의학부의 전신). · 오카야마 번립 의학관 대병원 설립(오카야마대학 의학부의 전신). · 도쿄 시바에 해군병원 설치. · 마쓰모토 료준이 와세다에 난주병원 설립 · 병원과 부속 의학교를 구마모토, 니가타에 설치(구마모토, 니가타 각 대학 의학부의 전신).
1871	· 대학동교와 군의, 전의(典醫)를 통합하자는 건의가 채용되지 않음. 군의는 별도의 파벌이 됨. · 대학을 문부성으로 변경. 대학교 동교는 동교로 개칭. · 동교에서 프러시아인 군의 뮐러, 호프만이 독일식 의학 교육을 시작. · 이와쿠라 사절단이 미국 구주로 출발. 서양의 병원, 사회복지시설도 시찰. · 도쿄 미야케자카에 '육군 군의료 본병원' 개설. · 교토병원에서 수입한 젖소의 우유를 환자에게 마시게 함.
1872	· 문부성 의무과 설치. 군의료는 육군성, 해군병원은 해군성의 소관. · '학제(學制)' 공포, 전국 8대학제. 동교를 제1대학구 의학교로, 오사카 의학교를 제2(1개월 후에 폐교)로, 나가사키 의학교를 제6대학구 의학교로 지정. · 교토 부립 임시병원 창립(교토 부립 의과대학의 전신). · 도쿄 부 양육원(養育院) 설치(덴쿄인, 그 후 스가모 병원으로 개칭. 현재 도쿄 도립 마쓰자와 병원). · 요코하마 공립병원 창설(주젠병원의 전신). 일본인에 의한 최초의 서양식 병원.
1873	· 준텐도 의원 개업. 사립병원의 시작. · 오사카 부 병원 설립(오사카대학 의학부의 전신). · 문부성 의무과를 의무국으로 승격. · 군의료 학사를 육군 군의학교로 개칭. '군의료' 폐지. 육군 본병원 설치. · 나고야 니시혼간지 별원에 병원 개설. 의학 강습소 병설(나고야대학 의학부의 전신). · 해군병원학사 설치. · 게이오기주쿠 의학소 창설. · 내무성 설치. 의약 행정 소관. · 오사카 바르나바 병원에 미국 의사 러닝 취임.
1874	· 제1대학구 의학교를 '도쿄 의학교'로 개칭. · 지바 공립병원 설립(지바대학 의학부의 전신). · 효고, 나가사키에 매독병원 설치. · 도쿄 부 병원 개설. · '의제(醫制)' 제정. 병원 개설은 허가제가 됨. · 나가사키 의학교 폐지. 도쿄 의학교로 합병. 관립 의학교는 한 곳으로 집약·집권화. · 도쿄 구라마에에 조순병원 개설(한방병원의 시작).

연도	주요 사건
1875	· 타이완 출병(征臺の役) 종결. 번지 사무국 병원이 나가사키로 이관. · 위생행정 소관이 문부성에서 내무성으로 이관. · 교토 부립 교토 요병원에 부속 덴쿄인(附屬癲狂院)을 설치(공립 정신과 병원 제1호).
1876	· 사립 의학교 사이세이학사 설립. · 도쿄 의학교가 시타야이즈미 정(下谷和泉町)에서 혼고로 이전.
1877	· 도쿄 의학교와 도쿄 개성학교 합병. 도쿄대학 설립. 도쿄 의학교를 도쿄대학 의학부로 개칭. · 세이난 전쟁 발발. 나가사키 오우라(大浦)의 외국인 거류지에 해군 임시병원 설치. 사노 쓰네타미가 하쿠아이샤 설립. 해군 임시병원에서 양군의 부상병사 구호(일본적십자사의 전신). · 세이난 전쟁으로 정부군은 각지에 군단병원 설치. · 에이주 병원을 육군병원으로 개칭.
1878	· 간다에 도쿄 부립 각기병원 설치. 한방과 서양 의학의 치료 효과를 비교하는 '각기 스모' 개시. · 아사다 소하쿠 등을 중심으로 한방의가 사립 각기병원 개설. · 도쿄에 한방의 하쿠사이 병원 설치. · 시타야이즈미 정의 대병원 부지(현재의 미쓰이 기념병원 부지)에 도쿄대학 의학부 부속병원 개원(1882년에 부속 제2병원). · 도쿄 고이시카와에 가토후텐 병원을 설치. 사립 정신과 병원의 선구자. · 조선 부산에 일본 해군의 근대 서양 병원(제생의원) 개설(1885년 부산 공립병원으로 변경). · 도쿄 공립병원 설립.
1879	· '의사 시험 규칙' 공포. · 우에노에 도쿄 부립 임시 덴쿄인 설립(마쓰자와 병원의 전신). · 의사 다카마쓰 료운이 도아이샤 발기(빈민 환자에 대한 시료 의료의 시작). · 콜레라 발생. 도쿄 부 수 곳에 콜레라 피병원(j避病院)설립(전염병 격리 의료의 시작).
1880	· 요코스카 해군병원 개원. · 다카키 가네히로가 영국 유학에서 귀국. · 게이오기주쿠 의학소 폐쇄.
1881	· 다카키 가네히로가 세이이카이(成醫會) 창설. 영국 의학을 수업(도쿄 지케이카이 의과대학의 전신). · 도쿄 부립병원이 경영난으로 폐원. · 간다 스루가다이에 교운도 의원 개설.
1882	· 도쿄 부립 각기병원 폐지. 도쿄대학 의학부가 각기 병실로 이관. · 도쿄 니혼바시에 도쿄 부립 피병원 설치. · 다카키 가네히로 등이 유지 공립 도쿄병원을 설립(도쿄 지케이카이 의과대학 부속병원의 전신).
1884	· 군함 쓰쿠바(筑波)가 각기병 예방 시험을 겸해 원양항해에 출항. 다카키 가네히로의 식료 개량책이 좋은 성적을 올림.

연도	주요 사건
1885	· 오기노 긴코(荻野吟子)가 의업 개업 시험에 합격(제1호 여의사).
1886	· 교토 도시샤병원 개원. · 사이세이학사가 부속 소몬병원(蘇門病院)을 설치.
1887	· 유시 공립 도쿄병원이 '도쿄 지케이카이 의원'으로 개조. 원장 다카키 가네히로. · 하쿠아이샤가 일본적십자사로 개조. · 고등 중학교에 의학부 설치(제1: 지바, 제2: 센다이, 제3: 오카야마, 제4: 가나자와, 제5: 나가사키). · 칙령으로 1888년 3월 이후의 지방세로부터 부·현립 의학교 비용 지출 금지.
1888	· 아이치, 교토, 오사카 이외의 부·현립 의학교 폐교. · 하쿠아이샤 병원을 일본적십자 병원으로 개칭.
1889	· 고텐바에 테스트뷔드 신부가 고야마 후쿠세이 병원 설립(본격적인 나병원의 시작). · 고베에 결핵 요양소(새너토리엄)인 스마우라 요병원 설립.
1890	· 고등 중학교의 제1 외국어를 영어로 하는 제도를 폐지. 의학부는 독일어를 채용.
1891	· 다카키 가네히로가 성 의학교를 도쿄 지케이카이 의원 의학교로 개칭해 시바에 신축 개강, 도쿄병원 개설. · 도쿄 부가 '사립병원 규칙 및 산원 설립 규칙' 제정. 병원은 10명 이상을 입원시키는 시설로 규정. 병원 개설에는 허가와 개설 전 건물 조사가 필요하게 됨. · 도쿄 히로에 일본적십자사 병원(현재 일본적십자 의료센터)의 새로운 병원 개설.
1892	· 후쿠자와 유키치가 사립 전염병 연구소를 설립해 기타사토 시바사부로를 지원.
1893	· 의과대학의 23개 강좌의 교수가 모두 일본인이 됨. 일본 의학이 자립의 시대에 들어섬.
1894	· 기타사토 시바사부로가 결핵 요양소인 쓰쿠시가오카 양생소를 개설. · 도쿄 메구로(目黑)에 미국인 선교사 영맨에 의해 이하이인(慰廢院) 개설(자선병원). · 구마모토에 영국인 리델에 의해 구마모토 가이슌 병원(熊本回春病院) 설립(자선병원).
1895	· 타이완 총독부는 통치 개시와 동시에 '대일본 타이완 병원'(다음 해 타이베이 병원으로 개칭)을 설립. 훗날의 타이베이 병원, 타이베이제국대학 의학부 부속병원.
1898	· 일본적십자사가 병원선 하쿠아이마루, 고사이마루(弘濟丸)를 건조.
1902	· 미국인 테우슬러가 성 누가 병원 개설. · 해외 의료 사업단체 도진카이 설립. 아시아 중심으로 병원을 개설.
1903	· 사이세이학사 폐교.
1904	· 사이세이학사의 학생을 받아들이기 위해 사립 일본 의학교(훗날 일본 의과대학, 도쿄 의과대학) 창설.
1905	· 타이베이에 적십자병원 개원.
1907	· 남만주 철도(만철)가 다롄병원 본원(훗날 다롄의원)을 개설.

연도	주요 사건
	· 사할린 청(樺太廳)이 '청립 도요하라 의원(廳立豊原醫院)' 개설.
1909	· 재단법인 미쓰이 자선병원 개설(자선병원). · 천리교(天理教)가 야마토 단바이치(大和丹波市)에 천리병원 개설(자선병원).
1910	· 진언종(眞言宗)이 교토 도지(東寺) 경내에 사이세이 병원 설립(자선병원).
1911	· 온시재단 사이세이카이 설립. · 도쿄 시장 오자키 유키오가 해군병원 내에 도쿄 시립 쓰키지 병원을 개설. · 요코하마 해원 구제회병원 설립. · 오사카 교바시에 스즈키 우메타로의 '사회법인 실비 진료소' 설립(자선의료). · 만철이 회사 설립 남만 의학당(훗날 만주 의과대학)을 개학. · 도쿄 시 고지마치 구에 도키와(常磐) 병원 개원(철도병원의 시작).
1912	· 도쿄 시타야에 구세군병원 개설.
1913	· 사이세이카이의 '가나가와 현 병원' 개설(사이세이카이 병원 제1호).
1914	· 사립 '전염병 연구소'가 도쿄제대 부속으로 이관. 기타사토 연구소 설립. · 베이징에 '베이징 도진(同仁)병원' 개설.
1915	· 사이세이카이 시바병원(濟生會芝病院) 개설
1916	· 철도성의 '도쿄 철도병원'이 도쿄 시바로 신축 이전(1923년 간토대지진으로 전소).
1917	· '게이오기주쿠대학' 의학부 예과 개설(초대 의학부장은 기타사토 시바사부로). · 결핵 요양소 설치에 대한 국고보조금 제도 정비. 오사카 시립 도네야마(刀根山) 요양소 설립.
1919	· '결핵예방법' 제정, '전염병예방법' 제정. · 시마네 현의 신용구매판매생산이용조합이 진료소를 개설(후생연의 시작).
1920	· 결핵 요양소의 '도쿄 시 요양소' 개설.
1922	· 노동자를 대상으로 하는 '건강보험법'이 제정(1927년 시행).
1923	· 구라시키 방적의 오하라 마고사부로가 구라보 중앙병원 설립.
1926	· 오사카 부립 나카미야(中宮) 정신병원 개설. · 조선 경성제국대학 의학부 개설. 조선총독부 의원이 경성제국대학 부속병원으로 이관.
1927	· 도쿄 시립 히로병원 준공. · 간토대지진으로 전소한 '도쿄 철도병원'이 미나미 신주쿠에 이전 신축(현재의 JR 도쿄 종합병원).
1928	· 도쿄 시립 쓰키지병원, 도쿄 시립 후카가와 병원 신설 착공.
1929	· 간토대지진 때 미국의 의연금(모금)으로 도쿄 구라마에에 '도아이 기념병원'이 개설. · 도쿄 시립 오쿠보 병원, 도쿄 시립 경찰병원 개설.

연도	주요 사건
1930	· 도쿄 제1 에이주 병원(東京第一衛戍病院) 신장. 도쿄 해군공제조합 병원(東京海軍共濟組合病院) 개설.
1933	· 일본전매공사 도쿄병원(日本専賣公社東京病院), 도쿄 도 교직원상조회 산라쿠 병원(東京都教職員互助會三樂病院) 개설. '성 루카 국제병원' 개축.
1934	· 중국 상하이에 푸밍병원 본관 개설(원장 돈구 유타카). 동양 제1의 개인 종합병원이라고 불림. '도쿄 시 교통국 병원', '암연구소 고라쿠(康樂) 병원' 개설.
1938	· 농민 등을 대상으로 한 '국민건강보험법' 제정·시행. · 민간으로부터의 기부에 의해 체신성(훗날 우정성, 일본우정)이 도쿄 체신병원 개설[간토 체신병원(현재 NTT 동일본병원)은 '전신·전화공사'가 1952년에 개설한 별도의 병원]. · 군의 병사(兵士) 증가 요청에 의해 후생성 설립. 의료 행정이 내무성으로부터 분리. · 후생성 내에 군사 보호원 설치. 퇴역 상이군인을 대상으로 하는 전국에 결핵 요양소, 온천 요양소 설치. · 타이베이 의원은 타이베이제국대학(1928년 개학) 의학부 부속병원으로 개제. · 브라질 상파울루에 '일본·브라질 자선회(日伯慈善會) 산타크루스 병원' 개설.
1940	· 제2차 세계대전 이전, 진료소 수 정점(4만 5808개 시설) 이후 1941년 '의료 관계자 징용령'에 의해 많은 의료 기관이 폐쇄.
1941	· 제2차 세계대전 이전, 병원 수 정점(4858곳 병원, 19만 9831개 병상) 이후 전쟁의 영향으로 감소.
1942	· '국민의료법' 제정(법률상 처음으로 병원과 진료소의 구분이 명문화. 병원은 병상 수 10개 이상). · 특수법인 '일본의료단' 설립. 1943년부터[일적병원(육군병원에 편입), 사이세이카이 병원 제외] 사립병원을 포함하는 모든 병원 접수·집약 개시. 농업회(현재의 후생연)와 의사회가 국가와 대치. · 국민의료법으로 (관제)의사회 발족. 강제 가입. 의사회장은 일본의료단의 총재를 겸무(의사의 자유 개업의 긍지는 관료의 통제하로 들어감).
1944	· 일본 본토 공습. 의료 시설 피해. 의료종사자, 의약, 의료재료 부족에 의해 의료 제공 기능 불가. · 도쿄에 사회보험병원 제1호의 '제1병원' 개원(현재의 사이타마 사회보험병원).
1945	· 도아이 기념병원 해산. '일본의료단 중앙병원'으로 개조(제2차 세계대전 이후 GHQ에 접수). · 원폭 투하에 의해 히로시마 현립 의학전문학교(1945년 3월 개교)와 부속병원(현재 히로시마대학)은 전소. 나가사키 의과대학 부속병원(현재 나가사키대학)은 소멸. 도쿄에서는 재해로 병원의 50%, 진료소의 약 78%가 소실. · 일본이 연합국에 무조건항복. 자치권을 잃고 GHQ의 통치하로 들어감. 만주제국은 소멸. · GHQ, 병원 469곳을 포함하는 군 관계 의료 시설 전부를 접수. 육군병원·해군병원 폐지. 12월, 일본 정부에 반환(병원 146곳 포함). 일본적십자사는 비군사화로 재편 후 존속시킴.

연도	주요 사건
1946	· 도진카이(同仁會)가 GHQ의 지령에 의해 해산. · GHQ, 인턴 제도 실시 지령. · GHQ, 간호 체제의 근대화 착수. · 완델 박사의 사회보장조사단이 일본에 옴. 「완델 보고」를 받아 정부는 국공립 병원의 확충을 개시.
1947	· 일본의료단 해산 폐지(해산 시 보유 시설 688개. 그중 병원 218곳, 결핵 요양소 8곳). · 평균수명 남 50.56년, 여 53.96년(제8회 생명표). 65세 이상인 인구는 374만 명(모든 인구수의 5%). · GHQ '국립 도쿄 제1병원' 내에 '병원관리학교'를 개설해 병원장을 모아 교육.
1948	· GHQ, 법제 면을 정비해 '의료법', '의사법', '약제사법', '보건부·조산부·간호부법'을 국회에 통과시킴. · 의료법에 따라 병원은 20명 이상의 환자를 수용하는 시설로 개정. · 의료법에 따라 도·도·부·현과 시·정·촌이 설치하는 공립병원에는 국고보조금을 제공하는 것이 가능케 됨. · GHQ 지시의 교육개혁에 의해 의사 교육은 대학 의학부에로 일원화. · GHQ의 존슨 대좌의 병원 개혁 구상. '국립 제1병원'을 모델 병원으로 해서 전국에 개혁을 시행.
1949	· 노동성이 규슈 노재(勞災)병원(노재병원의 제1호), 도쿄 노재병원 개설. · GHQ의 지시로 후생성 '병원관리 연구소' 설립. 국립병원의 원장 연수 실시. · ≪병원≫의 창간호가 학술서원(현재의 의학서원)에서 발행됨.
1950	· 일본병원협회 설립. · '완전 간호 제도' 시범 사업 시행. · 의료법 개정에 의해 의료법인제도 시행.
1951	· 일본병원학회 발족. · 병원의 시설 설비비용에 대한 국고보조금 지원 대상을 공적병원(일본적십자사, 사이세이카이, 후생연 등)으로 확대. · '준간호부 제도' 창설[1948년의 '보조간법(保助看法)'에서는 간호사 양성 시설의 입학 요건을 고졸 이상으로 했으나 간호사 부족 발생]. · 뇌혈관 질환이 결핵을 제치고 사인(死因) 1위를 차지(1954년 암이 결핵을 제치고 2위에, 1956년에는 심질환이 결핵을 제치고 3위가 됨).
1952	· 샌프란시스코강화조약 체결. 일본은 주권을 회복, 점령군의 지배로부터 독립. GHQ 철수. · 연금보험후생단이 '도쿄 후생연금 병원', '오사카 후생연금 병원'을 개원.
1953	· 도호쿠대학 의학부에 병원 관리학 강좌가 개설(일본 최초). · 완전 간호 제도 시행.

연도	주요 사건
1955	· 병원 수가 5119곳(20개 병상 이상)이 되어 제2차 세계대전 이전의 정점, 1941년의 4858곳(10개 병상 이상)을 넘어섬.
1957	· 노동·복지사업단이 설립. 노동성이 '노동재해 병원'을 관할.
1958	· 완전 간호 제도가 기준 간호 제도로 이행. · '국민건강보험법' 제정. 시·정·촌에 국민건강보험 사업의 운영을 의무화. 시·정·촌에 주소를 가지는 자는 (피용자보험 가입자 제외) 강제가입으로 함. 1959년 시행. 시·정·촌에 대한 의무화는 1961년. · 피보험자에 의해 다른 진료 보수의 1점 단가를 전국 일률 보수 체계로 통일(1점=10엔). · 환자 자기 부담은 피용자보험의 경우에는 본인 부담 없음, 가족 5할. 국민건강보험은 5할.
1960	· 간호부 병원 파업(병원사상 처음).
1961	· 전국민의료보험 성립.
1962	· 의료법 개정에 의해 공적병원의 병상 규제 제도 도입.
1963	· '노인복지법' 제정. 노인 복지시설(양호 노인홈, 특별 양호 노인홈, 경비 노인홈) 설치.
1967	· 약가 차익으로 인한 의료 기관의 환자 약 남용 문제화. 약값 조사에 기초해 실제 가격에 맞추어 약가 인하 개시.
1968	· 인턴 제도 폐지. 의학부 졸업 후 바로 의사 국가시험에 수험이 가능하게 됨(면허 취득 후 2년간의 임상 연수는 권장 사항). · 환자 자기 부담은 피용자보험은 본인 부담 없음, 가족 5할. 국민건강보험은 3할. · 간호부에 의한 '닛파치 투쟁(ニッパチ闘争)'.
1969	· 교토 도, 아키타 현 노인 의료비 무료화 실시.
1972	· 두 개 현을 제외하고 전국에서 노인 의료비가 무료화. · 노인복지법 개정. 1973년부터 노인 의료비 지급 제도 실시.
1973	· 각의 결정. '경제사회 기본 계획'에서 의과대학이 없는 현의 해소(1현 1의대 구상)가 포함됨. 노인 의료비 무료화. 70세 이상 노인의 자기 부담분을 국가와 지방공공단체 공비로 충당. · 환자 자기 부담은 피용자보험의 경우 본인 부담 없음, 가족은 5할에서 3할로. 국민건강보험은 3할. '고액 의료비 지급 제도' 창설. · 이른바 노인병원이 급증. 의료 기관의 '노인 살롱화', '사회적 입원' 증대.
1980	· 환자 자기 부담으로 피용자 가족의 입원은 3할에서 2할로 변경.
1982	· '노인보건법' 성립. 고령자 의료비 부담을 공평화해 시·정·촌의 국민건강보험 재정을 지원. 노인 의료비의 일정액을 본인 부담으로 함.
1983	· 후생성 보험국장의 '의료비 망국론' 발표.
1984	· 피용자보험의 본인 부담이 정액에서 1할 부담으로 함. · 건강보험법 개정에 의해 '특정 요양비 제도' 창설. 고도 선진 기술료, 차액 병상료, 예약 진료

연도	주요 사건
	비용을 환자 자기 부담으로 함.
1985	· 제1차 의료법 개정(도·도·부·현별로 의료 계획 책정, 병상 규제 개시, 의료법인의 지도·감독 강화).
1986	· 국립병원, 국립 요양소의 통폐합, 경영 이양에 의한 재편 개시. · 후생성이 2025년에는 의사의 10%가 과잉이 될 것이라고 장래 추계 발표. · 문부성이 국공 사립대학의 의학부 입학자 수를 삭감하는 정책 실시. · 노인 보건 시설 창설(의료와 복지와의 연계).
1989	· '고령자 보건·복지 추진 10개년 전략(골드 플랜)' 책정. 재택 개호의 충실을 도모.
1990	· 병원 시설 수의 정점(1만 96개 시설).
1992	· 병원 병상 수의 정점(168만 6696개 병상). 병원 수는 1만 개를 밑돎(9963개 시설). · 새로운 고령자 보건·복지 추진 10개년 전략(신골드플랜) 책정. 재택, 시설 양면의 기반 정비.
1993	· 제2차 의료법 개정(의료 제공의 이념 규정: 신뢰 관계, 재택 의료. 의료 시설의 기능 분화: '특정 기능 병원', '요양형 병상군' 제도화. 정보 제공의 추진: 광고 규제 완화, 원내 게시).
1994	· 간호계 대학·대학원의 설치 추진 등 '코-메디컬' 인재 고도화 도모. · 65살 이상인 인구 비율이 14%를 넘음.
1997	· 부첨 간호가 모든 병원에서 폐지됨. "간호는 간호부의 손으로" 실현. 일본의 병실에서 부첨인의 모습이 사라짐. · 피용자보험의 환자 자기 부담을 1할에서 2할로 변경.
1998	· 제3차 의료법 개정(종합병원 제도 폐지, '지역의료 지원 병원' 제도화, 사전 정보 제공 동의(Informed consent) 규정 설비, 요양형 병상군의 정비 목표·진료소의 확대, 광고 사항 추가).
2000	· '개호보험제도' 창설. 강제에서 계약에 의한 서비스 이용으로 전환. · 제4차 의료법 개정(병상 구분 '그 외의 병상'을 '일반 병상', '요양 병상'으로 이분. 광고 규제의 완화) · 기준 간호, 신간호 체계 폐지. 간호 체계는 진료 보수 점수상 입원 기본료로 구분. · 노인 보건 제도의 노인 자기 부담을 정액에서 1할로 변경.
2002	· 피용자 보험의 환자(본인, 가족)의 자기 부담이 2할에서 3할로. 국민건강보험 포함 현역 세대의 부담은 3할로 통일함 · 노인 보건 제도로 현역 정도의 소득이 있는 노인의 자기 부담을 2할로 변경 · 진료 보수 개정으로 처음으로 진료 보수 본체의 인하 실시(마이너스 1.3%).
2004	· 의사 졸업 이후의 임상 연수 필수화. 의국 연수 방식에서 슈퍼 로테이트 방식으로 이행. · 독립행정법인 국립병원기구 발족(146곳 병원, 약 5만 6000개 병상). 국립은 6곳의 '내셔널 센터'와 13곳의 '한센병 요양소'만으로 함.

연도	주요 사건
2005	· 인구 감소 시대의 개시(사망자 수 108만 3000명, 출생자 수 106만 2000명).
2006	· 제5차 의료법 개정(2007년 시행. 지역의료 계획 재검토, 병상 규제 폐지, 사회의료법인제도). · 노인 보건 제도로 현역 정도의 소득이 있는 노인의 자기 부담을 2할에서 3할로 변경.
2007	· 단카이 세대(團塊の世代, 베이비붐 세대)'가 정년퇴직 연령인 60살에 다다름.
2008	· '후기 고령자 의료 제도' 창설. 자기 부담: 75세 이상 1할, 70~74세 2할, 현역 정도의 소득이 있는 고령자 3할, 70세 미만 3할. · 리먼 쇼크 발생.
2012	· 단카이 세대가 65세에 다다름.

부록 2

참고 · 참조문헌

역사적 사실은 내 머릿속에서 추측하고 고안하는 것이 아니다. 사실에 100% 구속된다. 하나하나의 원전 사료를 발굴하고 고찰·고증하는 것이 역사 연구가 걸어야 할 정도(正道, 本道)이다. 하지만 역사학자가 아닌 경제학자로 월요일부터 토요일까지 대학에서 근무를 해야 하는 필자의 시간·거리·비용의 현실적 제약으로 원전 사료를 발굴하고 조사하는 연구는 하기 어려웠다. 이 책에서는 '병원'에 초점을 맞추고 선현의 연구 성과 속에서 병원 관련 사실을 찾아내고 수집·정리·편집함으로써 일본 병원의 통사(通史) 구축을 시도했다. 이 책에 나오는 병원의 이름과 인명, 사실과 그 사실의 해석방법도 모두 선배 석학의 서적, 자료 등에서 배운 것이다. 지금까지 만들어 온 지식과 견해에 입각해 연구를 진행하는 것이 과학의 정도이다. 역사학도 지식을 공유하면서 연구를 심화시키는 분야인 것 같다. 연구, 집필에 있어서 참고·참조하게 해준 책과 자료가 실로 다수에 이른다. 감사의 말씀을 드린다.

역사책들을 보면 일반서라도 권말에 엄청나게 많은 참고도서와 인용 그림 목록이 제시되어 있다. 목록에는 저자명, 서명, 출판사, 출판 연도를 기재했고, 필요 시 인용 부분의 쪽수를 표시했다. 그것이 역사학이라는 학문에서 예의를 갖추는 방법이다. 역사책을 읽다 보면 저자가 어느 책을 공부하고 왔는지를 알게 된다. 하지만 곤란하게도 역사에서는 소수 부수만을 발행한 전문서적도 적지 않은데, 그 책이 고서가 되면 거리의 고서점이나 인터넷에서 구하기 어려워진다. 필자가 근무하는 사립 의과대학에는 충실한 의학·보건·위생학 전문 부속도서관이 있다. 그렇다 하더라도 의학사 서적의 권말에 나열된 참고도서의 대부분을 장서 속에서 찾을 수 없었다(제휴한 의학계 대학 도서관에 해당 도서가 소장되어 있는 경우에는 상대방 대학에 가서 열람하거나 배송비 부담으로 도서 대출을 청탁하는 방법이 있으며, 이 책 집필 시에 이용했다). 역사 연구를 진행하려고 하면 처음에는 자료, 참고문헌 수집 단계에서 연구의 어려움에 옴짝달싹 못하게 된다. 국회 도서관이나 도쿄대학 의학부 도서관의 장서에 즉시 접근할 수 있었다 해도 연구 환경이 별로 달라지는 것은 아니다.

집필 기간 동안 문자 그대로의 '일요일 역사가(日曜史家)'로 집에 틀어박혀 책 더미 속에서 몇 줄의 기술(記述)을 찾아다닌 주말이었다. 긴 시간 책을 읽었지만, 결국 이 책을 집필하는 데 도움이 되는 아무런 새로운 것을 찾지 못하는 경우도 많았다. 그러나 손에 든 한 권 한 권마다 차례로 무언가 새로운 지견을 만날 수 있었고 미지의 세계를 알게 되어 기뻤다. "헤치고 헤치고 들어가도 푸른 산"(山頭火)의 심정이었다. 하나하나의 발견을 노트에 베끼면서 나아갔다. 역사를 연구할 때는 엄청난 독서량과 끈기가 필요하고, 그것에 박람강기(博覽强記)와 끝없는 박인방증(博引旁証)이 요구되는 것 같다. 그중에서도 특히 다음의 서적과 자료에서 얻은 것이 많아 대표적인 참고문헌으로 인용했다. 또 참고도서는 아니어도 다양한 서적과 자료에서도 많은 것을 얻을 수 있었다. 진심으로 감사드린다.

병원의 흔적 등의 사적에도 가능한 찾아가보려 했다. 병원 건물의 남은 구조물은 적었고, 대부분 비석과 안내판이 남아 있거나 또는 아무것도 없었다(다만 박물관 메이지무라에는 예외적으로 당시의 병동이 보존되어 있어 좋았다). 현장에 서서 주위의 모습이나 먼 산줄기를 바라보면 당시의 분위기가 느껴졌다. 역사를 이해하는 데는 책상에서 책을 보는 것뿐만 아니라 현장이나 지리(地理)가 중요하다는 것을 실감했다. 의사를 그린 전기(傳記)와 소설은 의외로 많았다. 그중에서 병원사 이해에 도움이 되는 소설을 참고서로 게재해둔다.

또한 일본 의학사의 고전이라고 할 수 있는 ① 富士川游, 『일본 의학사(日本醫學史)』(1941), 『富士川 游著作集 全十巻』이 2011년에 재간되었고 그것을 입수할 수 있었지만, (시기적으로 너무 늦어) 이 책 집필에는 활용하지 못했다. 또 ② 古賀十二郎, 『西洋醫術傳來史』(1942), ③ 酒井シズ, 『日本の醫療史』는 안타깝게도 입수하지 못해 이 책 집필에 참조하지 못했다. 그러나 이들의 고전 연구 성과는 다음 참고문헌을 경유해 이 책에 포함되고 있다고 생각한다. 참조문헌·참고문헌은 厚生省醫務局, 『醫制八十年史』(印刷局朝陽會, 1955), 『函館市史 通說編 第一巻』(函館市, 1980), 大山瑞代譯, 吉良芳恵 解說, 『幕末維新を驅け抜けた英國人醫師一甦るウィリアム·ウイリス文書』(創泉堂出版, 2003)을 제외하고는 필자의 장서이거나 '후지타학원(藤田學園) 의학·보건·위생학 도서관'의 장서다.

병원사의 주요 참고 · 인용문헌

병원사의 관점에서 다음의 도서가 매우 도움이 되었다. 불행히도 지금은 구하기 힘든 책이 많다. 특히 스가야(菅谷)의 『일본의 병원(日本の病院)』은 중공신서(中公新書)의 소책자지만, 병원 역사서로는 견실한 책이다. 병원사로 현재까지 앞서 발행된 책은 스가야의 책뿐이다. 스가야 본인도 책 마지막 후기에서 '최초의 병원사'라고 자랑하고 있다. 필자는 간신히 고서를 찾아 비싼 가격으로 구입할 수 있었다. 도저히 일반인의 참고서가 되기는 힘들다.

저자	책이름	출판사	출판 연도
橋本寬敏·吉田幸雄監修	『病院管理大系第1巻』	醫學書院	1972
菅谷章	『日本の病院』	中央公論社	1981
厚生省醫務局	『醫制八十年史』	印刷局朝陽會	1955
一條勝夫	『日本の病院』	日本評論社	1982

기타 참고 · 인용문헌

병원사의 참고도서는 적지만 의학사·의료사·질병사·의사의 전기 책은 많다. 또한 의료 제도사 책도 많다. 그런 책들은 의학·의료 기술이나 의사를 축으로 쓰여 있지만 내용을 꼼꼼히 읽어 보면 곳곳에 병원 이름이 나온다. 또한 각 책의 권말에 참고문헌이 배치되어 있으며, 이 분야 선배의 연구의 깊이를 엿볼 수 있다.

필자	책이름	출판사	출판 연도
日本史廣辭典編集員會編	『日本史廣辭典』	山川出版社	1997
國史大辭典編集員會編	『國史大辭典』(全17卷)	吉川弘文館	1979~1997
京都大學文學部國史硏究室編	『日本近代史辭典』	東洋經濟新報社	1958
京都大學文學部國史硏究室編	『改訂增補 日本史辭典』	東京創元社	1954
日本歷史大辭典編集員會編	『日本歷史大辭典』(全11卷)	河出書房新社	1985
上田正昭·西澤潤一·平山郁夫·三浦朱門監修	『日本人名大辭典』	講談社	2001
日本史廣辭典編集員會編	『日本史人物辭典』	山川出版社	2000
岩波書店編集部	『近代日本總合年表』	岩波書店	1968
日本歷史大辭典編集員會編	『日本史 年表』	河出書房新社	1962
大久保利謙·下村富士男編集	『日本百科年表』	朝倉書店	1956
東京大學史料編纂室	『讀史備要』	講談社	1966
日本醫史學會	『日本醫史學雜誌』(各卷·各号)	日本醫史學會	–
富士川游	『日本醫學史綱 1』, 『同 2』	平凡社	1974
富士川游	『富士川游著作集』(全10卷)	思文閣出版	1980~1982
ルチャーノ·ステルペローネ·小川熙譯.	『醫學の歷史』	原書房	2009
ジョン·ダフィー·網野豊譯	『アメリカ醫學の歷史』	二瓶社	2002
小池猪一	『圖說日本の"醫"の歷史 上』, 『同 下』	大空社	1993
新村拓編	『日本醫療史』	吉川弘文館	2006

川上武	『現代日本醫療史』	勁草書房	1965
小川鼎三	『醫學の歴史』	中央公論新社	1964
日本醫史學會編	『圖錄 日本醫事文化史料集成 第1卷~ 第5卷』	三一書房	1978
久保井規夫	『圖說 病の文化史』	つげ書房新社	2006
梶田昭	『醫學の歴史』	講談社	2003
石田純郎	『ヨーロッパ醫科學史散步』	考古堂	1996
島內武文	『病院管理學 醫療概論編 第2版』	醫學書院	1967
—	『体系 日本の歴史』(全15卷)	小學館	1988~1989
上林三郎	『病院施設ハンドブック』	日本プランニングセンター	1989
吉原健二, 和田勝	『日本醫療保險制度史(增補改訂版)』	東洋經濟新報社	2008
金山知新	『醫學史小ばなし Day by day 切手で歴史散步100選』	メディカルトリビューン	2011
第24回日本醫學會總會 醫學史展示小委員會	『尾張から見た日本と世界の醫學史 第24回日本醫學會總會「醫學史展示」圖錄』	名古屋大學出版會	1998
東京國立博物館監修/新潮社編	『こんなに面白い 東京國立博物館』	新潮社	2005
酒井シズ監修·稻垣裕美編	『病まざるものなし~日本人を苦しめた感染症·病氣 そして醫家~』	內藤記念くすり博物館	2011
小池猪一	『醫(意)外史』	日本小兒醫事出版社	1996
青木允夫, 古田惠子, 森部裕子, 稻垣裕美編集	『目で見る くすり博物誌』	內藤記念くすり博物館	1990
文部省編	『學制八十年史』	大藏省印刷局	1954
醫學書院	「長崎市の病院史をあるく」『病院』, Vol.38. No.1	醫學書院	1979
服部敏良	『奈良時代醫學史の研究』	吉川弘文館	1945
服部敏良	『平安時代醫學史の研究』	吉川弘文館	1955
服部敏良	『鎌倉時代醫學史の研究』	吉川弘文館	1964
服部敏良	『室町安土桃山時代醫學史の研究』	吉川弘文館	1971
服部敏良	『日本醫學史研究余話』	科學書院	1981
東野利夫	『南蠻醫アルメイダ 戰國日本を生き抜いたポルトガル人』	柏書房	1993

森本繁	『ルイス·デ·アルメイダ』	聖母の騎士社	2011
新村拓	『日本醫療社會史の研究 古代中世の民衆生活と醫療』	法政大學出版局	1985
中西 啓	『檢査技師のための長崎散步』	第26回日本衛生檢查學會	1977
中西 啓	『シーボルト評傳』	シーボルト宅跡保存基金管理委員會	1962
シーボルト記念館	『シーボルトのみたニッポン』	シーボルト記念館	1994
服部敏良	『江戶時代醫學史の研究』	吉川弘文館	1978
司馬遼太郎	『司馬遼太郎の日本史探訪』	角川書店	1999
新村拓	『健康の社會史』	法政大學出版局	2006
石田 純郎	『蘭學の背景』	思文社	1988
立川昭二	『近世 病草紙 江戶時代の病氣と醫療』	平凡社	1979
青木歲幸	『江戶時代の醫學 名醫たちの300年』	吉川弘文館	2012
相川忠臣	『出島の醫學』	長崎文獻社	2012
長崎大學附屬圖書館	『ボードインアルバム 外國人が見た幕末長崎』	長崎文獻社	2011
醫心方一千年記念會	『醫心方1000年のあゆみ』	醫心方一千年記念會	1984
藤野恒三郎	『日本近代醫學の步み』	講談社	1974
石原あえか	ドクトルたちの奮闘記　ゲーテが導く日獨醫學交流	慶應義塾大學出版會	2012
函館市	『函館市史 通說編 第一卷』		1980
笠原英彦	『日本の醫療行政』	慶應義塾大學出版會	1999
中西啓	『新版 ニッポン醫家列傳』	ピー·アンド·シー	1992
齋藤茂太	『精神科醫三代』	中央公論社	1971
福澤諭吉	『福澤諭吉選集 第一卷』	岩波書店	1980
合田一道	『咸臨丸 榮光と悲劇の5000日』	北海道新聞社	2000
木村紀八郎	『軍艦奉行 木村攝津守傳』	鳥影社	2011
田中彰	『明治維新と西洋文明ー岩倉使節團は何を見たか』	岩波書店	2003
田中彰	『特命全權大使 米歐回覽實記』全5卷	岩波書店	1977
田中彰	岩倉使節團,『米歐回覽實記』	岩波書店	2002
久米邦武編著/水澤周譯·注/歐米亞回覽の會企畫	『現代語譯 特命全權大使 米歐回覽實記』全5卷	慶應義塾大學出版會	2008

歐米亞回覽の會企書/泉三郎資料收集·寫眞取材	『岩倉使節團の米歐回覽』(DVD)	慶應義塾大學出版會	2006
唐澤信安	『濟生學舍と長谷川泰』	日本醫事新報社	1996
長谷川泰を語る會(長岡市新組地區)	長谷川泰ものがたり	郷土の偉人　長谷川泰を語る會	2011
イザベラ·バード/時岡敬子譯	『イサベラ·バードの日本紀行上』,『同·下』	講談社	2008
岩澤健藏	『北大歷史散步』	北海道大學出版會	1986
鈴木建夫/ポール·スノードン/ギュンター·ツォーベル	『ヨーロッパ人の見た幕末使節團』	講談社	2008
吉良枝郎	『明治期におけるドイツ醫學の受容と普及ー東京大學醫學部外史』	築地書館	2010
國立公文書館編	『病と醫療　江戶から明治へ』平成20年春の特別展 展示資料	國立公文書館	2008
伊藤誠	『ヨーロッパの病院建築』	丸善	1995
司馬遼太郎	『ワイド版街道をゆく36 本所深川散步·神田界隈』	朝日新聞社	2005
天野郁夫	『大學の誕生(上)』,『同 (下)』	中央公論新社	2009
笠原英彦·小島和貴	『明治期醫療·衛生行政の研究』	ミネルヴァ書房	2011
金川英雄/堀みゆき	『精神病院の社會史』	青弓社	2009
松下正明, 晝田源四郎	『精神醫療の歷史』	中山書店	1999
小俣和一郎	『精神病院の起限』	太田書店	1998
岡田靖雄	『日本精神科醫療史』	醫學書院	2002
後藤由夫	『醫學と醫療 總括と展望』	文光堂	1999
三友新聞社編集·製作	『三井記念病院 百年のあゆみ』	三井記念病院	2009
井上眼科病院	『井上眼科病院百年史』	井上眼科病院	1983
梅溪昇	『緒方洪庵と適塾』	大阪大學出版會	1996
藤野恒三郎監修, 梅溪昇, 藤田實, 青木允夫, 井門千里	『緒方洪庵と適塾』	適塾記念會	1980
緒方惟之	『醫の系譜 緒方家五代』	燃燒社	2007
中田雅博	『緒方洪庵ー幕末の醫と教えー』	思文閣出版	2009
古西義麿	『緒方洪庵と大坂の除痘館』	東方出版	2002
フーヘランド著 杉田成卿譯	『醫戒-幕末の西洋醫學思想』	社會思想社	1972

適塾記念會緒方洪庵全集編集委員會 編集	『緒方洪庵全集 第一巻 扶氏經驗遺訓 上』,『同 第二巻 下』	大阪大學出版會	2010
梅村聰·長尾和宏	『蘭學醫·關寛齋 平成に學ぶ醫の魂』	エピック	2011
チャールズ·グレイブス著·長坂三夫他譯	『セント·トマス病院物語』	日本看護協會出版會	1974
小俣和一郎	『精神病院の起源 近代篇』	太田出版	2000
橘木俊詔	『京都三大學 京大·同志社·立命館』	岩波書店	2011
神谷昭典	『日本近代醫學の定立一私立醫學校濟生學舍の興廢一』	醫療圖書出版社	1984
博物館明治村	『博物館明治村ガイドブック』	名鐵インプレス	2011
谷口吉郎·二川幸夫	『博物館 明治村』	淡交社	1976
太田雄三	『新島襄』	ミネルヴァ書房	2005
穗積和夫	『繪で見る 明治の東京』	草思社	2010
新村拓	『健康の社會史 養生, 衛生から健康增進へ』	法政大學出版局	2006
札幌市教育委員會編	『札幌醫療物語』	北海道新聞社	1996
B·エイベルールイス	『英國の病院と醫療 1800-1948』	保健同人社	1981
ポンペ	『ポンペ日本滯在記一日本における五年間』	雄松堂書店	1968
荒井保男	『日本近代醫學の黎明 横浜醫療事始め』	中央公論新社	2011
吉良枝郎	『幕末から廢藩置縣までの西洋醫學』	築地書店	2005
吉川之範, 近江幸雄	『箱館戰争銘々傳(下)』	新人物往來社	2007
吉良枝郎	『日本の西洋醫學の生い立ち-南蠻人渡來から明治維新まで-』	築地書店	2000
笠原英彦/小島和貴	『明治期醫療·衛生行政の研究』	ミネルヴァ書房	2011
神谷 昭典	『日本近代醫學の展望』	新協出版社	2006
倉迫一朝	『病氣を診ずして病人を診よ 麥飯男爵 高木兼寛の生涯』	鉱脈社	2000
土屋雅春	『醫者のみた福澤諭吉』	中央公論社	1996
大山瑞代譯, 吉良芳恵解說	『幕末維新を驅け抜けた英國人醫師一甦るウィリアム·ウィリス文書一』	創泉堂出版	2003
小俣和一郎	『精神病院の起源 近代篇』	太田出版	1998
星 篤	『正傳 野口英世』	毎日新聞社	2003

梅溪昇	『お雇い外國人 明治日本の脇役たち』	講談社(講談社學術新書)	2007
石坂哲夫監修	『くすりの夜明け - 近代の藥品と看護 -』	內藤記念くすり博物館	2008
ヘレン·クレイプサトル著, 加地正郎, 菅正明譯	『メイヨーの醫師たち』	近代出版	1982
青柳精一	『近代醫療のあけぼの』	思文閣出版	2011
兼田麗子	『大原孫三郎 ―善意と戰略の經營者』	中央公論新社	2012
山陽新聞社 編	『夢かける―大原美術館の軌跡』	山陽新聞社	1991
	『洪庵, 知安, そして鷗外 近代醫學のヒポクラテスたち』	文京ふるさと歷史館	2012
泉孝英	『外地の醫學校』	メディカルレビュー社	2009
草柳 大藏	『實錄 滿鐵調査部(上)』, 『同(下)』	朝日新聞社	1979
陸上自衛隊衛生學校修親會編	『陸軍衛生制度史 昭和篇』	原書房	1990
西澤泰彦	『圖說 滿鐵「滿州の巨人」』	河出書房新社	2000
瀧尾英二	『朝鮮ハンセン病史』	未來社	2001
藤野豊	『日本ファシズムと醫療』	岩波書店	1993
西澤泰彦	『日本植民地建築論』	名古屋大學出版會	2008
西澤泰彦	『植民地建築紀行』	吉川弘文館	2011
野村進	『海の果ての祖國 南の島に「樂園」を求めた日本人』	講談社	1991
メアリー·ドブソン著, 小林力譯	『Disease 人類を襲った30の病魔』	醫學書院	2010
野村拓監修 赤十字共同研究プロジェクト著	『日本赤十字の素顔』	あけび書房	2003
小池政行	『「赤十字」とは何か 人道と政治』	藤原書店	2010
大谷渡	『看護師たちの南方戰線 帝國の落日を背負って』	東方出版	2011
龜山美知子	『近代日本看護史 I 日本赤十字と看護婦』	ドメス出版	1983
守屋ミサ	『從軍看護婦に見た病院船·ヒロシマ』	農山漁村文化協會	1998
濱田篤郎	『旅と病の三千年史』	文藝春秋	2002
三神國隆	『海軍病院船はなぜしずめられたか 第二氷川丸の航跡』	光人社	2005
西澤泰彦	『東アジアの日本人建築家 世紀末から日中戰爭』	柏書房	2011

大木昌	『病と癒しの文化史 東南アジアの醫療と世界觀』	山川出版社	2002
關根博編集	『これからの醫院建築』」	日本プランニングセンター	1995
鈴木厚	『戰後醫療事件史』	じほう	2011
新村拓	『國民皆保險の時代　1960,70年代の生活と醫療』	法政大學出版局	2011
日本病院建築協會編	『建築圖集 現代の日本の病院』	鹿島出版會	1986
國民醫療研究所	『21世紀の醫療政策づくり』	本の泉社	2003
C.F.サムス著/竹前榮治編譯	『GHQ サムス准將の改革』	桐書房	2007
二至村菁	『日本人の生命を守った男 GHQサムス准將の鬪い』	講談社	2002
北康利	『白洲次郎 占領を背負った男』	講談社	2005
編集 看護師硏究會, 協力 加藤文三	『看護學生のための日本看護史』	醫學書院	1998
大內和彥	長谷川保と聖隷の硏究	久美	2005
伊藤誠, 小瀧一正, 河口豊, 長澤泰	『新建築學体系 31 病院の設計 第二版』	彰國社	2000
日本病院建築協會編	『圖集 日本の病院建築』	鹿島出版會	1976
小泉和子	『昭和のくらし博物館』	河出書房新社	2000
島崎謙治	『日本の醫療 制度と政策』	東京大學出版會	2011
福永肇	『病院ファイナンス』	醫學書院	2007
福永肇	『財務會計/資金調達』	日本醫療企畵	2010
厚生勞働省·厚生省	厚生勞働白書(各年度版)	日經印刷, 他	—
吉村昭	『白い航跡』	講談社	1991
吉村昭	『日本醫家傳』	講談社	1973
吉村昭	『曉の旅人』	講談社	2005
吉村昭	『ふぉん·しいほるとの娘』(上·下)	新潮社	1993
吉村昭	『雪の花』	新潮社	1988
吉村昭	『冬の鷹』	新潮社	1976
吉村昭	『夜明けの雷鳴』	文藝春秋	1998
林 洋海	『醫傑 凌雲』	三修社	2010
篠田達明	『鬪う醫魂 小說·北里柴三郎』	文藝春秋	1994

手塚治虫	陽だまりの樹 (一)	小學館	1995
遠藤周作	海と毒藥	新潮社	1960
司馬遼太郎	『胡蝶の夢』(一~四)	新潮社	1984
司馬遼太郎	『花神』(上·中·下)	新潮社	1972
渡辺淳一	『花埋み』	新潮社	1975

부록 3

그림 출처

No.	캡션	출처
1	四天王寺の四か院	攝津名所圖會 http://ithinkarchitecture.wordpress.com/2012/03/15/%E5%9B%9B%E5%A4%A9%E7%8E%8B%E5%AF%BA/
2	北山十八間戶	(筆者撮影) 奈良縣奈良市川上町454
3	極樂寺繪圖	http://www.yurindo.co.jp/static/yurin/back/430_2.html
4	アルメイダの府內病院	小池猪一, 『圖說日本の"醫"の歷史 上』(大空社, 1993, 口繪)
5	アルメイダ	Wikipedia(http://ja.wikipedia.org/wiki/%E3%83%95%E3%82%A1%E3%82%A4%E3%83%AB: LuisdeAlmeida.jpg)
6	南蠻寺跡	(筆者撮影) 京都市中京區姥柳町蛸藥師通室町西入ル
7	ミゼリコルディア跡	(筆者撮影) 長崎縣長崎市万才町大音寺坂
8	サン・ラザロ病院跡	(筆者撮影) 長崎縣長崎市筑後町2丁目10 本蓮寺門横
9	小石川養生所繪圖	小池猪一, 『醫(意)外史』(日本小兒醫事出版社, 1996), p.72(養生所繪圖-笹間良彦氏「江戶幕府役職集成」所有)
10	シーボルトの鳴瀧塾跡	(筆者撮影) 長崎縣長崎市鳴瀧 2 丁目 7 - 4 0
11	精得館	企畫·編集長崎大學圖書館, 『ボードインアルバム 外國人が見た幕末長崎』(長崎文獻社, 2011), 口繪の寫眞(部分)
12	小島養生所	相川忠臣, 『出島の醫學』(長崎文化社, 2012), p.143の寫眞 No.133 「長崎醫學校」(畵像提供 長崎大學附屬圖書館)
13	適々塾	(筆者撮影) 大阪府大阪市中央區北浜 3 丁目 3 - 8
14	お玉が池種痘所跡	(筆者撮影) 東京都千代田區岩本町2丁目7-11
15	江戶末期の江戶での西洋醫學の胎動	(筆者撮影) 東京大學「健康と醫學の博物館」のパネルより
16	ロシア箱館病院見取圖	(筆者撮影) 編集發行函館市『函館史 通說編 第一卷』(昭和55年, p.679), 北海道立文書館原本所藏, No.311
17	東京大學病院學部附屬病院	(筆者撮影) 東京·上野不忍池
18	ボードウィン博士像	(筆者撮影) 東京·上野動物園前
19	ミュルレル博士像	(筆者撮影) 東京·東大病院前
20	東大赤門と東京醫學校	http://www015.upp.so-net.ne.jp/reposit-horie/newpage22.html
21	舊東京醫學校本館	(筆者撮影) 東京大學大學院理學硏究科附屬博物館(小石川博物館)
22	ベルツとスクリバの胸像	(筆者撮影) 東京·東大病院前
23	浪華病院跡(大福寺)	(筆者撮影) 大阪府大阪市天王寺區上本町4丁目 1-15 大福寺
24	浪華仮病院跡の石碑	(筆者撮影) 大阪府大阪市天王寺區上本町4丁目 1-16 大福寺

25	「大坂の假病院跡」記念碑	(筆者撮影) 大阪府大阪市天王寺區上本町4丁目 1-17 大福寺
26	山形濟生館	山形縣圖書館ホームページより
27	愛知公立醫學校(左)とパビリオン形式の公立病院(右)	第24回日本醫學會總會醫學史展示小委員會編集, 『尾張から見た日本と世界の醫學史　第24回日本醫學會總會「醫學史展示」圖錄』(第24回日本醫學會總會記念事業會發行, 1998), p.21
28	名古屋衛戍病院病舍	(筆者撮影) 愛知縣犬山市內山1番地「博物館明治村」
29	ドイツ海軍病院	http://www.geocities.jp/kyokyojitsujitsu/YAMATE-sp2.htm
30	グリーンウィッチの英國海軍病院	『現代語譯　特命全權大使　米歐回覽實記　普及版　第2巻　イギリス編』, p.437
31	ストックホルム近在の病院	『現代語譯 特命全權大使 米歐回覽實記 普及版 第4巻 ヨーロッパ大陸編·中』, p.200
32	ローマの軍病院 特殊浴室	『現代語譯 特命全權大使 米歐回覽實記 普及版 第4巻 ヨーロッパ大陸編·中』, p.346
33	虎狼狸	稻垣裕美編著『病まざるものなし~日本人を苦しめた感染症·病氣　そして醫家~』, 圖93. 94(內藤記念くすり博物館, 2011), p.42
34	舊·富士見日光療養所	JA長野厚生連 富士見高原醫療福祉センターのＨＰから http://www.lcv.ne.jp/~kougen/institution/museum00.html
35	京都療病院跡	(筆者撮影) 京都府立醫科大學附屬病院キャンパス
36	濟生學舍跡	(筆者撮影) 東京本鄕元町1丁目66番地(現·文京區本鄕 2-2-15)
37	濟生學舍と蘇門病院	唐澤信安　「濟生學舍敷地圖(明治20年)(東京都公文書館藏), 『濟生學舍と長谷川泰-野口英世や吉岡弥生の學んだ私立醫學校-』(日本醫事新報社, 1996), p.62
38	濟生學舍出身の醫師の淸水醫院	(筆者撮影) 愛知縣犬山市 博物館明治村
39	トヨタ病院(昭和13年頃)	(筆者撮影) 愛知縣豊田市「トヨタ鞍が池記念館」內展示の擧母(ころも)工場(現トヨタ本社工場)1/400模型より
40	日本赤十字社中央病院 病室	(筆者撮影) 愛知縣犬山市 博物館明治村
41	パビリオン形式の日本赤十字社中央病院の設計	伊藤誠·小瀧一正·河口豊·長澤泰著『新建築學大系31 病院の設計 第二版』(彰國社, 2000), p.55, 圖3.3
42	日本赤十字社中央病院の病棟廊下	(筆者撮影) 愛知縣犬山市內山1番地「博物館明治村」
43	日本赤十字社中央病院病棟	(筆者撮影) 愛知縣犬山市內山1番地「博物館明治村」
44	日本赤十字社中央病院(昭和45年頃)	(筆者撮影) 愛知縣犬山市內山1番地「博物館明治村」
45	日本醫療團体系	筆者作圖
46	病院船時代の朝日丸	ウィキペディア http://ja.wikipedia.org/wiki/%E3%83%95%E3%82%A1%E3%82%A4%E3%83%AB:AsahiMaru-1938.jpg
47	滿鐵「吉林東洋醫院」	南滿洲鐵道株式會社『滿洲寫眞帖 昭和四年版』, 昭和4年 http://liondog.jugem.jp/?eid=1

48	滿鐵「大連醫院本館」	http://navgunschl.sblo.jp/article/37330295.html
49	新京市立第一醫院	新京特別市公署『國都新京』, 康德9年 http://liondog.jugem.jp/?eid=113
50	新京市立千草醫院(傳染病棟)	新京特別市公署『國都新京』, 康德9年 http://liondog.jugem.jp/?eid=113
51	臺北醫院	http://15874488.at.webry.info/201011/article_2.html
52	「醫學校」(左)と「赤十字病院」(右)	平賀商店,『臺灣全島寫眞帖』, 大正2年 http://liondog.jugem.jp/?eid=160
53	大邱同仁會醫院	『慶北大鑑』(昭和11年), p.457 http://nekonote.jp/korea/old/fukei/tegu/byoin.html
54	大韓醫院	http://fujita-hu-stomach.jp/news/?cat=6
55	樺太廳大泊醫院	http://homepage2.nifty.com/itayan2/buildod04.htm
56	日伯慈善會サンタ・クルース病院	http://www.ndl.go.jp/brasil/images/R/048/048-002r.jpg
57	長崎醫科大學付屬病院	(筆者撮影) 長崎大學病院坂元町側門
58	醫學部定員の推移	文部科學省 http://www.mext.go.jp/b_menu/shingi/chousa/koutou/043/siryo/_icsFiles/afieldfile/2011/01/18/1300372_
59	醫療法による醫療施設の類型	(筆者作成)
60	病床區分の經緯	(筆者作成)
61	平成37年に向けての醫療·介護機能再編の方向性イメージ	平成23年7月14日社會保障·稅一体改革成案における改革項目 參考資料を一部筆者改変

별표 1 | 병원의 개설자, 시설 수, 병상 수(2011년 10월 1일 기준)

	병원 수						병상 수								시설당 병상 수
		(%)	정신과 병원	결핵 요양소	일반 병원	요양 병상을 갖춘 병원(再揭)		(%)	정신 병상	감염병 병상	결핵 병상	요양 병상	일반 병상	일반 병원 (재게,再揭)	
총 수	8,605	100.0	1,076	1	7,528	3,920	1,583,073	100.0	344,047	1,793	7,681	330,167	899,385	1,326,834	184
국가	274	32	3	0	271	3	116,191	7.3	7,486	94	3,127	192	105,292	115,263	424
후생노동성	14	0.2	0	0	14	0	6,155	0.4	0	0	0	0	6,155	6,155	440
독립 행정법인 국립 병원기구	144	1.7	3	0	141	2	55,845	3.5	4,649	42	2,852	156	48,146	54,917	388
국립 대학법인	48	0.6	0	0	48	1	32,754	2.1	1,850	33	107	36	30,728	32,754	682
독립 행정법인 노동자 건강복지기구	34	0.4	0	0	34	0	32,754	0.8	0	0	12	0	13,055	13,067	384
국립 고도전문 의료연구센터	8	0.1	0	0	8	0	4,454	0.3	438	4	40	0	3,972	4,454	557
그 외	26	0.3	0	0	26	0	3,916	0.2	549	15	116	0	3,236	3,916	151
공적 의료기관	1,258	14.6	46	0	1,212	326	329,861	20.8	23,250	1,489	2,717	16,853	285,552	318,282	262
도·도·부·현	219	2.5	27	0	192	10	58,934	3.7	10,829	256	822	386	46,641	51,851	269
시·정·촌	683	7.9	5	0	678	239	147,624	9.3	5,724	822	1,097	10,941	129,040	146,557	216
지방 독립행정법인	66	0.8	9	0	57	4	26,376	1.7	3,165	119	519	254	22,319	24,120	400
일적(日赤)	92	1.1	0	0	92	14	37,134	2.3	956	138	219	755	35,066	37,134	404
사이세이카이	81	0.9	1	0	80	19	22,548	1.4	479	32	30	1,359	20,648	22,169	278
홋카이도사회사업협회	7	0.1	0	0	7	5	1,862	0.1	54	4	0	570	1,234	1,862	266

후생연	110	1.3	4	0	106	35	35,383	2.2	2,043	118	30	2,588	30,604	34,589	322
국민건강보험 단체 연합회	0	0.0	0	0	0	0	0	0.0	0	0	0	0	0	0	0
사회보험 관계 단체	121	1.4	0	0	121	22	35,599	2.2	273	52	319	1,196	33,759	35,599	294
전국사회보험협의회연합회	51	0.6	0	0	51	4	14,066	0.9	46	42	206	211	13,561	14,066	276
후생연금사업진흥단	7	0.1	0	0	7	2	2,795	0.2	0	0	0	162	2,633	2,795	399
선원보험회	3	0.0	0	0	3	0	786	0.0	0	0	0	0	786	786	262
건강보험조합 및 연합회	13	0.2	0	0	13	5	2,707	0.2	0	0	0	261	2,446	2,707	208
공제조합 및 그 연합회	46	0.5	0	0	46	11	14,925	0.9	227	10	113	562	14,013	14,925	324
국민건강보험조합	1	0.0	0	0	1	0	320	0.0	0	0	0	0	320	320	320
공익법인	384	4.5	64	0	320	168	91,447	5.8	25,408	84	515	14,352	51,088	71,203	238
의료법인	5,712	66.4	911	1	4,800	3,076	851,918	53.8	269,031	26	698	273,259	308,904	639,622	149
사립학교법인	110	1.3	2	0	108	4	55,299	3.5	2,264	18	39	198	52,780	54,929	503
사회복지법인	187	2.2	10	0	177	76	33,069	2.1	5,144	0	168	6,243	21,514	30,142	177
의료생협	85	1.0	2	0	83	42	14,370	0.9	488	0	0	3,120	10,762	13,930	169
회사	62	0.7	0	0	62	8	12,752	0.8	284	6	2	507	11,953	12,752	206
그 외 기타 법인	39	0.6	3	0	36	15	7,610	0.5	1,576	24	0	1,054	4,956	6,464	195
개인	373	4.3	35	0	338	180	34,957	2.2	8,843	0	96	13,193	12,825	28,648	94

자료: 후생노동성,「2011년도 의료 시설 조사(平成23年度醫療施設調査)」.

별표 2 | 병상 규모별로 본 시설 수

<table>
<tr><th>병상 개수</th><th>시설 수</th><th colspan="4">%</th></tr>
<tr><td>병원</td><td>8605</td><td>100.0</td><td>100.0</td><td>100.0</td><td>100.0</td></tr>
<tr><td>20~49 床</td><td>992</td><td>11.5</td><td rowspan="2">37.0</td><td rowspan="4">69.2</td><td rowspan="5">82.1</td></tr>
<tr><td>50~99</td><td>2190</td><td>25.5</td></tr>
<tr><td>100~149</td><td>1430</td><td>16.6</td><td rowspan="10">63.0</td></tr>
<tr><td>150~199</td><td>1339</td><td>15.6</td></tr>
<tr><td>200~299</td><td>1108</td><td>12.9</td><td rowspan="8">30.8</td></tr>
<tr><td>300~399</td><td>724</td><td>8.4</td><td rowspan="7">17.9</td></tr>
<tr><td>400~499</td><td>366</td><td>4.3</td></tr>
<tr><td>500~599</td><td>198</td><td>2.3</td></tr>
<tr><td>600~699</td><td>114</td><td>1.3</td></tr>
<tr><td>700~799</td><td>55</td><td>0.6</td></tr>
<tr><td>800~899</td><td>29</td><td>0.3</td></tr>
<tr><td>900 이상</td><td>60</td><td>0.7</td></tr>
<tr><td>일반 진료소(유상)</td><td>9934</td><td>100.0</td><td></td><td></td><td></td></tr>
<tr><td>1~9</td><td>3283</td><td>33.0</td><td></td><td></td><td></td></tr>
<tr><td>10~19</td><td>6651</td><td>67.0</td><td></td><td></td><td></td></tr>
</table>

자료: 같은 글.

주

머리말

1 대학 의학부 의학사 강좌 개설 상황에 대해서는 다음 세 가지 문건을 소개한다. 또한 필자가 근무하는 학교의 의학부에서는 본인이 경제학 강의를 하는 옆 강의실에서 같은 시간에 일본 의사학 강좌를 진행하고 있다. 대상 학생은 의학부 1학년으로 교과서로는 오가와 데이조(小川鼎三)의 『의학의 역사』(中央公論社, 1964)가 사용되고 있었다. ① "우리나라에는 현재 80곳의 의학교가 있지만, 그중 의사학으로 강의하는 학교는 세 개 학교에 그치며 …… 나는 역사를 모르고서는 미래를 말할 수 없다고 생각하므로 의학의 역사를 아는 것은 의사로서 대단히 중요한 것이라고 생각합니다"[羽田春兔 일본의사회 회장(추천의 글), 中西啓, 『新版ニッポン醫家列傳』(P&C, 1992), p.1]. ② "(일본에서 의학사 연구가 경시되는 것은)의학부에서조차 의학사 교실이 정식으로 설립된 대학이 일본에 거의 없는 것은 부끄러운 현실이다"(川喜田愛郎·佐々木力, 『醫學史と數學史の對話』, 中公新書 1102(中央公論社, 1992), pp.112~113). ③ "1940년 초부터 우리나라 의학부에서 처음으로 (오사카대학 의학부에서) 상시 의학개론 강좌를 만든 (문부성이 정하는 강의가 아닌) 철학자 오모가타 히사유키(澤瀉久敬)는 …… 대부분 대학 의학부의 현실을 '의학부에서 학생들에게 의학이란 무엇인지 가르치지 않는 것은 정말로 놀라운 일이다'라며 당시부터 의학개론이 없는 것을 한탄하고 우려했다. 현재도 의학부의 의학개론 강의와 의학사 강의가 일부에서 진행되지만 강좌로 설치된 의학부는 거의 없다[본인이 알고 있는 바로는 산업의과대학(産業醫科大學)에는 있다]"(酒井忠昭 '해설', 川喜田愛郎, 『醫學概論』(筑摩書房, 2012) pp.483~484에서 발췌).

2 유럽에서는 의사학의 연구 체계가 충실한 듯하다. 石田純郎, 『ヨーロッパ醫科學史散步』(考古堂書店, 1996)에 따르면, 유럽에서는 1991년에 설립된 '유럽의사학회(醫史學會)'가 있으며 의사학(醫史學) 연구실이 있는 대학도 많은 것 같다. 예를 들어 이 책의 독일 관련 부분에 '베를린 자유대학' 의사학연구소와 뷔르츠부르크(Würzburg)대학 역사학연구소, '괴팅겐 역사학연구소'의 강좌나 교수 소개가 있다. 베를린자유대학 의사학연구소에는 의사학 교수 3명, 연구원 20명, 비서 수명의 체제로 규모도 크고 풍부한 의사학 서적을 가지고 있는 도서관도 있다고 한다. 또한 박물관으로 잉골슈타트의 독일 의사학 박물관을 소개했다. 이시다(石田)에 따르면 이 도서관이 독일 최대 의사학 박물관이라고 한다. 그러나 유럽 최고·최대 규모의 영국 '웰컴박물관', 프랑스 본느(Beaune)의 '오텔 디외'에 비할 정도는 아니라고 한다(p.4, p.114). 또한 파리에는 '파리 병원박물관'이 있으며, 오래된 병원 건물 내에 파리 병원의 역사가 전시되어있다고 한다(p.141).

3 "Nur ein Idiot glaubt, aus den eigenen Erfahrungen zu lernen. Ich ziehe es vor, aus den Erfahrungen anderer zu lernen, um von vornherein eigene Fehler zu vermeiden(저자 직역: 어리석은 자만이 경험에서 배울 수 있다고 믿는다. 나는 오히려 자신의 잘못을 처음부터 피하고 싶기 때문에 타인의 경험에서 배우는 것을 좋아한다"(영문 번역: Fools say they learn from experience, I prefer to learn from the experience of others).

4 병원의 역사에 대한 선행 문헌으로 저자 자신은 ① 菅谷章, 『日本の病院』(中央公論社, 1981), ② 橋

本寬敏·吉田幸雄 감수, 『病院管理大系 第1卷』(醫學書院, 1972), ③ 厚生省醫務局, 『醫制八十年史』(1955), ④ 一條勝夫, 『日本の病院』(日本評論社, 1982) 등을 도쿄 간다(神田)의 고서 전문점과 대학 도서관에서 찾아냈다. 그러나 일반적으로는 입수하기 힘들 것으로 생각된다. 일본의료사의 표준으로 알려져 있는 富士川游, 『日本醫學史』(1941)는 『富士川游著作集全十卷』의 재판 발행이 2011년에 완결되어 이 책의 원고를 탈고한 후에야 입수할 수 있었다. 그러나 꼭 찾아보아야 할 선행 논문이라고 생각하는 酒井 シズ, 『日本の醫療史』(東京書籍, 1982), 古賀十二郎, 『西洋醫術傳來史』(日新書院, 1942)는 불행하게도 입수할 수 없었다. 川喜田愛郎, 『近代醫學の史的基盤 全二卷』(岩波書店, 1977)도 아직 입수하지 못했다. 川上武, 『現代日本醫療史』(勁草書房, 1965)은 이 책의 참고 서적으로 사용할 수 있었다. 정신과 병원 수는 병원 전체의 1/8을 차지한다. 그 정신병원의 역사에 관해서는 전문 단행본도 있다. 자세하게는 그런 문헌을 참조하기 바란다. 예를 들어 ① 岡田靖雄, 『日本精神科醫療史』(醫學書院, 2002), ② 金川英雄·堀みゆき, 『精神病院の社會史』(青弓社, 2009) 등이 입수 가능하다.

5 예를 들면 小川鼎三, 『醫學の歷史 中公新書39』(中央公論社, 1964), 외국의 의학사까지 범위를 넓힌다면 梶田昭, 『醫學の歷史(講談社學術文庫1614)』(講談社, 2003)가 있다.

1장 일본 병원의 맹아: 불교병원

1 병원의 역사에서는 '시료(施療)', '시약(施藥)'이라는 말이 나온다. 빈곤자와 의료를 받을 수 없는 약자에게 의료를 행한다는 의미다. 시료, 시약은 의료 본연의 형태로 생각되어 왔으나 일본에서는 1961년 국민개의료보험제도(國民皆醫療保險制度)가 실시되고 난 이후 사어(死語)가 되었다.

2 쇼토쿠 태자의 모든 중생을 구원하고자 하는 대승불교의 이념을 받들어 1931년 '시텐노지 시약료병원(四天王寺施藥療病院)'[현재 사회복지법인 시텐노지 복지사업단 시텐노지 병원(四天王寺病院)]이 재건되었다.

3 쇼토쿠 태자가 '시카인'을 설치했다고 기술한 자료는 쇼토쿠 태자 사망 후 300년이 지난 태자 신앙(太子信仰)이 번창하던 헤이안 시대에 출간된 『쇼토쿠 태자 전력(聖德太子傳曆)』이 처음인 것으로 기술되어 있다(看護史硏究會編集 , 『看護學生のための日本看護史』(醫學書院, 1989), p.12).

4 富士川游, 『日本醫學史綱要 1』(平凡社, 1974), p.27.

5 교토의 '히가시히덴인'은 정부와 유력 귀족들이 경영했다. 그러나 가마쿠라 시대 말기에 들어서면서 쇠퇴해 1293년에 승려 뇨도(僧如導)가 사원으로 바꾸어 가미교구(上京區) 오기 정(扇町)으로 이전했다. 그 이후에도 쇠퇴는 계속되어 1645년에 센뉴지(泉涌寺) 경내로 이동하게 된다. 교토부 청사 앞에 히덴인 터임을 나타내는 표지가 있다고 하지만, 필자는 확인할 수 없었다.

6 현재는 한센병이라 부른다. '라이병(らい病, 또는 ライ病)'이라고 표기되어 있으나 이 책에서는 한자 표기인 나병(癩病)을 기본으로 한다.

7 기타야마 주하치켄토는 1243년에 나라(奈良)의 북쪽에 위치하는 한냐지(般若寺)의 북동쪽에 건설되었다. 도다이지 대불전의 전쟁(東大寺大仏殿の戰), 미요시·마쓰나가의 전투(三好·松永の合戰)로 1567년 소실된 이후, 1661~1672년 동안 나라부교(奈良奉行)인 나카노보 도키스케(中坊時祐)가 현재의 나라 시(奈良市) 가와카미 정(川上町) 454에 똑같이 재건했다고 전해진다. 현 위치에서는 남쪽으로 도다이지 대불전이 멀리 보인다. 기타야마 주하치켄토는 1693년에 수복되었다. 1921년 자선 사업의 유적으로서 사적으로 지정되었다. 태평양전쟁 중에는 많은 피난민이 생

활했으며 전후 외국에 거주하다 귀국한 일본인(引揚者)의 공동주택으로도 사용되었다(그 때문에 내부의 있었던 한증막(蒸し風呂)과 병실이 사라져 사적 보존 측면에서는 황폐해졌다). 또한 기타야마 주하치켄토는 닌쇼가 건설한 한냐지(般若寺) 북쪽에 위치하는 '가이라이 옥사(疥癩之屋舍)'가 이동한 것이 아닌 신자이케(新在家) 북쪽에 있는 주사(呪師)의 정원에 도다이지가 건설한 비인온실(非人溫室)이 전국 시대까지 남아 1587년에 소실되었으나, 그 이후 현재 있는 곳에 재건된 것이라는 학설도 있다(吉田榮治郎, 「救癩施設·北山十八間戶最後の住人」, 『Regional』, No.3(2006), pp.13~23).

8 쇼토쿠 태자의 '료뵤인'은 전설일 가능성이 높다고도 하며, 이 책에서는 고쿠라쿠지를 최초의 병원으로 소개한다.

9 의사는 에도 시대 후기부터는 난학(蘭學, 네덜란드어로 된 서적을 통해 서양 학술을 연구한 학문)을 통해 근대 서구의 의학 지식을 배우기 시작해 메이지 시기 이후에는 대학과 의학부가 만들어져 서양식 의학 교육 체계가 구축되었다. 그러나 의사에 대한 유교의 영향은 커서 최근까지도 많은 의사는 유교적 사상을 바탕으로 하고 있다. 근대 의학을 배운 의사가 한편으로는 '의도(醫道)' 또는 '의는 인술(仁術)'이라는 말을 우러르고, 유교적 가치관을 삶의 주축에 두는 '화혼양재(和魂洋才, 일본 고유의 정신을 잊지 않으면서 서양의 문화를 수용해, 이 양자를 잘 조화시켜야 함을 이르는 말 — 옮긴이)적 사상이 보였다. 이처럼 주자 의학이 일본 의사에게 미치는 정신적 영향은 크다. 주자학은 에도 시대의 지배적인 사회사상으로, 1790년에는 막부의 정학(正學)이 되었다. 또한 '의는 인술'이라는 말은 유학자 강빙빈(康憑彬)이 1544년에 쓴 문서에서 찾을 수 있다고 한다.

10 아시카가 막부는 교토고잔(京都五山)·가마쿠라고잔(鎌倉五山)을 지정하는 제도를 만들어 사원을 막부의 관료 조직하에 편입시켰으나, 많은 장원 소유와 특권도 인정되었다. 오산(五山, 교토의 5대 주요 절 — 옮긴이)은 고다이고 천황(後醍醐天皇), 아시카가 다카우지(足利尊氏)를 거치며 바뀌어 갔으나, 아시카가 요시미쓰(足利義滿)가 최종적으로 사격(寺格)을 확정 짓고 난젠지(南禪寺)를 오산의 상위에 두고 덴뉴지(天龍寺), 쇼코쿠지(相國寺), 겐닌지(建仁寺), 도후쿠지(東福寺), 만주지(萬壽寺)가 교토 오산이 되었다(永原慶二, 『大系日本の歷史6 內亂と民衆の世紀』(小學館, 1988), pp.153~155).

11 시의의 보수는 쌀값으로 계산하면 5되(升)~1말(斗)이었다.

2장 남만병원과 고이시카와 양생소

1 현재 몽골의 수도 울란바토르(Ulan Bator)에는 도심 한가운데에 마르코 폴로(Marco Polo)의 입상이 세워져 있다. 마르코 폴로는 중국(당시 원나라)에서 원나라의 일본 원정(1274, 1281년) 때의 이야기를 듣고 『The Travels of Marco Polo(동방견문록)』(1299)에 일본에 대해 서술했다. 마르코 폴로에 따르면, 원군(元軍)은 교토까지 침공한 것으로 되어 있다.

2 "일본은 동인도를 거쳐 '발견되었으며' 또한 포르투갈 국민은 현재까지 일본을 자국이 정복한 땅으로 소유하고 있다"는 예수회사(士)의 말은 일본이 식민지화될 위기가 있었다는 것, 선교사들의 종교적 열정 또한 그와 크게 상충하는 것은 아니었다는 것을 보여준다(脇田晴子, 『大系日本の歷史〈7〉戰國大名』(小學館, 1988), p.306).

3 처음에는 야마토(大和) 출신의 고젠 바우로(キョウゼンバウロ)가 내과(漢方)를 담당했다. 바우

로는 수개월 후 사망해 야마구치(山口) 출신의 미겔 우치다 도메(ミゲル内田トメー)가 그 뒤를 잇게 된다.

4 분고(豊後)의 오토모 소린(大友宗麟), 히젠(肥前)의 오무라 스미타다(大村純忠), 아리마 하루노부(有馬晴信)가 1582년 네 명의 소년을 로마에 파견했다. '덴쇼 견구 소년 사절단'이라고 불린다. 일본인으로는 두 번째 유럽 방문이었다. 첫 번째는 프란치스코 하비에르(Francisco Xavier)의 수행원으로서 출국한 가고시마 출신의 베르나르도(ベルナルド, 일본명 모름)로 1553년에 포르투갈에 도착한다. 로마도 방문했으나 1557년에 포르투갈의 코임브라(Coimbra)에서 병사했다. 덴쇼 견구 소년 사절단은 1590년에 귀국했다. 그들이 가져온 구텐베르크 인쇄기로 인해 일본어 문서의 활자 인쇄가 시작되었다.

5 고이케 이이지(小池猪一)는 『圖說日本の"醫"の歷史 下 資料編』(大空社, 1993)의 권말 의사 종합연표(醫事總合年表)에서 알메이다가 일본에 온 이후를 '남만 의술 전래의 시대'(1557~1640), 쇄국 후 나가사키 데지마에서 전수된 의료를 '홍모 의술로의 이행 시대'(1641~1689), 유시마(湯島)의 쇼헤이 고(昌平黌) 개설 이후를 '네덜란드 의술 융성(興隆)의 시대'(1690~1753), 야마와키 도요(山脇東洋)의 최초의 사망자 해부 이후를 '실증적 의학 발흥(勃興)의 시대'(1753~1822), 지볼트 일본 방문 이후를 '네덜란드 의학 전성시대'(1823~1867), 메이지유신 이후를 '독일 의학으로의 이행 시대'(1867~1893)로 나누고 있다.

6 자비의 집(Santa Casa da Misericórdia)의 본부는 포르투갈 리스본에 있으며, 일본에는 1559년에 야마구치(山口)에 최초로 설립되었다. 이후 분고의 후나이(府內), 우스키(臼杵), 구사미(朽網), 다케다(竹田), 히젠(肥前)의 하라도(平戶), 히젠의 이키쓰키(生月), 나가사키, 가미가타(上方)의 교토, 나니와(難波), 다카쓰키(高槻), 사카이(堺)에 설립되었다고 한다. 자비의 정신이 남만 의료와 구료 운영을 지탱했다. 참고로 필자의 나가사키 병원사적 조사에는 ① 「長崎市の病院史をあるく」, 『病院』(醫學書院, Vol.38, No.1, 1979)과 ② 『長崎縣の歷史散步』(山川出版社, 2005)를 참조했다.

7 중세에는 오사카를 '大坂'로 표기했다. 에도 시대부터 차츰 '大阪'를 사용하기 시작했으며 메이지 유신 이후 메이지 정부가 '大阪'로 사용하게 된다. '坂'라는 한자가 '땅(土)'이 '뒤집혀지다(反る)'로 분해되어 재수가 없다는 설 또는 언덕(坂)에서 굴러 떨어지는 이미지를 상인이 싫어하기 때문이라는 설이 있다. 이 책에서는 시대에 관계 없이 기본적으로 '大阪'로 통일했다. 이와 마찬가지로 쇼와 시기 초기까지 혼용되어 사용된 '東京'도 '東京'로 통일했다.

8 오카 번(岡藩)의 2대 영주인 나카가와 히사모리(中川久盛)가 기리시탄 다이묘였기 때문에 나가사키에 있었던 이 종을 다케다(竹田)로 옮겨 온 것으로 추측된다. 또한 오카 번의 초대 영주인 나카가와 히데나리(中川秀成)가 타계한 해가 1612년이기도 하다. 금교(禁教)하에서의 미사에서는 은밀하게 울렸을지도 모른다. 1871년 폐번치현(번을 폐지하고 지방 부·현으로 통일한 개혁)으로 다케다의 오카조[岡城, 다키 렌타로(瀧廉太郎)의 작곡 '황성의 달(荒城の月)'에 나오는 성]가 철거될 때 성내에 있던 영주 조상의 묘소(藩祖廟所)를 나카가와 신사(中川神社)로 만들고 거기로 이전했다. 이 종은 나카가와 신사의 보물로 소중하게 보관되어 제2차 세계대전 전쟁 중의 금속 방출 시대를 피해 오늘날까지 남아 있다. 병원사적 가치관으로는 가히 국보급이라 할 수 있을 것이다. 2012년 '오카 번 성시 4백년제(岡藩城下町四百年祭)'를 위해 녹음 스튜디오에 종을 걸어 소리를 냈다.

9 1638년은 미국의 하버드대학이 창립된 해다.

10 115년 후인 1735년에 유학자 아오키 분조(青木文藏, 昆陽)가 에도 인근에서도 고구마 재배가 된다면 이익도 크고, 기근이 있을 경우 식량 작물로도 큰 역할을 할 수 있을 것으로 생각해 막부에 진언해 허가를 받아 시험적으로 재배한 장소가 3년 전 부속 '고이시카와 양생소'를 개설한 고이시카와 어약원이다. 이후 그곳에서 나온 씨고구마를 각지에 배포하게 된다. 고이시카와 식물원에는 '고구마 시작 지적(甘藷試作地跡)'의 비가 구 양생소 우물 근처에 세워져 있다.

11 나가사키대학 약학부 홈페이지 '나가사키 약학사의 연구'를 참조했다(http://www.ph.nagasaki-u.ac.jp/history/research/cp1/chapter1-4.html).

12 이후 운영 경비는 연간 840량이 되었다. 그중 750량은 소속된 마을의 가옥 42군데에 지불하는 토지 임대료였다.

13 안도 유이치로(安藤優一郎), 『江戸の養生所』(PHP新書, 2005)에는 양생소의 쇠퇴에 대해 해설되어 있다고 한다(절판되어 필자는 입수하지 못했다).

3장 폼페의 나가사키 양생소

1 강의 과목과 임상 교육이 시행되었다. 폼페의 강의 과목은 자연과학, 화학, 인체해부학, 조직학, 생리학, 병리학, 붕대학(繃帶學), 진단학, 약물학, 임상, 수술외과학, 안(眼)외과학, 법의학, 의료 정책이었다. 많은 것이 강의록으로 남겨져 있다. 폼페는 혼자서 5년 동안 이러한 강의를 진행했다.

2 천연두에 대한 기록은 8세기 무렵부터 볼 수 있다. 종두로 인해 북유럽에서는 1872년에 종식되었으며, 미국에서는 1949년, 유럽에서는 스페인이 마지막으로 1953년에 종식되었다. 메이지·다이쇼 시기 종두는 아직 충분하게 보급되지 못한 상황이었으며, 천연두는 총 4회 크게 유행했다. 특히 1908년에는 환자가 1만 7000명을 넘겼으며 사망자는 4265명이었다. 쇼와 시기에 들어와서도 전후 해외에서 돌아온 사람(引揚者)의 대규모 귀국 시기에 발생했다. 종두의 예방접종 보급으로 일본의 국내 환자는 1956년 이후 확인되지 않는다. 그러나 아시아, 아프리카, 남미 일부에서는 아직 천연두가 남아 1960년대에 감염 환자는 1000만~1500만 명이며 사망자는 약 200만 명이었다. 1966년 세계보건기구(WHO)는 천연두 완전 박멸 집중 10개년 계획을 수립했다. 예방접종은 전 세계에서 철저하게 시행되었으며 1979년에 세계적으로 종식되었다. 비록 천연두의 치료약은 만들 수 없었지만 인간의 힘으로 근절할 수 있었던 유일한 질환이었다.

3 1898년 'Opleiding van Indische Artsen'으로 명칭을 바꿨다. 서양 의학 교육을 받은 현지인 의사는 '닥터 자바(Dokter Djawa)'라고 불렸다. 1892년 자료에 따르면 자바에서의 질병 치료 분야에서 서구 의사가 치료한 환자는 304,101명이었으며, 닥터 자바가 치료한 환자 수는 196,686명이었다. 말라리아, 콜레라, 적리(赤痢), 매독, 천연두 등 18종의 질병별로 치료받은 환자 수가 기록되어 있으며, 닥터 자바는 서양 의사와 동등하게 질병에 대응했다(大木昌, 『病と癒しの文化史 東南アジアの醫療と世界觀』(山川出版社, 2002), pp.155~158).

4 梶田昭, 『醫學の歷史』(講談社, 2003) pp.302~303; 石田純郎, 『蘭學の背景』(思文閣, 1988).

5 그 외 네 명은 엘레멘스(エレメンス, 오사카), 홀터맨(ホルテルマン, A. C. Holterman, 가나자와, 니가타), 포크(フォック, Fock Cornelis Hendricus Mattheus, 니가타, 나가사키), 헤이던(ヘーデン, Van der Heyden, 니가타, 고베, 도쿄, 요코하마)이다.

6 콜레라가 일본에서 처음 유행한 것은 1822년이다. 1817년에 인도 캘커타에서 시작된 제1차 세계

적 대유행이 쓰시마를 거쳐 시모노세키를 통해 일본에 들어왔다. 오사카, 교토에서 유행해 3000명이 사망했다. 폼페가 일본에 있을 당시의 콜레라 유행은 두 번째였다.

7 고시마소학교(小島小學校) 교문 앞에 자그마한 공원이 있다. 막부 말기, 메이지 초기의 선교사이자 초빙 외국인(お雇い外國人)인 버베크(Guido Herman Fridolin Verbeck) 박사의 주택이 있던 자리다. 버베크는 여기서 성경을 가르쳤으며, 그중 우수한 두 명의 제자가 소에지마 다네오미(副島種臣)와 와세다대학의 창시자 오쿠마 시게노부(大隈重信)다. 1871년 '이와쿠라 사절단(岩倉使節團)'은 버베크의 제안에 의한 것이었다. 러시아의 서구화를 진행한 표토르 1세(Pyotr I Alekseevich)는 실권을 장악한 직후인 1697년에 300명에 달하는 대사절단을 영국, 네덜란드를 중심으로 서유럽에 파견해 시찰과 군사·과학의 전문 기술을 습득하게 했다(자신도 가명을 사용해 암스테르담의 조선소에서 일했다). 이와쿠라 사절단은 이러한 선례를 따라한 것이었다.

8 지볼트의 '나루타키주쿠'로 가는 길도 산언덕을 올라가야 한다. 나가사키는 일본 서쪽 끝에 있는 항구도시로 해안과 마주한 평지는 적어 가파른 산의 경사면을 따라 도시가 형성되어 있다. 언덕에서 올려다보면 집의 지붕 위에 옆집의 부지가 있고 그 집 지붕 위에 그 다음 집의 부지가 있다. 집들은 바다에서 산 쪽으로 올라간다. 지볼트도 폼페도 통근하는 데 힘들었을 것이다. 관점을 바꾸어 보면 나가사키는 좁은 토지 위에 에도의 난학, 유신 전후의 나가사키 의학, 원폭에 의한 참상이 켜켜이 쌓여 있어 병원사의 관점에서는 대단히 귀중한 지역이다.

9 ポンペ, 『ポンペ日本滯在記—日本における五年間』(雄松堂書店, 1968).

10 메이지 초기의 병원과 의학교의 관계는 연구를 중시한 '독일 의학'을 채용한 경우에는 '의학교 부속병원'으로, 임상을 중시하는 '영국 의학'을 채용한 경우에는 '병원 부속 의학교'라 말하는 경향이 짙다.

11 폼페나 바우다윈, 그 이전의 알메이다나 지볼트 등 서양에서 동쪽 끝에 있는 의학 미개국(醫學未開國) 일본에 건너와 의학을 가르친 의사들에 대한 일본의 평가는 대단히 높다. 그들은 높은 목표, 책임감, 사명감, 용기를 가지고 있었으며, 호의적이고 진지하게 노력하는 지식인(intelligentsia)이었다. 이 중 어떤 의사도 의학적으로 미개한 원주민에 대해 거만하고 고압적인 태도를 보이지 않았던 것 같다. 이 나라의 병원사로서는 서구에서 큰 은혜를 받은 행운이었다.

12 마쓰모토 료준은 막부 말기에서부터 메이지 초기까지를 대표하는 의사다. 료준의 인생을 간략히 소개한다. 료준은 사쿠라 준텐도(佐倉順天堂) 사토 다이젠(佐藤泰然)의 차남으로 태어났다. 막부 어전의(幕府御殿醫, 漢方醫)인 마쓰모토(松本) 가문의 양자가 되었다. 막부가 나가사키에 개설한 '의학 전습소'의 학생 감독 의관으로 파견되었다. 이 덕분에 5년 동안 체류한 폼페와 처음부터 끝까지 같이 있을 수 있어 모든 수업에 참석했다. 그 결과 료준은 폼페의 대표 제자가 되었다. 폼페가 귀국한 후에는 에도에 돌아간다. 타계한 오가타 고안의 뒤를 이어 '의학소'의 제3대 대표가 되었다. 료준은 도쿠가와 이에모치(德川家茂), 요시노부(德川慶喜)의 주치의이기도 했다. 의학소에서는 오가타 고안 문하생들의 윤독(輪讀)을 하며 배우는 '데키테키주쿠'의 교육 방식과 료준의 기초의학을 중시하는 '폼페식 교육법'이 계속 부딪히며 의학적 진전을 보이지 못했다. 료준이 교육 개혁에 착수하기 시작했을 때 보신 전쟁이 시작되었다. 도바·후시미 전투에서 패한 막부군 병사가 기이(紀伊, 와카야마)에서 바닷길을 통해 에도로 돌아왔다. 에도에서는 서양 의학의 '의학소'와 동양 의학의 '의학관' 모두가 군사병원이 되었고, 의학소의 대표 료준이 총괄 지휘를 했다. 에도 성 무혈입성(江戶城無血明け渡し) 이후에 막부 측 인물이었던 료준은 에도를 탈출해 아이즈

번(會津藩)으로 간다. 아이즈에서는 번주인 마쓰다이라 가타모리(松平容保)로부터 의료 쪽 지휘를 부탁받고 번교(藩校) '닛신칸(日新館)'을 군병원으로 하여 부상자 치료를 담당했다. 료준은 아이즈의 의사를 지휘했으며 사무라이(士族)의 부녀자가 부상자를 간호했다. 전장에서의 군(진)병원으로는 일본 최초다. 전장이 쓰루가 성(鶴ヶ城)까지 달하는 최종 단계에서는 군병원은 성내의 큰 방(大廣間)으로 이동했다. 아이즈 함락 전 번주는 료준에게 감사의 뜻을 표하고 성 밖으로 도망치게 했다. 료준은 피난처인 요코하마에서 포로가 되어 유배되었다. 1870년 10월에 풀려나 자유의 몸이 되었으며 [이름을 마쓰모토 준(松本順)으로 개명한다] 같은 해 일본에서는 처음으로 사립 서양 병원 '사립 난주병원(私立蘭疇醫院)'을 와세다에 개업했다. 야마가타 아리토모(山縣有朋)와 사이고 다카모리(西鄕隆盛)의 의뢰로 마쓰모토는 신정부 육군에 초빙되어 1871년 초대 육군 군의감이 되어 육군 군의의 최고 지도자가 되었다. 마쓰모토 료준을 주인공으로 하는 소설로는 시바 료타로(司馬遼太郎)의 『호접몽(胡蝶の夢)』(新潮文庫), 요시무라 아키라(吉村昭)의 『새벽의 나그네(曉の旅人)』(講談社文庫)가 있다.

13 나가요 센사이는 막부 말기에 '세이토쿠칸' 대표에서 관장이 되었다. 1868년에는 교장이 되었고 교감 만스벨트와 협력해 예과·본과로 나누어 예과에서 기초과학을 배우게 한 후 본과로 진급해 임상의학을 배우는 교과과정을 학칙으로 정했다.

14 1872년 8월, '학제' 공표로 '전국 8대학구제(全國八大學區制)'가 채용되었다. 의학으로는 '동교(東校)'가 제1, '오사카 의학교'가 제4, '나가사키 의학교' 제6의 대학구 의학교(大學區醫學校)가 되었다. 참고로 '오사카 의학교'(오사카대학 의학부의 원류)는 같은 해 9월 폐교되었다.

15 사쿠라 준텐도(佐倉順天堂) 출신인 사가라 지안(相良知安)은 윌리스의 후임으로 사토 다카나카를 추천해 교장직 대학대박사(大學大博士)에 임명하게 하는 데 성공했다. 마찬가지로 사쿠라 준텐도의 하세가와 다이(長谷川泰)는 사토 다카나카(佐藤尙中)의 부하로 '대학동교'의 교원을 맡는다. 사토 다카나카 사임 후 1872년 10월 사가라 지안은 대학동교의 후신인 '제1대학구 의학교'의 교장을 맡고 하세가와 다이가 부교장에 취임한다. 사가라 지안은 1873년 초대 문부성 축조국(築造局) 겸 의무국장으로 임명되며 교장직을 내려놓았다. 1874년 8월 하세가와 다이는 '나가사키 의학교' 교장에 부임했다. 그런데 같은 해 10월 나가사키 의학교는 갑자기 폐교되었다. 하세가와 교장으로서도 폐교 통지는 아닌 밤중에 홍두깨 같은 사건이었다. 나가사키 의학교를 '도쿄 의학교'에 흡수해 의학 교육의 중앙으로의 일원화를 꾀했다. 당시 의료 정책이나 의학 교육은 구 막부의 인맥과 신정부의 인맥, 서양 의사의 발언, 항벌(藩閥), 학벌(學閥) 등이 얽혀 복잡했다. 결과적으로 사가라 지안과 하세가와 다이는 좌천되었으며, 구 막부 시대부터 의학계에서 세력을 잡고 있던 사쿠라 준텐도 일파는 추방되었다. 이를 대신해 조슈 파벌(長州閥)이 요직을 차지했다. 사가라 지안은 그 후 부서 내 관직을 전전하다 1885년 문부성 고요가카리(御用掛)를 마지막으로 은퇴했다. 도쿄 시바 구(芝區) 신메이 정(神明町)의 빈민굴 연립주택에 몸을 숨기고 의료 행위는 하지 않고 거리 점쟁이를 업으로 삼았으며, 생활비도 부족한 빈궁한 생을 보냈다. 1906년 병사했다. 전 '대학동교' 교장(현재 도쿄대학 의학부장의 지위)의 마지막은 인플루엔자가 원인이었지만, 연립주택에서 쓰러져 의사에게 진찰받을 돈도 없었다. 비참한 최후였다.

16 한편 하세가와 다이는 1874년 갑작스러운 '나가사키 의학교' 폐교와 교장 해임으로 바깥으로 밀려났다. 2개월 후 도쿄 혼고(本鄕)에 의술 개업 시험대비 학원(予備校)인 '사이세이학사(濟生學舍)'를 개설한다. 사이세이학사는 성황을 이루었으며, 단기 속성 과정으로 대량의 서양의를 양성해

정규 의사 교육을 시행하는 '도쿄제국대학 의학부(東京帝國大學醫學部)'를 위협하기에 이르렀다. 어떤 면에서는 마음이 후련한 대활약이었다. 그러나 결국 '사이세이학사'의 대학 승격은 거부당했고, 1903년 그는 실의에 빠져 그만두었다. 1912년 대장암으로 70세의 생을 마감했다. 사이세이학사에 대해서는 7장 4절의 '사이세이학사, 소몬병원'을 참조하라.

17 나가사키대학에 따르면, '나가사키대학 의학부·병원'의 교사(校史)는 다음과 같다. 1857년 의학전습소에서 폼페가 서양 의학 교육 개시. 1861년 '양생소·의학소' 설치. 1862년 폼페의 후임 바우다윈이 취임. 1865년 '세이토쿠칸'이 되었다. 1871년 '나가사키 의학교'가 되었다. 1874년 나가사키 의학교 폐지. 1878년 나가사키 의학교 재건. 1888년 '제5고등중학교 의학부'. 1894년 '제5고등학교 의학부'가 되었다. 1901년 '나가사키 의학전문학교'. 1923년 '나가사키 의과대학'. 1945년 원폭에 의해 '나가사키 의과대학', 부속병원 붕괴. 1949년 '나가사키대학 의학부' 설립. '나가사키 의과대학'을 포괄함. 1958년 사카모토 정(坂本町)에 재흥. 2007년 '나가사키대학 의학부' 창립 150주년. 2011년 9월 20일 '나가사키대학 병원' 개원 150주년(長崎大學廣報誌, 「長崎大學病院開院百五十周年記念特集号」, 『ポンペだより』, Vol.44(2011.9), pp.2~3; 「寫眞で見る長崎大學病院一五O年の步み」, 『ポンペだより』, Vol 37(2011.2), pp.2~3). 그런데 유럽의 병원, 예를 들면 프랑스 리옹의 오텔 디외는 542년 개원했으며, 다카마쓰 료운(高松凌雲)이 유학한 파리의 '오텔 디외'의 개원은 660년이다. 다카키 가네히로가 유학한 런던의 '성 토머스 병원(St Thomas' Hospital)'은 12세기에 개원했다. 12세기에는 유럽에서 병원이 증가하고 있었으며, 당시 유럽이 의학을 배워온 의학 선진 지역인 바그다드나 코르도바(스페인), 다마스쿠스(시리아)에서는 외과를 포함한 고도 의료를 병원에서 행하고 있었고, 환자에 대해서는 인종, 종교, 신분 여하에 따른 차별이 없었다. 미국의 유명한 병원인 '메이요 클리닉(Mayo Clinic)'이 처음으로 전쟁 부상병 수용 의료 시설을 개설한 것이 약 150년 전인 1863년의 일이다. 세계 병원사 관점에서 보면, 일본은 병원을 늦게 가졌으며, 현존하는 제일 오래된 병원이라 해도 150여 년의 역사밖에 되지 않는다. 일본의 병원은 이제 막 시작했다고도 할 수 있다.

18 일본에 대한 석유 공급 봉쇄망 ABCD 라인 중 D는 네덜란드(Dutch)이다. 참고로 A는 미국(America), B는 영국(British), C는 중국(China)을 의미한다.

19 "'구 나가사키 의과대학 부속병원'은 폭심지에서 약 700미터 떨어진 곳에 위치하고 …… 건물은 위장을 하고 옥상에는 적십자 마크를 그려놓았는데 …… 철근콘크리트로 만든 3층짜리 건물은 폭풍(爆風)에 의한 붕괴는 면했지만 내부는 전소했으며, 직원과 학생 892명, 환자 약 200명이 사망했습니다(나가사키대학 병원 입구의 안내판에서 발췌)". 〈그림 57〉 참조. 부속병원은 지상 3층, 지하 1층의 구조로 내부는 전소했다. 대학은 여름방학이었지만 강의를 하고 있었으며 원폭이 터짐과 동시에 학교 건물은 붕괴되고, 목조된 학교 건물은 전소했다. 강의 중인 다섯 개의 강당이 있던 곳에서는 교단에서 강의를 하던 교수와, 책상에 앉아 있는 상태 그대로의 학생 유골이 발견되었다고 한다.

20 데키테키주쿠에 관해서는 4장 1절 '후쿠자와 유키치의 구미 병원 견문'을 참조하라.

21 사쿠라 준텐도의 관계자로는 사토 다카나카, 사가라 지안, 하세가와 다이, 마쓰모토 료준, 사토 스스무, 세키 간사이 등이 있다.

4장 에도 시대 말기의 서양 병원

1 의사의 마음가짐을 가리켜 '의계(醫戒)' 또는 '의잠(醫箴)'이라 한다. 오가타 고안은 베를린대학 교수 후펠란트(Hufeland Christoph Wilhelm)의 『Enchindion Medicum(의학필휴, 醫學必携)』 네덜란드어 번역을 다시 일본어로 번역해 『부씨경험유훈(扶氏經驗遺訓)』(전 30권)을 1857년에 간행했다. 이 책 뒷부분의 "의계의 대요(醫戒の大要)"를 12개조로 정리한 것이 『부씨의계지략(扶氏醫戒之略)』이다. 후펠란트는 우두를 이용한 천연두 예방과 발진티푸스 퇴치에 힘쓴 의사다.

2 土屋雅春, 『醫者のみた福澤諭吉』(中央公論社, 1996), p.56.

3 왜 후쿠자와가 의사가 되지 않았는지에 대해서는 "피를 보는 것이 질색이었기 때문"이라는 설명이 있다. 독일·러시아에서 수술에 입회할 기회가 있었지만, 집도나 피를 보면 수술실에서 달아나거나 기절하기도 했다. 외유 시의 일화에서 보이는 이러한 약점 때문에 (그는) 오가타 고안의 문하생으로 의학서 중심의 난학을 배웠으나, 의학이 아닌 기타 분야에 관심을 가지게 된 것으로 보인다(土屋雅春, 『醫者のみた福津諭吉』(中央公論社, 1996), pp.75~77 참고).

4 첫 번째로 1860년 미국에 파견되는 군함 간린마루의 사절단 일원으로서 샌프란시스코, 하와이를 방문했다(이듬해 미국에서는 남북전쟁 개전). 영어 통역으로 승선한 후쿠자와의 영어는 현지에서는 약간의 일상 회화 이외에는 통하지 않고 사절단에 도움이 되지 않았다는 기록이 있다(영어를 중요시 여기는 것을 교육 방침으로 하고 있는 후쿠자와에겐 의외의 에피소드다). 두 번째는 1861~1862년, '분큐 견구 사절단(文久遺歐使節團)'의 일원으로서 프랑스, 영국, 네덜란드, 프로이센, 러시아, 포르투갈을 방문했다. 세 번째는 34세 때인 1867년에 막부의 군함 수취 위원의 수행원으로 미국(동부 여러 주)을 방문했다.

5 이 책의 글은 富田正文編, 『福澤諭吉選集第一卷』(岩波書店, 1980)에서 『서항기』의 표기를 바탕으로, 저자의 판단으로 긴 원문을 단축하고 편집한 것이다.

6 메이지 시기 3대 베스트셀러는 후쿠자와 유키치의 저서 『서양사정』(1866~1870, 분책 형식으로 순차적으로 발행), 새뮤얼 스마일스(Samuel Smiles)의 저서 『서국입지편(西國立志編)』[1872, 나카무라 마사나오(中村正直) 옮김], 우치다 마사오(內田正雄)의 저서 『여지지략(輿地誌略)』(1870)이다. 여행 경험이 뒷받침되어 평이하게 서양을 소개하는 『서양사정』은 소책자 전 17권으로 구성되어 있는데, 인구가 3300만 명일 때 의무교육이 시작된 직후였던 일본에서 1866년부터 1880년 사이에 모두 70만 부가 팔렸다. 에도 시대 말기의 지식인이었던 사무라이의 수는 25만 명이었다. 한편 『서국입지편』은 국가의 건설과 개인의 입신출세가 같은 것으로 생각되던 시대에 여러 분야에서 서양의 입지적 성공자의 열전을 소개해 사람들의 청운의 꿈을 일으켰다. 책머리에 "하늘은 스스로 돕는 자를 돕는다"라는 문구에 청년들은 청운의 뜻을 세웠다. 『여지지략』은 세계 속에서 일본을 가리키며 인문지리와 자연지리를 통해 사람들에게 세계로의 시야를 열었다.

7 후쿠자와가 방문한 이 병원을 후쿠자와 연구자 야마구치 가즈오(山口一夫)는 파리 북부에 있는 '라리보지에르 병원(Hôpital Lariboisière)'이라고 추측하고 있다. 현재는 파리대학 의학부 부속병원의 하나로, (후쿠자와는) "최대인 것은 아니다"라고 썼지만 규모가 큰 병원이다(土屋雅春, 『醫者のみた福澤諭吉』(中央公論社, 1996), pp.72~73 참조). (당시) 파리 최대 병원은 시테 섬에 있는 유명한 시민병원 오텔 디외로 알려져 있다.

8 鈴木建夫·ポール スノードン·ギュンダー ツォーベル, 「ヨーロッパ人の見た幕末使節團」(講談社, 2008), pp.54~56.

9 후쿠자와의 시나가와 출발은 1861년 12월, 위트레흐트 방문은 1862년 6월이다. 위트레흐트 육군 군의학교 출신인 폼페는 1857년 일본에 왔고, 1861년에 '나가사키 양생소'를 개설했다. 위트레흐트가 폼페의 출신지였다는 것을 후쿠자와가 미리 알고 있었는지는 확실하지 않다. 에도 시대 말기·메이지 초기에 일본에 온 네덜란드 의사는 폼페를 필두로 14명 중 10명이 위트레흐트 육군 군의학교 졸업생이었다. 귀국한 막부 견구 사절단원들에게 방문지인 '위트레흐트'의 지명은 친밀감을 줬을 것이다.

10 그 밖의 것으로는 정치, 수세법(收稅法), 국채, 지폐, 상인 회사, 외국 교제(外國交際), 병제(兵制), 문학 기술, 학교, 신문지, 문고, 박물관, 박람회, 증기기관, 증기선, 증기차, 전신기, 가스 등이 있다.

11 [병원] 병원은 가난한 사람이 아픈데도 불구하고 의약을 얻지 못한 자를 위해 설립한 것이다. 정부가 건설한 것도 있고, 회사를 만들어 건설한 것도 있다. 영국과 미국에서는 이 방식이 가장 많고 개인이 건설한 것은 사회에서 정한 왕공 귀인, 부자나 큰 상인에게 설명해 기부를 부탁해 병원이 건설된 뒤에도 여전히, 매년 약속한 기부 금액을 모아 오랫동안 병원을 지속했다. 그리고 병원에 입원한 자도 아주 가난한 사람은 전혀 비용을 내지 않더라도 재산이 조금 있는 자는 경제력에 따라 의료비를 냈다. 각국의 수도, 도시에는 병원이 있지 않는 곳이 없다.

병원의 법은 각국이 대동소이하다. 뒤에 프랑스 병원법을 제시했다. 파리부(巴理府斯)에는 크고 작은 병원이 13곳이 있었고, 병원마다 부속 의사가 8명에서 15명, 가장 큰 병원에는 30명이 있었다. 간호인은 남녀 두 종류가 있어, 남자는 남자 환자를 담당하고 여자는 여자 환자를 돌보았다. 환자 50명에 간호인 10명을 두는 것을 원칙으로 했다. 또한 '논'이라 칭하는 사람이 있었는데, 이들은 노약 부인, 불행을 당했거나 또는 기타 사정이 있는 사람으로 신께 맹세를 하고 몇 년간 병자를 돕기로 자원해 약속한 사람들이다. 기한 내에는 남녀의 교제를 끊고 정조를 지키겠다고 일본의 비구니처럼 하고 병원에 들어간 사람이다. 그렇기 때문에 이 '논'은 환자를 간호할 때 남녀를 가리지 않고 병상에 가까이 가서 간호를 할 수 있었다. 또 '논'은 원래 스스로 원해 병원에 들어갔기 때문에 임금을 받지 않고, 유일하게 의복과 식사만 제공되었다. 병원에 머무는 일자도 제한이 없어 오늘 병원에 들어가도 마음에 들지 않으면 내일 떠나갈 수도 있다.

13곳의 병원이 여기저기 분포하고 있었는데, 모두 왕성의 근방에 관아가 있어서 관마다 관리인을 두고 전체 병원을 총괄한다. 도시의 주민이 병원에 가려고 할 경우, 먼저 그 관아에 가서 관리의 허가를 받아야 갈 수 있다.

병원 비용의 전부가 정부에서 나오는 것은 아니다. 처음 이것을 건축할 때는 도하(都下)에 명령을 내려 집집마다 빈부의 정도에 따라 돈을 내게 하고 그 후 병원을 수리하거나 또는 병자에게 준 옷과 먹을 것, 약품의 비용과 일하는 사람의 월급 등의 비용은 아래의 법에 따라 돈을 받았다.

첫째, (파리부)도하의 사람마다 그 뜻에 따라 병원에 돈을 낸다(일본의 사찰·신사에 기부하는 것과 같다).

둘째, 도하의 연극, 구경거리, 그 외 모든 유락(遊樂)에 의해 이익을 본 자는 얻는 곳의 돈의 10분의 4를 병원에 납부해야 한다.

셋째, 도 병원에 들어가 병을 치료하는 경우 빈자는 전부 병원의 치료를 받을 수 있는데, 아직 빈곤이 심하지 않지만 스스로 의사를 초청할 능력이 없는 사람인 경우에도 병원에 들어간다. 이 같은 사람은 하루에 2프랑 혹은 4, 5프랑을 병원에 납부한다.

넷째, 정부에서 전당포(典庫)를 만들고, 돈에 쪼들리는 사람은 물건을 맡기고 돈을 빌린다. 그 방법은 1년을 기한으로 두고 6%의 이자를 납부한다. 화물을 맡긴 사람이 기한이 되었는데도 돈을 갚지 못하는 경우, 즉시 그 물건을 경매한다. 예를 들어 경매로 물건이 130프랑에 낙찰되면, 빌린 돈 100프랑과 이자 6프랑을 정부가 갖고 이것을 뺀 나머지 24프랑 역시 병원에 준다.

다섯째, 서방에는 양자(養子)의 법이 없다. 그렇기 때문에 부모·처자가 없는 사람이 죽으면 그 가산은 모두 가까운 친속으로 돌아간다. 만약 친속도 없어 가산을 줄 곳이 없을 때는 이것을 정부에 받아 병원비용으로 제공한다. 이상은 프랑스 병원에서 하는 일반적인 방법(通法)이지만, 육해군 병원에서는 그 비용 전부를 정부에서 낸다(福澤諭吉纂輯, 『西洋事情·初編』(尙古堂, 1866), pp.76~82).

12 도쿄 국립박물관 정문으로 들어가면 우측, '동양관(東洋館)' 모서리 나무 사이에 제너(Edward Jenner)의 입상이 있다. 1896년 종두 발명 100주년을 기념해, 1904년에 세워졌다. 작가는 다카무라 고운(高村光雲)의 제자 요네하라 운카이(米原雲海)다. 받침대에는 다음과 같은 비문이 새겨져 있다. 여기에서 "선나(善那)"는 '제너'를 말한다. "種痘醫祖善那君像是爲種痘醫祖善那君像. 君英國人以良醫名. 時患痘瘡禍世創牛痘種法至西曆千七百九十八年. 始公之於世, 其方流俸各國. 經五十余年, 入我長崎實嘉永二年. 也遂遍布海內. 者大日本私立衛生會. 謀鑄造君像. 以表總朝野ノ人士, 翕然贊助託東京美術學校. 鑄造今蔥明治三十七年六月. 得宮允建之帝室博物館側. 鳴呼濟民隣壽域惠澤. 不可援也乃記以念後". 또한 우에노 공원 내의 의학자 입상은 이 제너 입상 이외에 동물원 입구 북쪽으로 뵤도인 흉상, 국립과학박물관과 분수 사이의 숲속에 노구치 히데요의 입상이 있다. 세 점을 이으면 삼각형이 그려진다.

13 '오타마가이케'는 현재의 JR 아키하바라(秋葉原) 역의 동남쪽에 있던 연못이며, 에도 초기에는 우에노의 시노바즈노이케(不忍池)보다 넓었다. 그러나 종두소가 개설될 무렵(1858년)에는 작은 연못이 되었다. 사카모토 료마(坂本龍馬)도 입문한 에도 시대 말기의 지바 도장(千葉道場)은 간다 오타마가이케 가까이에 있었다. 현재 연못은 없고, 흔적이 남은 자리에는 "오타마가이케 이나리(お玉ヶ池稻荷)"를 모시고 있다. 이나리의 바로 근처에 현재의 지요다 구 간다 이모토 정 2가(千代田區神田岩本町二丁目) 사거리 남쪽 약 200m에 있는 가시마(加島) 주식회사 사옥 벽면에 종두소 자리 비가 있다(〈그림 14〉 참조). '도쿄대학 의학부'의 발상지다.

시바 료타로의 작품 중에 오타마가이케에 관한 재미있는 문장이 있어서 소개한다. '오타마가이케'라는 연못은 에도 초기에도 존재했던 것 같다. "전국 시대, 오타(太田) 씨가 에도 성주였을 때 벚꽃을 연못가에 심었기 때문에 '사쿠라가이케(櫻ヶ池)'라고 불렀다. 그곳에 찻집이 있었는데, 오타마(お玉)라는 아름다운 아가씨가 있었다고도 한다. 그 오타마가 사랑의 갈등으로 연못에 투신자살을 해서 '오타마가이케(お玉ヶ池)'라고 불리게 되었다는 것이지만, 오타 씨 시절, 에도에 찻집이 있었는지는 의심스럽다. …… 개구리가 많고, 올챙이가 많이 있어, '오타마가이케(お玉ヶ池)'라고도 한다(올챙이를 일본에서는 '오타마자쿠시(オタマジャクシ)'라고 하는데 발음이 유사하다 — 옮긴이). 이것이 전설이라도 좋다. …… (지바) 슈사쿠(周作) 때는 오타마가이케(於玉ヶ池)는 대부분이 상인의 토지였다"(司馬遼太郎, 『ワイド版街道をゆく 三十六本所深川散步·神田界隈』(朝日新聞社, 2005), p.192). 여기에서도 성주 오타 씨는 "일곱 겹, 여덟 겹의 꽃은 피건만 황매화, 도롱이 하나도 없는 걸까"라고 노래한 풍류인, 오타 도칸(太田道灌)이다. 연못 이름의 유래는, 오타마라는 아가씨 이야기가 더 좋다. 시바 료타로에 따르면, 에도 시대 말기의 오타마가이케(於玉ヶ池)에는 저명한 학자의 학숙과 의사의 의학숙이 많았고, 오타마가이케 일대는 큰 종합대학이

었다고 한다. 그리고 에도 시대 '오타마가이케'라는 지명 자체가 권위였다고 한다. 요즘으로 치면 '혼고'와 같은 브랜드일 것이다. '오타마가이케 종두소'라는 이름은 조금도 우스꽝스러운 이름이 아니었다.

14 '도쿄대학 의학부'는 이 종두소가 개설된 1858년을 창설의 기원으로 하고 있다. 1857년 폼페의 의학 전습소가 개설된 지 일 년 후다. 간다이즈미 정(神田和泉町)의 '오타마가이케 종두소' 터 비 옆에 '도쿄대학 의학부'가 세운 비석이 있고 다음의 글이 부조에 새겨져 있다.

"1858년 5월 7일 에도의 난학의들이 돈을 추렴해 인근 가와지 도시아키라의 저택 내에 종두소를 열었다. 이것이 '오타마가이케 종두소'로 에도 종두 사업의 중심이 되었다. 그런데 불과 반년 만인 11월 15일에 불타 시타야 이즈미바시가(下谷和泉橋通)로 옮겼다. 이 종두소는 도쿄대학 의학부의 시작에 해당하므로 그 개설일을 이 학부의 창단일로 정해 1958년 5월 7일에 창립 100주년 기념식을 올렸다. 지금 이 연고지에 유래를 쓴 돌을 두고 또 따로 종두소 자리에 표시를 세우고 기념한다. 1961년 11월 3일 문화의 날 '도쿄대학 의학부'".

15 '서양 의학소'의 '의학소'로의 개칭은 일본에서 의학의 본류로 서양 의학을 인정했다는 중요한 의미를 지닌다는 역사적인 해석이 있다(小川鼎三, 『醫學の歷史』(中央公論新社, 1964), p.164).

16 의학소 의사였던 데즈카 료사이[手塚良齋, 료센(良仙), 료안(良庵), 1811~1877]는 쇼와의 만화 작가 데즈카 오사무(手塚治虫)의 증조부다. 데즈카 료사이는 아버지에게 배운 뒤 데키테키주쿠에 입문했다. 후쿠자와 유키치와 동급생이었다. 난학의(蘭方醫)인 막부의 신하로서 데키테키주쿠 시절의 스승 오가타 고안을 따라 에도의 종두 설립에 참여했다. 아버지의 뒤를 이어 대대로 당주를 계승하고 이름을 료센으로 개명했다. 메이지유신 후에는 육군 군의로 1877년 세이난 전쟁에 종군했다가 이질에 감염되어 규슈에서 타계했다. 데즈카 오사무는 료센의 전기 만화 『양지의 나무(陽だまりの樹)』(전 11권)를 작품으로 남겼다. 또 데즈카 오사무는 데키테키주쿠의 후계인 '오사카제국대학 부속의학 전문부'를 1951년에 졸업한 의사이며, 1961년 민물조개 우렁이의 정자(精子) 연구(이형 정자세포막 구조의 전자 현미경적 연구)로 의학박사 학위를 취득했다. 귀수불심(鬼手仏心)의 의사, 블랙잭을 캐릭터로 만들어내고 있다.

17 小川鼎三, 『醫學の歷史』(中央公論新社, 1964), p.156.

18 청진기(聽胸器)는 1819년 프랑스 라에네크(René Laennec)가 발명했고, 1848년 네덜란드의 의관 모니쓰케(モーニッケ)가 나가사키를 통해 들여왔다. 체온계는 갈릴레오 갈릴레이 온도계를 힌트로, 17세기 이탈리아 의사 산크토리우스가 원형을 고안했다. 다만 병과 체온의 상관관계를 알게 된 것은 18~19세기부터다. 일본에서 최초의 체온계는 1768년 히라가 겐나이(平賀源内)가 외국제 체온계를 본떠서 만들었다. 이 체온계는 화씨 눈금이었다. 19세기 중엽에는 섭씨 눈금이 사용되었다. 체온계의 눈금은 1724년 독일의 물리학자 파렌하이트(華倫海, Fahrenheit)가 고안한 화씨 눈금(°F)과 1742년 스웨덴의 천문학자 셀시우스(攝爾修, Celsius)의 섭씨 눈금(°C), 1730년에 프랑스의 레오뮈르(列奥米爾, René Antoine Ferchault de Réaumur)의 열씨 눈금(°Ré) 세 종류가 있다.

19 헵번은 펜실베이니아대학 의학부 졸업 후 뉴욕에서 개업했다. 전도(傳道) 때문에 아내를 데리고 일본에 건너와 1859년에 현재의 요코하마 시 가나가와 구 히가시 가나가와(東神奈川)의 조부쓰지(成仏寺)에 자리를 잡았다. 미국 장로파 선교사들이 불교 사찰에 사는 희한한 세상이었다. 1861년에 어부(漁師)의 눈을 치료한 것으로 유명해져 요코하마의 소코지(宋興寺)에 진료소를 열어 안과 치료를 무료로 시작해 다섯 달 만에 3500명을 진료했다. 이듬해 요코하마 거류지로 이전

하면서 오전에는 안과 진료, 오후는 일영사전(和英辭典) 편찬을 진행했다. 1867년 상하이에서 로마자 표기 일본어에 한자, 영어를 붙인 2만 개 단어사전 『일영어림집성(和英語林集成)』을 간행했다. 이때 헵번식 로마 글자가 탄생했다. 헵번은 발음을 중시해 자신의 이름을 '헤븐(平文, 평문)'으로 기록하고 있지만, 영어 발음은 여배우 오드리 헵번(Audrey Hepburn)과 같은 '헵번'이다. 에도 시대 말기 외국인을 배척하는(攘夷) 분위기 속에서 외국인의 신변은 위험했는데, 헵번 부인은 어깨를 몽둥이로 맞아 1861년에 미국으로 일시 귀국을 하지 않을 수 없었다.

20 이 책에서 연호는 기본적으로 에도 시대까지는 서력(西曆), 에도 시대 말기인 게이오(慶應)는 화력(和曆)·서력(西曆)을 병기했고, 메이지 이후는 화력[和曆, 일본력(메이지, 다이쇼, 쇼와, 헤이세이)]로 표기했다. 책 말미에 첨부한 서력과 화력 대조표를 참조하기 바란다[이 책에서는 서력으로 통일했다 — 옮긴이].

21 도쿄대학 의학부는 150여 년의 역사 속에서 관할이나 제도의 변천이 자주 이어져 그때마다 학교 이름이 개칭되었다. 연대순으로 나열하면 다음과 같다. 1852년 종두소, 1861년 서양 의학소, 1863년 의학소, 1868년 의학교, 1869 대학동교, 1871년 동교, 1872년 제1대학구 의학교, 1874년 도쿄 의학교, 1877년 도쿄대학 의학부, 1886년 제국대학 의학부, 1897년 도쿄제국대학 의학부, 1947년 도쿄대학 의학부, 2004년 국립대학법인 도쿄대학 의학부.

22 에도 시대 말기는 '하코다테(箱館)'라는 한자를 사용했지만 메이지 시기가 되어 '하코다테(函館, 凾館)'를 사용하기 시작했다. 홋카이도에서는 개척과 병행해 최초로 형무소와 병원이 만들어졌다고 한다. 홋카이도에서 처음으로 개설한 병원은 1860년 '하코다테 의학소(의학교 겸 병원)' 병원이다. 하코다테에 러시아가 해군병원을 짓고 외국인 의사가 일본인에게 약을 줄 계획 중이라는 정보를 막부 신하인 시오다 준안과 구리모토 호안이 듣고 이에 대항하기 위해 서둘러 동분서주하면서 유곽의 적금과 개업의, 유력 인사의 기부를 모집하고 가까스로 개설한 것이 러시아 해군병원 개설 3년 전의 일이었다. 개설 연도의 평균 입원 환자는 하루 여덟 명이었다. 1869년 하코다테는 막부 직할의 '하코다테 부(函館府)'로 되었고, '하코다테 의학소'는 병원과 의학교가 되었다.

부지는 200평으로 진찰실, 약제실, 강당(교실) 등을 보유하고 있었다. 1868년 말에 신정부군과 에노모토 다케아키(榎本武揚)가 이끄는 구 막부군 사이에 하코다테 전쟁[箱館戰爭, 고료카쿠 전쟁(五稜郭の戰)]이 발발하고 '하코다테 의학소(하코다테 병원)'는 에노모토군에 접수되었다.

접수 후 원장이 된 사람은 도쿠가와 아키타케(德川昭武)의 시의(侍醫)로, 1867년 마쓰다이라 민부(松平民部) 다이후(大輔) 일행을 수행하고 파리 만국박람회에 파견된 오크 의사 다카마쓰 료운이었다. 료운은 오가타 고안의 데키테키주쿠 출신이었다. 료운을 박람회에 파견한 주요 목적은 시찰과 유학이었다. 료운은 유명한 파리 시민병원 오텔 디외에서 프랑스 외과 의학을 배울 기회를 갖게 되었다. 서기 660년 개원한 유럽에서 가장 오래된 병원 중 하나로 센 강 가운데에 있는 시테(Cité) 섬의 중앙, 노트르담 성당의 대각선 방향에 위치한 대형 병원이다. '오텔'은 큰 건물 일반을 가리킨다. 오텔 디외의 직역은 '신의 집(神の館)'이지만 '시민병원'을 의미한다. 또한 오텔 디외를 자처하는 병원은 파리만이 아니라 리옹(542년 개원) 등 지방 여러 곳에도 있다. 막부가 붕괴하면서 에노모토 다케아키가 인솔하는 막부의 신하들은 함대를 이용해 에도를 탈출, 에조치(蝦夷地)에서의 신천지 개척을 목표로 하코다테로 갔다. 료운은 그 소식을 듣자마자 급히 귀국해 에노모토 군의로 참가했다.

에노모토 군이 하코다테를 점거하자 료운은 병원을 접수하고, '하코다테 병원'이라 하고, 고류지

(高龍寺)에 분원을 개설했다. 하코다테 병원은 곧바로 개장되었다. 2층의 2동 건물이었다. 다카마쓰 원장은 병원의 비무장중립을 주장해 아군 적군을 가리지 않고 전상자를 치료했다. 1869년 5월 신정부군이 병원 안으로 난입했는데, 신정부군과 원장의 실랑이 결과 사쓰마 번의 무사(藩士)인 이케다 지로베에(池田次郎兵衛)가 원장의 주장을 받아들여, 병원 문 앞에 "사쓰마 군대가 확인했다(薩州隊改め)"라는 묵화를 남기고 물러났다고 전해진다. 그러나 '하코다테 병원 분원'(고류지)에서의 비무장은 철저하지 못해 마쓰마에(松前), 쓰가루(津輕) 제후들에게 속하는 무사가 병원에 난입해 환자를 모두 살해하고 병원에 불을 질러버렸는데, (이는) 훗날 제2차 세계대전 때 공습·원폭과 함께 일본 병원 역사에서 비참한 역사적 사건 중 하나다. 에노모토 다케아키도 다카마쓰 료운도 무익한 전쟁을 그만두고 항복해 그 후에는 메이지 정부의 근대화 과정에서 활약했다.

또한 영국 글래스고대학 외과교수 조지프 리스터(Joseph Lister)가 1867년에 석탄산 소독(石炭酸消毒)이라는 상처 방부법(防腐法) 논문을 발표했다. 1834년 룽게(Rounge, Friedlieb Ferdinand)에 의해 콜타르 증류 방식으로 석탄산이 만들어졌다. 리스터는 석탄산의 소독 작용에 주목하고 물에 녹인 페놀액(석탄산액)을 수술실에 분무하고 수술 기구와 몸의 수술 부위도 소독했다. 당시 영국에서는 석탄산 방부법을 반대하는 학자들이 많았지만 1870년부터 프로이센·프랑스 전쟁 중이던 독일과 미국 메이요 클리닉에서 지지를 받았다. 다카마쓰 료운은 하코다테 전쟁에서 이 석탄산수(석탄산 분무기)를 상처에 처음 사용한 것으로 유명하다. 여담이지만 메이지 시기 초기에 수입되던 서양 약의 종류는 적었고 콜레라에도 석탄산 소독이 사용되었다. 호랑이(콜레라의 모습)에 석탄산을 분사하는 니시키에(錦繪, 에도 시대에 확립된 판화 형식 — 옮긴이)가 남아 있다.

'하코다테 병원'은 보신 전쟁 종결 이후인 1868년, 신정부에 접수되어 하코다테 부 민정국이 관할하는 '민정 관할 병원(民政方病院)'이 되었다. 1869년 7월 행정기관 '개척사(開拓使)'가 설치되었고, 민정 관할 병원은 '개척사'에 속했다. 9월에는 '하코다테 병원'으로 개칭했다. 1870년부터 1년간 '대학동교' 소관을 거쳐서, 홋카이도 개척사 관할의 '관립 하코다테 병원'이 되었다. 1872년의 약값·식비(賄料)는, 상공업자의 경우 본인이 내고, 이농민(移農民)이나 빈민, 아이누족은 정부가 비용을 냈다.

입원비는 일본인은 일률적으로 하루 10전과 흰쌀 5합, 외국인은 하루 상등(上等)이 1엔, 중등이 70전, 하등이 50전이었다. 외국인의 요금 설정은 신기하다. 메이지 시기 초부터 환자에 따라서 다른 금액을 설정했다. 에도 시대의 의학교는 '민정 관할 병원' 시대에는 사라졌다. 그러므로 메이지 시기 초기 관립 의학교는 도쿄의 '의학교'(1869년 대학동교, 1871년 동교, 1872년 제일대학 1학교, 1874년 도쿄 의학교로 개칭), 정부 직할지의 오사카, 나가사키의 세 곳으로, 에도 시대 하코다테의 의학교는 들어가지 않았다(각주 작성에는『函館市史通說編第一卷』(1980) pp.676~678을 참조했다. 자세한 것은 이 장의 미주 24를 참조하라).

23 니지마 조(1843~1890)는 안나카 번(安中藩, 현재의 군마 현)과 막부의 군함 조련소에서 수학, 항해술, 자연과학 등을 배웠다. 영어도 공부하고『로빈슨 크루소 이야기』번역본을 읽고 호기심이 생겨 외국에 가려고 계획했다. 기독교, 미국에도 관심을 기울였다. 1864년 22세 때 하코다테에서 미국인 하디(Alpheus Hardy)가 소유한 '와일드로버(Wild Rover)선'에 선장 보이로 탑승해 몰래 출국했다. 이 책에서 소개하는 니지마의 러시아 해군병원 진료기는 하코다테로 밀항을 노리고 있을 때의 기록이다. 홍콩을 경유해 서쪽으로 항해해 이듬해 보스톤에 상륙했다. 하디의 비호 아래, 플립·아카데미고등학교를 졸업하고 애머스트대학을 1870년에 졸업, 앤드바신학교를 1874년에

졸업해 목사 자격증을 따고 귀국했다. 교토 사쓰마 번에 저택 부지를 구입하고 1875년 5년제 남학교인 '도시샤 영어학교(同志社英學校)'를, 1877년 '도시샤 여학교(同志社女學校)'의 문을 열었다. 니지마는 기독교 중심의 사립 종합대학을 만드는 구상을 갖고 처음에 종교철학·법학·의학 3학부로 구성된 대학 설립 계획을 세웠다. 계획했던 3학부는 서구에서 학문의 본류인 신학·철학·법학·의학에 해당하는 것이었다. 당시 일본의 대학은 도쿄대학(1877년 도쿄 가이세이학교(開成學校)와 도쿄 의학교가 합병) 한 곳이 있을 뿐이었고, '도쿄대학'이 관료와 학자를 양성하려 했던 시대에 니지마는 참신한 생각으로 사립대학의 창설을 위해 기부 활동에 들어갔다. 니지마는 법대를 최초로 개설하고, 다음으로 의학부 개설을 기획했다. 의학부 설립 준비는 미국인 선교사 의사인 베리 박사(John C. Berry)의 도움으로 진행되었다. 그러나 '게이샤쿠(洞酌醫學校)'와 합병 계획이 무산되고 기부에 따른 자금도 충분하지 않았으며, 사학이고 교토에 위치하는 기독교 학교라는 점 때문에 진행 속도는 지지부진했다. 아메리칸 보드 평의원회의 원조도 얻을 수 없었기 때문에 니지마는 의대를 포기하고 1887년에 의학부를 대체할 것으로 '교토 간병부학교(京都看病婦學校)'와 그 실습시설로 '교토 도시샤병원(京都同志社病院)'을 개설했다. 병원 원장은 베리 박사였다. 교토 하마구리고몬(京都蛤御門) 건너편 북쪽 2000평 부지에 최신식 학교와 병원이 완성되었다. 건설 자금은 아메리칸 보드와 고베·교토의 독지가에 의해 이루어졌다. 이 니지마의 간호학교는 일본 최초의 나이팅게일(Florence Nightingale)식 간호를 교수했다.

다카키 가네히로는 런던의 '성 토머스 병원'을 염두에 두고 1881년에 '유시 공립 도쿄병원(有志共立東京病院)'을 개설하고 1885년 그 병원 내에 나이팅게일 간호학교를 본뜬 것 같은 '간호부 교육소(看護婦教育所)'를 창설했다. 나이팅게일은 '성 토머스 병원'에 간호학교를 창립하고 1863년 첫 졸업생을 냈다. 1875년 27세의 다카키는 '성 토머스 병원' 의학교로 유학을 갔다. 다카키가 나이팅게일을 만났다는 기록은 없다. 그러나 병원과 나이팅게일 스쿨은 같은 부지 내에 있었고, 당시 나이팅게일은 55~56세쯤이었다. '성 토머스 병원'에 근무하는 간호사 중에는 나이팅게일 스쿨 출신이 많았다고 생각된다. 다카키도 의학 지식을 가진 간호인의 존재에 놀랐고, 간호학교들을 돌아볼 기회도 있었을 것이다.

니지마의 간호학교는 다카키의 '간호부교육소'에 이어 일본의 두 번째 간호학교다. '교토간병부학교'의 간호사장 린다 리차드(Linda Richards)는 미국 최초의 유자격 간호사(American's First Trained Nurse)이며 나이팅게일식 간호학교의 첫 졸업생이었다. 미국 뉴잉글랜드 병원에서 간호사가 된 후 뉴욕의 병원에서 근무하고 있었다. 영국에서 나이팅게일도 만났고 일본에 오기 전까지는 보스턴 간호학교의 교장을 8년간 지냈다. 미국의 여성 전도회의 선교사였다. 나이팅게일의 사상은 미국을 경유해 불과 20년 후에 니지마의 간호학교에 전해졌다. 이렇게 일본 간호 분야에서는 다카키, 니지마에 의해 처음부터 나이팅게일 방식이 들어왔다. 묘한 인연이다.

1890년 니지마는 43세에 타계했다. 니지마 사후 아메리칸 보드와의 관계는 냉각되었다. 1893년에 페리 원장은 퇴임하고 귀국했다. 1906년 '교토 도시샤병원'은 폐지되고 '간호학교'는 '교토 도시샤병원' 원장과 '교토간병부학교' 교장을 지낸 산부인과 의사, 사에키 리이치로(佐伯理一郞)가 '사에키병원(佐伯病院)'으로 계승했다. 또한 '도시샤대학'의 홈페이지에서는 "니지마는 법학부 다음으로 의대 개설을 구상하고 준비 단계로 1887년에 '교토 도시샤병원'과 '교토 간병부학교'를 설치했다. 그러나 니지마 사후에 폐지되고 도시샤의 의학부 구상이 무산되었다"라고 기술하고 있다.

24 니지마의 견문에 대해서는 「函楯紀行」, 『函館市史 通說編 第一卷』(1980), pp.678~680을 참조했

다. 필자는 2012년 11월 17일 '홋카이도 도립 문서관'(삿포로)을 방문하고 문서관 소장의 원본(No.32) 신청 승인을 얻어 사진 복사 후 이 책에 인용했다.

25 1864년 당시는 병원에 간호인은 있어도 병원 시스템에서 간호사의 직무는 아직 확립되지 못했을 것이다. 1862년의 서양 병원 시찰에 대해 쓴 후쿠자와 유키치의 『서양사정』에서 "간호인은 남녀 두 종류가 있어 남자는 남자 환자, 여자는 여자 환자를 돌본다. 환자 50명에 간호인 10명을 두는 것을 원칙으로 했다. 또한 '논'이라고 칭하는(여성 간호 자원봉사자) 사람이 있다"라고 기록하고 있다. 예를 들면 유명한 간호사 나이팅게일이 종군한 크림전쟁은 1854년의 일이다. 이 장의 미주 23에서 언급한 것처럼 나이팅게일 간호학교의 첫 졸업생들은 1863년인 에도 시대 말기에 배출되었다. 나이팅게일 방식은 다음 세 가지를 확립하는 것이다. ① 간호사는 간호사이며 의사가 아니다(직업적 자유), ② 간호사의 모든 것은 자신들의 손으로 한다(정신적 독립), ③ 교육·감독·지도, 생활 보장도 남성과 의사의 손을 빌리지 않고 간호사 스스로 진행해야 한다(경제적 독립)(青柳精一, 『近代醫療のあけぼの』(思文閣出版, 2011), p.374).

5장 메이지유신과 병원 개설

1 당초 '교토 고신페이 병원'으로 이름 지어졌다. 하지만 "'병원'이 무슨 말인지 알 수 없다"라는 논쟁이 있어 '군무관 치료소(병부성 치료소)'로 명칭을 변경했다. 여기서 윌리스는 사이고 다카모리(西鄕隆盛)의 동생, 사이고 신고(西鄕信吾, 훗날 주도(從道) 초대 해군대신, 원수)의 신체를 관통한 총상을 수술해 목숨을 살렸다. 1869년에 폐지되었다.

2 시마우치 다케후미(島內武文), 『병원관리학 의료 개론편 제2판』(의학서원, 1967년), 338쪽 이하에 설명이 있다. "'병원' 이라는 명칭은 모리시마 주료(森島中良)의 『홍모잡화(紅毛雜話)』(1788)에서 "게스트하우스(guest house)를 메이진 병원(明人病院)으로 번역한다"라고 되어 있고, 1873년 발표된 문부성 '의제(醫制)'에 '병원'이라는 단어가 사용되었다. 이미 예부터 '료뵤인(療病院)'이라는 단어는 서력 593년, 쇼토쿠 태자에 의한 제도에 사용되었고, 당나라의 제도에서 유래한 것으로 생각되며 독일어 'Krankenhaus'(환자 'Kranken'의 집 'Haus'라는 의미)의 단어에 닮은 부분이 있어 관계가 있을지도 모른다."

3 중국에서는 의료 시설을 '의원(醫院)'이라 부른다. 일본에서 '양생소'를 대체하는 '병원'이라는 단어가 언제부터 사용되기 시작했는지는 명확하지 않다. '병원'의 '원(院)'은 주위를 둘러싸는 구조인 큰 집이나 사람이 모이는 큰 집을 가리키며, '병(病)'이란 '건강을 해치는', 또는 '병을 앓다'라는 의미이므로 병원의 원래 뜻은 다수의 환자가 모이는 곳, 또는 (입원)환자를 수용하는 시설이라는 의미가 강하다(菅谷章, 『日本の病院』(中央公論社, 1981) p.3).

4 오가타 고레요시는 오사카의 '데키테키주쿠', 후에 에도 '의학소' 대표를 맡은 오가타 고안의 차남이며 폼페에게 배웠다. 막부의 명령으로 폼페의 귀국에 동행해 네덜란드에 유학, 메이지유신 후에 귀국 후 조정의 덴야쿠료(典藥寮, 조정의 약 관련 관아 — 옮긴이)의 의사로 일했다.

5 1869년 8월 이 '매독원(黴毒院)'에서 매독으로 34살에 사망한 유녀 미키 조(美幾女)가 스스로 사체를 의학에 제공한 독지(篤志) 해부 1호다(미키 조의 경우에는 의학교 측이 가족에게 사후에 해부 제안을 했기 때문에 '독지'가 아닌 '특지(特志)'라는 한자가 쓰인다). 의학교 겸 병원은 극진한 법요를 열어 분쿄 구 하쿠산의 즈이운잔(瑞雲山) 넨소쿠지(念速寺)에 묘지를 건립해 유족에게 금 10냥을 전했다(미키 조의 최후의 효행이 되었다). 미키 조의 신체 기부를 주제로 하는 소설로 와타

나베 준이치(渡辺淳一)의 『白き旅立ち』와 요시무라 아키라의 『梅の刺青』가 있다.

6 1889년부터 1943년 사이 현재의 도쿄 도는 도쿄 부와 도쿄 시라는 별도의 자치체였다. 도쿄 시의 시역은 현재의 도쿄 도 구부(도쿄 23구)이다. 전시하에서 통일된 행정의 필요성에 따라 도쿄 부와 도쿄 시는 합병해 도쿄 도가 되었고, 그때까지의 도쿄 시는 구로 분할되어 도쿄 도에 편입되었다.

7 정부군은 에치고구치(越後口)에서 고전해, 다카다[高田, 니가타 현 조에쓰 시(新潟縣上越市)]의 데라마치 라이코지(寺町來迎寺)와 가시와자키(柏崎)에 설치된 군병원으로 많은 부상병이 이송되었다. 하지만 총상 치료가 쉽지 않아 정부는 윌리스를 에치고에 초빙했다. 가시와자키 군병원의 대표는 사쿠라 준텐도 출신의 조슈 번 의사, 아카가와 겐레키(赤川玄櫟)로 바우다윈에게 배운 난방의 형제, 하시모토 쓰나코레, 하시모토 쓰나쓰네 — 형은 안세이의 대옥[大獄, 1858년 다이로 이이나오스케(大老井伊直弼)가 칙허 없이 미국 등과 통상조약을 예비 조인한 일에 반대한 요시다 쇼인(吉田松陰) 등을 투옥·처형한 사건 — 옮긴이]의 하시모토 사나이 — 도 있었다. 그들 종군 번의는 한방이든 난방의든 모두 윌리스의 외과 치료를 실제로 보고 큰 충격을 받았다.

8 윌리스는 영국 임상의학을 기반으로 하는 의학 교육·의료 제도를 일본에 자리 잡게 하는 것은 어렵다고 판단해 취임 10개월 후에 스스로 사임했다(吉良枝郎, 『幕末から廢藩置縣までの西洋醫學』(築地書店, 2005), p.108). 한편 '대병원'의 의사로 교육도 맡았던 윌리스의 강의는 매우 졸렬해 즉시 그 소문을 들은 문부성은 처우와 대책에 난처해했다고 한다(中西啓, 『新版ニッポン醫家列傳』(ピー・アンド・シー, 1992), p.105). 윌리스의 후임 인사에 대해 '의학교' 담당자 사가라 지안(相良知安)·이와사 준은 독일에서 교사를 초빙할 것을 주장했다. 유신 직후 일본에서는 네덜란드 의학 교과서는 독일 교과서의 번역판이며, 독일 의학이 발달해 있다고 판단했다. 당시 비스마르크가 주도하는 프로이센은 파죽지세였다. 조의(朝議, 조정 회의 — 옮긴이)에서 독일 의학 채용이 결정되어 1870년, 독일에 교사를 파견할 것을 의뢰했다. 국가가 공인한 '동교'의 의학은 임상을 중시하는 영국 의학에서, 그때까지는 인연이 적었던 기초의학 연구를 중시하는 독일 의학으로 전환했다(단, 일본 각지의 의학교에서는 네덜란드, 영국, 프랑스의 의사가 교사로 일하고 있었다). 대학병원을 국가 의학의 중심으로 하는 당시 독일 의학의 사고방식은 제2차 세계대전 패전으로 일본의 의료 체계가 미국식으로 바뀐 후에도 대학병원과 대학 의국의 근간 체계로 오늘에 이르고 있다. 또한 독일의 근대국가의 성립은 1871년으로 메이지 정부 성립보다도 늦었다. 당시 독일은 유럽의 변방 국가였다. 이시다 스미오(石田純郎)에 따르면, 1869년 독일에서 서양 의학을 도입하기로 정한 것은 독일이 성립한 이후 국력, 의학, 과학기술이 현저하게 발달했기 때문이었고, 결과적으로는 성공적이었다. 하지만 항간에서 믿는 것처럼 1869년에 일본인이 독일 의학의 우수성을 판단할 만한 능력이 있었는지는 아주 의심스럽다(石田純郎, 『ヨーロッパ醫科學史散步』(考古堂, 1996), pp.108~109).

9 막부는 해군 창설과 함께 에도에 '해군병원'의 개설을 계획하며 바우다윈에게 맡겨 네덜란드 정부에 병원 설비와 건축 일체를 주문했다. 바우다윈은 유학을 떠나는 오가타 고레요시, 마쓰모토 게이타로(松本銈太郎)를 데리고 네덜란드로 귀국해 영국에서 의료기기, 의학서, 약품, 병원 설계도를 구입했다. 암스테르담의 상사(商社)가 병원 설비와 비품을 4회에 걸쳐 요코하마로 운송했다. 하지만 일본 정권은 막부에서 메이지 정부로 바뀌어 신정부는 바우다윈의 의료기기 등을 몰수했다. 정부는 철제 침대, 극상 말털 이불, 시트, 담요를 '대병원'에 배치했다. 바우다윈은 분개해 일단 상하이로 떠나갔으나 그 후 바우다윈은 오사카에 있던 문하생 오카타 고레요시에게 갔다. 바

우다윈의 불만을 해소할 사람으로 정부는 바우다윈의 문하생, 사가라 지안, 이와사 준을 선택했다. 사가라와 이와사는 오사카에 설립되는 의학교와 임시병원의 교수가 되어주기를 간청했다. 대표는 오가타 고레요시였다. 바우다윈은 문하생의 간청에 기분을 풀고 승낙했다. 그리하여 신정부는 바우다윈의 문제를 해결했다. 사가라와 이와사 두 사람은 다음으로 정부에 독일 의학 채용을 제안했다. 에도 시대 말기에 일본에 온 바우다윈에게 막부의 붕괴는 불운이었다. 또 개국으로 인해 서양 의학에서는 네덜란드 이외의 나라가 주목받기 시작했다. 하지만 바우다윈은 에도 시대 말기와 메이지시기 초기 일본 의료 발전을 위해 노력했다. 도쿄 '우에노 동물원'의 입구 북측에 우에노를 공원으로 남기자고 제안한 것에 대한 공적을 기리기 위해 그의 흉상이 세워져 있다(〈그림 18〉, 이 장의 미주 15 참조).

10 사토 다카나카[佐藤尙中, 옛날 성(姓) 야마구치 슌카이(山口舜海)]는 사쿠라 준텐도의 창설자 사토 다이젠의 양자다. 다이젠은 1859년에 은퇴하고, 사쿠라 준텐도를 다카나카에게 넘긴 후 요코하마로 가서 요코하마 개업의 헵번(James Curtis Hepburn)과 미국인 의사에게 의학 지식을 배웠다. 다이젠은 1872년에 죽었다. 슌카이는 1869년 '대학동교'의 대박사로 정부에 출사(민간에서 나와 정부 관직에 취직하는 것 — 옮긴이)하면서 사토 다카나카로 개명했고, 학원 대표 오카모토 도안(岡本道庵)을 양자로 삼아 슌카이라는 이름을 주고 사쿠라 준텐도를 맡겼다. 1873년 다카나카는 관직을 그만두고 '준텐도 의원'을 시타야네리베이 정(下谷練屛町)에 창설, 그 후 혼고 유시마(本鄕湯島)로 이전했다. 다카나카의 후임으로 의학교 교장에 하세가와 다이, 사가라 지안이 취임해 정부의 의학 교육에 있어서 사쿠라 준텐도 파벌이 형성되었다. 다카나카의 양자 사토 스스무는 1869년 최초로 독일에 유학한 의사로, 사비 유학 제1호, 베를린 대학 의학부 학위를 취득한 첫 학생이다. 메이지·다이쇼 시기 의료계에서 활약했다.

11 의학교의 '대학동교'와 비교해 '쇼헤이자카 학문소'의 남측에 있던 구 막부 가이세이쇼는 '대학남교', 1871년부터는 '남교'라고 불렸다. 대학동교는 의학 교육, 대학남교는 법학, 정치학, 공학, 광학을 교육했다. 나가사키의 서양 의학 교육에 해당하는 서구 기술 접촉의 경험이 없었던 대학남교는 설립에 고생했다고 한다.

12 사가라 지안은 사가 번의 의사로 1861년에 선발되어 사쿠라 준텐도에 유학해 다음 해 학원 대표가 되었다. 1862년 사가라는 유학처를 나가사키로 변경해 폼페의 후임자 바우다윈을 스승으로 모셨다. 유학 후 번의를 했으나 번주 나베시마 나오마사(鍋島直正)의 추천으로 1869년에 신정부의 '의학교' 신설을 담당하는 의학교 설립 담당자(取調御用掛)직을 명받았다.

13 견구 시찰단과 유학생은 별도로 하고, 1869년 시점에 일본인은 국내에서 독일인 의사를 본 적이 없었으리라 사료된다. 예외가 에도 시대 중기의 지볼트다. 지볼트는 네덜란드인이 아니라 독일인(바이에른인)이었다. 프랑크푸르트암마인에서 열차로 한 시간 정도 동남쪽에 있는 뷔르츠부르크(Würzburg)에서 태어났다. 이 마을은 로만티셰 슈트라세의 북측 기점이다. 당시 독일은 정치면에서는 남쪽이 바이에른, 북쪽이 프로이센으로 분열되어 있었다. 바이에른의 왕은 지볼트에게 국적 그대로 네덜란드에서 취직하도록 허가했다. 지볼트는 네덜란드 동인도회사에 취직해 네덜란드 육군 소위로 일본에 왔다. 허위가 아닌 이중 국적의 형태였으며 일본에서는 네덜란드인으로 통했다.

14 버벡(Guido Herman Fridolin Verbeck)는 네덜란드계 미국인이었으나 수속을 하지 않았기 때문에 법규상으로는 무국적인이었다. 네덜란드 태생으로 네덜란드, 영국, 프랑스, 독일 4개 국어에 뛰어났다. 버벡은 일본의 정치 최고 고문으로 근대화 정책을 추진하는 기획에 참여하고 중요한

정책을 시행했다.

15 1973년 '우에노 온시공원(上野恩寵公園)' 100주년을 기념해 우에노 동물원 입구 북측 작은 공원에 바우다윈의 흉상이 세워졌다. 1984년 제100회 일본의사학회에서 오카야마의 의사학 연구자, 이시다 스미오 교수가 조각상의 얼굴은 바우다윈이 아니라 친동생이자 초대 주일 네덜란드 영사였던 알버트 J. 바우다윈이라고 지적했다. 건립 당시 바우다윈 가의 친족이 네덜란드 대사관이 의뢰한 조각가에게 형과 동생의 사진을 잘못해서 바꿔 전달한 것이 원인이었다. 2006년에서야 본래 모습으로 바뀌었다. 동생의 바우다윈 상은 2010년에 고베 포트 아일랜드 북공원으로 옮겨져 설치되었다. 바우다윈의 약 1개월에 이르는 '대학동교'에서의 소화 생리에 관한 강의록은 『일강기문(日講紀聞)』으로 1870년, '대학동교'에서 출판되었다. 또 나가사키 대학 도서관 홈페이지에서 도서관이 소장한 바우다윈의 전 강의록을 열람할 수 있다(http://www.lb.nagasaki-u.ac.jp/search/ecolle/bkogi). 바우다윈이 찍힌 사진은 앨범으로도 발간되었다[長崎大學圖書館編纂, 『ボードウィンアルバム』(長崎文獻社, 2011)]. 당시 바우다윈이 카메라 파인더를 통해 본 나가사키와 오사카, 에도를 그대로 볼 수 있다.

16 메이지 초기 독일 의학이 중심이었던 곳은 관학만이다. 지방 의학교에서는 여러 나라의 의사가 의료인 양성 교육을 하고 있었다.

17 이 '제2의원'은 1901년에 화재로 전소되어 입원 환자 96명 중 21명이 사망했다. 대학의 운동장이었던 토지를 미쓰이 가(家)가 입수해 의료 면에서 '도쿄제국대학'의 협력을 받아 1909년에 '재단법인 미쓰이 자선병원(현재 미쓰이기념병원)'을 개설했다.

18 벨츠는 추빈겐대학 의학부에 입학하고 라이프치히대학 의학부를 수석으로 졸업했다. 라이프치히대학 병원에 입원한 유학생 사가라 모토사다(相良元貞)를 진찰한 것이 계기가 되어 일본으로 왔다. 1876년에 일본으로 와서 1905년에 귀국(1902년에 퇴관)했다. 일본인 아내 하나코와 아들 도쿠, 딸 우타와 생활했다. 귀국할 때 아내를 데리고 돌아갔다. 메이지 천황은 '욱일대훈장(旭日大綬章)'을 수여해 귀국 후에도 시의로 언제든지 황실 초빙에 응할 수 있도록 매년 약 4000엔의 휴직금을 지급했다. 하지만 벨츠는 1912년 천황이 중태에 빠져 있을 때 자신의 용태도 나빠 움직일 수 없었다. 1913년 고향 슈투트가르트(Stuttgart)에서 대동맥류로 64세에 사망했다. 미망인은 후에 일본으로 돌아와 인연이 깊었던 '도쿄대학 의학부 부속병원'에서 1937년에 조용히 숨을 거두었다.

19 스크리바는 하이델베르크대학을 졸업하고 프라이부르크대학 병원에 근무하고 있었다. 1881년 일본에 와서 20년간 교단에 섰다. 1891년에는 오쓰(大津)에서 습격당한 러시아 황태자(이후 니콜라이 2세)의 치료를 위해, 1895년에는 청일전쟁 강화회의 출석 중 시모노세키에서 저격당한 이홍장(李鴻章)의 치료를 위해 정부로부터 파견되었다. 국가 제1의 솜씨를 지닌 외과의였던 것 같다. 퇴직 후에도 '세이루카 국제병원' 외과 주임으로 취임했다. 1905년 폐결핵과 당뇨병으로 가마쿠라에서 숨을 거두었다.

20 벨츠의 『일기(日記)』가 있다. 일본에 온 1876년부터 귀국한 1905년까지(단, 처음 5년, 뒤의 3년간은 빠짐)의 기록이다. 1879년에 천황이 참석한 의학부 개업식에서 "모든 식의 순서와 경과는 우리 독일인 교사를 모욕한다고 해도 좋을 정도였다. …… 식장 연설에서 우리에 대해 단 한마디의 감사의 말도 들을 수 없었다"라고 분개했다[梅溪昇, 『お雇い外國人明治日本の脇役たち』(講談社學術文庫, 2007), p.205]. 배경으로는 군사학교의 외국인 교사 23인을 돌연 해고한 적이 있어 의학부도 다를 것도 없다며 외국인에게 위세를 떨치고 있는 일본인의 자세를 볼 수 있다. 벨츠의 『일기』 중의

압권은 다음의 부분이다. 벨츠라는 남자가 훌륭한 학자였던 것을 알 수 있는 부분이다. 1901년 벨트가 일본에 온 25주년을 축하하는 연회의 연설이다. "(일본인은 서구 여러 나라가 보낸 강사들을) 학문의 과실을 잘라 파는 상인으로 간주하고 있다. 교사는 원래 학문의 배양자여야 하며 그들(외국인 교사)도 그렇게 하려고 노력하는데도 사람들은 외국인 교사에게 오늘의 학문의 결실만을 가져가고 싶어 한다. 하지만 그들은 먼저 씨를 뿌리려고 생각했던 것이다. 그 씨가 싹트고 일본에서 학문의 나무가 사람의 손을 빌리지 않고 발육할 수 있도록,또한 그 나무를 올바르게 손질하고 더욱 새롭게, 더욱 아름다운 과실을 맺기를 바랐던 것이다. 그러나 일본인은 교사에게 최신의 수확을 받은 것에 만족해버린 것이다. 그 새로운 수확을 가져오는 근본정신을 배우지 않고 ……."(梅溪昇, 『お雇い外國人明治日本の脇役たち』(講談社學術文庫, 2007), pp.207~208).

21 벨츠, 스크리바의 흉상은 행운이었다. 예를 들어 나가사키의 나루타키주쿠 자리에 있던 지볼트의 흉상은 1923년에 완성되어 다음 해 도래 100년 기념회에서 제막되었다. 작자는 도쿄미술학교의 미즈타니 데쓰야(水谷鐵也) 교수였다. 이런 흉상도 제2차 세계대전 중에는 철류로 공출되었다. 지볼트의 경우에는 마침 석고상이 나가사키 현립 도서관에 남아 있어 1962년에 흉상이 복원되었다(〈그림 10〉 참조). '우에노 공원'의 제너상과 도쿄대의 펄러(〈그림 19〉 참조)의 흉상도 전쟁 시기에 살아남았으나 사라져버린 흉상·입상도 많을 것이다.

22 다카키 가네히로를 주인공으로 하는 사전(史傳) 소설에 요시무라 아키라(吉村昭)의 『白い航跡(上·下)』 講談社文庫 가 있다.

6장 메이지 시기의 병원

1 페스트(Plague, Black Death, 흑사병)는 옛날부터 인류 최대의 참사를 불러왔다고 말할 수 있으며 역사의 흐름을 여러 차례 바꾸었다. 아시아에서는 19세기부터 세기를 넘어서 수천만 명이 넘는 사람들이 사망했다. 1898~1948년 동안 인도에서만 1260만 명이 페스트로 사망한 것으로 추정된다(Mary Dobson, 『Disease』, 小林力 옮김(醫學書院, 2010), pp.8~19 참조).

2 다이묘(大名)의 시의(お抱え醫師) 등은 가마를 타고 왕진을 다녔다. 약 바구니는 종자가 짊어지고 다녔다. 번의는 산킨코타이(參勤交代, 에도 막부가 다이묘들을 교대로 일정 기간 에도에 머물게 한 제도 — 옮긴이)에도 동행했으며, 여행 중 또는 에도에서 의학 정보를 교환해 전국적인 의학 진보에 도움을 주었다. 휴대용 약상자를 '야쿠로(藥籠)'라고 불렀으며 '지카야쿠로주노모노(自家藥籠中のもの)'라는 말은 "필요에 따라 마음대로 사용할 수 있는 물건이나 사람, 또는 자유자재로 쓸 수 있는 지식, 기술"을 뜻한다.

3 '약숟가락(藥匙)'을 '도규(刀圭)'라고도 한다. 의사를 '도규가(刀圭家)'라고도 칭하는 것은 약숟가락에서 기원한 것이다. 환자의 상태를 보고 의사의 감과 경험을 통해 약을 조합했다. "숟가락을 던지다(さじを投げる, 포기한다)", "약숟가락 조절(さじ加減, 손대중)"이라는 말이 남아 있다.

4 나가사키 의학교 교사인 바우다윈은 전임자였던 폼페처럼 혼자서 전 과목을 강의하려고 하지 않고, 기초의학에 대해서는 전임교원으로 네덜란드에서 약제사 흐라타마를 일본으로 부를 것을 막부에 요청했고, 실현되었다. 흐라타마는 바우다윈과 마찬가지로 '위트레흐트 육군 군의학교' 출신이었다. 1864년 바우다윈은 막부에 요청해 '분석궁리소(이화학 교육학교)'를 '세이토쿠칸' 옆에 설립했다. '분석궁리소'는 의학교 서쪽에 있는 경사면을 평지로 정지해 세워졌다. 현재 '나가사키 시립 사코소학교' 운동장의 일부다(〈그림 11〉 참조). 1865년 흐라타마가 일본에 도착했다. 1866년 흐

라타마는 바우다윈을 따라 에도에 가서 나가사키의 '분석궁리소'를 에도로 이전할 것을 막부에 요청했고, 채용되었다. 에도 시대 말기였으며 '존황양이'의 뜻이 퍼지고 있어 정세가 불안했다. 이듬해 흐라타마는 학생과 함께 에도로 이사해 '가이세이쇼' 내에 '분석궁리소' 개설을 준비했다. 바우다윈은 유럽에 가서 에도에 세울 새로운 의학교와 '해군병원'을 위한 의료기기를 조달했다. 흐라타마가 유럽에서 주문한 약품와 이화학 교재도 도착했다. 이 시점에서 사업체였던 막부가 붕괴했고, 에도에 의학교를 세우려던 바우다윈의 '의학교' 설립 계획도, 흐라타마의 '분석궁리소' 계획도 무산되어버렸다. 메이지유신 이후 메이지 신정부는 흐라타마의 '분석궁리소'를 오사카에 개설하기로 결정했다. 1869년 오사카 성의 관저 터에 2층 구조인 '세이미쿄쿠(화학 학교)'가 개교했다. 사진을 보면 크고 멋진 건물이었다. 당시 일본을 대표하는 이화학 연구소이자 학교였다. 학생 대부분은 '나니와 임시병원'의 의사였다. 이 오사카의 '세이미쿄쿠'는 1889년에 교토로 이전해 '제3 고등학교'가 되었고 오늘날의 '교토대학 이학부'로 이어진다. 한편 1870년에는 교토에도 '교토 부립 세이미쿄쿠'가 설치되었다. 이 '교토 부립 세이미쿄쿠'는 재정난 등을 이유로 1881년에 폐지되었다.

5 '대학(大學)'이라는 단어를 최초로 사용한 도쿄대학은 1877년에 '도쿄의학교'와 '도쿄 가이세이학교'가 병합해 만들어졌다.

6 여담이지만 1869년 10월, 한방의가 '종합대학(總合大學)' 설치를 기획하고 도쿄 고라쿠엔[後樂園, 구 미토 번 터(水戶藩邸)]을 그 터로 선정했지만 실현되지는 않았다.

7 오가타 고레요시는 오가타 고안의 차남으로 네덜란드에 유학을 다녀왔다. 도쿄 의학교의 교장(取締)이었지만, 오사카의 병원 겸 의학교에 부임했다. 병원의 기초를 쌓은 후 메이지 천황의 시의로 초빙되어 도쿄로 옮겼다. 또 '육군 군사병원' 원장 자리에 앉았다.

8 "대학(大學)의 기원: 홋카이도대학교 100년(北大百年)의 시작은 1876년 8월 14일 '삿포로 농학교(札幌農學校)'의 개교식이다. 클라크가 단상에서 '고귀한 야망(lofty ambition)'을 논한 바로 그날이다. '개척사 임시학교(開拓使仮學校)'의 설치(1872년, 도쿄) 등 앞선 역사를 무시하지는 않지만 이를 계산에 넣지 않는 생각이 정착했다. '동대(東大)'에서는 1877년 '도쿄대학(東京大學)' 창립을 일단 '동대(東大)'의 기원으로 하고 100주년 기념행사도 했으나 학교 내에서는 에도 시대 말기의 '덴몬가타(天文方)', '종두소' 개설이나 '쇼헤이자카 학문소'까지 그 기원을 앞으로 당겨야 한다는 생각도 있으며 그 반대로 1886년의 제국대학 설치를 기원으로 보아야 한다는 견해도 있다고 한다. 오사카대학도 오가타 고안의 '데키주쿠'를 그 기원으로 보는 분위기가 매우 강하다고 하는데, 실제로는 1931년 '오사카제국대학' 설치를 기점으로 하고, 1981년에 오사카대 50주년을 축하하고 기념했다"(岩澤健藏, 『北大歷史散步』(北海道大學出版會, 1996), p. 27).

9 메이지 시기 초기 관립 의학교는 1869년에 개교한 오사카 부의 '오사카 의학교(1872년에 폐지)'를 포함해 도쿄의 '의학교'(1869년 '대학동교', 1871년 '동교', 1872년 '제1대학구 의학교', 1874년 '도쿄 의학교'), 나가사키 부의 '나가사키 의학교'(1874년 폐지)까지 단 세 곳만 있었다. 1872년 '학제' 시행으로 대학, 중학교, 소학교 제도가 만들어졌다. 신정부는 세계사에서도 보기 어려울 정도로 국민교육에 주력하는 정부였다. 국민은 신분에 상관없이 공부하면 입신출세, 영달의 꿈도 실현될 수 있음을 약속했다. 문부성은 각지의 공립병원에 의학 교육기관을 설치했고 서양의 양성을 위한 교육을 시행했다. '오사카 부 의학교병원'에서는 바우다윈과 오가타 고레요시가 '나가사키 양생소'의 교과과정을 채용하고, 폼페와 바우다윈의 모교 '위트레흐트 육군 군의학교'의 교과서를 본보기로 삼아 교육했다. 1870년에 네덜란드 의사 엘레멘스가 바우다윈의 후임으로 취임해 1877년

까지 교육과 진료를 담당했다.

10 오늘날의 대학병원 명칭은 '○○대학 병원', '○○대학 부속병원', '○○대학 의학부 부속병원'의 세 가지 양상을 보인다. 또한 '부속(附屬)'이라는 한자도 '附屬'과 '付屬'의 두 가지가 있으므로 주의가 필요하다(치의학부 병원도 마찬가지다). 이름이 달라지는 것은 대학 조직도 내 병원의 위치가 서로 다르기 때문이다. 같은 대학병원이라고 해도 역사 속에서 이름이 바뀐 대학도 많다.

11 영국 파크스 공사의 강한 협상으로 사쓰마 번의 사이고 다카모리는 일본 의학 교육과 의료 행정의 전권을 윌리스에게 부여하는 계약을 체결했다.

12 1869년 정부가 독일 의학을 채용하기로 결정해 의학교 겸 병원 원장 자리에서 물러난 윌리스는 사쓰마 번의 오쿠보 도시미치와 사이고 다카모리의 의뢰로 4년간 가고시마에 부임했다. 조코지(淨光寺) 터에 만들어진 서양식 병원이 '가고시마 의학교 겸 병원'으로 이름을 바꾸고 나메리카와(滑川) 강가에 병원을 세웠다. 아일랜드 병원풍으로 붉은 벽돌을 이용해 지어졌다. 창고처럼 보였기에 '아카쿠라(赤倉) 병원'이라고 불렸다. 1877년에 폐쇄되었으며 그 후 실제로 창고로 쓰이기도 했으나 태평양전쟁 당시 폭격으로 소실되었다. 윌리스는 영국식 외과뿐만 아니라 산과, 위생, 생활과 영양 지도(임산부 검진, 상하수도 정비), 식품 관리(소고기의 처리법, 죽은 동물 고기 식용금지) 등도 가르쳤다. 영국식으로 의학교는 병원의 부속기관이었다(병원 부속 의학교 방식). 윌리스는 학생에게 강의를 하며 병원에서 실습도 하도록 시켰다. 기초의학을 바탕으로 학문을 연구하는 독일 의학과는 달리, 질병 치료를 직접적인 목적으로 하는 임상의학을 기본자세로 삼는 영국식 의학 교육 스타일이다. 세이난 전쟁이 시작되어 윌리스는 가고시마에 (그의) 구출을 위해 온 영국 군함에 가족과 함께 탑승하고 실의에 빠져 가고시마를 떠나게 됐다. 영국에 귀국한 후 1881년에 다시 일본에 방문해(40일간 단기간) 아내인 야에코(八重子)는 남겨두고 아들 앨버트(당시 8살)를 데리고 일본을 떠났다. 이 두 번째 방문 때 다카키 가네히로와 윌리스의 면회 기록은 남아 있지 않다. 1877년에 세이난 전쟁으로 윌리스가 떠난 이후 1880년에 '가고시마 의학교 겸 병원'은 현립 '가고시마 의학교 및 부속병원'이 되었다. 1888년에 의학교는 폐지되었으며 병원만이 존속했다. 1943년에 드디어 '현립 가고시마 의학전문학교'로 다시 문을 열었다. 제2차 세계대전 이후 '현립 가고시마 의과대학'으로 승격했고, 1955년에는 국립으로 이관되어 지금의 '가고시마대학 의학부'가 되었다.

13 '해군병원'은 시바타카나와의 구 구마모토 번의 부지를 사용했다. 1871년에 나가요 센사이가 문부이사관(文部理事官)이던 다나카 후지마로(田中不二麿)의 수행원으로 미국, 프랑스, 독일, 네덜란드의 의학 제도를 시찰하고 귀국해 의무국장(醫務局長)이 됐다. 나가요는 의학 제도를 입안하고 문부성에 상신해 문부성, 육군성, 해군성의 의무 제도가 정비되었다. 해군성은 영국 해군병원의 규칙 등을 조사하기 위해 해군성 오노 슈코(大野秋香)와 요시다 에이주(吉田英就)를 파견했다. 문부성은 의학 교육에 독일 의학을 채용했고, 육군성도 독일 군제의 우수성을 보고 의무 기관에는 독일 의학을 채용했다. 하지만 영국 해군 제식을 채용한 해군성은 영국 의학을 채용해, 해군 군의는 영어가 통해야 했다. 당시 육군이 외국인을 초빙해 근대화를 꾀한 반면, 해군은 영국을 주축으로 외국에 유학생을 파견했다. 해군에서는 영국이나 미국에 병술과 조선(造船) 관련 유학생을 보냈으며 의학 분야에서도 유학생을 파견했다. 1875년에 최초의 해군 군의 유학생인 다카키 가네히로는 런던의 '성 토머스 병원' 부속 의학교에 유학을 갔다. '성 토머스 병원'은 영국에서 가장 유서 깊은 병원으로 12세기 초 아우구스티노회(Augustinian) 교단이 런던교 남쪽의, 지금의 서더크

(Southwark) 대성당이 있는 장소에 있었던 '성 메리 오베리(St. Mary Overie)' 수도원 안 빈민 구호소로 설립되었다. 약 900년 전의 일이다. 병원은 제프리 초서(Geoffrey Chaucer)의 『캔터베리 이야기(The Canterbury Tales)』로 유명한 성 토머스 베켓(St. Thomas Becket, 1173년에 승천한 캔터베리 대주교의 이름)을 기리며 '성 토머스 병원(St. Thomas Spital)'이라고 불렸다. 'Spital'이란 'Hospital'의 두음 소실어(頭音消失語)다. 1860년에는 나이팅게일(Florence Nightingale)이 병원 내에 부속 간호사 학교를 설립해 전문 의학지식과 고귀한 인격을 지닌 근대적 간호사 교육을 시작했다. 1871년 빅토리아 여왕이 현재의 빅벤이 있는 영국 국회의사당 맞은편에 템스 강을 사이에 두고 웨스트민스터교 끝에 현재 위치하고 있는 장소로 병원을 신축 이전했으며, 그 3년 후에 다카키가 유학을 갔다. 다카키는 1880년에 귀국했는데, 다카키가 나이팅게일과 만났는지에 대한 기록은 없다고 한다. 일본 병원사 측면에서는 아쉬운 점이다. 그러나 같은 부지 내에 있었기에 유명한 나이팅게일(다카키가 유학할 때 나이팅게일은 55~60세)과 만났을 가능성은 높다. 다카키는 우수한 학업성적을 이루고 1880년에 귀국해 '해군병원'의 원장이 되었다. 후임으로 간 해군 유학생인 사네요시 야스즈미(實吉安純)도 '성 토머스 병원' 부속 의학교로 파견갔다. 사네요시는 '대학동교'에서 화학, 물리학, 해부학에서 수석을 차지한 수재였다. 다카키의 유학은 영국 임상의학 중시와 의학 지식을 지닌 간호사라고 하는 직업, 빈민층에 대한 시료 등의 사상을 일본에 들이는 커다란 영향을 일본 병원사에 남겼다. 여담이지만 쓰다주크대학(津田塾大學) 창시자 쓰다 우메코(津田梅子)는 나이팅게일, 헬렌 켈러와 면담을 했다.

14 노구치 히데요는 1892년에 아이즈와카마쓰의 명의인 '가이요 의원(會陽醫院)'의 와타나베 가나에(渡部鼎)에게 '막대기(手棒)'라 불리며 열등감의 원인이 되었던 왼손의 화상 유착을 수술받고 크게 감동했다. 니시(西) 아이즈 노자와(野澤) 출신인 와타나베는 대학남교에서 의학을 배우고 경찰, 육군 군의 시험에 합격해 세이난 전쟁, 청일전쟁, 러일전쟁에 종군한 후 캘리포니아대학 의학부에 유학했다. 1888년 대학 졸업 후 샌프란시스코에 개업해 해외에서 의사로서 개업한 일본인의 효시라고 불리고 있다. 1890년에 귀국해 아이즈와카마쓰에 가이요 의원을 개업했다. 메이지 시기에는 이러한 서양에서 귀국한 명의가 병원과 의원을 열었다. 와타나베 정도의 명의가 도쿄에서 관직에 들 수 없었던 것은 사바쿠파였던 아이즈 출신이었던 것과 관련이 있었던 것일까? 아이즈와카마쓰에 개업한 와타나베에게 수술을 받고 의학을 전수받을 수 있었던 노구치는 정말로 행운아였다.

15 이 책에서는 '관립(官立)'을 '국립(國立)'으로 보고 있다. 그러나 통계나 역사서에서는 '관립병원'을 '국립'과 '지자체립(自治体立)'의 합으로 보고 있는 경우도 있어(이 책에도 등장한다) '관립'의 정의는 통일되어 있지 않다. 대학의 경우 국립대학이어도 '제국대학(홋카이도, 도호쿠, 도쿄, 나고야, 교토, 오사카, 규슈, 경성, 타이베이)'을 '관립대학'이라고는 부르지 않고 '제국대학'이라고 한다. 즉 '국립'이 '제국대학'과 '관립'으로 나뉜다.

16 나라 고후쿠지에서는 승려 전원이 가스가진자(春日神社)의 신관으로 전직했기 때문에 천년 이상 지속된 역사가 끝나버렸다. 사쓰마 번은 사원을 전부 폐쇄했으며 이세 와타라이 부(伊勢度會府)와 신슈 마쓰모토 번(信州松本藩), 엣주 도야마 번(越中富山藩) 등도 대부분의 사원을 폐쇄했다.

17 당시의 병원 규칙과 입원료 등에 관해서는 아오야기 세이이치(青柳精一)의 『근대 의료의 여명(近代醫療のあけぼの)』(思文閣出版, 2011) 제10절 '병원의 확충과 입원 요금(病院の擴充と入院料金)', 고이케 이이치(小池猪一)의 『의외사(醫(意)外史)』(日本小兒醫事出版社, 1996), pp.194~199에 자

세히 나와 있다.

18 1871년 후쿠시마 현령과 지역 주민이 협력해 사라카와 정(白河町)에 임시병원을 설치했다. '공립 이와세(岩瀨) 병원'의 시작이다. 지방 의료 시설로는 선구적이다. 1872년 스카가와(須賀川)의 구 본진 터로 이전해 '후쿠시마 병원'이 되었다. 잠시 폐업한 후 사립병원을 거쳐 '현립 스카가와 병원'이 되었으며 후쿠시마 현에서 의료의 중심으로 발전했다. 1873년에 의학교를 병설했으며 제1회 졸업생 중에는 고토 신페이(後藤新平)가 있다.

19 1872년 지방에서는 주민에게 서양 의학을 받아들이도록 하는 것이 과제였다. '아키타 현립병원'의 경우, 현(縣)은 1872년 5월에 병원을 건설하고 일반 치료를 시행했으며, 또 의학교도 지어 서양 의학 보급을 꾀하고자 했다. 하지만 주민들은 오랜 습관대로 한방에만 의존했기 때문에 현립병원의 외래 환자가 4개월간 없어, 결국 같은 해 9월에 의원을 폐쇄하기에 이르렀다. 그 이후 유지들에 의해 회사병원(會社病院)의 형식으로 지속되었다.

20 메이지 시기 '공립(共立)'이라는 단어를 지니는 병원명이 많다. 병원이 아닌 학교 이야기지만 시바 료타로의 다음과 같은 견해는 흥미롭다. "[마사오카 시키(正岡子規)는] 간다아와지 정(神田淡路町) 2가에 있는 공립학교(共立學校)에 입학했다. …… 간다에는 공립학교 말고도 '共立'이라는 단어를 사용하는 학교가 몇 군데 있었다. …… 사견이지만 '공립'이란 영국의 사립학교 'public school'의 'public'을 대역한 듯하며, 뜻을 같이하는 사람들이 모여 세웠다는 뜻으로 '동지설립(同志間立)'이라고 불러도 되는 것 같다(司馬遼太郎, 『ワイド版街道をゆく三十六本所深川散步·神田界隈』(朝日新聞社, 2005), p.228).

21 사쿠라 준텐도 출신인 사토 다카나카는 '동교' 등의 관직을 그만두고 하야해 서민을 대상으로 진료하는 사립병원 설립을 계획했다. 서민에게 있어 관공립 병원의 병원비는 경제적으로 너무 비싸 문턱이 높았다. 1872년 2월 당국에서 회사병원의 건립 허가를 받고 초기에는 시타야네리베이 정의 자택을 임시 진료소로 사용했으며, 10월부터는 오덴마 정(大傳馬町)에 조슈야(上州屋) 여관을 병실로 빌려 개원했다. 1873년에 자택 앞에 병상 50개가 있는 2층짜리 병원 건물을 신축했다. 이 병원이 본격적인 사립병원의 시작이다.

병원이 성업해 설비 용량이 따라가지 못하자 유시마 5가에 약 100개 병상이 있는 2층짜리 병원을 세우고 1875년 4월에 이전했다. 이전 시 환자는 66명이었다. 3천 평 부지의 부지 구입 대금을 포함해 건설 자금 2만 엔은 구 가가 번 마에다 가(前田家)에서 빌렸다. '준텐도 의원'은 베를린대학에서 귀국한 최초의 유학생인 사토 스스무가 진료해 유명해졌다. 난학으로 유명했던 사쿠라 준텐도가 그 원류이지만 사토 스스무가 귀국한 후 '준텐도 의원'은 독일 의학으로 전환되었다. 지금도 병원 이름은 '준텐도 의원'이지만 본격적인 대학병원이다.

22 아이치 현은 오와리 미카와(尾張三河)에게 1만 엔, 신곤 3파(眞言三派)에게 5만 엔을 요구해 기부받아 병원 건설 자금을 확보했다. 사바쿠파와 마찬가지로 폐불훼석 때문에 사원의 입지는 약했다. 나고야 니시혼간지 별원 경내에 병원이 개설되고 '의학 강습소'가 병설되었다. 현재 "의학 강습소 터"라는 입간판이 서 있다. 초빙된 교사는 독일계 미국인 의사 융한스(L. H. Junghans)였다. 교과서는 영어로 된 원서를 사용했으며 강의는 영어로 진행되었다. 의학교는 문부성의 '외국인 교사가 가르치는 의학 교칙'에는 해당하지 않아 '임시병원'이었다. 개원·개교 당시 운영이 순조로웠다고 말하기는 어렵다. 병원명은 1873년 '가병원(仮病院)'(나고야는 의병원(義病院)이라고 지칭 — 지은이)에서 1875년 '아이치 현 병원', 1876년 '공립병원'으로 변경되었다. 의학교는 1873년 '의

학 강습소'에서 1875년 '공립 의학 강습소'를 거쳐 1878년 '공립 의학교'로 명칭을 변경했다. 1876년에 교사는 융한스에서 오스트리아인 알브레히트 폰 로레츠(Albrecht von Roretz)로 교체되었다. '도쿄 의학교' 이외의 부·현립 의학교로는 이례적으로 드문 독일어 의학 교육이었다. 병원 부속이었던 위치에서 병원 병설로 격상되어 4년제 의학교가 되었다. 그 이후 '아이치 의전(醫專)', '아이치 의대'를 거쳐 '나고야대학 의학부'가 되었다(이 장의 미주 51 참조).

23 1873년 '사립 니가타 병원'이 개설되어 진료와 교육이 시작되었다. 1876년에 '현립 니가타 의학교'가 되었다. 1888년 3월 이후 지방세에서 부·현립 의학교로 지원이 금지되어, 1888년 폐교했다. 니가타대학의 원류가 되는 학교였다. 1910년 지역 운동으로 '관립 니가타 전문학교'가 문을 열었다.

24 1874년 미쓰이 쿠미(三井組)의 발기, 주민 유지의 기부와 현령의 의향으로 지바 정에 '공립병원'이 설립되었다. 1876년 아즈마 정(吾妻町)으로 신축 이전해 '지바 공립병원'으로 개명, 의학교를 부설했다. '의학교 통칙(醫學校通則)'이 제정되어 지바 공립병원은 1882년 폐쇄되고 새롭게 '지바 의학교'와 부속병원이 되었다. 이후 '제1 고등중학교 의학부(1887년)', '지바 의학전문학교(1901년)', '지바 의과대학(1923년)'을 거쳐 '지바대학 의학부'가 되었다.

25 '야마가타 사이세이칸(山形濟生館)'은 1874년에 합병 전의 구 야마가타 현의 공립병원으로 건설되었다. 도쿄의 '동교'와 요코하마의 영국 해군병원을 시찰하고 병원의 이미지를 이해했다. 1874년 의학 기숙사(醫學寮)가 병설되었다. 1876년 신축 공사가 준공되었으며 이때 야마가타, 오키타마(置賜), 쓰루오카(鶴岡) 세 현이 합병되어 (새로운) 야마가타 현(山形縣)이 발족했다. 1878년 (신) '야마가타 현립 공립병원'이 신축 이전해 '야마가타 사이세이칸'으로 개명했다. 의학교를 병설하고 4층 높이의 서양식 건축물로 현청, 사범학교(師範學校)와 함께 야마가타 시 3대 건축물로 유명했다. 당시 병원을 시찰한 여행자 이사벨라 버드(Isabella Bird)는 『Unbeaten Tracks in Japan』(1881)(『完譯日本奧地紀行4』(平凡社, 東洋文庫), p.833)에 다음과 같이 기술했다. "둥근 지붕의 첨탑이 있는 커다란 2층짜리 병원은 완성 직전으로 150명의 환자를 수용하고 의학교가 될 예정이다. 설비는 아주 잘 정비되어 있으며 환기 또한 잘 된다. 그러나 시찰한 이 병원을 높이 평가할 수는 없다." 1887년 지방세를 공립 의학교에 투입하는 것을 금지한 '칙령 제48호'의 영향으로 1888년 사립병원이 되었으며 의학교는 폐쇄되었다. 1904년에 '야마가타 시립병원'이 되었다. 메이지 시기 초기에 '야마가타 사이세이칸'과 같은 신축 병원은 그 예가 드물다. 참고로 '야마가타 사이세이칸' 건물은 지금 가조 공원(霞城公園)에 이전 복원되어 야마가타 시의 향토관으로 사용되고 있다. 1938년에 도쿄제대 건축학과를 졸업하고 결핵 때문에 24세의 나이로 요절한 유명한 시인 다치하라 미치조(立原道造)는 1938년 야마가타를 방문했다. 안내했던 친구 다케나카 도시로(竹中俊郎)의 기록에는 "야마가타 시에서 그가 마음에 들어한 것은 '하치야(蜂屋)의 시계탑', '시립병원 사이세이칸'으로, 둘 다 메이지 취향의 치졸함이 좋다고 말했다"라고 적혀 있다.

26 환한의(皇漢醫)였던 아사다 소하쿠(淺田宗伯)가 개설한 병원으로 최초의 한방 전문병원이다.

27 '도쿄 부 병원'은 1872년 '동교' 교장이던 사토 다카나카가 "관립인 '동교병원'은 도쿄 부 일반 사람들을 위한 의료 시설로서의 역할을 못하고 있다"라고 궁내성에 건의한 것을 계기로, 1874년 1만 엔의 하사금을 기초로 미나토 구(港區) 아타고 정(愛宕町) 현재의 '도쿄 지케이카이 의과대학' 캠퍼스 자리에 설립되었다. 도쿄 부 병원은 서민이나 가난한 사람을 치료했다. 병원은 제1~4 병동(제1·2는 2층 건물), 콜레라 병동, 병원 외래 진료소, 유노미조(湯呑所)로 이루어졌다. 하지만 세이난 전쟁 이후 인플레이션과 콜레라 환자의 입원으로 차츰 경영이 어려워졌다. 도쿄 부 병원은

1880년부터 일반 환자의 진료를 중단하고 빈민 시료 전문병원으로 전환되었다. 그러나 도쿄 부의 재정 악화로 1881년 7월 폐원했다. 이 건물은 1883년 다카키 가네히로의 '유지 공립 도쿄병원'이 이용했다.

28 '준텐도' 원장 사토 다카나카의 양자 사토 스스무는 1869년 프로이센(독일)으로 유학을 간 의사였다. 사토 다카나카가 사비로 보낸 유학이었다. 스스무는 아이즈 보신 전쟁 파견 전에 독일에 유학하기로 결심하고 보신 전쟁에서 돌아오자마자 미국을 경유해 프로이센으로 건너갔다. 프로이센에서는 베를린대학 의학부에서 외과 치료학을 배웠다. 1870년에 프로이센에서는 프로이센·프랑스 전쟁이 시작되었다. 일본 정부가 독일 의학을 채택한 것은 스스무가 떠난 후인 1869년의 일이다. 1870년에 정부 유학제도가 만들어져 스스무의 유학은 공금으로 바뀌었다. 1875년에 귀국해 '준텐도'에 들어가 의료에 종사했다.

29 1874년에 우라와에 창립한 '사이타마 현 사범학교' 내에서 1876년부터 의학 교육을 시작해, 1878년 9월 '사이타마 현립 의학교'가 되었다. 진료소, 해부실, 약제실이 마련되었다. 1879년 6월 제1회 사이타마 현 의회에서 '사이타마 현립 의학교'의 예산이 부결되어 같은 해 8월에 폐교했다. 부속병원은 현립병원이 되었지만 1890년에 폐원되었다. 사이타마로서는 아쉬운 일이었다. 졸업생은 총 3기, 58명이었다. 현재 사이타마 현에는 '방위 의과대학교(防衛醫科大學校)', '사립 사이타마 의과대학'은 있으나 국립대학인 사이타마대학에는 의학부는 없다.

30 오사카 시 히가시 구 이마바시 4가(東區今橋四丁目)에 있었던 '가이슌 병원' 건물은 1887년에 오가타 고안의 자손이 매수해 사립 종합병원 '오가타 병원'이 되었다. 여기에서는 메이지 시기 민간병원의 발전 사례로 '오가타 병원'의 그 이후를 살펴보려고 한다. '육군 군사병원'의 원장을 그만둔 오가타 고레요시가 원장으로, 의제(義弟)인 오가타 셋사이와 동생이자 대학 교원이었던 오카타 고레타카(緒方惟孝), 그리고 슈지로가 경영을 담당했다. 고레요시에게는 처음으로 행하는 민간의료였다. '오가타 병원'은 성황을 이루어 1893년에 니시 구 이타치보리 미나미도리 4가(西區立賣堀南通四丁目)에 분원을 개설했다. 1897년에 분원을 정비·확장해 본원으로 하고 이마바시(今橋)의 시설은 폐지해 '미쓰비시 은행(三菱銀行)'에 양도했다. 1902년 주변 토지를 구입해 부지를 1200평으로 하고 1903년에 병원을 신축했다. 병원 건물에는 고레요시의 손자인 오가타 게이지로가 독일 유학에서 들여온 지식이 도입되어 방화, 급수, 난방, 소독 설비, 증기, 보일러, 발전, 승강기 장비를 갖추고 간호, 오락, 연구 기관도 최선의 방법을 채용한 최신 병원이었다. 또한 1902년에는 이마바시 3가에 '오가타 산부인과 병원'을 세우고 산부인과 전문병원으로 독립시켰다. '오가타 병원'은 1929년 재정 문제로 자산을 정리하고 폐원했다(緒方惟之, 『醫の系譜』(燃焼社, 2007) 참조).

31 메이지유신 때 정치 강령은 존황양이였다. 페리가 개항을 요구한 이후 서양 각국의 개국 요구에 따랐던 막부에 맞서 정치의 중심축을 조정에 두고 '양이(攘夷)'를 하지 않는 막부를 타도하는 것이 메이지유신의 목적이었다. 하지만 정권을 잡은 신정부는 문명개화, 식산흥업이라고 하는 서구화를 추진해 1869년에는 판적봉환을, 1871년에는 폐번치현으로 사쓰마 번도 없애버렸다. 구 사쓰마 번의 사실상 최고 권력자였던 시마즈 히사미쓰(島津久光)에게 현실은 유신의 이상과 동떨어진 것이었다. 육군대장 사이고 다카모리는 1873년의 '정한논쟁(征韓論爭)'에서 패배하고 정부에 불만을 가진 채 가고시마로 돌아가버렸다. 중앙 집권화를 진행한 정부에 대한 불평불만으로 가득차 있던 구 군인은 폐도령(廢刀令)을 계기로 구마모토 '게이신도(신푸렌)의 난', '아키쓰키의 난' 등의

반란을 일으킨다. 1877년 2월, 사이고가 구마모토 성의 주둔지(鎭臺)를 포위함으로써 세이난 전쟁이 시작되었다. '진다이(鎭臺)'란 메이지 시기 초기 육군 부대 최대 단위로 1873년에는 '6진다이제(도쿄, 센다이, 나고야, 오사카, 히로시마, 구마모토)'였다. 전국의 주요한 성은 육군성이 보유하고 있었다. 게다가 1877년에 구마모토 성을 중심으로 사쓰마군과 관군 간의 전쟁이 일어났으며 사쓰마는 패배했다. 서남전쟁은 1877년 9월 24일에 끝났다.

32 가고시마 시 요시노 정(吉野町)에는 세이난 전쟁 당시 '임시병원'으로 사용되었던 서양식 건물이 현존하고 있다. 이 건물은 1867년에 일본 최초의 방적소(紡績所)의 조업 지도를 하는 영국인 기사들이 사용할 수 있도록 사쓰마 번이 건설한 것이다. 목조 2층 건물로 베란다가 둘러져 있다. 1년 후 기사들이 귀국한 후에는 대포 제조소를 거쳐 임시병원이 되었다. 제2차 세계대전이 끝난 후에는 진주군(進駐軍)의 숙소로 사용되었다. 현재는 국가지정 중요 문화재 구 '가고시마 방적소 기사관'[통칭 이진칸(異人館)]으로 보존되고 있다.

33 厚生省醫務局, 『醫制八十年史』(印刷局朝陽會, 1955), p.247.

34 이 일본어 과정은 본과생에 의한 멸시와 학별 항쟁을 초래해 학교의 조화를 저해했기 때문에 1885년에 모집이 중지되었다. 제2차 세계대전 중 다수 개설된 의과전문학교(의전)와 함께 교육 수준이 다른 두 종류의 의사를 만들어버린 일본 의학 교육의 실패 사례라 할 수 있다.

35 연도별 공립 의학교 설립(문부성에 등록된 데이터를 기초로). 1876년 도치기, 우라와, 후쿠이, 가나자와. 1877년 히로사키(弘前), 마에바시(前橋), 도야마, 이세(伊勢), 히로시마, 사가, 나가사키. 1878년 야마가타, 아이치, 기후(岐阜), 구마모토. 1879년 이와테, 니가타, 미토, 교토, 고베, 고치, 후쿠오카. 1880년 센다이, 스카가와, 시나노, 오사카, 오카야마, 도쿠시마, 야마구치, 오이타, 미야자키.

36 사토 다카나카가 의관 중 최고인 '대학동교'의 대박사(大博士) 자리에 있을 때 관립 부속병원을 '의원(醫院)'이라 칭하자고 한 것이 인정되어, 이후 1948년에 '의료법'이 만들어질 때까지 지속되었다. 사토 다카나카가 시작한 '준텐도'의 병원은 지금도 '준텐도 의원'이라고 자칭하고 있다.

37 1877년 전후에 각 현이 경쟁하듯 의학교를 설립하는 양상을 키라시로(吉良枝郞)는 "1877년 전후에도 마치 쇼와 40년대(1970~1975) 후반의 '1현 1의학대학' 구상과 같은 것이 있었다"라고 해석했다(吉良枝郞, 『明治期におけるドイツ醫學の受容と普及-東京大學醫學部外史』(築地書館, 2010), p.107).

38 앞의 책에 따르면, 졸업생 총수 대비 각 부·현 의과대학교 겸 병원으로 부임한 인원은 1881년 97명 중 53명, 1882년 124명 중 68명, 1883년 150명 중 80여 명이다.

39 앞의 책의 136쪽과 川上武, 『現代日本醫療史』(勁草書房, 1965), pp.166~167 참조.

40 2011년 10월 1일 병원 시설은 8605개로, 그중 의료법인이 설립한 시설은 5712개(66.3%), 개인이 설립한 시설은 373개(4.3%)다(부록 〈별표 1〉 참조). 참고로 병원의 정의에 있어 병상 수 등은 시기에 따라 약간 다르다. 병원의 정의는 1942년 '국민의료법(國民醫療法)'상으로는 병상 10개 이상, 1948년 '의료법'으로는 20인 이상 수용하는 것으로 되어 있다.

41 얼마쯤 시대가 흘러, 노구치 히데요는 1892년 명의인 와타나베 가나에가 운영하는 '아이즈 가이요 의원'에서 왼손을 수술했다. 치료비로는 학우 1명당 10전을, 교사들에게는 총 10엔을 받았다. '가이요 의원' 건물은 아직 남아 있지만, 상가(町家)로 훌륭한 저택은 아니다. 이 '가이요 의원'의 하루 입원료는 1엔 20전이었다(수술료, 약값 별도). 아이즈와카마쓰에는 오래된 여관이 있는데, 와카마쓰의 일류 여관이 하루에 25전을 받았던 시대로 입원비는 비쌌다고 할 수 있다.

42 ‘고쿠세이도’는 전 궁내성 시의로 일본에서 독일 의학을 채용하도록 한 것으로 유명한 이와사 준이 내과를, 독일 유학을 마친 아들 이와사 도야타(岩佐登弥太)가 외과를 담당한 니혼바시에 있던 사립병원이다. 1883년에는 고지마치에 분원을 개설했다.

43 川上武, 『現代日本醫療史』(勁草書房, 1965), p.179.

44 정부가 서양 의학쪽으로만 쏠리는 것을 저지하고자 한방 전문병원을 설립해 임상 실적을 내고자 했다.

45 1873년 ‘게이오기주쿠’에 설치한 ‘게이오 의학소’ 소장 마쓰야마 도안이 미국인 의사 시먼스와 함께 유라쿠 정(有樂町)에 세웠다.

46 1877년 ‘도쿄 의학교’와 ‘도쿄 가이세이 의학교’가 합병해 ‘도쿄대학’이 창립됐다. 법학, 이학, 문학, 의학의 4개 학부가 있는 종합대학이었다. 의학교는 ‘도쿄대학 의학부’로 개명되었다. 1878년 간다이즈미 정의 ‘대병원’ 터에 ‘도쿄대학 의학부 부속병원’이 개원했다. 1882년에는 ‘부속 제2병원’으로 개명했다. 이 ‘도쿄대학’은 지금까지 그대로 이어져온 것이 아니고 1886년 ‘제국대학령(帝國大學令)’으로 ‘도쿄대학’은 ‘제국대학’으로, ‘도쿄대학 의학부’는 ‘제국대학 의과대학’으로 개명되었다. 그 이후로도 ‘교토제국대학’의 탄생으로 1897년에 ‘도쿄제국대학’으로 바뀌었고, 제2차 세계대전이 끝난 1947년에 새로운 ‘도쿄대학’이 되었다. 2004년에 국립대학법인 ‘도쿄대학’으로 조직 개편이 이루어졌다.

47 ‘나고야 진다이 병원(名古屋鎭臺病院)’은 1878년 나고야 시의 나고야 성 산노마루(三の丸)에 건설되었다(〈그림 28〉 참조). 1888년에 ‘나고야 에이주 병원’으로 개칭했다. 1945년 9월에 GHQ가 접수해 같은 해 12월에 ‘국립 나고야병원’이 되었다. 6동의 병원이 중정을 둘러싸는 형태로 배치된 파빌리온 형식으로, 당시 전형적인 서양식 대형 병원 형식이었다. 목조건물이었으며 당시에는 건축자재로 소나무나 전나무를 사용하면 목재에서 발생하는 과산화수소가 살균 효과를 발휘하는 것으로 알려져 있었다. 박물관 메이지무라에 있는 병사(病舍)는 1955년 5월까지 ‘나고야 병원’ 본원으로 사용되었고, 이후 1962년까지 병원 분원의 간호부 숙소로 사용되었다. 1964년 6개 병동 중 한 동과 관리동의 일부가 해체되어 메이지무라로 이전했다. 병동 내부는 7개의 방으로 나뉘어 작은 1인실이 4개, 대병실 1개, 중병실 1개, 외과 병실 1개로 이루어졌다. 메이지무라에 있는 관리동 내부는 이화학 연구실, 약제실, 내과 의국, 홀로 이루어져 있다. 관리동은 회반죽을 바른 벽이고 위아래로 열리는 창문으로 메이지무라에서는 옆에 위치한 ‘보병 제6연대 병사(步兵第六聯隊兵舍)’와 닮아 있다. 병동 건물은 목조 단층 구조의 기와집으로 주위로 베란다 겸 복도를 둘러쳐 병실에서 베란다로 바로 나갈 수 있게 되어 개방적인 구조였다. 설계는 단순하고 실용적이었고, 장식은 적었다. 실내 천장에는 각종 환기구가 있었고, 지붕에는 작은 환기용 지붕(越屋根)이 있어 환기와 풍량을 기술적으로 고안한 병원 건물이었다.

48 당초 이름은 ‘사이안도 의원(濟安堂醫院)’이었다. 1891년 4월 도쿄 부의 지시로 ‘사립병원 및 산원 설립 규칙(私立病院竝ニ産院設立規則)’이 시행되어 “환자 또는 산모가 10명 이상 입원할 수 있는 시설”이 ‘병원’ 또는 ‘산원(産院)’, 이에 해당하지 못하는 곳이 ‘진료소’가 되었다. 사이안도 의원은 1891년 여름에 ‘이노우에 병원’으로 개칭되었다가 1892년에 다시 ‘이노우에 안과병원’으로 개칭되어 오늘날에 이르고 있다.

참고로 이 이노우에 병원은 나쓰메 소세키(夏目漱石)의 첫사랑의 추억이 있는 장소다. 1891년 7월 19일, 당시 25살의 동대생(東大生)이던 소세키는 친구인 마사오카 시키에게 쓴 편지에서 “어

제 안과 의사에게 갔는데, 언젠가 자네한테 이야기한 귀여운 아가씨를 보았어. 이초가에시 머리를 틀고 머리꾸미개를 하고 있었고, 뜻하지 않은 갑작스러운 만남에 깜짝 놀라 나도 모르게 얼굴이 단풍처럼 붉어졌다네"라고 쓰여 있다. 교코(鏡子) 아내도 『소세키의 추억(漱石の思ひ出)』에서 "날씬하고 갸름한 얼굴의 미녀, 그런 풍의 여자를 좋아한다며 언제나 입버릇처럼 말했지요. 보기에도 살갑고 마음씨도 고와 진심으로 친절해, 본 적도 없는 할머니가 들어오면 손을 잡아 진료실로 안내하거나 하여 옆에서 보고 있노라면 정말로 기분이 좋았다고 말할 정도였지요"라고 기록하고 있다. '이초가에시(銀杏返し)'란 일본의 전통적인 머리 모양 중 하나다. 소세키의 마돈나도 이노우에 병원의 환자였나 보다. 누구였는지는 확실하게 모른다. 소세키가 죽기 몇 년 전 도쿄구단(東京九段)의 '노가쿠도(能樂堂)'에서 재회했다고 한다. 이노우에 안과병원은 간토대지진으로 재해를 입어 소세키나 마돈나의 진료 기록은 남아 있지 않다(소세키는 1916년에 위궤양이 주 사인이 되어 49세에 타계했다. 사후 아내의 뜻으로 동대에 뇌와 위가 기부되었다. 해부 결과 뇌의 무게는 일반적이었으나 뇌이랑이 대단히 잘 발달되어 있는 것으로 판명되었다).

49 '교운도'의 설립자 사사키 도요는 '준텐도'의 사토 다이젠의 문하생이었으며 다이젠의 양자인 사토 다카나카와 함께 나가사키에서 폼페에게 배웠다. '교운도'는 치료로 유명한 병원이기도 했지만 의학 연구에 있어서도 큰 공헌을 남겨 쇼와 시기에 들어서는 '사사키 연구소'를 개설해 지금까지 지속되고 있다. 간다 스루가다이의 '교운도 병원' 현관 옆에는 사사키 도요가 지은 병원명 '교운도 의원'의 유래가 적혀 있다. "중국 신선전(神仙傳)의 구절에 따르면, 훈봉[薰奉, 자는 군이(君異)]이라는 명의가 사람을 위해 병을 치료함에도 돈을 받지 아니하고 병이 나은 사람이나 경중의 경우에는 살구나무 하나를 심게 하고, 중증인 경우에는 다섯 그루를 심게 했다. 그렇게 수년이 지나자 10만여 그루가 되어 장대한 숲을 이루었다. 살구꽃은 구름처럼 피었고, 살구는 잘 익었다. 훈봉은 배중(杯中)에 창고를 만들고 말하기를 살구가 필요한 사람은 스스로 취해, 한 그릇의 곡물을 가지고 와 한 그릇의 살구를 받으라. 그렇게 얻은 곡물로 빈궁한 사람을 구했다." 이 고사로 의사와 의가(醫家)를 '행림(杏林)'이라고 부르게 되었다고 한다. 스루가다이 일대는 이에야스(家康) 사후 에도에서 슨푸로 부임했던 무사가 다시 에도에 돌아왔을 때 이들에게 양도된 토지였다. 1872년 새로운 마을이 생겼다. 근처 일대가 홍매화나무로 둘러싸여 히가시고바이 정(東紅梅町), 니시고바이 정(西紅梅町)이라고 불렸다. 살구가 아닌 홍매화 마을이 후에 병원이 밀집하고, 문교가 모인 마을이 되었다는 점은 흥미롭다. 참고로 '교운도 병원' 부지는 에도 시대 초기의 별난 호걸인 오쿠보 히코자에몬 다다타카(大久保彦左衛門忠敎)의 집터였다. 현재 병원 부지 중 메이지대학 쪽에는 집터였음을 알리는 커다란 비석이 놓여 있다.

50 도쿄 부는 1874년에 설립한 '도쿄 부립병원'에서 1877년부터 시료 사업을 시행했다. 그러나 재정 악화로 1881년에 폐원했다. 다카키 가네히로 등은 시료 의료를 시행하는 것에 대해 독일 의학파가 반대하는데도 각국 공사의 후원과 약 4천 명의 민간 협력을 얻어 1883년에 '유지 공립 도쿄병원'을 개원했다. 당초 건물·설비는 1881년 7월 폐지된, 앞서 기술한 '도쿄 부립병원'의 시설을 5년 계약 조건으로 차용할 예정이었다. 그러나 콜레라가 유행해 취소되고 세이이카이 강습소 교실이 있는 시바공원 내 덴고인에 개원했다(병상 20개). 1883년에 겨우 구 '도쿄 부립병원'으로 이전했다. 1885년에 '유지 공립 도쿄병원' 내에 일본 최초의 간호부 양성소를 설립하고, 미국 장로교회 선교 간호부였던 미국인 리드(Miss M. E. Reade) 여사가 간호법을 가르쳤다. 3년 후에는 제1회 졸업생 다섯 명을 배출했다. 1887년 노후화된 병원을 신축해 '유지 공립 도쿄병원'은 황후의 뜻에

따라 '도쿄 지에이카이 의원'으로 개편되었다. 1891년에는 '세이이학교'가 '도쿄 지에이카이 의원 의학교'로 개칭해 시바, 아타고 정(愛宕町)에 신축되었다.

51 '아이치 병원'은 현재 '나고야대학 의학부 부속병원'의 전신이다. 1871년 이토 게이스케 등이 전 나고야 번(名古屋藩) 효조쇼(評定所) 터에 임시병원을 설치했으나 현정 개혁(縣政改革)으로 1872년에 폐쇄되었다. 뜻있는 관계자들의 사비로 1873년까지 '기병원(義病院)'으로 존속했다. 이 임시병원 부속 임시 의학교의 설립이(1871년) '나고야대학' 의학부의 시초다. 임시 의학교는 1872년의 '학제'로 일시적으로 폐교되었다. 1873년 니시혼간지 별원에 현이 병원을 개설했고, 병원 부속으로 '의학 강습장(醫學講習場)'을 설립했다. 독일계 미국인 융한스(L. H. Junghans)가 진료와 교육을 담당했다. 융한스는 출생·경력 등이 알려져 있지 않고, 사진 같은 것도 남아 있지 않아 현재 비밀에 싸인 의사다. 강의는 영어로 진행되었다.

1877년 병원은 호리카와스지 덴노자키(堀川筋天王崎)[현재 나카 구 사카에 1가(中區榮一丁目)]으로 이전해 서양식 건축 병원으로 신축되었다. 당시의 평면도를 보면 캠퍼스 내에 의학교와 병원이 인접해 배치되어 있다(〈그림 27〉 참조). 병원 앞에는 진료실과 수술실이 있는 동이 있고, 그 뒤에 3개 동으로 이루어진 병동으로 이어져 있다. 제1동은 좌우로 각각 7개 병실이 있었고, 제2·3 병동은 각각 좌우로 5개의 병실로 이루어졌다(총 34실). 병동 입구에는 욕실이 배치되어 있는 것이 특이하다. 1878년에 '공립병원', '공립 의학교'로 개칭되었다. 더불어 1881년부터 1901년까지는 '아이치 병원', '아이치 의학교'로 재개명되었다. 1914년에 나고야 시 쇼와 구 쓰루마이(昭和區鶴舞)로 이전해 현재의 '나고야대학' 의학부, 부속병원에 이르렀다(이 장의 미주 22도 참조).

52 '사립 스마우라 요병원'을 만든 사람은 동대 의학부 (본과) 졸업자이자 '효고 현립 히메지 병원(兵庫縣立姬路病院)'의 원장을 맡았던 쓰루사키 헤이자부로(鶴崎平三郞)였다. 거상의 지원을 받아 병상 44개를 갖춰 5만 제곱미터의 부지에 병원을 개원했다. 유럽 중세 시대 양식인 중정은 운동, 요양에 사용되었다. 스마우라 요병원은 결핵 전문 요양소로는 세계 열 손가락에 꼽혔다고 한다. 평판이 좋았으며, 병원은 이치노타니(一ノ谷) 중턱, 정면에 아와지 섬(淡路島)이 보이는 경치 좋은 곳에 자리 잡고 있었다. 이곳에서 마쓰오 바쇼(松尾芭蕉)는 "달팽이야 더듬이 흔들어라, 스마아카시(蝸牛角振り分けよ須磨明石)"라고 노래하고 있다[스마(須磨)를 언급하고 있다]. 병원 주변에는 여관, 셋집, 하숙이 들어섰다. 병원 근처 스마우라 해안의 황실 소유지[현재 고베 시립 스마우라 공원(神戶市立須磨浦公園)]를 빌려 '스마 보양원(須磨保養院)'이 만들어졌다. 현재 '미도리의 탑'이 있는 근처다. 메이지 시기의 가인(歌人), 마사오카 시키는 1895년 청일전쟁 종군기자로 근무하고 돌아오는 길에 사토쿠니마루(佐渡國丸)에서 각혈해 급히 고베 하나쿠마(花隈) '현립 고베 병원'의 2층 2등급실(시키에 따르면, 다다미 네 장 정도의 넓이, 백색의 벽, 두 간 높이의 천장을 갖춘 병실이었다)에 입원했다. 그 후 시키는 '스마 보양원'으로 이동해 고향 마쓰야마에 돌아갈 때까지 약 1개월간 고베병원과 근처의 새너토리엄 '스마우라 요병원(현재 스마우라 병원)'에 통원했다. 1888년에는 철도 스마역이 문을 열었다. 시키는 스마우라 요병원을 "여름 산의 병원이 높다. 소나무 속(夏山の病院高し松の中)"이라고 노래했다.

7장 일본 의료 시스템의 구축

1 1858년, 시모다부교(下田奉行, 에도 막부의 직명 — 옮긴이) 이노우에 기요나오(井上清直), 메쓰케(目付, 직위 중 하나 — 옮긴이) 이와세 다다나리(岩瀨忠震)가 고시바 앞바다(小柴沖)에 있던 포

와탄호(USS Powhatan)에서 할리스와 '미일 수호통상조약'에 조인했다. 일본 측에 "관세 자주권이 없는 편파적인 협정 관세제", "미국 측만 가지는 영사재판권", "미국 측으로부터 부여되어야 하는 최혜국 대우 없음"이라는 세 가지 불평등한 내용을 포함하는 조약이었다. 일본은 헌법과 여러 가지 법률을 제정해 재판제도를 정비하고 나서야 1900년 영사재판을 철폐할 수 있었다. 하지만 불평등성이 완전 철폐된 시기는 조약 체결로부터 50년 후인 1911년이었다.

2 나카에 조민은 프랑스학의 대가로 자유 민권운동의 리더다. 단 다쿠마(團琢磨)는 미쓰이 재벌의 최고 책임자이다. 당시 6살이었던 쓰다 우메코는 '쓰다주쿠대학(津田塾大學)'의 창시자였다. 쓰다를 포함해 여자 유학생이 다섯 명 있었다. 다섯 명 모두 메이지유신의 패자 측인 옛 막부의 신하 또는 막부 측 무사의 자녀였다. 그 외 마키노 노부아키(牧野伸顯, 훗날 문부대신), 히라타 도스케(平田東助, 훗날 내무대신)도 동행했다.

3 구메 구니타케(久米邦武)가 편집하고 대정관(메이지 시기 전기의 최고 관청) 기록계가 간행한 『특명 전권대사 미구 회람 실기』(博聞社, 1878)는 정부의 공식 기록으로 간행된 것이 아니고, 구메가 편집한 일기 형식으로 간행되었다. 현재는 이와나미 문고의 青141(1)~(4) 또는 게이오기주쿠대학출판회(전5권)에서 입수할 수 있다. 사절단의 전체 일정 견문지이자 견학 장소의 상세한 기록이다. 게다가 통찰과 비판도 적혀 있다. 구메는 이후 제국대학의 역사 교수로 취임했다. '이와쿠라 사절단'의 임무 중 하나는 '어떤 나라를 배울까'를 정하는 일이었다. 결과적으로 메이지 정부는 독일(프로이센)을 모델로 정했으나 사절단의 현지 조사 시점에서는 아직 모색 중인 상황이었다.

4 이 병원은 '왕립병원(Royal Hospital)'으로 추측된다. 이시다 스미오(石田純郎)의 『유럽 의과학사 산보(ヨーロッパ醫科學史散步)』(考古堂書店, 1996) 7쪽에 따르면 '왕립병원'은 1661년에 찰스 2세에 의해 세워지기 시작해 1692년에 윌리엄 국왕과 메리 여왕에 의해 완성되어 그 후 300년, 군대의 퇴직자를 수용했다고 한다. 20세기 말의 병상 수는 400개였으며, 원내에는 전쟁과 관련된 전시가 많았고, 내부 정원에는 대포가 놓여 있었다고 한다.

5 구메 구니타케가 편집·미즈사와 슈(水澤周)가 옮겼고, 미국·유럽 아시아 회람회가 기획 『현대어역 전권 특명대사 미구 회람 실기4』(게이오기주쿠대학출판회, 2008)의 25쪽, 주 17에 따르면, 영문 옮긴이 코니키는 요한센의 『러시아의 고등교육에 관한 여성의 투쟁』을 참조해 이하의 설명을 하고 있다고 한다(필자 요약). "알렉산더 2세의 교육자유화 정책에 의해 여성은 대학 강의를 들을 수 있게 되었으나 학위는 받을 수 없는 제도가 생겼다. 1859년 상트페테르부르크에서 처음으로 여성의 청강이 허가되어 외과 의학 아카데미의 여러 교수가 여성의 교실 출석을 허가했다. 1863년 자유화의 시행은 일단 끝나 여성은 강의 청강도 금지되었다. 의학 아카데미의 한 여성은 면학을 계속할 수 있도록 허가받아 1868년에 여성으로는 러시아에서 처음으로 의학 학위를 받았다. 1870년에는 공개강좌제도가 확립되어 압도적인 여성의 지지를 받았다. 1873년에는 여성의 산과 과정이 의과대학에서 시작되어 시찰단이 방문했을 때 86명의 여성 학생이 있었다. 스위스의 취리히 주는 구주(유럽)에서 처음으로 교육의 남녀평등을 실시한 곳이다. 1867년에는 러시아인 나데즈다 수슬로바(Nadezda Suslova)가 여기에서 유럽 여성 최초로 의학박사를 취득했다. 외과와 산과에 대한 수슬로바의 논문은 국제적인 평가를 받았다. 수슬로바의 성공은 많은 러시아인 여성에게 용기를 북돋아 그 발자취를 따르게 만든 계기가 되었다. 1872년부터 73년에 걸쳐 90명 이상의 러시아 여성이 취리히에 가서 그 대다수는 의학을 배웠다."

6 일본은 메이지시기 이후 의학·의료를 서양 의학만으로 좁혔다. 하지만 이것이 아시아 나라에게

'정답'이라는 것은 아니다. 현대의 중국에서는 서의(서양 의학)와 중의(중국 의학)가 공존하고 있다. 중의 전문의 의과대학도 있어 전통 의학(한방, 침구, 마사지 등)도 중요하게 여긴다. 나라를 대표하는 베이징의 병원 '중일우호병원(中日友好病院)'에서는 같은 병원 내에 서의와 중의 양쪽이 외래 진료·입원 치료를 하고 있다. 한국에서도 한방을 기반으로 하는 한방 의학의 전통을 중요시하고 있고, 인도에서도 의학 중에서 요가는 중요한 위치를 차지하고 있다. 태국의 경우는 의학부로 유명한 '국립 마히돌대학교(Mahidol University)'에서는 캠퍼스 내 부속 시설에 전통 의학인 태국식 마사지 치료와 임상 연구가 이루어지고 있다. 몽골에서도 전통 의학은 중요하고 의학부에는 서양 의학과 전통 의학 과정이 있다.

7 2011년 10월 1일 기준, 모든 병원의 총 병상 수 8605개 중 99개 이하의 병상을 갖추고 있는 병원은 3182곳(37%), 100~199개 병상을 갖춘 병원은 2769곳(32.2%), 200~299개 병상을 갖춘 병원은 1108곳(12.9%)으로, 300개 미만의 병상을 갖춘 병원은 총 7059곳(82%)이다.

8 후생노동성은 개설자를 다음의 26가지로 구분하고 있다. 국가(후생노동성, 독립행정법인 국립병원기구, 국립대학법인, 독립행정법인 노동자건강복지기구, 기타), 도·도·부·현, 시·정·촌, 일본적십자사, 사이세이카이, 북해도사회사업협회, 후생연, 국민건강보험단체연합회, 전국사회보험협회연합회, 후생연금사업진흥단, 선원보험회, 건강보험조합과 그 연합회, 공제조합과 그 연합회, 국민건강보험조합, 공익법인, 의료법인, 학교법인, 사회복지법인, 의료생협, 회사, 그 외의 법인, 개인(부록 〈별표 1〉 참조).

9 1896년 '도쿄대학 병원'은 교육용 시료환자를 입원시켰다. 대학병원의 교육용 환자는 치료비를 면제받았으나 사망 후에는 시신을 기부해야 했다. 엔도 슈사쿠(遠藤周作)의 소설 『바다와 독약(海と毒薬)』(新潮文庫, 1960)에는 제2차 세계대전 중 '규슈 제대병원'에 입원 중인 교육용 환자의 모습이 묘사되어 있다.

10 현재에도 "영리를 목적으로 하는 병원, 진료소와 조산소를 개설하려는 자에 대해 전항의 규정에도 불구하고 제1항의 허가를 하지 않을 수 있음(의료법 제7조 제5항)"이라는 명확한 금지규정이 아니라 관료의 판단 재량으로 유보된 조문이 근대국가에 남아 있다.

11 厚生省醫務局, 『醫制八十年史』(1955), p.805.

12 1876년 봄, 외국인 교사가 있는 의학교는 10곳에 불과했다. 정부가 고용한 외국인 교사에 의한 의학 교육의 대상은 공식적으로는 '도쿄 의학교'뿐이며 다른 의학교는 자기 방식으로 구미의 의학을 받아들여야 하는 상황이었다.

① 도쿄 의학교: 예과 4년 본과 5년제, 독일의학, 외국인 교사 10명.
② 니가타 병원 의학교: 제도 불명, 네덜란드 의학, 1명.
③ 해군 군의료 학사: 예과 2년 본과 5년제, 영국 의학, 1명.
④ 가나자와 의학교: 예과 1년 본과 5년제, 네덜란드 의학, 1명.
⑤ 아이치 현 병원 의학 강습소: 4년(8학기)제, 미국 의학(?), 1명.
⑥ 교토 부 요병원: 4년(8학기)제, 네덜란드 의학, 1명.
⑦ 오사카 부립병원: 4년(8학기)제, 네덜란드 의학, 1명.
⑧ 사가 현 병원(호생관): 예과 3년 본과 4년제, 미국 의학(?), 1명.
⑨ 나가사키 병원 의학소: 4년(8학기)제, 네덜란드 의학, 1명.
⑩ 가고시마 의학교: 본과 4년 별과 2년제, 영국 의학, 1명.

13 厚生省醫務局, 『醫制八十年史』(1955), pp.820~821.

14 Maru Dobson·小林力 譯, 『Disease人類を襲った三十の病魔』(醫學書院, 2010) 참조.

15 영국 해군 군의 조지 브루스 뉴턴은 요코하마 매독병원의 매독 대책 실적이 좋은 것을 보고, 1870년 나가사키에 매독병원을 개설할 것을 제안했다. 임시병원에서 유녀의 매독 진료를 시작했으나, 유녀의 탄원이 있어 순조롭게 진행되지 못하고 병원은 일단 폐쇄되었다. 같은 해 뉴턴은 실의에 빠진 채 나가사키에서 객사했다. 나가사키의 유녀는 '마루야마 유녀(丸山遊女)'라고 불렸고, 네덜란드인·중국인·일본인을 상대하는 것으로 나뉘어 있었다.

16 1822년 일본에서 처음으로 콜레라가 유행했다. 2차 유행은 1858년에 발생했다. 설사, 구토로 수일 이내에 사망했기 때문에 '3일 고로리(三日コロリ)'라고 불렀다. 콜레라의 음역(音譯)이 아니라 '덜컥(갑자기 맥없이)' 사망하는 까닭에 서민이 이름 붙인 것으로 알려져 있다. 치사율은 60~70%였다. 에도 시대 말기 오가타 고안이 사용한 '고로리(虎狼痢)'를 메이지 시기 이시구로 다다노리(石黑忠悳)가 '호열자(虎烈刺)'라고 표기해 각 공문서에 이 단어를 사용했다. 메이지 시기가 되어서도 1877년부터 1895년까지 수년을 주기로 유행이 반복되었다. 사람들은 석탄산을 분무·조사해 대처했다. 1883년 독일인 코흐가 콜레라균을 발견해 치료·연구가 진행되어 콜레라 유행은 종식되었다.

17 久保井規夫, 『圖說病の文化史』(つげ書房新社, 2006), 第五章를 참조하라.

18 1910~1911년 당시, 공장노동자 93만 명 중 80만 명이 민간 공장에서 근무했으며, 그중 49만 명이 여성이었다. 게다가 여성의 약 60%는 주로 섬유 공장에서 일하는 20살 미만의 여공이었다. 호소이 와키조우(細井和喜藏)의 『여공 애사(女工哀史)』(1925년)에 따르면, 여공의 70%는 기숙사에서 살았고 젊은 10대 여성들은 식사, 수면이 불충분한 상황 속에서 하루 14~16시간의 노동을 강요받았다(新村拓編, 『日本醫療史』(吉川弘文館, 2006), pp.261~262).

19 결핵으로 사망한 문호는 다음과 같은 사람이 있다. 후타바테이 시메이(二葉亭四迷, 향년 45세), 마사오카 시키(正岡子規, 35세), 구니키다 돗포(國木田獨步, 39세), 히구치 이치요(樋口一葉, 24세), 나가쓰카 다카시(長塚節, 36세), 이시카와 다쿠보쿠(石川啄木, 26세), 미야자와 겐지(宮澤賢治, 38세), 다치하라 미치조(立原道造, 25세), 호리 다쓰오(堀辰雄, 48세). 도쿠토미 로카(德富蘆花)의 『불여귀(不如歸)』의 주인공은 결핵으로 죽어갔다. 시키의 절구는 "가래 한 말에 수세미 물도 소용없었다"였다. 혈담이었다.

20 厚生省醫務局, 『醫制八十年史』(1955), p.823.

21 정신병원의 역사에 대해서는 ① 오가다 야스오(岡田靖雄), 『일본 정신과 의료사(日本精神科醫療史)』(醫學書院, 2002), ② 가네가와 히데오·호리 미유키(金川英雄·堀みゆき), 『정신병원의 사회사(精神病院の社會史)』(靑弓社, 2009), ③ 오마타 와이치로(小俣和一郎), 『정신병원의 기원 근대편(精神病院の起源近代篇)』(太田出版, 1998)에 상세히 나와 있다. 이 책에서는 정신병원의 상세한 역사에 대해서는 생략하므로 앞의 책들을 참조하기 바란다. ②에서는 다음과 같은 도쿄 정신병원의 역사가 자세히 소개되어 있다. 메이지·다이쇼 시기 창설(병원)군으로 (1) 가메이도 병원, (2) 가토후텐 병원(加藤瘋癲病院), (3) 사립 덴쿄인(네기시 병원, 현재 네기시 구니타치 병원), (4) 다바타(田端) 뇌병원, (5) 도야마(戶山) 뇌병원, (6) 오지(王子) 병원[코미네(小峰) 병원], (7) 호요인(保養院), (8) 아오야마 병원[제국 뇌병원(帝國腦病院), 사이토 모키치(齋藤茂吉)가 원장, 사이토 시게타(齋藤茂太)·기타 모리오(北杜夫)는 아들. 기타 모리오의 『니레 가문의 사람들(楡家の人々)』의 무대가 되는 곳, 현재 도립 우메가오카(梅ヶ丘) 병원], (9) 우즈키(宇津木) 병원,

(10) 이무라(井村) 병원, (11) 오토와(音羽) 요양소[고가네이(小金井) 양생원], (12) 야마다(山田) 병원[오쿠보(大久保) 뇌병원], (13) 사노(佐野) 신경과, (14) 쓰치다(土田) 병원(현존하는 도쿄에서 가장 오래된 병원), (15) 사립 스가모 병원, (16) 제무스사카(ゼームス坂) 병원[다카무라 고타로(高村光太郎)의 『지에코쇼(智惠子抄)』에서 그린 아내, 다카무라 지에코(高村智惠子)가 임종한 병원으로 유명하다. 지에코가 작업치료로 만든 종이 그림 천 수백 장이 남아 있다], (17) 류(龍)병원(현재 류의원), (18) 가라스야마 병원(1951년 쇼와 의과대학에 기부. 현재 쇼와대학 부속병원 가라스야마 병원), (19) 도쿄 양심원(養心院).

1926년 이후로 창설된 (병원)군으로는 (20) 도쿄 세이요인[靜養院, 이노카시라(井の頭) 병원], (21) 도쿄 무사시노(武藏野)병원[다자이 오사무(太宰治)의 『인간실격(人間失格)』의 무대], (22) 고바야시(小林) 병원[고마기노(駒木野) 병원], (23) 이시가미 자료원[石神慈療院, 지운도(慈雲堂) 병원], (24) 다카오 보양원(高尾保養院, 도쿄 다카오 병원), (25) 다마(多摩) 병원, (26) 도쿄 후지미다이(富士見臺) 병원, (27) 우다(宇田)병원[현재 사이토(齊藤) 병원. 사이토 모키치(齋藤茂吉)의 장남, 시게타가(기타 모리오의 형)가 1981년 원장을 맡았다. 1982년 사이토 병원으로 개칭되었다], (28) 사쿠라가오카 보양원(櫻ヶ丘保養院, 현재 사쿠라가오카 기념병원)이 있다.

22 광질(정신병) 치료소(狂疾治療所)는 그 후 덴쿄인, 고마쓰가와 정신병원(小松川精神病院), 가메이도 병원, 가메이도 뇌병원, 가메이도 병원으로 개칭되었다.

23 교토 요병원(京都療病院)은 1872년 9월 임시로 '기야마치(木屋町) 요병원'이라는 이름으로 개설되었는데, 독일인 의사 융커(Junker von Langegg)가 이곳에서 진료·교육을 담당했다. 같은 해 10월 아와타구치(粟田口)에 있는 천태종 청련원(天台宗靑蓮院)의 부지 내로 병원을 이전했다. 교토의 사원(寺院), 의사, 약국으로부터 기부금 5만 엔이 모였다. 기부한 사원의 요청으로 '요병원'으로 개칭되어 이 명칭을 1921년까지 사용했다. 요병원은 1881년 4년제 의학교를 설립하고, 가와라마치(河原町) 히로코지(廣小路), 가지이 정(梶井町)으로 두 차례 이전해 '고슈 의학교(甲種醫學校, 1882년)', '교토 부립 의학교(1894년)', '교토 의학전문학교(1903년)'를 거쳐 오늘의 '교토 부립 의과대학'이 되었다. 요병원은 1921년 의학교가 대학으로 승격될 때 대학 부속병원이 되었다(〈그림 35〉 참조).

24 난젠지에 인접한 정토종(일본 불교의 한 파 — 옮긴이) 불당 에이칸도(永觀堂)의 일부도 병실로 사용되었다. 대표적인 선원(禪院, 선종의 사원 — 옮긴이)식 가레산스이(枯山水の方丈, 물을 사용하지 않고 지형만으로 산수를 표현한 방식 — 옮긴이)식으로 조성된 호조 정원과 가노 유키노부(狩野之信)·에이토쿠(永德)가 그린 후스마에(襖繪, 맹장지에 그린 그림 — 옮긴이)가 있는 호조(淸涼殿, 세이료덴, 사찰 건물의 하나 — 옮긴이)도 병실로 사용되었다. 역사상 가장 호화스러운 병실이라고 할 수 있을지도 모른다(齋藤茂太, 『精神科醫三代』(中央公論社, 1961), pp.29~30). 여담이지만 차이코프스키 국제 콩쿠르가 열리는 회장으로 유명한 '모스크바 음악원' 그레이트홀도 1915~1917년 제1차 세계대전 중에는 병원으로 사용되었다. 이 홀은 1901년 창설되어 〈백조의 호수〉를 시작으로 많은 명곡이 초연·재연된 역사적인 공간이다.

25 1897년 화재로 인해 폐원되었다. 당시 병원 조명으로는 석유램프가 사용되고 있어 병원은 화재의 위험이 있었다.

26 명칭이 변경된 것은 "세상 사람들이 그 명칭을 꺼리기 때문"이었다. 사립 '오사카 덴쿄인'도 비슷한 시기 사립 '오사카 정신병원'으로 개칭되어 "'정신병원'이라는 명칭이 이즈음부터 사용되었다고 생

각한다"라고 사이토 시게타는 쓰고 있다(齋藤茂太, 『精神科醫三代』(中央公論社, 1961), p.74).

27 '도쿄 부립 스가모 병원'은 1919년 녹지가 풍부한 도쿄 부 마쓰자와무라(松澤村) 부지 3만 평인 곳으로 신축 이전해 '마쓰자와 병원'이 되었다.

28 메이지 시기는 개인의 입신출세를 권하는 시대로, 개성적인 인물이 많이 등장했다. 노구치의 전기에서 노구치 히데요라는 남자는 기회 획득에 대해 너무나도 뻔뻔하고 오만한 태도를 보였다. 하지만 노구치는 학비·학력·연줄이 없었으며, 옛 사바쿠 번(佐幕藩)인 아이즈 지역 농가 출신이었다. 노구치가 찾아낸 인생의 활로는 사립 의학교의 사환으로 지내며 사이세이학사를 다녀 의술 개업 시험에 합격해 의료 기술자로서 살아가는 것이었다. 노구치는 의사 시험에 합격해 믿음직스럽지 못한 연줄만을 믿고 미국으로 건너갔다. 일본 국민은 풍족하지 못한 처지인 노구치가 각고면려해 의학자가 되어 미국에서도 유명해진 것을 진심으로 존경했다. 현재에도 1000엔 권 지폐에 초상화를 실어 그 공적을 알리며 표창하고 있다. 지폐 도안에 실린 의사는 노구치뿐이다.

8장 민간병원이 주체인 일본의 일반 의료 제공 체제

1 今村榮一, 『病院管理の理論と實際』(醫學書院, 1968), p.560; 菅谷章, 『日本の病院』(中央公論新社, 1981), p.123.

2 1872년 아오모리 현 오 정(大町), 아오모리 현 쓰가루, 1873년 아키타 현, 니가타 현 나가오카의 병원 등 회사가 설립한 병원이 존재했다.

3 병원장 마사키 후조큐[正木不如丘, 본명은 슌지(俊二)]는 경영이 부진한 병원을 유지하기 위해 취미로 쓰고 있던 소설 원고료를 병원의 경영 자금으로 투입하고 있었다. 1928년 주식회사를 해산하고 개인 경영 '후지미고원 요양소(富士見高原療養所)'로 바꾸었다. 1931년 4월 작가 호리 다쓰오(27세)가 입원했다가 6월에 퇴원했다. 1935년 호리는 혼약자인 야노 아야코(矢野綾子)와 함께 이곳에 다시 입원했다. 박복한 여성 야노에 대한 레퀴엠이 소설 『바람이 분다』로 쓰였다.

4 二木立, 『介護保險と醫療保險改革』(勁草書房, 2000), pp.28~29.

5 의료법인이 경영 노력해 흑자 결산을 하면 지방세 등을 납부한다. 그 세금이 같은 진료권 내에 있고 비슷한 규모와 기능을 가지고 있는 경쟁자라고 할 수 있는 시립병원의 적자 보상과 보조금으로 사용되는 것에 대해 의료법인 측이 불만을 표명하는 경우도 있었다.

6 4장에서 소개했으나 오가타 고안이 제자에게 가르친 의사의 마음가짐은 다음과 같다. "의사로서 그저 다른 사람을 위해 생활하며 자신을 위해 생활하지 않는 것이 '의(醫)'의 본질이다. 안일한 것을 생각하지 않고, 명성과 이익에 연연하지 않고, 자기 자신을 버리고 타인을 구하는 것을 원해야 한다. 병자를 대할 때는 빈부귀천을 보지 않고 오직 환자만을 봐야 한다"(『부씨의계지략』).

7 적십자는 앙리 뒤낭에 의해 1864년 제네바에서 탄생했다. 같은 해 스위스 정부 주최하에 16개국의 대표가 모인 회의 자리에서 전쟁터에서 구호에 종사하는 사람은 하얀 완장을 차도록 하자는 의견이 나왔다. 다른 사람으로부터 그 하얀 완장에 빨간 십자가(Red cross)를 넣자는 제안이 나와 '적십자(Geneva cross)' 마크가 창출되어 표장으로 정해졌다. 앙리 뒤낭의 모국 스위스 국기의 적백색을 반대로 한 디자인이라고도 할 수 있다. 사노 쓰네타미가 파리 만국박람회에 출장한 것은 4년 후인 1868년으로, 사노는 적십자 마크를 보았을 가능성이 있다. 적십자 디자인은 이슬람 국가를 침략한 그리스도 교도들의 '십자군(the Crusades)'을 연상시킨다는 이유로 이슬람권 국가에서는 적십자 대신 '적신월사(赤新月社)'라는 명칭과 '적신월(Red Crescent)' 마크의 사용을 인정했다.

십자군 원정의 부상병을 치료하기 위해 병사 중에서 군사 간호 제도가 편성되었고, 그 휘장이 '적십자'였다. 이스라엘도 십자군을 연상시키는 적십자 마크의 종교성을 꺼려 '다윗의 적순사(赤楯社, Magen David Adom)'와 '다윗의 별'을 사용했다. 이스라엘은 1999년 '다윗의 별' 표상 사용을 허가의 조건으로 국제적십자, 적신월사에 가맹을 신청했으나 팔레스타인의 가맹 문제와 함께 보류되었다. 2006년 국제적십자·적신월사는 새로운 표상 '레드 크리스털(Red Crystal)'의 채용을 결의하고 이스라엘, 팔레스타인 양국의 가맹을 승인했다. 레드 크리스털은 2007년부터 '적십자(1864년부터)', '적신월(1876년부터)'과 같은 표장이 되었다. 중국에서는 '홍십자회(紅十字會)', 북한에서는 '적십자회(赤十字會)'라고 칭한다.

8 하쿠아이샤 병원이 개설된 당시의 규칙은 다음과 같다. ① 군대의 부상자를 구호해야 하는 간호자를 양성해 ② 전시에는 본원을 부상자의 예비 병원으로 제공하고, ③ 평시에는 민간의 병자를 치료해 간호인으로 하여금 실지의 연수를 하게 한다. 단 자산이 있는 사람은 다음의 비용을 부담하게 하고 가난한 사람은 이에 따라 구조한다(이하 생략).

9 카를스루에(Karlsruhe, 독일 남부 지방)에서의 제4회 만국적십자총회에서 이시구로 다다노리의 통역으로 동행한 것이 유학 중이었던 부하, 모리 오가이(본명 모리 린타로)였다.

10 리스터 소독법에 대해서는 이 책 4장의 미주 22를 참조하라.

11 박물관 메이지무라에는 적십자사 중앙병원 병동(1890년 건설) 외에도 나고야 에이주 병원(1878년 건설), 나가노 현 기소(木曾) 군에 있는 일본식·서양식을 절충한 시미즈 의원(1897년 건설), 기타사토 연구소(北里研究所) 본관·의학관(1915년 건설)이 야외에 보존되어 있다.

12 '가야식(蛾屋式)'이란 나비나 나방의 연구자(蛾屋)가 표본 상자에 곤충의 날개를 펴 표본을 나열한 것을 이미지화한 모리 오가이의 조어다. 1871년 영국 '성 토머스 병원'은 12세기 이후 서더크(Southwark) 대성당 근처(현재 런던브리지역 구내)에서 국회의사당의 템스 강을 끼고 건너편으로 이전했다. 이 새 병원에는 긴 파빌리온(transept, 익랑)이 여러 개 있었다. 이를 본 나이팅게일은 그가 환자의 건강에 가장 적합하다고 생각한 파빌리온식 설계인 점도 있고 해서 새 '성 토머스 병원' 내에 나이팅게일 설립 학교를 세우기로 결단했다(L·セ-マ著·湯槇ます譯, 『フロレンス·ナイチンゲール』(メディカルフレンド社, 1965), pp.160~165).

13 설치 조건은 다음과 같다. ① 평시에는 준비 구호원을 양성해 전시에 부상병 구호에 겸용할 것, ② 병상 수는 50개 이상으로 5분의 1 이상을 구조 환자에게 사용할 것.

14 육군병원 시대에는 병원명의 개칭도 있었다, 오사카 육군병원 적십자병원(1937~1945), 도야마 육군병원 적십자병원(1937~1939), 히로시마 육군병원 적십자병원(1939~1943)이 그 예다.

15 당시 외국인의 적십자 훈장에 대한 인식을 소개한다. GHQ의 의료 복지 시스템 책임자였던 샘스 준장의 자전 『GHQ 샘스 준장의 개혁(GHQサムス准將の改革)』(竹前榮治編譯, 桐書房, 2007)에 따르면 다음과 같다. 샘스는 의학생이자 군의로 인종·종교·피부색·적·아군 구별 없이 누구에게나 평등하게 의료를 제공하는 유럽·미국의 규범에 따라 교육받았으며, 의료 프로그램 중에도 그러한 치료 방침이 담겨 있었다. 제네바협정에서는 아군의 부상병을 이동할 때 생명의 위험이 있을 경우 그 부상병에게 의약품과 의료 관계자를 붙여, 적의 수중에 맡겨도 그 부상병의 안전은 보장된다고 규정하고 있다. 이 신사협약을 구미인도 몇 번이나 어긴 적이 있다. 샘스는 필리핀의 일본 병원에서 포로가 되는 것을 떳떳이 여기지 않아 자결한 많은 환자와, '바탄 죽음의 행진'(태평양전쟁 초기 일본군이 7만 명의 미군과 필리핀군 전쟁 포로를 학대한 행위로, 1942년 4월 9일 필

리핀 바탄 반도(Bataan) 남쪽 끝 마리벨레스(Mariveles)에서 산페르난도(San Fernando)까지 88km, 다시 카파스(Capas)부터 오드넬 수용소(Camp O'Donnell)까지 13km를 강제로 행진시켰다. 포로 7만 명이 행진 과정 중 구타·굶주림 등으로 고생했고, 낙오자는 총검에 찔려 죽기도 했다. 결국 7000~1만 명의 전쟁 포로들이 행진 도중 사망했다 — 옮긴이)에서 낙오한 미국 부상병 포로를 총검으로 사살한 일본인의 행동·도덕 규범을 전쟁의 잔인성이라고 평하고 있다. 애당초 일본군, 일본인이 제네바협정에서 신사협정의 의미를 이해하고 있었는지 의심스럽다. 이는 일본적십자사의 책임이기도 하다. 태평양 제도의 전투에서 일본 병사가 미군 간호병과 탱커(이동식 침대, 들것 — 옮긴이)의 적십자 훈장을 공격 표적으로 삼았기 때문에 그들은 적십자 훈장을 떼고 무장하고 전장에 들어갔다고 샘스는 쓰고 있다(앞의 책, 29~30쪽).

16 종군 일적 간호사의 기록에 다음과 같은 문장이 있다. "일적구호원의 목표로 '구호원 10훈'이라는 것이 있었습니다. …… 또한 박애자선(博愛慈善), 보국휼병(報國恤兵)이 강조되었습니다. 보국휼병이란 '장병(將兵)을 위로하며 나라에 보답하라'는 뜻으로, 이것이 일적이 타국 적십자와는 다른 점이라고, 긍지를 갖고 철저히 교육되었습니다"(守屋ミサ, 『従軍看護婦の見た病院船·ヒロシマ』(農山漁村文化協會, 1998), pp.31~32).

17 미국 9·11 동시다발 테러 이후 일본은 2001년 10월 '테러대책특별저지법'을 만들었다. 같은 해 12월 자위대는 인도양·아라비아해에서 미해군 보급함에 연료를 보급해 처음으로 작전행동 중 외국 군대를 지원했다. 발족 47년째의 일이다. 앞으로 외국 등에서 유사시 일본, 일본적십자사 등이 어떤 국면에 조우해 어떤 판단과 행동을 할 것인지 현재는 불명하다. 또한 자위대 장비의 구급차, 위생 요원의 완장에 적십자 마크를 사용하는 것에 관해서는 '적십자 표장과 위생 요원 등의 신분증명서에 관한 훈령'(방위청훈령 제77호, 2005년 11월 15일)에 상세한 내용이 정해졌다.

18 '온시(恩賜)'는 '천황·주군으로부터 물건과 돈을 받잡다'라는 의미로, '온시의 담배', '온시의 군도', '온시의 은시계', '우에노 온시공원', '도쿄 도립 온시 우에노 동물원', '온시 이노카시라 공원', '온시 린테이엔[林庭園, 야마나시 현 후지요시다 시(富士吉田)]' 등의 예가 있다. 사이세이카이(濟生會)를 설립할 때 재단법인의 기부 행위 등의 안건이 천황에게 상주(보고)되었다. 천황은 온시재단 사이세이카이(恩賜財團濟生會)라는 명칭에 대해 "이 사업은 짐 혼자 하는 것이 아니며, 짐이 국민과 함께하는 행사다. 따라서 '온시재단'의 네 문자는 고치도록" 지시했다. 다시 상주해 재가를 청한 결과, '온시재단'이라는 네 글자를 작은 글씨로 하고 '사이세이카이'라는 세 글자를 크게 해 '온시재단 사이세이카이'로 해야 한다는 명령이 내려졌다. 오늘날에도 정식 명칭은 '온시재단 사이세이카이'의 2행 문자다. 영어로는 'Social Welfare Organization Saiseikai Imperial gift Foundation INC'다.

19 1878년 일본 해군이 조선 부산에 개설한 병원에 '사이세이(濟生, 제생) 의원'이라는 이름을 사용하고 있어, 이미 '사이세이'라는 단어가 사용되고 있었음을 알 수 있다. 『신판한시림(新版漢詩林)』에 따르면, '제생'은 "생명을 구한다. 또한 생활을 돕는다"라는 의미다(大修館書店, 1994).

20 사이세이카이 시바병원은 대장성(大藏省) 소관의 토지를 차용해 사용했으나, 이 토지는 구 아리마 번의 저택 터였다. 즉 1868년 에도 성 총공격을 위해 관군이 설치한 '임시병원'이 있던 장소다. 보신 전쟁 때는 동북 전선으로부터 이송된 부상병을 수용해 윌리엄 윌리스가 치료를 담당했다.

21 사이세이카이 시바병원의 뒤를 이은 오늘날의 '도쿄 도 사이세이카이 중앙병원'은 일본에서 유일하게 생활 보호·노숙자 전용인 혼합 병동으로 보유 병상 535개 중 70개를 사용하고 있는데, 이를

'N동'이라고 부른다. 요람(搖籃)의 사이세이카이가 이상으로 삼고 있던 의료 제공의 모습이다. 시료 자체가 일반적이지 않게 된 오늘날에는 보기 드문 병동이다. 평균 재원 일수를 시작으로 병원 경영 계수 산출, 진료 보수 점수 가산 계산에서는 이 시료 병상도 포함하고 있기 때문에 경영 효율 측면에서만의 협소한 시각으로 본다면 불리하다.

22 도세이 병원을 시작으로 '조합병원'의 역사에 대해서는 고토 요시오(後藤由夫著)의 『의학과 의료 총괄과 전망(醫學と醫療總括と展望)』(文光堂, 1999)에서 배운 점이 많았다. 또 『의학과 의료 총괄과 전망』에서는 (이 책에서는 많이 다루지 않은) 저소득자를 위한 시료 시설인 '실비 진료소(實費診療所)', '무산 진료소(無産診療所)', '민의연 병원(民醫連病院)'의 역사에 대해서도 상세히 설명되어 있다. 시료에 대해 연구할 경우 참조하길 바란다.

23 게이오기주쿠 의학소는 신기한 학교다. 현재의 게이오기주쿠대학 의학부(1917년 의학과 창설)와는 직접적인 연결 고리는 없다. 1873년 10월에 설립되었고, 7년 후인 1880년에 폐교되었다. 게이오기주쿠의 숙생 마에다 세이시로(前田政四郎)는 의사가 되고 싶어 독일어를 배울 수 있는 곳으로 옮긴다고 후쿠자와 유키치에게 말했다. 후쿠자와는 "의학을 공부하려면 독일어가 아니라 영어로 해라"라고 말하고 게이오기주쿠 출신인 마쓰야마 도안에게 '게이오기주쿠 의학소'를 만들게 했다. 후쿠자와는 1873년, 게이오기주쿠의 1분과로 '의학소'를 개설했다. 학교 건물은 미타(三田) 본숙의 북측에 세워졌다. 후쿠자와는 의사가 아니었지만 어학숙(語學塾) 또는 의학숙에 있었던 오가타 고안의 '데키테키주쿠'의 제9대 대표였던 인물로, 의학의 중요함을 매우 충분히 인식하고 있었다. '의학소'는 '게이오 의숙'과는 별동 조직인 성격이 강했고, 교장 마쓰야마 도안의 자유재량으로 운영되었다. 교육은 영어로 이루어졌고, 수업 기간은 2년, 교과는 7과, 교과서는 영미계 의학서였다. 예를 들면 펜실베이니아대학 하트숀(H. Hartshorne) 교수의 의학 교과서를 사용했다. 영어로 의학 교육을 하는 건 후쿠자와의 주장이기도 했다. 1879년까지 약 300명 학생들이 입학했다. 부속병원으로 최초에는 미타 2가의 '손노지(尊王舍)'가 사용되었고, 그 후 미타도리(三田通)로 옮겨 '손노도(尊王堂) 의원'이 되었다. 1877년 세이난 전쟁 종전 이후 경제 불황으로 '게이오기주쿠' 본체의 경영을 재건할 필요성이 생겨 '게이오기주쿠 의학소'는 경영 재편 대상이 되었다. 1880년 '의학교' 폐교 이후, 병원은 '마쓰야마 병원'으로 존속했다. 또 영어로 의학 교육을 하는 학교인 다카키 가네히로의 세이이카이 강습소가 생긴 것은 1881년이었다. 마쓰야마 도안은 유력한 멤버였으며 후쿠자와의 영어에 의한 의학 교육 방침은 유지되었다. 현존하는 '게이오기주쿠대학 의학부'에는 '게이오기주쿠 의학소'가 폐쇄된 지 37년 후(후쿠자와 유키치 사망 16년 후)인 1917년에 '의학과'가 개설되어 예과 1년생이 입학했다. 대학 이름이지만 '대학령'에 따른 '제국대학'과 동격인 대학이 아닌, '전문학교령'에 따른 격이 낮은 대학교였다. 당시에는 관존민비 사상이 강했고 사학은 곤란한 상황이었다. 학교 건물은 미타에 있고, 미타에서의 초대 의학과장은 기타사토 시바사부로였다. 기타사토는 '전염병 연구소' 등을 설립할 때 많은 은혜를 입은 후쿠자와에 대한 보은의 의미로 의학과 설립에 협력했다. 1920년 '대학령'에 의해 '대학'으로 승격되어 의학부를 개설했다. 교사와 부속병원은 현재의 시나노 정(信濃町)으로 신축 이전했다. 이 부속병원은 11개의 외래 진료과와 7개의 병동이 있는 당시의 최신 설비를 갖춘 병원이었다.

24 후생성의무국의 『국립 요양사(라이편)[國立療養史(らい編)]』(1975)에 따르면, 제2차 세계전쟁 이전의 나병원과 병원 요양시설은 다음과 같다. 1874년(또는 1882년) 기후 현 도키쓰 정(土岐津町)의 '가이텐(回天) 병원', 1875년 도쿄 부의 '기하이 병원', 1882년 도쿄 부 혼고의 '슈사이 병

원'[1902년 기노시타(木下) 전문병원으로 개조], 1889년 시즈오카 현 후지오카 촌(富士岡村) 고야마의 '고야마 후쿠세이 병원'(원장은 프랑스인 신부 테스트위드), 1894년 도쿄 부 메구로 촌의 '이하이인'[미국인 여성 선교사 영맨과 일본 신도 단체 고젠샤(好善社)가 설립], 1895년 구마모토 시의 '가이슌 병원'(원장은 영국인 여성선교사 한나 리델), 1898년 구마모토 시 교외의 '다이로인'(원장은 프랑스인 선교사 장 마리 코르), 1906년 야마나시 현의 니치렌슈 미노부산 구온지(久遠寺) 가까이에 있는 '신쿄(深敬) 병원', 1921년 효고 현 아카시 시(明石市)의 '아카시 소우세이(叢生) 병원', 1921년 군마 현 구사쓰 온천(草津溫泉)의 '스즈란엔(鈴蘭園)'[병원으로 개설된 직후 핫토리 게사(服部ケサ)가 사망. 미카미 치요(三上チヨ)가 원장으로 계승]이 있다. 이상은 久保井規夫, 『圖說病の文化史』(つげ書房新社, 2006), pp.153~154를 참조했다.

25 1903년 오자키 유키오(尾崎行雄) 도쿄 시장이 시립병원 건설을 계획했다. 미쓰이 가(家)는 도쿄시에 10만 엔을 기부했다. 하지만 1904년 러일전쟁 촉발로 시립병원 건설 계획은 실행되지 못했다. 미쓰이 가는 독자적으로 시료병원의 설립을 계획해 기금 100만 엔으로 1906년에 재단을 설립했다. 간다이즈미 정에 '도쿄제국대학 부속 제2병원' 터(현재의 미쓰이 기념병원의 부지)에 2층 건물로 병원을 건설했다. 1909년에는 '미쓰이 자선병원'이 개설되었다. 초년도의 표방한 과는 내과, 외과, 안과, 이비인후과, 피부과로 그 후 산부인과, 소아과, 방사선과, 마사지과, 병리과가 설치되었다. 입원 병상은 125개, 외래는 1일 200명, 역원(役員)은 17명(그중 동대(東大) 교수 다섯 명), 직원은 44명이었다. 민간병원이지만 입원 외래 모두 무료로 시료하는 병원이었다. 경영은 이사회에서 담당했지만 운영은 도쿄제국대학 교수 여섯 명에게 위임되었다. 즉 의료 면은 전적으로 도쿄제대에 위탁된 병원이었다. 빈곤층에 대한 질병 치료에 대해서도 뜻이 높고, 또한 도쿄제대의 의료 수준을 갖춘 병원이었다. '도쿄대병원'과 동등한 의료 수준을 지녔고, 무료 진료여서 인기가 많았다. 일반 시민들이 (빈곤층인 척하기 위해 일부러) 남루한 옷을 걸치고 진료를 받으러 왔다고 한다. 1919년에 미쓰이 가가 175만 엔을 추가로 기부해 300만 엔으로 기금이 확대되었으며 '이즈미바시 자선병원'으로 개칭되었다. 그 후 1943년 '재단법인 미쓰이 후생병원', 1952년 '사회복지법인 미쓰이 후생병원', 1970년 '사회복지법인 미쓰이 기념병원'으로 개칭되었다. 현재에도 세간에서는 '도쿄대병원'과 관계가 깊은 '도라노몬 병원(虎の門病院)'이 도쿄대 제2병원으로, '미쓰이 기념병원'이 도쿄대 제3병원으로 불리고 있다.

9장 다이쇼·쇼와 시기(제2차 세계대전 패전까지)의 병원

1 노재보험이 건강보험에서 분리되어 독자 보험이 되는 것은 1947년 제정된 '노동자재해보상보험법'에 의해서다. 이후 의료 정책과 노동정책이 분리되었다.

2 예를 들어 도쿄 쓰키지의 '성 누가 국제병원' 건물은 첫 번째 지진 때 기울었고 그 후 불길이 옮겨붙어 모두 파괴되었다.

3 1912년 간토대지진 이후 쿨리지(John Calvin Coolidge, Jr.) 대통령의 지시로 미국에서 일본인 구제 의연금(성금)이 모였다. 성금은 미국 적십자사를 통해 보내지도록 되어 있었다. 모금 활동이 시작되었을 때는 이미 시기적으로 일본인은 성금이 필요하지 않았다. 성금 총액은 1960만 달러(당시 환산으로 6860만 엔)이었다. 재해 지원에 너무 늦은 성금은 근대적 병원(도아이 기념병원)과 지진 재해로 사망한 사람을 기리는 지진 재해 기념당 건설에 사용되었다. '도아이 기념병원(The Fraternity Memorial Hospital)'은 성금의 일부 약 700만 엔을(당시 기준) 사용해 가장 재해

가 심해 3만 명이 사망한 도쿄의 료고쿠·구라마에에 있는 육군 피복창 근처 야스다(安田) 저택 터에 세워졌다. 진료는 무료 또는 경비(실비)가 원칙이었다. 명예회장은 주일 미국대사였다.

4 시바 료타로, 『언덕 위의 구름(坂の上の雲 第一巻)』(新潮社, 2004) 202쪽에 따르면, 프로이센의 육군참모 메켈 소좌(Klemens Wilhelm Jacob Meckel)는 "선전포고를 했을 때는 이미 적을 치고 있다는 식으로 하라"라고 일본의 육군 대학교에서 가르쳤다고 한다.

5 "1942년부터 전쟁의 영향으로 보고를 할 수 없는 현이 나와, 병원 수는 매년 감소해 1945년에는 십수 개 현으로부터의 보고에 그쳐 병원 수도 645개까지 떨어졌다. 1946년에는 보고가 부활해 3800여 개의 병원 수가 되었다"라고 당시의 사정을 해설하고 있는 문헌도 있다(西澤孝洋, 『病院物語』(日本病院出版, 2009), p.186). 이 책에서는 후생성 발표 통계에 따라 본문을 진행했다.

6 신무라 다쿠(新村拓)의 『일본 의료사(日本醫療史)』(吉川弘文館, 2006), 278~281쪽에 따르면, 정신병원인 '마쓰자와 병원'에서는 1945년 연간 재적자 1169명 중 사망자 418명으로, 환자 전체의 40.9% 중 영양장애(영양실조)로 인한 사망한 사람이 298명이었다.

7 단, 1948년 이후의 병원 기준은 그 이전의 '10명 이상 입원'에서 '20명 이상의 환자 수용'으로 변경되어(경과조치 기간 5년) 통계 데이터의 시계열 비교에서는 유의가 필요하다.

8 후계가 된 국립병원을 보면 다음과 같이 병상 수는 3분의 1 정도로 축소되었다. 군사병원 시대에는 큰 병실을 소유하고 있는 등 큰 수용 규모로 병원이 운영되고 있었다는 것을 알 수 있다. 국립으로 전환된 이후에는 병상 수와 의료 종사자 수가 지역 환자(수)에 맞게 적정 규모로 정리되고 있었다 [고쿠라 에이주 병원(현재 고쿠라 의료센터 400개 병상), 임시 도쿄 육군 제3병원(현재 사가미하라 병원 458개 병상), 오사카 육군 제1병원(현재 오사카미나미 의료센터 520개 병상), 나고야 에이주 병원(현재 나고야 의료센터 740개 병상), 우쓰노미야 육군병원(현재 도치기 의료센터 443개 병상)].

9 시민이 다니기에는 접근성이 좋지 않은 온천지와 마을에서 떨어진 장소에 구 국립 요양소가 많이 있는 이유다. 또 군사병원도 진다이와 군항에 많이 설치되어 있었다. 패전 후 국립병원으로 이관되었으나 국민 의료의 관점에서 국립병원의 지리상 분포는 잘못된 배치가 되어버렸다.

10 아이치 현 이누야마 시 박물관 메이지무라의 '적십자 중앙병원' 병동에는 다음의 설명문과 함께 트레이에 병원선 아침·점심·저녁 식사 견본이 전시되어 있다. 이 설명에 따르면, 1895년에 이미 일본적십자사의 병원선은 취항하고 있었던 것이 된다. "1895년 4월 21일, 병원선 '히노데마루호(日之出丸)' (중등)아침: 얼린 두부, 얼린 곤약, 표고버섯 조림, 점심: 클램차우더, 에그샌드, 귤 젤리, 저녁: 소고기 감자 혼식 조림(오늘날의 니쿠자가)"(『明治二十八年四月日之出丸衛生報告』, 『患者食調理の栞』 참조). 병원선에서는 선내에 소와 닭을 사육해 자양품으로 제공하고 있었다고 기록되어 있다.

11 2011년 3월 11일, 지진 재해 후 19일에 중국 외상으로부터 병원선 지원 제의가 나왔다. 정부는 27일에 "재해지 주변의 항만, 해안이 쓰나미로 피해를 받아 접안이 어렵다(방위성 간부)"라고 판단해 제안 수용을 단념했다(같은 시기 미국은 항공모함을 파견해 지원했다).

12 1918년 무렵, 구소련에서는 전선 개통 직후의 시베리아철도에 '기차병원'이 달리고 있었다. 철도 주변에는 병원 12곳, 병상이 4500개가 있었으나 그것만으로는 의료 수요에 대응할 수 없었다. 기차병원은 차내에 200개 병상을 갖추고, 정수탱크와 보일러·소독 설비·의류를 싣고 철도 주변 마을을 방문해 치료하며 감염병을 방지했다. 주민은 먼저 목욕을 하고 새 의복을 지원받았던 것 같다. 일본(관동군)은 만주사변 당시 북만주에서 중증 환자, 감염병 환자, 정신병 환자를 이송하는

데 '병원열차'를 사용했다. 병원열차 차내는 병실, 약실, 수술실, 소독실, 멸균실, 주방, 창고로 구분되어 있었고, 열차의 측면 지붕에는 적십자가 표시되어 있었다. 환자의 많고 적음에 따라 특별 편성이 되거나 일반 열차의 꼬리에 연결되기도 했다. 현재에도 남아프리카공화국에는 반 아파르트헤이트 조직에 의해 '펠로페파호(Phelophepa)'라는 병원 열차가 운행되고 있다. 1년 중 9개월은 열차가 병원이 되고 있다. 1600km 연선의 역에서 안과·치과를 중심으로 하는 의료팀이 가난한 사람들에게 의료를 제공하고 있다.

10장 해외의 병원

1 이즈미 다카테르(泉孝英)의 『외지의 의학교(外地の醫學校)』(メディカルレビュー社, 2009)에서는 종전일 기준 외지에 있는 일본 의학교의 소재지와 학교는 타이완 2곳, 조선 8곳, 사할린 1곳, 만주 관둥저우 15곳, 중국 11곳, 남방·남양 서도(필리핀 3곳, 인도네시아 1곳, 싱가포르 2곳, 버마 1곳)로 되어 있다. 본서에서는 타이완, 조선, 사할린, 만주, 관둥저우, 남방·남양 서도의 병원에 대해서는 『외지의 의학교』를 참고해 집필했다. 이 책에서는 외지 의학교의 교원을 강좌별로 이름, 학력, 취임 연월, 이후의 경력 등을 상세하게 소개하고 있다. 외지의 일본계 의학교의 교사는 모두 일본인 이름인 점을 알 수 있다. 구미의 외국인 의사와 현지의 교원을 넣지 않고 일본인 교원만으로 현지의 의학생을 가르치고 있었다. 반대로 일본은 당초에 폼페를 시작으로 서양인 의사에게 서양 의학을 배우고 있었다. 하지만 일본의 병원사를 더듬어가면, 외국인에 의한 병원은 보이지만 외국인이 경영한 내지 의학교는 없었다는 점을 알 수 있다.

2 大里浩秋, 『同仁會と'同仁'』, 『人文學硏究所報』 No.39(人文學硏究所, 2006.3). 丁蕾, 「近代日本の對中醫療文化活動-同仁會硏究(一)」, 『日本歷史學雜誌』, 45卷 4号(1999), pp.543~562.

3 1910년 한국 정부는 각 도에 '자혜병원'을 개설하도록 했다. 평양과 대구의 '도진카이(同仁會)'의 조선 병원은 한국 정부에 이관되었고, 그 후 1910년 한일합병 때 조선총독부에 양도되어 '조선총독부 의원'(구 대한의원)과 함께 조선의 중추적인 병원이 되었다. 또 만주의 병원은 '남만주 철도회사'에 양도되었다. 도진카이의 병원으로는 그 후 중국에 개설한 네 곳의 병원이 있었다.

4 미나미호리 에이지(南堀英二), 『기적의 의사 동양 제일의 개인 총합 병원·상하이 푸밍 병원을 만든 자애의업(奇跡の醫師東洋一の個人總合病院·上海福民病院を造った慈愛の醫業)』(光人社, 2010)은 돈구 유타카(頓宮寬)의 전기다. 돈구 유타카는 1884년에 쇼도시마(小豆島)에서 태어나고 자라 '시치코(七高)'에서 '도쿄제국대학 의학부'로 진학했다. 졸업 후 '미쓰이 자선병원'에서 근무하다 중국으로 건너갔다. 상하이에서 병원장 등을 하며 '사사키(佐々木) 의원'을 계승했고 '푸밍병원'으로 개칭했다. 이후 병원 경영에 노력했다. 패전으로 푸밍병원이 중국에 접수되자 귀국해 쇼도시마의 '우치우미(內海) 병원' 원장에 취임했다. 1974년 타계했다.

5 평론가 구사야나기 다이조(草柳大藏)는 만철을 다음과 같이 표현했다. "바야흐로 만철은 '국가' 그 자체였다. 그것은 만주에 사는 사람들의 삶에 결정적인 영향력을 미칠 뿐만 아니라 국가의 이념이나 의지, 사고, 그 생각을 있는 그대로 반영하고 있었던 것이다. 당시의 일본이 국가로서 내세우는 정합성도 모순도 거의 대부분 닮은꼴에 가까운 형태로 '만철'에 나타나고 있다"(草柳大藏, 『實錄滿鐵調査部(上)』(朝日新聞社, 1979), p.13).

6 제2차 세계대전 종료 이후까지 '내지(內地)', '외지(外地)'라는 단어가 사용되었다. '외지'란 1889년 '대일본제국헌법' 공포 이후에 편입된 영토(타이완, 조선, 사할린, 관둥저우, 남양서도)이며, 샌프

란시스코강화조약으로 포기한 영토를 가리킨다. '내지'와 비교해 '외지'는 보건·공중위생 상태가 나빠 의료 정비가 추진되었다.

7 스코틀랜드의 전도사 겸 의사인 두갈드 크리스티(Dugald Christie)가 1912년에 펑톈에 개설했다. 예과 2년, 본과 5년 과정이었다. 1940년 '재단법인 성경(盛京) 의과대학'으로 개칭되었다. 수업 연수는 4년이 되었다. 1941년에 하와이 섬에서 태평양전쟁이 시작되어 영국인은 철수했고, 1942년 이후에는 일본인이 경영했다. 제2차 세계대전 이후 '국립 랴오닝(遼寧) 의과대학'으로 개칭되었다. 1948년 '국립 선양의학원'에 합병되었다. 또 '성경'은 청나라가 베이징으로 천도하기 이전의 수도였다. 1657년 이후는 '펑톈(봉천)'이라고 불렸으나 1929년에 '선양'으로 개칭했고, 1932년부터 1945년의 만주국 시기에는 '펑톈(봉천)'으로 이름이 돌아가 1945년부터 다시 '선양'이 되었다.

8 식민지의 의학교, 병원의 건축에 관해서는 ① 西澤泰彦, 『植民地建築紀機構滿州·朝鮮·臺灣を步く』(吉川弘文館, 2011), pp.126~134, ② 西澤泰彦, 『日本植民地建築論』(名古屋大學出版會, 2008), ③ 西澤泰彦, 『東アジアの日本人建築家世紀末から日中戰爭』(柏書房, 2011), ④ 西澤泰彦, 『圖說滿鐵 '滿州'の巨人』(河出書房新社, 2000)을 참고해 만주와 병원 건축양식에 대해 많이 배웠다. 수시로 인용을 했다. 감사의 말을 전한다.

9 오노기는 만철을 그만두고 독립해 '안산의원'의 설계는 '오노기·요코이 공동 건축사무소(小野木·橫井 共同建築事務所)'가 수주했다.

10 西澤泰彦, 『東アジアの日本人建築家 世紀末から日中戰爭』(柏書房, 2011), p.81.

11 1937년 모체가 된 '길림 국립병원 부속 의학교'가 신징(만주국의 수도 — 옮긴이)로 이전해 다음 해 '신징의과대학'이 문을 열었다. 신징에는 만주국을 대표하는 '신징 시립의원'이 있었다(〈그림 49〉 참조). 만주국 건국 과정에서 수도를 창춘(長春)으로 정했을 때 도시명을 '창춘'에서 '신징'으로 변경했다. 1932년부터 1945년까지 수도인 신징은 '특별시'였다. 제2차 세계대전 이후 창춘이란 이름이 돌아와 현재는 중화인민공화국 길림성 창춘 시다.

12 1926년 개설된 '사립 빈장(濱江) 의학교'를 모체로 1928년에 '사립 하얼빈 의학전문학교', 1938년에 '사립 하얼빈의과대학'으로 개칭되었다. 1940년에 만주국에 이관되어 '국립 하얼빈의과대학'이 되었다. 1913년에 개설된 '하얼빈 시립 제1의원'을 근대화해 1936년에 부속병원이 되었다. 하얼빈 시립 제1의원은 '신징 시립의원'(그림 49)과 나란히 하는 만주국의 양대 병원으로 병원 의국원은 대학 교관을 겸했다. 제2차 세계대전 이후에는 '중국의과대학'이 되었고 1953년 선양의 '중국의과대학'(구 만주의과대학)에 흡수되었다(이후 다시 하얼빈의과대학으로 독립했다 — 옮긴이).

13 1940년 문을 연 일본인 학생용 의학교였다. 시험은 일본에서 시행했다. 1943년에 부속병원을 병설했다. 1945년 소련 침공으로 피난했고 8월에 학교 문을 닫기에 이르렀다. 졸업생은 3기였다.

14 펑후제도(澎湖諸島)는 타이완 서방 50km에 위치하는 타이완해협상의 섬들이다. 타이완 지방행정 구분의 5주 3청의 하나로 펑후청이 설치되었다. 병원은 '타이완 총독부 펑후병원'이었다. 청일간 강화조약 조인에서 타이완, 펑후제도에 더해 배상금 2만 냥과 요동반도도 얻었다. 하지만 곧 러시아, 독일, 프랑스 3국의 압력을 받아 실력이 없는 일본은 요동반도를 청국에 돌려주었다. 그 후 러시아가 요동반도를 차지한다. 이는 러일전쟁의 도화선이 되었다.

15 고토 신페이는 1857년에 미즈사와 번(水澤藩, 현재의 이와테 현 미즈사와 시)에서 태어났다. 친척으로 다카노 조에이(高野長英)가 있어 의학에 뜻을 두게 되었다. 번 학교를 거쳐 1874년 '스카가와 의학교'에서 배워 1876년 '아이치 현 병원' 3등의(3等醫), 1880년에는 오스트리아인 로렌츠

(Alvert von Rorentz, 老烈)가 교사를 하고 있는 '아이치 의학교'의 교장이 되었다. 그의 나이 23살이었다. 나고야대학 의학부 사료실에는 고토가 집도의, 로렌츠가 마취의를 하고 있는 수술 그림이 보관되어 있다. 독일 유학을 경험해 위생국장으로 취임했지만 좌절했다. 육군대장 고다마 겐타로(兒玉源太郞, 타이완 총독부 초대장관)가 고토를 등용해 타이완 총독부 위생고문, 민정국장, 민정장관을 맡겼다. 후에 고토는 초대 만철총재, 가쓰라 내각의 체신상, 데라우치 내각의 내상, 외상, 도쿄 시장, 제2차 야마모토 내각의 내상 등을 역임했다. 사견이지만 고토 신페이는 일본 역사 중 가장 출세한 의사였다. 의사 출신인 고토는 타이완, 만주시대 모두 위생·의료에는 관심을 가졌을 것이다. 군인뿐만 아니라 의사 출신인 고토가 있었던 것은 타이완과 만주에 큰 영향을 주었을 것이라고 사료된다.

16 필자가 30년 전에 타이완을 여행했을 때 타이완에는 목조 가옥은 없다고 들었다(가옥은 돌, 벽돌, 콘크리트 구조). 목조 가옥은 아마 남국 흰개미에 의한 피해를 크게 입을 것이라고 생각된다. '타이베이 의원'은 1897년부터 공사를 시작해 목조 단층집 9동의 병동이 완성되었다. 하지만 흰개미 피해 때문에 1906년부터는 벽돌 구조로 개축이 개시되어 1916년 벽돌 2층으로 본관과 병동 3동을 완성되었다(병동은 최종 6동으로 확대) 그 후에 건설된 지룽(基隆), 타이중(臺中), 신주(新竹) 등 타이완 총독부의 병원은 목조로 실패한 초대 타이완 병원의 전철을 밟지 않도록 철근콘크리트로 된 2층 건물이었다.

17 제2차 세계대전 이전 외지의 제국대학은 타이베이제국대학, 경성의 경성제국대학 두 곳이었다(만주건국대학은 만주 국립이다). 각각 1928년, 1926년에 개교했다. 제2차 세계대전 이후 타이베이대학은 기원을 '타이베이제국대학'으로 두고 학교 역사를 채용했다. 타이베이대학에서는 제국대학 시기의 건물이 현재의 학교 건물로 깨끗하고 소중하게 사용되고 있다고 한다. 한편 실질적으로 경성제국대학의 시설과 인재를 계승한 서울대학교는 경성제대가 폐교되어 신설한 대학교로 하여 일본과의 관계를 인정하지 않는 학교 역사로 되어 있다. 당시 중국의 시골이었던 타이베이와 타이완은 그 후 50년 동안 일본 영토의 일부였다. 일본 본토의 식민지정책을 위한 개간·개척·개발은 지역의 경제 발전과 사회근대화에 기여하기도 했다. 한편 경성은 인구도 많고 일본보다도 긴 역사와 전통을 자랑하는 조선의 정치·문화·문명의 중심지였다. 두 도시에서는 같은 일본의 침략·가해에 대해 받아들이는 바가 다르다.

18 시바 료타로는 다음과 같이 해석하고 있다. "만주에 버티고 앉은 러시아는 북부 조선에까지 손을 뻗고 있다. 당연히 일본의 국가적 이해와 충돌한다", "일본은 조선 반도를 방위상의 완충지로 생각할 뿐만 아니라 이씨 왕조의 조선을 가능하면 시장으로 삼고 싶어 한다고 생각했다", "요컨대 러일전쟁의 원인은 만주와 조선이다. 만주를 얻은 러시아가 머잖아 조선을 가질 것이다. 이는 매우 명백하다. 러일전쟁에서 만약 일본이 패배했다면 조선은 러시아의 소유가 되어 있을 것에는 의심할 여지가 없다"(司馬遼太郞, 『坂の上の雲三』(文芸春秋, 1969), pp.191~193).

19 러일 강화교섭에 대해서는 吉村昭, 『ポ-ツマスの旗』(新潮社, 1979)라는 책이 있다.

20 제생의원, 광혜원(제중원)의 역사에 관해서는 부산의료원의 홈페이지(http://www.busanmc.or.kr/busanmc/index.php?pCode=history01)와 다음 사이트(http://nekonote.jp/korea/old/fukei/ma-ka/kyoritu-byoin.htlm)도 참고했다.

21 '공립병원 규칙'(1888년 12월 개정)에 따르면 직원 수와 급여(월급)는 아래와 같다. 원장 한 명(70~150엔), 의원 두 명(20~50엔), 약제원 한 명(15~40엔), 약제 보조원 한 명(7~20엔), 서무계 두

명(7~20엔), 사환 한 명(4~8엔). 병원장은 제국대학을 졸업한 의학사 또는 군의, 개업의로 의학사에 준하는 경험자. 의원은 현립 의학교 또는 이에 준하는 사립학교의 졸업 증서를 가지는 자와 개업의 면허 소지자. 약제원은 부·현립 의학교 또는 이에 준하는 사학교(私學校)로부터 조제원 증서를 수여받은 자. 서무계는 필산과 부기학을 배운 자. 이 시대에 간호사는 아직 기재되어 있지 않다. 1903년에는 부원장 직위가 추가되었다.

22 개교는 1922년이지만 기원은 1904년의 병원 내 강습으로 거슬러 올라간다. 조선인 의사를 양성하는 학교였다. 1909년 사립 '세브란스 의학교', 1912년 사립 '세브란스 연합 의학교', 1917년 사립 '세브란스 연합 의학전문학교', 1943년 '아사히(旭) 의학전문학교'로 승격하는 등 개칭을 계속했다. 1957년에는 '연희대학교'와 통합해 '연세대학교'가 발족했다. 오늘의 '연세대학교 의과대학'이 되었다. 복수의 관련 병원을 총칭해 '연세대학교 의료원'이라고 불린다.

23 지석영(1855~1935)은 '한국의학 근대화의 아버지'로 불리고 있다. 각고면려한 사람으로 한국에서 존경받고 있는 의학자다. 한학과 의학의 스승인 박영선이 일본 준텐도 의원의 의사에게 종두법을 배우고, 의학서 『종두귀감(種痘龜鑑)』을 가지고 귀국해 제자들에게 전했다. 지석영은 책으로 배웠으나 한계가 있었다. 지석영은 일본 육해군이 부산에 개원한 병원(제생의원)에서 종두 접종을 실시하고 있다는 소식을 듣고, 서울에서 부산까지 20일을 동안 걸어가 일본인 의사에게 필담으로 종두법을 배우고 싶다고 했다. 종두 접종은 매월 15일에 이루어졌으나 일본인이 주체로 조선인은 소수였다. 일본의 군의[원장 마쓰마에 마모루(松前護)·해군소군의 도즈카 세키사이]도 훌륭해 지석영을 돈을 받지 않고 받아들여 2개월에 걸쳐 종두법을 가르쳤다. 두묘와 접두 침, 각종 의학서를 제공받아 서울로 돌아온 지석영은 1879년, 처남에게 종두를 접종해 한국인 최초로 시술에 성공했다. 다음 해 지석영은 일본으로 건너가 종두묘 제조 기술을 습득했다. 조선으로 귀국한 후 종두장을 한양에 열어 의료 활동에 종사했다. 그 후 1899년에 조선 최초로 관립 '대한 의학교'를 개설해 초대 교장이 되었다(石田純郎, 『釜山の濟生醫院』(新見公立短期大學紀要, 第36卷, 2005), pp.35~42 참조).

24 대한제국의 공립 의학교는 '대한의원 부속 의학교'를 거쳐 '조선총독부 의원 부속 의학 강습소'가 되었다(강의는 일본어로 진행). 이 강습소는 1916년에 폐교했고 '조선총독부 경성 의학전문학교(경성의전)'로 재발족했다. 부속병원은 '총독부 의원'이었다. 총독부 의원은 1928년 6월 '경성제국대학 부속의원'으로 이관이 결정되어 경성의전은 서둘러 전용 임상시설로 사용할 '경성의전 부속의원'에 착수해 1928년 12월에 개원했다. 1946년 경성의전은 경성대학(구 경성제대)과 합병해 경성의전 부속의원은 '경성대학 제2부속병원'이 되었다.

25 도진카이에 대해서는 이 장의 미주 3을 참조하라.

26 1896년 경부철도 촉탁의 후지나와 후미노리(藤縄文順)가 대구의 장래를 생각해 '도쿄 도진카이'에 의원 설치를 요청했다. 도쿄 도진카이는 1906년 대구에 의료 시설을 설치할 것을 결정해 1907년에 '대구 도진카이 의원'을 개원했다. 대구 도진카이 의원은 1910년 한국 정부에 유상 양도되어 '대구 자혜의원'이 되었다. 남조선의 최첨단 서양 의학 병원으로 조선인에게 약은 반값, 치료는 무료였다. 1925년 경상북도 '도립 대구의원'으로 개칭되었다(〈그림 53〉 참조). 대구 도진카이 의원 시기에 원내에서 조선인 의사 양성이 시행되어 1923년, 의원 내에 조선 의사 시험을 위한 사립 의학 강습소가 설치되었다. 같은 해 경상북도 '도립 대구 의학 강습소'(2년제)로 승격되었다. 1930년 의학 강습소는 '의학교'로 승격했다. 졸업생은 조선 내에서의 의사 자격이 수여되었다. 1933년 '대구

의학전문학교'가 설립되었다. 현재의 '경북대학교 의과대학'이다.

27 도(道)는 조선의 행정 구분 단위다. 13도제는 1896년 조선(1897년부터 대한제국)에 시행된 지방 광역 행정구획이다. 조선 전 국토를 13개 도(경기도, 충청북도, 충청남도, 전라북도, 전라남도, 경상북도, 경상남도, 황해도, 평안북도, 평안남도, 강원도, 함경북도, 함경남도)로 구성했다. 이 13개 구분의 틀은 일제강점기에도 계승되었다.

28 1945년 8월 15일 일본은 패전했다. 8월 17일 경성제국대학은 경성대학으로 개칭했다. 8월 22일 경성대학 의학부는 경성의전과 합병해 서울대학교 의과대학이 되어 9월 18일에 개교식이 거행되었다. 경성대학 부속의원은 서울대학교 의과대학 제1부속의원으로, 경성의전 부속병원은 서울대학교 의과대학 제2부속병원이 되었다.

29 조선의 한센병 시설에 대해서는 다키오 에이지(瀧尾英二)의 『조선 한센병사 일본 식민지하의 소록도(朝鮮ハンセン病史日本植民地下の小鹿島)』(未來社, 2001), 333쪽에 상세하게 적혀 있다.

30 A: America, B: Britain, C: China, D: Dutch. 일본의 원유 등 자원 수입 루트를 차단하려는 포위망을 말한다.

31 여담이지만 제2차 세계대전 이후 사모아에 개설된 진료소는 독특하다. 1962년 10월 '사단법인 일본선원 에키사이카이회(日本海員掖濟會)'는 미국령 투투일라(Tutuila) 섬 파고파고(Pago Pago) 시에 '사모아 진료소'를 개설했다. 표방 과목은 내과와 외과였다. 미국령 사모아제도를 기지로 원양어업에 출어하는 일본배의 선원을 위한 진료소였다. 장기간에 걸쳐 적도하에서 변칙 노동을 해야 하는 선원들은 외상과 위장 장애에 걸리기 쉬워 언어가 통하는 의료가 필요했다.

32 사할린의 의료에 대해서는 주로 다음의 문헌을 참조했다. チエルニコワ O. Ю.(荒井信雄譯) 「1905から1945年における北サハリンと樺太における醫療の現狀に關する比較分析」, http://src-h.slav.hokudai.ac. jp/coe21/publish/noll/chernikova.pdf.

33 金川英雄·堀みゆき, 『精神病院の社會史』(青弓社, 2009), pp.172~173.

34 현재 '페루-일본계 협회'가 운영하는 사립 '일본페루 종합진료소(Policlínico Peruano Japonés)'가 수도 리마에 있다. 1981년에 개설했고 입원 시설은 없지만 120명의 의사가 매일 1000명 이상의 외래 환자를 진찰하고 있다. 페루-일본계 협회는 2005년에 '일본 페루 이주 100주년 병원(Clínica Centenario Peruano Japonesa)'을 리마에 개설했다. 이 사립 종합병원은 13층 건물로 120상으로 ICU, 구급구명 등의 전문 부문과 CT와 핵의학 검사기 등 최첨단 의료기기를 보유하고 있다. 건설 자금은 현인회(縣人會), 일본계 기업, 독지가, 일본국제협력재단 등의 협력에 의한 것으로 일본 정부도 85만 달러의 조성금을 냈다.

35 하와이의 병원에 대해서는 무로타 야스오(室田保夫)의 「하와이 시절의 고바야시 산자부로: 19세기 말부터 20세기 초의 하와이 호놀룰루를 중심으로(ハワイ時代の小林參三郎 - 19世紀末から20世紀初頭のハワイホノルルを中心に(關西學院大學社會學部紀要一0二, 2007.3), pp.49~69)에 상세히 나와 있다. 이 책에서는 무로타의 논문을 요약했다.

11장 GHQ의 의료 개혁

1 제2차 세계대전 중에 '세이루카 국제병원'은 '대동아 중앙병원(大東亞中央病院)'으로 개칭했다. 489개 병상을 지닌 '세이루카 국제병원'의 건물은 공습을 피할 수 있었다. 하지만 인접한 신토미 정(新富町)의 공습 폭풍으로 교회의 스테인드글라스가 파괴되었다. 1945년 9월 GHQ가 병원을 접

수해 '미군 극동 중앙병원(미국 육군 제42병원)'으로 하고, 세이루카 국제병원의 직원들을 전원 해고했다. 부근에 24개 병상을 지닌 임시병원 '세이루카 쓰키지 분원(聖路加築地分院)'을 개설해 진료를 계속했다. 1952년 점령 종료 후에도 미국군이 계속해서 사용하다가 1956년 5월에 드디어 본관이 반환되어 병원은 당초의 땅으로 돌아왔다. 그 사이 세이루카 국제병원의 역사는 니시자와 다카히로(西澤孝洋)의 『병원 이야기(病院物語)』(日本病院出版會, 2010)에 상세히 설명되어 있다. 또한 점령 후 군 시설의 전용을 상정해 공습 목표에서 제외했다는 건물·지구(지역)는 세이루카 국제병원 이외에도 다음과 같은 것이 있다. '쓰키지(구세군 본영)', '간다진보초(神田神保町, 고서점가의 장서)', '도쿄제대'(록펠러재단이 기부한 도서관), '오차노미즈(お茶の水, 니콜라이 성당)', '마루노우치(丸の内)·유라쿠 정'(점령 후 사용), 고마바의 '구 마에다 후작 저택'(사령관저로 사용) 등.

2 패전 후 세이루카 국제병원을 접수한 GHQ 샘스 준장의 자전 『GHQ 샘스 준장의 개혁(GHQサムス准將の改革)』(桐書房, 2007)에 따르면, 미 육군병원이 필리핀에서 일본으로 이동할 때 항공사진으로 초토로 변한 지역에서 남아 있는 병원을 선택했다. 이들 병원은 부흥해 주민이 돌아올 때까지 도쿄 주민에게는 필요하지 않다(따라서 주민에게 폐를 끼치지 않을 것)고 샘스는 생각했다. 샘스는 세이루카 국제병원, 도아이 기념병원, 쓰키지 해군병원, (외국인 환자용) 성모병원, 제1육군병원 다섯 곳의 병원을 시찰하고 도쿄에서는 앞의 세 병원을 접수했다. 신주쿠 나카오치아이(中落合)의 '성모병원'은 1929년 현재 위치에 스위스인 힌델(Max Hinder)의 설계로 본관이 건축되어 1931년에 개원한 그리스도교 계열의 병원이다. 국적, 신앙, 빈부를 막론하고 의료봉사를 하여 국제병원으로의 기능을 하고 있었다. 점령군에는 적군의 재산을 전리품으로 몰수할 권리가 있어 일본의 재산은 정부의 것이든 민간의 것이든 필요할 때 접수할 수 있었다. 도내에서만 600곳의 건물이 접수되었다. GHQ의 본부는 도쿄제국대학이 후보였다. 하지만 교수회의 필사적인 저항으로 유라쿠 정의 '제1 생명빌딩'이 되었다. 앞의 세 병원의 접수는 점령 종결 후에도 계속 사용되어 결과적으로 10년 이상 지속되었다. 샘스는 다음과 같이 쓰고 있다. "성공회가 미국의 기금을 이용해 세운 근대적이고 훌륭한 세이루카 국제병원에 가보았다. 그곳은 넓은 테라스가 있는 일본에서 가장 모던하게 설계된 병원이었다. 휠체어에 앉아 있거나 누워 있는 환자가 예배드릴 수 있도록 아름다운 예배당의 발코니는 (병원과) 2층과 3층이 연결되어 있었다. 하지만 이 병원도 다른 병원과 마찬가지로 더러워져 있었고 손상되어 있었다. 예정되어 있는 미군 병원의 요구에 응해 수용력을 증대하기 위해 철저한 개장과 내부의 개조가 필요하다"(같은 책 34쪽; 59~60쪽). 샘스에게 있어 세이루카 국제병원과 도아이 기념병원은 미국의 자금으로 일본에 세워져 있는 병원이어서 가장 신뢰할 수 있었을 것이다. 하지만 샘스는 일본인의 관리·사용 실태가 좋지 못하다고 보았고 개축에 착수했다.

3 이 책 8장의 미주 30을 참조하라.

4 정확하게는 1945년 8월 5일에 마닐라에 설치된 '태평양 육군 전진(前進) 총사령부 군정국(軍政局)'이 패전 직후 점령지를 관할 지배해 1945년 10월 2일에는 새롭게 'GHQ·SCAP'가 설치되었다. 이 책에서는 1945년 8월 15일 이후에 모두를 'GHQ'라는 용어로 통일했다.

5 크로퍼드 샘스 저·다케마에 에이지 편역의 『GHQ 샘스 준장의 개혁 전후 일본의 의료 복지 정책의 원점(GHQサムス准將の改革戰後日本の醫療福祉政策の原點)』(桐書房, 2007)에 따르면, 이 책은 새로운 편집판(개정판)으로 샘스 국장의 자전은 『메딕(MEDIC)』[『DDT 혁명: 점령기의 의료복지 정책을 회상한다(DDT革命-占領期の醫療福祉政策を回想する)』(岩波書店, 1986)]의 원전판

(原典版)이 있었다고 한다.

6 여담이지만 필자가 젊었던 시절 뉴욕에 갔을 때, 현지에서 구입한 침대가 배달될 때까지 몇 주간 카펫이 깔려 있는 침실 바닥에서 일본에서 보내온 매트리스와 이불을 깔고 잔 적이 있다. 이를 본 그리스계 미국 집주인은 바닥에서 자고 있다니 너무 비참하고 불쌍하다고 말했다. 샘스와는 42년의 시간 차이가 있지만 침대가 없는 다다미 병실을 본 서양인 샘스도 같은 감상을 가지지 않았을까?

7 라라 물자는 라라(LARA)에서 제공한 일본을 위한 원조 물자다. 미국의 종교단체와 구원단체가 유럽과 마찬가지로 일본에도 구원 물자를 보내고 싶다고 GHQ에 제의했다. GHQ는 워싱턴과 협의해 관계 단체와 협정을 맺어 라라를 설립했다. 반일 감정이 남아 있는 상황에서 이루어진 라라 인가(認可) 과정에서 지일파(知日派) 퀘이커교 그리스도교 신자 로즈 여사(E. B Rhoads)의 협력이 컸다. 활동에 진력을 다한 일본계 미국인 아사노 시치노스케(淺野七之助)는 '라라 물자의 아버지'로 알려져 있다. 미국, 캐나다, 브라질, 페루, 칠레, 멕시코, 아르헨티나로부터 물자가 모아졌다. 구원용 식량(탈지분유를 포함), 의류, 의약품의 접수처는 일원화되어 라라가 담당했다. 물자는 미 정부의 운임 부담으로 일본에 배로 운송되었다. GHQ가 물자를 받아 책임지고 분배했다. 보내는 곳의 성격이나 희망 사항에 관계없이, 또 받는 이의 인종, 계층, 종교, 정치 신조에 관계없이 곤궁한 정도에 따라 구조 물자가 분배되었다. 처음에 도착한 라라 물자는 1946년 11월 30일에 요코하마에 도착한 것이며 신코 부두(新港埠頭)에 기념비가 있다. 구원 물자는 병원, 진료소, 결핵 요양소, 나병원 시설의 환자, 고아원, 학교급식, 식민지로부터 돌아온 자, 피해자에게 배분되었다. 1949년 12월까지 116척, 7174톤의 물자가 도착했다. 무상 배분된 1400만여 명분은 당시 총인구의 약 15%에 해당했다. 1952년 6월에 라라는 종료되었는데, 구조 총액은 400억 엔, 1만 6208톤이었다. 일본에 대한 제2차 세계대전 이후의 지원은 GHQ, 라라 물자 이외에도 1947년부터는 점령지역 구제정부기금·점령 지역 경제부흥기금(GARIOA: Government Aid and Relief in Occupied Areas, EROA: Economic Rehabilitation in Occupied Area Fund)의 원조, 1948년부터는 국제원조 구호기호(CARE: Cooperation for American Relief for Everywhere), 1949년부터는 유니세프, 록펠러재단, 포드재단 등 다수에 이르렀다.

8 샘스는 의사뿐만이 아닌 치과의사, 보건부, 조산부, 간호부, 약제사, 의료 유사 행위 종사자[유도정복사(柔道整復師), 침구(鍼灸) 등]에도 국가시험을 도입해 질적 향상을 도모하려 노력했다.

9 샘스의 개혁은 자전 『메딕』을 편집한 크로퍼드 샘스 저·다케마에 에이지 편역의 『GHQ 샘스 준장의 개혁 전후 일본의 의료 복지 정책의 원점』에 상세하게 나와 있다. 배울 것이 많고, 본서 본문에도 썼듯이 책에서 여러 번 인용했다. 일본의 의학사·의료사 서적에는 기재된 바가 없어 모르겠지만, 의사 샘스가 의료 행정 담당자로서 본 당시의 일본의 의료(의사, 간호사, 병원, 병원 관리 등)는 미국의 의료와 비교하면 놀라우리만큼 수준이 낮았던 것을 알 수 있다. 한번 읽어볼 것을 권한다.

10 샘스가 1945년 8월 31일과 9월에 접수할 병원을 선택하기 위해 시찰한 병원은 이 책 본문에서도 소개했으나 다음의 병원과 같다. 패전 직후이나 결코 빈약한 병원이라고 생각되지 않는다. 하지만 그 병원도 샘스는 수준이 낮다고 파악했다. '요코하마의 경찰병원', 요코하마 다카다이(高臺)에 있던 제2차 세계대전 이전 외국인 전용으로 건설된 '소(小)병원'(해군병원으로 사용), 도쿄의 '제1 육군병원', '세이루카 국제병원', '쓰키지 해군병원', '도아이(同愛) 기념병원', '성모병원', '제1 육군병원'은 샘스에 의해 모델인 병원으로 지정되어 '병원 관리연구소' 등도 부설되었다. 샘스는 제1 육군병원, 세이루카 국제병원, 도아이 기념병원을 접수해 점령군용으로 사용했다.

11 『병원 관리 체계』의 구성은 다음과 같다. 제1권『병원사 의료 제도 관리·조직·윤리』, 제2권『업무(I)』, 제3권『업무(II)』, 제4권『경영』, 제5권『공중위생·사회복지·사회보장·특수병원 관리』, 제6권(2분책)『건설·설비·의료 기계』.

12 '경영학'이라는 용어를 만든 일본 경영학의 창시자인 히라이 야스타로(平井泰太郎) 고베 상업대학(현재 고베대학) 교수가 1934년부터 약 10년간 오사카의 '기타노(北野) 병원'의 경영고문으로 병원 경영을 실천한 예가 있다. 고베대학은 일본에서 최초로 경영학부를 개설한 곳으로 현재에도 경영학에서는 최대 규모를 자랑하는 전통의 대학이나 병원경영학의 강좌는 현재까지 개설하고 있지 않다.

13 시마우치 박사는 1911년, 사가 시 출생으로 1936년 동대 졸업, 그 후 도쿄대 사카구치(阪口)·오키나카(沖中) 내과 근무, 1947년 의학박사, 1948~1953년 '국립 도쿄 제1병원', '후생성 의무국병원과', '후생성 병원관리연수소' 근무, 1951~1952년 캘리포니아대학 공중위생학과 대학원을 거쳐 1953년에 도호쿠대학에 취임했다. 시마우치 다케후미(島内武文),『병원관리학 제2판(病院管理學第二版)』(醫學書院, 1967)을 집필하는 데 도움을 받았다.

14 이후 도쿄 의과대학의 초대 병원관리학 교수가 된 니와 다이라(丹羽平)가 방사선과 조교수 시절, 친구인 병원장이 병원 관리에 대해 물어오면 "나는 부원장이 되고 나서 매일 아침 누구보다도 빨리 병원에 와서 원내를 한 바퀴 돈다. 전부 자신의 눈으로 보고 도는 것이 중요하다. 병원 관리는 여기에서부터 시작한다"라고 하여 친구인 병원장은 "역시 그것이다"라고 생각했다고 한다. 중요한 것은 시대에 관계없이 똑같다(新村明, 藤田眞一,『患者本位の病院改革』(朝日新聞社, 1987), p.57).

15 대학에서의 의료경영학은 1997년 '국제의료복지대학(도치기)'이 개설한 의료경영 관리학과가 효시다. 의료 경영관리를 (의료 사무 전문학교가 아닌) 대학에서 가르칠 필요성을 당시의 문부성 담당자에게 이해시키는 데 시간을 들여 개설 허가는 1년 늦었다고 한다. 다음 해 히로시마 국제대학에 의료경영학과가 개설되었다. 슈메이(秀明)대학(지바)에도 의료경영학과가 세워졌던 적이 있다. 조금 늦게 2008년 후지타(藤田)보건위생대학(아이치), 보건의료경영대학(후쿠오카), 도호쿠복지대학(미야기)에 의료경영과 의료 정보의 연구·교육을 특화한 학부와 학과가 생겼다. 2010년 니가타의료복지대학에 의료경영 관리학부가 생겼다. 상술한 국제의료복지대학, 히로시마국제대학, 후지타보건위생대학은 대학교 위에 대학원 과정이 설치되어 있다. 학부·학과의 설치는 없으나 의료경영 관리학계의 대학원으로 도쿄의과치과대학대학원, 게이오기주쿠대학대학원(MBA), 다마대학대학원 등이 강좌를 설치해 연구·교육을 하고 있다.

16 세계적으로 유명한 미국의 메이요 클리닉의 역사를 쓴 책 중에서 다음과 같은 문장이 있다. 때는 1883년, 장소는 미국 미네소타 주다. "당시의 병원이란 빈곤자만을 수용하는 장소로 불길하고 음기로 가득 차 있으며 간호도 충분이 이루어지지 않던 곳이었다. 병원에 입원하는 것은 병을 치료하러 가는 것이 아니라 죽기 위해 가는 것으로, 시민들에게도 별로 환영받는 곳은 아니었다"(原本 1954年刊)(ヘレン·クレイプサトル著, 加地正郎·萱正明譯,『メイヨ-の醫師たち』(近代出版, 1982), p.129).

17 野口悠紀雄,『戰後日本經濟史』(新潮社, 2008), pp.44~47.

18 일본에 원폭 투하를 승인한 트루먼(Harry Shippe Truman) 미국 대통령이 1950년 11월에 한국전쟁에서도 원폭을 사용할 수 있다는 성명을 내서 세계가 긴장했다. 애틀리(Clement Richard Attlee) 영국 수상이 미국을 설득해 중지시켰다. 1951년 3월 맥아더가 중국 본토 공략도 불사하겠다는 성명을 내고 트루먼 대통령과 대립해 연합군 최고 지령관에서 파면되었다. 미국 점령하의 일본은 한국

전쟁에 최대한 협력하게 되었다. 하지만 병기를 비롯한 군수품의 생산과 철도·선박에 의한 운송은 일본 경제에 혜택을 주었다. '특수'란 정부를 통한 무역 형식(외화준비가 부족했던 당시는 관리무역 중)이 아니라 미군이 직접 일본의 기업 등으로부터 구입하는 군수품과 서비스 등의 수요를 가리켰다. 특수는 1950년 말까지 1억 8200만 달러(655억 엔, 1달러=360엔), 이후 매년 3억 달러에 이르러 1955년 6월까지 누계 16억 2000만 달러에 이르렀다. 한편 1952년에 수출은 5억 달러, 수입이 8억 8천만 달러 수준이어서 일본 경제에 있어서는 문자 그대로 '특수'였다. 특수에 의해 1952년에 국민소득은 제2차 세계대전 이전의 수준을 회복해 1955년에는 1인당 국민소득도 전쟁 이전의 최고치를 넘어 1956년도의 『경제백서』에서는 "이제 더 이상 전후가 아니다"라고 선언했다.

19 베트남전쟁 시에는 일본 전 국토가 베트남전쟁을 위한 보급·병참기지가 되었다. 방대한 미국 군의 군수를 담당함으로써 일본은 베트남전쟁에 협력했고, 일본의 공장이 동원되었다. 제2차 세계대전 때 미국이 일본에 떨어뜨린 폭탄 총량은 16만 톤, 한국전쟁에서는 55만 톤, 베트남전쟁에서는 740만 톤이었다. 군수물자를 실은 미군기가 후쿠오카와 오키나와에서 이륙했다. 1968년에는 미군기의 규슈대 캠퍼스 추락 사건도 발생했다. '네이팜탄(Napalm bomb, 강력한 유지소이탄)'은 일본에서 제조한 'made in Japan'이었다. 이 네이팜탄은 고엽제와 함께 베트남의 산림을 파괴하고 많은 사람을 죽였다. 특히 오키나와는 베트남 폭격 기지였다. 국내에서는 베트남 반전운동이 일어났다. 베트남전쟁과 병원에 관해서는 두 가지를 기록해둔다. ① 일본에는 미국군 부상병의 병원이 있었다. 1960~1970년대 일본에 온 적이 있는 많은 미국인에게 일본은 바로 '요코스카(Yokosuka)'(도쿄 근처에 미군 해군사령부가 있는 곳의 지명 — 옮긴이)였다. ② 호찌민(전 이름 사이공)의 '국립 쩌라이(Cho Ray)병원'은 베트남 최대 규모의 병원이다(2005년 8월 6일 기준, 병상 수 1300개, 실동 병상 수 1632개. 입원 환자 수 2090명). 필자는 이 병원에 보름간 체류한 경험이 있어 병원 내 도서실에서 알아보니 쩌라이병원은 베트남전쟁 시에 미국군과 남베트남군의 부상 병사를 위해 일본의 국제개발협력(ODA)으로 세운 병원이었다. 일본은 한국과 필리핀, 태국 등의 군대와 달리 자위대를 파견할 수 없었다. 쩌라이병원의 개설비는 일본의 국제개발협력 역사상 최고액이었다고 한다. 일본의 역사에는 나타나지 않는다. 1975년 사이공 함락으로 미국군은 철수했다. 남베트남 정부는 소멸되었고 병원은 북베트남 정부에 몰수되었다[베트남과 국교회복 이후 쩌라이병원에 대한 일본국제협력기구(JICA) 등의 의료 지원이 이루어졌다].

20 1950년과 1956년의 의료 권고는 두 가지 모두 시마자키 겐지(島崎謙治)의 『일본의 의료 제도와 정책(日本の醫療制度と政策)』(東京大學出版會, 2011) 56쪽에서 인용했다. 감사의 말을 전한다.

21 엔도 슈사쿠의 소설 『등이 흐려질 무렵(灯のうるむ頃)』(角川文庫)에 도쿄의 작은 'S의전(醫專)' 출신 마을의사의 자식과 대학 의학부 교수의 딸 사이의 인간성 넘치는 이야기가 있다. 의전을 졸업한 마을 의사에게 대학을 졸업한 의사가 속하는 의국과 학회는 사는 차원이 다른 세계로 그려진다. 욕심이 없는 마을 의사는 근처 공원에 있는 얼룩조릿대에서 우연히 항암 효과를 발견한다. 하지만 의전 졸업 출신에게는 학회 회원으로서 발표하는 기회가 없어 항암 효과의 발견은 결과적으로 교수의 성과로 되었다. 의전을 졸업한 마을 의사와 대학 의학부 교수 사이에 접점은 없었다.

22 제2차 세계대전 이전의 대학 의학부(일본 본토 국한) 17개: 도쿄, 교토, 규슈, 도호쿠, 홋카이도, 오사카, 나고야, 게이오기주쿠, 도쿄 지케이카이 의과, 일본 의과, 지바, 니가타, 가나자와, 오카야마, 나가사키, 구마모토, 교토 부립 의과. 제2차 세계대전 이후 의전(醫專)에서 승격한 대학 의학부 29개: 히로사키, 도쿄 의과치과, 요코하마 시립대학, 군마, 신슈, 나고야 시립대학, 기후, 미에

(三重), 오사카 시립대학, 와카야마 현립 의과, 나라 현립 의과, 고베, 돗토리, 히로시마, 야마구치, 도쿠시마, 가고시마, 삿포로 의과, 후쿠시마 현립 의과, 이와테 의과, 쇼와, 준텐도, 도쿄 의과, 니혼, 오사카 의과, 구루메, 도쿄 여자 의과, 도호, 간사이 의과. 순서는 일정한 기준이 없으며 현재의 학교명을 기재했다.

23 1968년 1월 생활을 위한 인턴 제도의 폐지와 구 체질(舊体質), 권력 지배 체제인 의국 강좌제 해체를 요구하는 도쿄대 의학부 학생자치회가 무기한 파업을 개시했다. 대학 당국이 억지로 처분하자 학생의 반발을 사게 되어 대규모 학원 분쟁(도쿄대 분쟁)으로 연결되었다. 도쿄대에 이어 같은 해 규슈대학에서 미군기의 캠퍼스 내 추락 사건, 일본대에서 20억 엔 탈세 사건, 사용 용도가 명확하지 않은 돈이 발각되는 사건이 이어져 대학 115곳에서 '교육의 대량 생산화(mass production)'와 반동 정책에 대한 분쟁이 발생했다. 60곳 이상의 대학에 경찰기동대가 출동해 유혈의 참사가 잇따르는 분쟁이 일어났다. 1969년 1월 도쿄대 야스다 강당 봉쇄 해제 과정에서 8000여 명의 기동대가 동원되어 봉쇄를 해제시켰다. 631명의 체포자가 나왔고, 도쿄대의 입시가 중지되었다. 발단이 된 도쿄대 의학부에서의 분쟁은 1969년 2월까지 이어졌다.

24 이때까지 외과 수술에서는 마취 당번이 상사인 집도의에게 혼나면서 마취를 관리했다고 한다. 마취과가 외과로부터 독립해 집도의는 수술에 집중하게 되었고, 마취의는 집도의에 종속되지 않고 전신 상태와 마취의 심도, 심폐 상태를 제3자적으로 관찰하는 마취 관리가 이루어지게 되면서 안전성이 높아졌다.

25 동시에 의료 종사자의 신분법으로 '치과의사법', '보건부·조산부·간호부법'이 성립되었다.

26 1951년은 일본병원협회가 설립된 해이기도 하다.

27 구조 설비에서 3인 이상의 병실의 경우, 1개 병상당 4.3제곱미터 이상, 개인실은 6.3제곱미터 이상이 기준이 되었다. 6인실은 25.8제곱미터(4.3제곱미터×6)로 계산상 8조(1조는 다다미 한 장 크기)의 방(26.4제곱미터)에 침대를 여섯 개 넣는 것이었다. '의료법'이 제정된 1948년은 공습으로 초토화된 도쿄와 도시에서 사람들이 판잣집을 짓고 살던 시대였다. 당시 후생성의 담당자[이가라시 요시아키(五十嵐義明)·오가와 다케히코(小川健比子)]가 약 100곳의 병원을 조사해 1인이라면 4조 반, 2인이라면 최저 6조는 필요하다고 정했다. 네 개의 기둥에 둘러싸인 1.5간×1간의 3조를 생각해 기둥의 중심을 연결한 면적 4.38제곱미터를 4.3제곱미터로 하여 4조 반은 6.3제곱미터로 했다. 이 이상을 넣으면 안 된다는 것을 최저 기준으로 정했다(≪아사히신문(朝日新聞)≫, 1997년). 하지만 1933년 1월에 시행된 '진료소 관리규칙' 제21조의 구조 설비에서 병실의 천정 높이는 2.12m 이상, 병실 면적은 환자 1인 수용 시 6.75제곱미터 이상, 2인 수용 시 1인당 4.86제곱미터 이상이었다. 조사한 약 수백 개의 병원은 개인실 6.7제곱미터 이상, 다병상실은 1인당 4.86제곱미터 이상이 실측치였을 것이다. 후생성의 담당자가 제2차 세계대전 이전보다 면적을 좁게 한 것은 전쟁 패전 이후 열악한 주택 사정을 반영한 것은 아니었을까[이상은 後藤由夫, 『醫學と醫療總括と展望』(文光堂, 1999) 282에서 요약했다].

28 자금을 내는 출자인은 다른 투자(주식과 저금 등)를 하면 투자에 대한 법정과실(배당과 이자)을 얻을 수 있다. 하지만 의료법인에 출자한 경우에는 배당이 금지된다. 이 비경제적인 법규에 대한 대처로 의료법인에서 출자인인 이사를 겸무(경영과 소유의 비분리)하는 경우가 많았고, 출자인에게 임원 급여로 회수하거나 (지분이 있는 사단의료법인에서는) 지분 중 회계장부에 계상되어 있지 않은 이익으로 대응하는 경우도 보였다.

29 비은행이란 예금·환(換)을 취급하지 않는 금융기관이다. 구체적으로는 상업은행·신용금고·신용조합 이외의 금융업자를 가리킨다. 국민 등의 일반인으로부터 자금을 맡는 업무[수신(受信)]나 환(爲替)의 국가 인가·감독은 매우 엄하다. 한편 대금[여신(与信)]의 리스크는 빌려준 본인의 자기 판단, 자기 책임인 점에서 대금업자의 면허를 얻는 것이 용이하다. 은행과 비은행에는 큰 차이가 있다. 병원에 관련한 비은행으로는 리스, 대금업자, 복지의료기구, 일본정책투자은행, 각종 펀드가 있다.

30 한편 약제사, 진료방사선 기사, 이학요법사, 관리 영양사 등 다른 메디컬 스태프는 20세기 말이 되어 팀 의료 추진의 관점에 따라 그 존재를 중요시하게 되었다. 일본에서는 종래의 직업명 '파라메디컬(paramedical)'이 종속 관계를 포함하는 해석이 되어, '코(コ)메디컬'로 변화했다(미국은 현재에도 Paramedical). 더욱 주체성을 중시해 '메디컬 스태프'라는 용어로 이행 중이다. 하지만 지금까지도 단독으로 전문 직종이 되거나 '메디컬 스태프'로 통합하는 부분에서 독립되지는 않는다.

31 한편으로 일본의 병원 조직 시스템에서는 진료실과 병동, 수술실에서 간호사와 함께 일하는 의사가 인사고과를 할 수 없다는 단점도 있다. 간호사의 교육과 근무 상황에 대한 인사고과는 간호부장이 장으로서 맡고 있으며, 간호사는 별도 조직 계통의 스태프이기 때문이다.

32 베스트셀러가 된 오시마 미치코(大島みち子)·고노 마코토(河野實)의 『사랑과 죽음을 응시하며(愛と死をみつめて)』(大和書房, 1963)라는 순애 이야기(실화)가 있다. 라디오 드라마와 영화화[요시나가 사유리(吉永小百合) 주연]가 되었고, 최근 2006년에는 히로스에 료코(廣末涼子)·구사나기 쓰요시(草彅剛) 주연으로 TV 드라마화되기도 했다. 주인공인 오시마 미치코와 고노 마코토가 만난 것은 1960년 오사카대학 병원 남병동 2층의 공동 취사장이다. 난치병으로 대학병원에 입원 중인 오시마가 공동 취사장에서 자신의 저녁을 조리하고 있을 때 같은 입원 환자인 고노가 공동 취사장에 들어오는 것부터 이야기가 시작된다. 이야기의 무대는 오사카대학의 병실이다. 이후 둘은 저녁식사 재료를 사러 같이 근처의 시장에 나가기도 한다. 오시마는 병이 악화되어 타계한다. 영상은 물론 이야기로도 당시 입원 생활의 모습을 알 수 있어 병원사의 관점에서는 대단히 흥미로운 작품이다.

33 이상의 제2차 세계대전 이후 일본의 입원 환경은 동남아시아 개발도상국 국가를 대표하는 대규모 국립병원에서도 오늘날 매우 흔히 보이는 병실 풍경이다. 병원에서 근무하는 간호사는 의사보다 적고, 환자의 가족은 간호사의 지시에 따라 환자를 돌본다. 가족들은 다인실 병실에서 자면서 함께 생활한다.

34 小泉和子, 『昭和のくらし博物館』(河出書房新社, 2000), pp.62~63 참고.

12장 제2차 세계대전 이후부터 현재까지의 병원사와 병원의 전망

1 대차대조표의 '순자산' 항목. 그 항목에서 자금 조달을 '에퀴티 파이낸스(equity finance)'라고 하며, 구체적으로는 주식(병원의 경우 출자금), 과거에서부터의 이익잉여금(세후이익액의 누적액), 기부금이 있다. 독일 회계학에서는 '자기자본'이라고 한다.

2 약가를 기준으로 정해진 가격과 의료 기관 매입 가격의 차액을 '약가 차익'이라 하여 일본은 약가 차익을 의료 기관 경영의 일반 원자금에 충당하는 시스템이었다. 1989년 이후 약값이 내려 현재 약가 차익은 '0'에 가깝다.

| 지은이 |

후쿠나가 하지메(福永肇)

1955년 고베 시에서 태어났으며, 1979년 고베대학 경제학부를 졸업하고, 2002년 사이타마대학 대학원 경제과학연구과를 수료했다. 2007년에는 고베대학 대학원 경제학연구과 박사후기 과정을 수료했다. 오랫동안 후지타(藤田) 보건위생대학 의료과학부 의료경영정보학과 교수를 지내다가 2017년 4월 1일 긴조대학(金城大學) 사회복지학부 사회복지학과 교수로 자리를 옮겼다. 이론경제학, 개발경제학, 병원경영론, 병원 파이낸스론이 전문 분야다.

1979년 스미토모(住友) 은행에 입사했고, 1982~1984년 재단법인 주토(中東) 경제연구소로 파견을 가서 석유 경제를 연구했다. 그 뒤 국제 자금부, 뉴욕 지점, 국내 본·지점에서 국제금융, 무역금융, 복합 금융 상품(derivatives) 업무에 종사했다. 1999~2002년 법인업무부에서 의료 기관의 거래를 담당했다. 2002~2007년 국제의료복지대학(기획부 국제의료복지 종합연구소 조교수·의료경영관리학과 조교수)에 파견 근무했다. 2009년 미쓰이 스미토모(三井住友) 은행을 퇴직하고, 후지타 보건위생대학 의료경영정보학과 교수로 취임했다. 의학부 겸임 교수이자 대학원 보건학연구과 겸임 교수로 근무 중이며 경제학, 재무론, 병원 경영 관련 과목을 담당하고 있다.

저서로는 『病院ファイナンス』(醫學書院), 『財務·會計/資金調達』(日本醫療企畵), 『トルコ政治と經濟』(中東經濟硏究所), 『ロシアの醫療保障制度』(醫療經濟硏究機構, 공저), 『入門醫療經營情報學』(同友館, 공저), 『BCP 病院の事業繼續計畵』(ピラールプレス, 공저), 『四訂版醫療·福祉經營管理入門』(國際醫療福祉大學出版會, 공저), 『中東情勢と石油の將來』(東洋經濟新報社, 공저), 『石油グラッド下の日本と産油國の經濟關係』(經濟企畵廳, 공저), 『2010年度醫療經營白書』(日本醫療企畵, 공저) 등이 있으며, 그 밖의 다수의 논문과 저서를 발표했다.

| 옮긴이 |

신영전(申榮全) MD., MPH., PhD.

현재 한양대 의과대학 예방의학교실 건강정책 전공 교수이며 건강과 사회연구소 소장이다. 대한의사학회(大韓醫史學會), 비판과 대안을 위한 건강정책학회, 대한예방의학회, 한국보건행정학회 이사로 있다. 저서로는 『보건의료 개혁의 새로운 모색』(2006, 공저)이 있으며, 번역서로는 『스웨덴 공중보건 250년사』(2012, 공역), 『리처드 레빈스의 열한 번째 테제로 살아가기』(2009, 공역), 『건강 불평등을 어떻게 해결할까』(2009, 공역), 『보건의료 개혁의 정치학』(2005), 『사회 역학』(2003, 공역) 등이 있다.

최선우(崔善寓) MD.

한양대학교 의과대학을 졸업했으며, 순천향대학교 대학원 석사과정을 수료했다. 현재 부산대학교병원 외상외과 임상 조교수로 있으며 흉부외과 전문의, 외상외과 세부 전문의다.

이준석(李俊錫) DDS.

홋카이도의료대학 치학부를 졸업했으며, 일본 치과의사, 한국 치과의사 면허를 취득했다. 고려대학교 구로병원 치과 인턴 과정을 수료했다. 현재 서울대학교 치의학대학원 예방치과학 전공 대학원생이며, 경희대학교 치과병원 보철과 전공의다.

다나카 신이치(田中眞一)

메이지대학(明治大學) 문학부 사학지리학과를 졸업했으며, 아이치대학(愛知大學) 법경학부(法經學部) 법학과를 졸업했다. 아이치 현립 고등학교에서 30년간 사회과 교사(일본역사·지리 등)로 근무했다. 2009년 경희대학교 국제교육원에서 한국어 연수 과정을 마쳤으며, 2010년부터는 한국방송통신대학교 일본어번역회 회원과 함께 한국어와 일본어를 연구하고 있다. 일한교육실천연구회(日韓教育實踐研究會) 회원으로도 활동하고 있다.

한울아카데미 1992

일본 병원사

지은이 | 후쿠나가 하지메
옮긴이 | 신영전 · 최선우 · 이준석 · 다나카 신이치
펴낸이 | 김종수
펴낸곳 | 한울엠플러스(주)
편집책임 | 최진희

초판 1쇄 발행 | 2017년 5월 31일
초판 2쇄 발행 | 2019년 1월 20일

주소 | 10881 경기도 파주시 광인사길 153 한울시소빌딩 3층
전화 | 031-955-0655
팩스 | 031-955-0656
홈페이지 | www.hanulmplus.kr
등록번호 | 제406-2015-000143호

Printed in Korea.
ISBN 978-89-460-5992-4 93510

* 책값은 겉표지에 표시되어 있습니다.

의학사 노트

17가지 주제로 읽는 의학 이야기

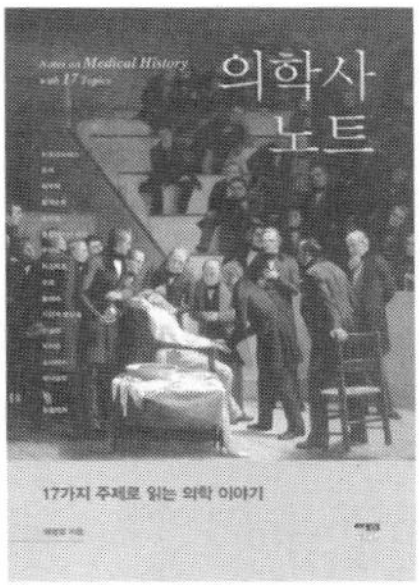

“의학의 아버지 히포크라테스부터
맞춤의학의 시대를 연 분자의학의 발전 과정까지”
생동감 있게 풀어낸 의학 이야기

의학은 전문적인 이미지가 강해 일반인들이 다가가기 어려운 학문이다. 이 때문인지 의학과 관련된 책을 펼쳤을 때 암호같이 느껴지는 의학 용어와 내용에 거부감을 느끼고 책을 덮어버리기 일쑤다. 그렇다면 역사와 만난 의학은 어떨까?

의학과 역사가 한데 어울린 이 책은 히포크라테스를 시작으로 중세, 해부학, 혈액순환, 종두법, 통증에서의 해방, 무균법, 파스퇴르, 코흐, 콜레라, 사진과 영상술, 인슐린, 비타민, 소아마비, 페니실린, 암, 맞춤의학 등 17가지 주제를 큰 틀 삼아 생명의 시계를 돌린 순간들을 조명한다. 저자는 많은 인물과 사건으로 다소 건조하게 느껴질 수 있는 의학의 역사를 특유의 재담으로 생동감 넘치게 풀어낸다. 특히 의학자들의 위대함을 부각시키는 동시에 그들 역시 우리와 크게 다르지 않다는 것을 보여줌으로써 이제 막 의학의 세계로 들어서려는 이들에게 자신감을 불어넣으며, 의학자로서 꿈을 펼칠 수 있는 기회를 마련해주고자 한다.

지은이
예병일

2017년 3월 24일 발행
신국판
392면

건강정책의 이해

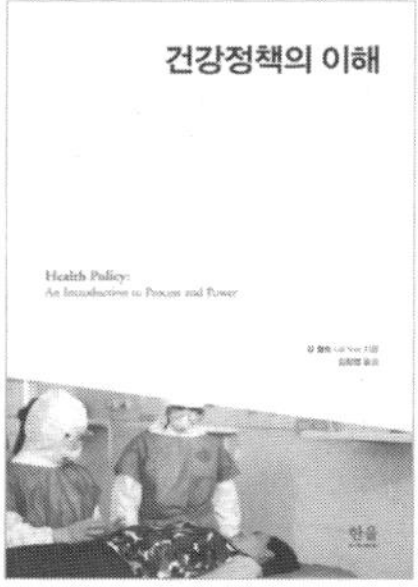

건강정책은 어떻게 만들어지는가?
누가 그리고 어떻게 정책에 영향을 미치는가?
과정과 권력을 키워드 삼아 건강정책을 설명하다

이 책의 저자는 과정(process)과 권력(power)을 건강정책의 키워드로 삼아 전체 이론을 설명한다. 이는 건강정책 논의에서 그리 흔한 접근방식이 아니다. 우리에게 익숙한 논의인 일차의료, 의료전달체계, 진료비 보장방식, 건강보험의 보장성 등은 모두 정책 내용(content)에 속한 것이다. 행위별 보상방식이 좋은지 포괄수가제나 총액계약제가 좋은지를 논의할 때가 대부분이고, 어떤 힘으로 어떤 경로를 통해 이런 목표(결과와 내용으로서의 정책)에 도달할 수 있는지는 관심이 적다. 이 책의 저자는 바로 이 과제, 즉 어떤 이해관계와 권력관계 안에서 어떤 과정을 거쳐 정책을 결정하고 수정하며 집행하는지를 논의한다. 이런 접근방법에 익숙해지는 것 한 가지만으로도 이 책을 읽는 가치는 충분하다고 할 것이다.

지은이
길 월트

옮긴이
김창엽

2016년 8월 30일 발행
신국판
352면